实用
儿童康复护理技术

主　审　李晓捷　姜志梅

主　编　庞　伟　历　虹

副主编　郭岚敏　郭　津　孔祥颖

编　者（以姓氏笔画为序）

马冬梅（佳木斯大学附属第三医院）　　张　欣（黑龙江省海员总医院）

历　虹（佳木斯大学附属第三医院）　　张静怡（黑龙江省第六医院）

孔祥颖（佳木斯大学附属第三医院）　　吴姣妍（佳木斯大学附属第三医院）

王金凤（佳木斯大学附属第三医院）　　庞　伟（佳木斯大学附属第三医院）

刘　盈（佳木斯大学附属第三医院）　　周启慧（佳木斯大学附属第三医院）

刘新文（武汉市儿童医院）　　　　　　姜明霞（佳木斯大学附属第三医院）

吕复莉（安徽医科大学第一附属医院）　赵　晶（佳木斯大学附属第三医院）

吕智海（深圳市龙岗区妇幼保健院）　　胡晓红（西安交通大学第一附属医院）

陈　雨（佳木斯大学附属第三医院）　　聂婉翎（哈尔滨医科大学附属第二医院）

李　鑫（佳木斯大学附属第三医院）　　郭　津（佳木斯大学附属第三医院）

李巧秀（郑州大学第三附属医院）　　　郭岚敏（佳木斯大学附属第三医院）

宋福祥（佳木斯大学附属第三医院）　　潘　玮（佳木斯大学附属第三医院）

宋银萍（佳木斯大学附属第三医院）

秘　书　王金凤（兼）

人民卫生出版社
·北　京·

图书在版编目（CIP）数据

实用儿童康复护理技术 / 庞伟，历虹主编 . —北京：
人民卫生出版社，2023.12
ISBN 978-7-117-35924-5

Ⅰ.①实… Ⅱ.①庞…②历… Ⅲ.①小儿疾病－康
复医学②小儿疾病－护理 Ⅳ.①R720.9②R473.72

中国国家版本馆 CIP 数据核字（2024）第 007275 号

| 人卫智网 | www.ipmph.com | 医学教育、学术、考试、健康，购书智慧智能综合服务平台 |
| 人卫官网 | www.pmph.com | 人卫官方资讯发布平台 |

实用儿童康复护理技术
Shiyong Ertong Kangfu Huli Jishu

主　　编：庞　伟　历　虹
出版发行：人民卫生出版社（中继线 010-59780011）
地　　址：北京市朝阳区潘家园南里 19 号
邮　　编：100021
E - mail：pmph @ pmph.com
购书热线：010-59787592　010-59787584　010-65264830
印　　刷：北京华联印刷有限公司
经　　销：新华书店
开　　本：787×1092　1/16　　印张：22
字　　数：494 千字
版　　次：2023 年 12 月第 1 版
印　　次：2024 年 2 月第 1 次印刷
标准书号：ISBN 978-7-117-35924-5
定　　价：98.00 元

打击盗版举报电话：**010-59787491**　E-mail：**WQ @ pmph.com**
质量问题联系电话：**010-59787234**　E-mail：**zhiliang @ pmph.com**
数字融合服务电话：**4001118166**　E-mail：**zengzhi @ pmph.com**

序

儿童康复护理与管理是儿童康复服务的重要环节，儿童康复队伍是儿童康复事业发展的重要组成部分。历经几代人40余年的努力，我国儿童康复事业已走过了起始阶段、发展阶段和普及阶段，迈入当前的提升阶段。儿童康复护理与管理，无论是理念、理论、技术、队伍建设、服务质量，还是科学研究、学术交流及学术水平，都取得了长足的进步和令人瞩目的成绩。

当前，我国儿童康复服务已遍及全国各省市自治区，以多种体制、机制和规模开展集中式康复和社区/家庭康复服务；以医疗康复、教育康复、职业康复、社会康复、康复工程等多系统全面开展康复服务并逐步发展多学科融合；以中西医结合、内外科结合、医教结合、ICF理念和框架指导及循证医学为依据，努力发展与国际接轨的中国特色儿童康复服务模式。我国儿童康复护理事业40余年的发展历程，经历了风雨和考验，从弱小走向强大，从不成熟走向成熟，承担着不同历史时期儿童康复事业发展的神圣使命和职责。儿童康复护理与管理专业技术水平的快速提升、事业的蓬勃发展、队伍的不断壮大，犹如雨露和春风，不断滋润着儿童康复事业发展的沃土，在为千千万万个特殊儿童及其家庭送来温暖和阳光的同时，不断呈现出崭新的风貌。尽管如此，由于我国康复医学事业起步相对较晚，儿童康复护理专业队伍如同儿童康复团队的其他专业队伍一样较为年轻，整体素质有待进一步提升，与国际先进水平相比，仍存在一定的差距。面对"十四五"党和政府对我国康复医学事业发展提出的宏伟目标和更高的要求，出版一本能够满足专业队伍建设及临床康复护理与管理实践需求的指导性参考书，已经迫在眉睫。

作为经历我国儿童康复事业发展全程，长期工作在儿童康复领域的一名老专家，我欣喜地看到我的两位学生和同事，庞伟和历虹教授主编的《实用儿童康复护理技术》即将问世，我为此而由衷地祝贺，并荣幸地担任本书的主审。相信该书将以前所未有的视角，全面阐述儿童康复护理的理念、理论、评定、专业技术和管理；全面介绍儿童各类发育障碍、疾病及损伤、功能障碍，以及包括重症在内的专科康复护理与管理的知识与技能；全面介绍国内外儿童康复护理发展前沿的经验。期待在主编及全体参编专家的共同努力下，这本书能够以其从基础到临床实践的广阔视角，从康复护理评定到各类技术应用的全面内涵，满足读者的需求。作为重要的工具书和参考书，为我国儿童康复护理和相关专业人员开展高质量的康复护理与管理工作，献出一份厚礼；为我国儿童康复护理专业队伍的建设，专业技术水平的提升，儿童康复事业的发展作出突出贡献！

李晓捷

2023年10月

前　言

生命之花的精彩绽放,离不开白衣天使的真诚呵护;儿童是家庭的希望,是祖国的未来。伴随着我国社会和经济的发展,人们对健康的需求日益增长,儿童早期发展干预和儿童康复服务逐步覆盖各类疾病及特殊需求儿童,也包括生长发育中的健康儿童和家庭。随着医学技术的进步、社会经济的不断增长及围生期保健水平的日益提高,儿童疾病谱发生了重大变化,新生儿死亡率有所下降,但随之而来的是由于各种疾病所引起的功能障碍儿童数量不断增长。根据最新人口普查统计显示,我国0至14岁特殊儿童约为900万人,儿童早期发展已纳入《"健康中国2030"规划纲要》,儿童身心发展得到国家战略层面的关注。习近平总书记在全国卫生与健康大会上提出"大健康"观念,儿童康复发展理念随之上升至"儿童的大健康"观念。特别是近年来,"全面推进健康中国建设""一老一小"等战略及政策的出台,拓展了我们医务工作者为残疾儿童服务的舞台,坚定了我们为残疾儿童服务的信心。

本书在以现代康复总体观念为指导,突出儿童康复护理学的特点与特色,在总结临床儿童康复护理技术的基础上综合国内外儿童康复护理学的前沿信息,进一步完善儿童疾病康复护理相关理论及技术,精心编排,力求结构严谨、内容新颖、观点明确、路径翔实、技术规范。各位编者在编写过程中,全面考量康复评定、康复治疗、康复护理学基础、康复护理学与儿童康复护理技术的内在联系和有效衔接,力争突出本书的理论性、先进性、新颖性、实用性。

本书在编写的过程中,参考、借鉴了有关著作和文献资料,因篇幅所限不能尽数列出,在此,谨向这些著作和文献资料的作者们致以诚挚的谢意!本书的编写也得到了各编委所在单位的大力支持,在此一并表示衷心的感谢!由于编者的水平所限,不妥之处在所难免,恳请广大师生、读者和护理界同仁谅察并惠予指正,欢迎发送邮件至邮箱renweifuer@pmph.com,或扫描封底二维码,关注"人卫儿科学",以期再版修订时进一步完善,更好地为大家服务。

庞　伟　历　虹

2023年10月

目　　录

第一章

儿童康复护理概论

第一节　概　　述

护理学具有悠久的历史,但康复护理学作为护理学学科分支尚属新兴领域,它随着人类的前进、社会的发展和科学的进步不断地发展起来,康复护理服务融合于医院、家庭、社区,甚至是远程护理指导,服务对象涵盖病、伤、残者,为提高人们的生活质量、促进回归家庭、回归社会提供有效服务,康复护理事业呈现出蓬勃发展之势。

儿童康复护理是康复护理的重要组成部分,其作为儿童康复医学的有效延续和补充,可有效提升儿童康复整体质量。儿童康复护士与儿童康复医生、儿童康复治疗师、社会工作者、教育工作者等共同构成儿童健康促进团队。儿童康复护理与儿童的年龄分期、生长发育、家庭环境等影响因素密切相关,促进儿童健康,完善儿童康复护理,是当今时代给予广大护理工作者的新机遇和新挑战。

一、康复与康复医学的概念

1. **康复的概念**　康复(rehabilitation)一词来源于中世纪的拉丁语,"re"有"重新""恢复"之意,"habilis"是"为人所期望"之意,在当时是指失去了地位、名誉、特权和财产而重新恢复的意思,逐渐被赋予"经正规治疗使病残者恢复往日的自我、尊严"等含义。2011年发布的《世界残疾报道》中将康复定义为"帮助经历者或可能经历残疾的个体,在与环境的相互作用中取得并维持最佳功能状态采取的一系列措施",这些措施针对的是身体功能和结构、活动和参与、环境因素和个人因素的功能障碍等方面,有助于个体在与环境相互作用过程中获得及维持最佳功能状态,并产生良好的结局,包括预防功能的丧失、减缓功能丧失的速度、改善或恢复功能、代偿丧失功能和维持现有的功能。康复从宏观的角度定义为对有功能障碍的病、伤、残者,采取医疗、工程、教育、社会、职业等各种措施,消除或减轻疾病、损伤、残疾对个人身体、心理、社会功能的影响,从而改变他们的生活,最大程度地提高或恢复自身功能,使他们能重返社会,提高生存质量。某些疾病、损伤、残疾对个体的病理变化无法彻底消除,某些局部或系统功能无法完全恢复,但经过康复后,个体仍然可以带着这些功能障碍过着有意义的生活,从而达到个体的最佳生存状态。所以,康复是以"全面康复"为主要原则,以"重返社会"为最终目的。

2. 康复医学的概念　康复医学（rehabilitation medicine）是临床医学的重要分支，是关于评估和治疗先天或后天获得性疾病造成的身体、心理和认知障碍的学科，旨在最大可能地重建功能、提高独立和参与能力，以研究各年龄组病、伤、残者功能障碍的预防、评定和治疗为主要任务，以改善功能、降低障碍、预防和处理并发症、提高生活自理能力、改善生存质量，并促使其重返或回归社会为目的。

康复医学的工作模式是多专业团队康复模式（team work），全面康复的实施需要通过集体的力量，在康复医师（rehabilitation physician）的领导下，由物理治疗师（physical therapist）、作业治疗师（occupational therapist）、言语治疗师（speech therapist）、心理治疗师（psychologist）、文体治疗师（recreational therapist）、假肢/矫形技师（prosthetist/orthotist）、职业咨询师（vocational counsellor）、社会工作者（social worker）和营养师（nutritionist）、康复护士（nurse）等专业人员组成康复团队。康复团队集体评价患者的功能障碍情况，根据患者功能障碍的性质、部位、严重程度、发展趋势、预后、转归，各自提出对策，由康复医师总结归纳为一个完整的、分阶段的康复治疗方案，由各专业人员分别实施。治疗中期，康复团队成员对计划执行情况进行评价、修改、补充；治疗结束，对康复效果进行总结，并为下一阶段康复治疗或出院后的康复提出意见。

3. 儿童康复医学的概念　儿童康复医学是康复医学的一个分支，主要针对各种功能障碍的儿童，包括先天性疾病、后天性疾病、急性疾病、慢性疾病、各类损伤，以及个人或环境因素导致的功能障碍者。儿童康复医学的疾病种类、临床特点、康复理论与技术、预后及家长的期待等与成人康复医学有很大区别，因此儿童康复医学在功能评定及康复策略上都和成人有着巨大的差异。

二、康复护理的概念

康复护理是康复医学的重要组成部分，是为了适应康复治疗的需要，从基础护理中发展起来的一门专科护理技术，康复护理的基本含义就是配合康复医师和其他康复专业人员协助身心有功能障碍的残疾人、慢性病和老年人的功能恢复，达到最大程度地康复。在实践工作中，除了应用一般的基础护理技术之外，还要求应用各种专门的康复护理技术，对患者进行残余机能的恢复，以达到促进伤、病、残者生理、心理、社会康复的目的。康复护士是对患者实施康复护理的主要人员，同时也是康复治疗团队的重要成员。康复护士在治疗组中与康复医师和治疗师等康复专业人员协作，应用康复护理专业知识和技能对康复对象进行全身心护理，以防继发性残疾，减轻残疾的影响，达到最大程度地功能恢复和重返社会。

1. 康复护理的对象　康复护理的对象与康复医学的对象一致，包括有康复需求的急性、慢性病患者，以及损伤者、残疾者、老年人和亚健康人群。近年来，随着康复医学专业的不断发展，以及老年人群和慢性病患者的增加，康复护理对象已经从医院康复医学科患者拓展到相关临床科室和/或社区卫生服务中心的患者，并强调康复护理要早期和全程介入。

2. 康复护理的目的　与康复治疗组成员合作，根据康复治疗计划，对患者进行常规护理和各种专门康复操作及功能训练，如变换体位和姿势、预防关节挛缩变形、预防压疮、日常生活训练、步行训练、膀胱护理、肠道护理等,以减轻康复对象功能障碍的程度,尽可能地促进或改善各方面的功能,使残余功能和能力得到维持和强化,重建患者身心平衡,最大程度地提高或恢复患者生活自理能力,使其重返家庭、回归社会,最终提高生存质量。

3. 康复护理的内容　除一般护理技术外,康复护士要针对患者的具体功能障碍,进行康复评定,制定整体性护理方案,应用辅助护理技术、综合康复护理等措施,紧密围绕改善或提高功能这一核心目标实施专科护理。其具体内容包括预防继发性功能障碍、协助实施康复治疗、提供心理护理和提高患者自我护理能力等。

(1)预防继发性功能障碍:继发性功能障碍是指患者因病、伤、残后,没有得到及时的康复治疗或有计划的康复护理所导致的功能障碍。例如,脑卒中患者由于长期体位摆放不当导致偏瘫侧肢体发生痉挛和足下垂;长期卧床患者由于未能及时翻身而发生压疮,由于体位摆放和活动锻炼不足而出现的肺部感染和深静脉血栓形成;脊髓损伤后患者大小便不能自主,由于得不到正确的饮水指导和排尿功能训练导致膀胱功能紊乱等。由此可见,早期介入康复护理手段,将康复护理贯穿于康复治疗的全过程,将有益于预防继发性功能障碍,促进患者功能的早日恢复。

(2)协助实施康复治疗:康复护士作为康复治疗组的成员,需要配合康复医师和康复治疗师对康复对象实施康复治疗,以提高患者日常生活自理能力。例如,协助治疗师对言语障碍的患者实施言语训练,巩固和提高言语训练的效果;训练患者进行床上活动、床与轮椅间的相互转移,促进患者移动能力的提升;协助和监督患者肢体的被动与主动训练、排泄功能再训练;指导患者正确使用假肢、矫形器、自助器、步行器等支具或替代工具。

(3)提供心理护理:功能障碍患者的情绪及心理变化较为复杂,需要及时了解和掌握患者的心理动态,对于已发生或可能发生的各种心理问题,应随时给予心理咨询和指导。由于护士全面负责患者的护理,与患者和家属接触的时间比较长,因而观察评估及沟通交流的机会较多,能够早期发现患者的心理问题,及时、有针对性、恰当地解释病情,交流功能变化或改善情况,鼓励患者主动参与和持之以恒地进行康复治疗,树立其对康复的信心。因此,康复护士还担当着心理咨询、指导和教育的责任。

(4)提高自我护理能力:传统的护理观念是“为患者提供优质服务”,如帮助患者完成日常洗漱、更衣、进食、如厕、翻身等功能性活动。这种“替代护理”模式曾被认为是优质护理,但随着“以人的健康为中心”护理理念的转变,“自护理论”得到广泛认可和应用,康复护理模式强调“最大程度地自我护理”。该模式是在评估患者功能障碍程度的基础上,根据患者的自我护理能力,分别应用完全性提供护理、协助自理和全部自理的方式,促进患者的生活自理。护士的主要作用是鼓励患者及家属主动参与康复过程,协助和教育患者提高自我护理能力,以便在家庭和社区中进行自我康复。自我护理模式能充分发挥患者及家庭的主观能动性,使患者的康复目标更容易达成。

4. 疾病不同阶段的康复护理重点　在伤、病、残的各个不同阶段,康复护理的工作重点也各有不同。

(1)疾病的早期和急性期:此阶段患者多在加强监护病房、急诊以及相关的临床专科,重点为开展疾病治疗。这一阶段需要康复护理的早期介入,重点是及时做好专业护理的病情观察和康复评定,采取积极措施预防各种继发性功能障碍和并发症,早期开展有针对性的生理及心理层面的康复治疗。

(2)疾病的稳定和恢复期:患者度过急性期,病情稳定后,是功能恢复的重要阶段。此时,患者和家属参与康复护理的积极性比较高,对康复效果的期望值也比较大,是功能改善和恢复的关键时期。此时,康复护理的重点是协助治疗师开展各种功能训练,指导康复辅助用具的使用,同时应更加突出整体性护理,不仅要关注患者生理及心理问题,还应从环境、经济和社会层面进行康复,改善和恢复正常功能,使其尽早回归家庭和社会。

5. 康复护理的原则　在为康复对象实施康复护理的过程中,应注意把握早期同步、功能重建、整体全面、注重实用、主动参与及团队协作的原则。

(1)早期同步:康复护理应贯穿于患者治疗与护理的始终,才能使患者功能达到最大程度地恢复。因而,康复护理要与临床护理同步进行,在疾病的早期和急性期介入康复护理是患者功能恢复的关键。

(2)功能重建:患者因病、伤、残疾导致功能障碍后,应按照复原、代偿、适应的原则在现有功能的基础上重建功能。

(3)整体全面:把患者作为整体,制定康复护理计划,从身体、心理、职业及社会各方面,运用各种康复护理技术改善功能,实现患者的全面康复。

(4)注重实用:康复护理功能训练活动应与日常生活活动相结合,与患者的家庭、社区生活环境相结合,注重实用技能,以促进其生活自理能力的提高。

(5)主动参与:充分发挥患者和家属的主动性,鼓励其全程参与整个康复过程,共同制定康复目标,由康复治疗组为主导的康复逐渐过渡到以患者和家属为主导的自我康复,有益于加强患者的独立性,促进各项功能的重建。

(6)团队协作:康复护理是康复治疗的重要组成部分,康复护士应与康复治疗组中的其他成员如康复医师、治疗师、营养师等,紧密配合,通力合作,才能保证康复治疗的效果。

6. 常用康复护理技术　康复护理并不同于一般护理,紧密围绕改善和提高患者功能的这一核心目标,通过运用专业的康复护理知识,协助临床康复医师和康复治疗师以最大程度地改善和提高患者的身体功能,要求从专业的护理角度出发和根据对患者的功能障碍的评定来制定整体性护理方案,并使用合适的辅助护理技术、综合康复护理等措施对患者进行个性化的护理。

康复护理人员不仅应具备临床各科的基础护理知识,还应掌握康复护理的特殊知识,如正确的体位摆放、活动训练、残存机能训练、辅助用具使用的训练,以及预防并发症的护理等。

康复护理技术主要分为两大类:一类是作为康复护士需要配合康复医师和康复治疗师进行的康复治疗技术,包括物理治疗、作业治疗、言语治疗、康复工程、传统疗法等;另一类是康复护士需要自主开展的专科护理技术,包括体位摆放、呼吸训练与排痰、吞咽训练、肠道与膀胱训练、皮肤护理以及心理护理等。

7. 康复护理的切入点 随着社会的发展和人们对生活质量要求的提高,康复和康复护理的观念逐渐深入人心,人们非常关注由疾病带来的各种功能障碍所导致的生活质量降低的问题,因此,人们越来越注重临床康复和康复护理的介入。

目前,人们对康复护理的需求剧增:一是因为心脑血管意外、癌症和创伤等患者不断增多;二是因为老龄化趋势导致老年人比重增加,老年病及慢性病增多;三是因为工伤、车祸致残的残疾人比例大大增加。这些患者都会受疾病的影响而存在不同程度的身体功能障碍和心理障碍,其生活质量也相应地有不同程度的降低。传统观念认为康复护理需要等到患者身体状况稳定、生命体征平稳、意识状态良好的平稳状态下才能开始进行护理干预,然而,疾病所引发的身体功能的失用性减退、压疮的发生、坠积性肺炎的发生、肌力的降低、心肺功能的改变、心理焦虑的加重等问题越发凸显出来,人们开始迫切需要康复护理的帮助以最大程度地获得身体功能的恢复和心理健康的恢复,并重新获得新的生活技能以适应往后的生活,康复护理的介入时机逐渐由疾病恢复期转向疾病早期,甚至是超早期,康复护理工作从康复科逐渐转向其他临床科室、外科病房、ICU、急诊科等,康复护理介入越早对于疾病的预后和功能的恢复越有利,早期康复护理介入的理念深入人心。

8. 康复护理人员的角色 康复护理人员的主力是康复科的护士,接受过康复护理专科培训,具备扎实的疾病康复护理理论基础和专业的康复护理技术水平,康复科护士需要融入其他临床科室,进行各类疾病的早期康复指导,同时,神经内科、骨科、普外科等科室的护理人员也兼具康复护理指导的责任,除做好基础护理工作外,还应早期实施康复护理指导与实践,完成功能锻炼指导,辅助康复评定与检查,满足患者需求等工作,因此,康复护理的角色具有多样性。

(1)康复训练的延续者:康复护理人员作为康复团队的一员,围绕总的康复治疗计划,实施康复护理措施,在患儿日常生活活动过程中指导并延续各类功能康复训练,以巩固疗效。

(2)康复疗程的协调者:康复过程中患者需要接受运动疗法、作业疗法、言语治疗、传统康复、心理治疗及支具装配等多种康复治疗项目。因此,护士必须与相关专业人员密切合作,及时沟通情况,交流信息,协调工作,以统一康复过程。

(3)康复措施的教育者:护理人员对患者及其家属实施多方面的教育,如教会患者及其家属自我护理技术、指导改造辅助器具等。

(4)康复疗效的观察者:在康复治疗过程中,护理人员与患者接触最多,因而护理人员对患者的伤残程度、心理状态、功能训练和恢复情况了解最深。护理人员的细致观察为康复评估、康复计划的制定和修改,以及实施提供可靠的客观依据。

(5)康复策略的咨询者:康复护士运用语言和书面交流技巧,帮助患者解决各方面问题和困难,并为出院患者的功能康复提供相关咨询服务,实现患者从医院回归家庭和社会的顺利过渡。

三、康复护理

儿童是家庭的希望,是祖国的未来,随着经济水平进步和人民生活水平的普遍提高,我国开始重视加强对社会弱势群体的关怀,对特殊儿童的关怀也成为了我国残疾人事业发展的核心内容。功能障碍儿童的康复受到广泛关注,儿童康复的范畴应包含医疗、教育、职业、社会康复等多个层面,以充分调动发挥功能障碍儿童的一切潜能。在采取多样化康复治疗的同时,通过有效的护理干预和护理管理,积极进行全面、科学、有效的康复护理,可以有效促进功能障碍儿童在智力、语言、运动能力等方面的康复,从而提高障碍儿童的生活自理能力、心理应变、社会交往及将来从事某一适当职业的能力,进一步改善他们的生活质量。

1. 康复护理的概念　儿童康复护理是护理学的一部分,是针对神经及肢体损伤、慢性病和残疾的患儿在其生理功能、心理功能、家庭与社会生活、经济状况等方面发生功能障碍或改变时,能够及时满足他们的需求,提供有效的专业知识服务,积极预防并发症,恢复患儿的自我照顾能力,并能维持其理想的健康状态。

2. 儿童康复护理的目的　减轻功能障碍儿童的痛苦,促进健康;减少功能障碍儿童的继发性功能障碍,维持和强化残余功能和能力;最大程度恢复生活能力,回归社会,提高生活质量。

3. 儿童康复护理的主要内容　儿童康复护理的内容主要分为一般基础护理与专科护理两方面。

(1)基础护理:主要包括对患儿进行一般性身体评估,如生命体征的评估;观察患儿病情变化并进行记录;遵医嘱完成各类检查,实施药物治疗等;开展饮食、药物等相关健康教育,并评价药物治疗及健康教育效果。

(2)专科护理:除一般护理技术外,康复护士需要充分考虑患儿的生长发育特点及结合每个患儿的自身功能障碍情况,进行有针对性的康复评定,制定整体性护理方案和应用辅助护理技术、综合康复护理等措施以改善或提高患儿功能为目标,如对患儿进行心理护理、协助实施康复治疗、预防继发性损伤、家庭宣教等。

4. 儿童康复护理的特殊性　一方面儿童还处于生长发育的阶段,这一阶段的儿童无论是在生理还是心理方面都会发生巨大的变化,并且这些变化还遵循一定的生长发育规律。因此,实施康复护理时,需要根据生长发育不同阶段的特点及需求,来制定康复护理策略;另一方面由于儿童年龄较小,沟通能力和配合能力欠缺,所以儿童康复护士在开展工作时,需要更多的耐心和细致地观察。在协助患儿进行康复训练时,需要密切关注患儿的训练进展以及是否出现不合适的地方,尽快调整护理方案,尽可能给予他们更多的帮助和关心。

儿童的康复护理随着儿童康复医学的不断发展而发展,相关的理念也在不断地更新,如由康复护理工作主要是康复护士承担变成了家长和康复护士共同承担;由“替代护理”转换为“自我护理模式”等。

儿童康复护理主要是根据患儿的功能障碍评定和自身生长发育特点来制定合理的护理方案,采取专业的护理手段促进患儿的功能恢复。具体措施可包括对患儿的精神、睡眠、饮食方面进行合理的调整;对不同的残疾儿童采取不同的抱姿、转移和移动方式;制作和选择简易的防护用具或辅助器具;改善和促进儿童的日常生活能力,提高交流、理解、交往能力和智力水平;开展特殊的游戏及娱乐方式等日常护理和管理;进行残疾儿童和家长的心理管理;进行残疾儿童康复及生活管理等。但是,要明确的是儿童并不是成人的微缩,而是具有其特殊生理特征和康复需求,需要提供综合性或独特干预的人群。儿童无论哪种疾病或功能障碍,都发生于生长发育阶段,其发病机制、病理生理学特点及临床表现等都明显区别于成人。因此,在对患儿实施康复护理时,需要考虑不同生长发育阶段的特点,把握各项功能发展的"关键期",运用合理的康复护理策略以最大程度地发挥患儿的潜能。

5. 儿童康复护理模式　儿童康复护理方法不同于基础护理技术,儿童康复护理模式也不完全等同于成人护理模式,儿童身体功能的康复需考虑生长发育、家庭因素、先天因素、教育因素等多方面情况,因此,儿童康复护理的模式应体现"以儿童为中心",采取集护理、医疗、教育、心理、社会等多团队合作为一体的模式,搭建优质护理服务平台,深入开展延续护理。目前,主要的儿童康复护理模式包括优质护理服务模式、循证护理模式、以家庭为中心的护理模式、ICF-CY框架下的康复护理模式等。

(1)优质护理服务模式:优质护理服务是我国护理行业的指导性政策,自从优质护理服务工程启动以来,历经十余年,在成人护理领域得到广泛应用并取得良好效果。同时,儿童康复护理尤其适合优质护理服务的广泛应用。护理过程中坚持以患儿为中心的护理理念,充分考虑患儿的紧张恐惧心理,考虑到对家庭和父母的依恋,考虑到对陌生环境的不适应等诸多问题,采取有效护理干预措施,为实施各项康复护理技术做好心理疏导。例如,给予患儿充分的关心,耐心与患儿进行沟通,可降低患儿紧张、恐惧情绪;设计儿童元素的病房环境,可以促进患儿对陌生环境的喜爱;采取小组式"学习护理"模式,运用儿童模仿的心理特点,从而达到配合治疗的目的。优质护理服务在儿童康复护理中起到重要作用,真正实现了"把护士还给患儿,把患儿还给护士"的工作理念,提升了患儿的护理依从率,缩短了住院周期,既有利于患儿身体功能的康复,又有利于护患沟通的深入开展。

(2)循证护理模式:儿童康复护理起步较晚,成熟的护理模式仍需进一步探索,将循证护理理念应用于儿童康复护理中具有极大的促进作用,护士在护理活动中将科研成果、护理实践经验、患儿家长需求相结合,并以此作为护理决策的依据,便于开展个体化护理服务,有利于提升护理疗效。

目前,循证护理理念较多应用于脑性瘫痪患儿的康复护理,属新型的护理模式。此护理模式的流程性较强,对护理人员的科研能力、文献检索能力、观察沟通能力有一定的要求。首先,应成立专业性护理小组,组内成员由医生、责任护士、护士长组成,在护士长的带领下定期开展集中化培训,总结临床护理实践经验,优化康复护理专业技能;其次,根据不同疾病类型查阅相关文献,并筛选所获取的文献资料,形成护理措施集合;然后,通过问卷调查或访视,了解患儿及患儿家长的需求;最后,结合文献资料、团队经验、家长需求制定行之有效的护理策略,实施康复护理干预。

(3)以家庭为中心的护理模式:家庭是儿童的归属,家庭的参与对儿童康复至关重要,近年来,"以家庭为中心"的护理模式逐渐兴起,康复护士与家长联合,共同实施24小时延续护理。作为康复护士应做好家长的健康宣教,可以采取现场演示指导、线上远程家庭访视、各类家长培训班等方式,教会家长如何在家庭中为患儿实施康复护理和功能锻炼。同时,护士应深入患儿家庭中,对其所生活的环境进行评估和改造指导,如建立无障碍设施、改造生活用具、商定患儿作息时间表等,以个体化护理策略启动家庭的力量,共同为患儿康复前行助力。家长也应树立战胜疾病的信心,积极配合治疗和护理工作,将功能锻炼贯穿于患儿的日常生活,在衣食住行和个人卫生方面及时给予患儿正确的模式和功能锻炼指导,使"以家庭为中心"的康复护理模式得以推广。

(4)ICF-CY 理论框架下的护理模式:2001 年世界卫生组织(WHO)颁布的《国际功能、残疾和健康分类》(International Classification of Functioning,Disability and Health,ICF)提供了可用于所有疾病领域的康复框架。《国际功能、残疾和健康分类(儿童和青少年版)》(International Classification of Functioning,Disability and Health:Children and Youth version,ICF-CY)为广大医务工作者提供了一种理论架构、通用语言和术语,用于记录儿童和青少年的身体功能和结构等方面的问题,并结合了儿童身心发展特点,具有更好的针对性与指导性。在 ICF-CY 理论框架下衍生出康复护理模式,为儿童康复护理开辟了新途径。

(庞　伟)

第二节　我国儿童康复医学的发展现状

康复医学是一门新兴学科,儿童康复医学(pediatric rehabilitation medicine)是康复医学的亚专科,是从特殊需求儿童功能障碍预防、评定和处理的角度出发,成为具有基础理论、评定方法和治疗技术的独特医学学科。我国儿童康复医学起步较晚,从 20 世纪 80 年代开始起步,40 余年来我国儿童康复医学得到全面快速发展,在法规建设、医疗发展、指导性专业文献出版、康复人才培养等方面取得了显著成绩。

一、儿童康复医学的萌芽与起步

1980 年,时任佳木斯医学院附属医院儿科主任、中华医学会儿科分会神经学组副组长兼东北区组长的李树春教授在佳木斯医学院附属医院设立了中国第一个脑瘫门诊,开启了中国小儿脑瘫康复之路,也开启了中国儿童康复的先河。1983 年初,李树春教授在儿科设立 11 张小儿脑瘫病床,设置一个康复训练室,在全国率先收治小儿脑瘫患儿,制定了中国的"婴幼儿神经发育标准"量表。1985 年,日本成立了"李树春教授希望应援会",并与日本北海道、大阪、北九州等地的综合疗育中心建立了友好交流与合作关系,争取到了联合国儿童基金会的支持与援助。1987 年 9 月 23 日,经黑龙江省卫生厅批准,中国第一所从事脑性瘫痪防治、康复和研究的专门机构——黑龙江省小儿脑性瘫痪防治疗育中心正式成立。

早期的儿童康复工作者们励精图治,大力发展儿童康复医疗、教学、科研事业,全国各地的小儿脑性瘫痪患儿纷至沓来,产生极大的社会影响。李树春教授首次提出了我国小儿脑瘫发病率为 1.8‰~4‰,几十年来被国内学者广泛引用。他牵头成立了我国第一个国家级脑瘫康复学术团体——中国残疾人康复协会小儿脑瘫康复专业委员会,制定我国首部脑性瘫痪定义、诊断与分型标准(经两次修订),李树春教授被誉为"中国小儿脑瘫康复之父",成为开启中国儿童康复医学事业的先行者、探索者和实践者。

二、儿童康复医学的发展与现状

1. 儿童康复医疗机构发展现状　我国儿童康复事业起步距今已有 40 余年,从无到有,从少数省级城市到全国各省市自治区,从脑瘫儿童的康复起步到逐渐完善的先天性畸形、发育障碍、孤独症谱系障碍、注意缺陷多动障碍、学习障碍、癫痫、遗传代谢病、中枢或周围神经损伤、运动损伤、罕见病等各种儿童疾病的针对性康复服务。我国儿童康复事业虽然起步较晚,但是稳步发展,如今进入全面发展阶段。2004 年,中国康复医学会儿童康复专业委员会由李晓捷教授牵头成立,为我国儿童康复事业的发展树立了里程碑,随之而来的是儿童康复的全面展开。

(1)机构的种类:我国开展儿童康复医疗的机构主要包括:三级综合医院的康复医学科、妇幼保健院的儿童保健科、儿童医院的儿童康复科、儿童康复专科医院、社区康复中心、残联系统及民政系统的儿童康复中心或机构,各类非公立医疗机构或康复机构等。目前,儿童康复的专门机构尚属短缺,不足以满足广大病伤残患儿的康复需求,儿童康复医师和治疗师队伍数量相对不足,康复医疗条件设施的不足,部分二、三级医院及二级康复专科医院尚不能提供儿童康复服务或满足儿童康复的需求。

(2)康复的主要形式:儿童康复以集中式康复为主要形式,主要采用门诊与住院康复两种模式,康复服务以运动功能障碍康复为主,其他功能锻炼项目兼具,康复对象及病种不断增加,随着技术水平的提升,新生儿早期干预和专科康复也逐渐与相应临床科室紧密结合,但社区康复尚未普及。随着儿童疾病种类的增多及社会经济水平的提高,扩大了儿童康复的需求量,给儿童康复服务的质量提出了更高的要求,多学科合作、共同参与、医教结合、综合康复的工作模式深入人心。我国儿童康复治疗技术主要包含物理疗法、作业疗法、言语疗法、心理疗法、康复工程、康复护理与管理、娱乐疗法、职前训练、社会服务等现代康复理念和技术的应用,以及具有中国特色的中医康复治疗技术的应用,国际前沿康复新技术也在迅速开展,如运动想象、活动观察训练、任务导向性训练、全身振动训练、限制性诱导疗法、镜像疗法、密集运动训练、虚拟现实技术等。

(3)康复的管理模式:儿童康复的管理模式主要是多学科诊疗的综合管理模式,康复医师、治疗师、心理医师或咨询师、外科医师、影像学医师及其他相关学科医师、护士、营养师、社会工作者、特殊教育工作者、家长等多学科专业人员共同帮助儿童获得最佳功能目标。2015 年中国康复医学会儿童康复专业委员会牵头以循证医学为依据所制定的《中国脑性瘫痪康复指南》(2015),为以循证医学为依据,科学规范地开展我国康复事业作出了表率。大量专业书籍的出版也为更加规范,更高水平的儿童康复提供了指导。

2. 儿童康复医学教育发展现状　我国康复医学教育起步较晚,20 世纪 80 年代开始开设康复治疗学专科专业,直至 21 世纪初教育部才正式批准设立本科专业。1999 年,在黑龙江省小儿脑性瘫痪防治疗育中心的基础上,佳木斯大学成立了国内首家康复医学院,2000年开始招收康复治疗学专科学生,2001年开始招收康复治疗学本科专业学生,首都医科大学等几所高等院校相继开设了康复治疗学本科专业,从此开启了康复治疗学专门人才培养之路,旨在培养"一专多能"的康复治疗师,儿童康复也随之蓬勃发展,不断走向专业化。早期培养的康复治疗学毕业生是以康复通科教育为主,学生毕业后通过分配到具体的工作岗位上再分化为物理治疗师、作业治疗师、言语治疗师等不同专业方向,并且仅有佳木斯大学等少数院校所设置的康复治疗学专业为儿童康复特色,主要培养从事儿童康复的治疗师。随着我国康复医学事业的蓬勃发展,以及对国际康复医学教育认知的提高,我国部分学校开始尝试从康复治疗学专业分化出物理治疗学专业方向、作业治疗学专业方向、语言治疗学专业方向,也开始开展世界物理治疗联盟(WCPT)或世界作业治疗师联盟(WFOT)的课程认证。由佳木斯大学康复医学院的李晓捷教授主编、人民卫生出版社出版的"十三五"康复治疗学规划教材——《儿童康复学》问世,填补了我国儿童康复专业人才培养缺少专门教材的空白,为儿童康复治疗师及专业人才培养起到重要作用。

三、儿童康复医学展望

四十余年来,儿童康复的学科发展从无到有,由少到多,专业性进一步加强,但尚需更多学者投身于儿童康复事业,从儿童康复人才发展、专门康复机构设立、儿童康复政策扶持等方面推动儿童康复事业可持续发展。国家陆续出台了有利于儿科医学、康复医学发展的政策,极大加强了儿科学专业医学生培养和财政支持力度,为中国儿童康复打开跨越式发展的大门。

1. **加强儿童康复医学人才培养** 我国人才培养与国际医学教育尚存在很大差距,以美国物理治疗师培养为例,美国物理治疗教育与临床医学专业一样,采取研究生学历教育,学生必须首先完成大学本科教育才可以申请物理治疗专业,2014年以后美国不再有物理治疗硕士教育,全部为博士教育。我国康复领域研究生导师多以康复医师为主,招收的硕士、博士也以临床医学生多见,康复治疗方向的研究生培养较少。因此,加大力度开展儿童康复专业人才的学历教育和继续教育,已经是我国发展儿童康复事业,与国际接轨的当务之急。

2. **提升儿童康复科研水平** 我国儿童康复科研基础相对薄弱,为加强科研实力,一方面要提高研究设计能力,不断积累高级别临床循证证据,通过国际合作与交流,借鉴经验,提升科研水平;建立多中心、大样本专病研究平台,获得充分有效的科研数据与临床应用证据;通过多学科合作开展不同疾病的早期诊治、康复干预研究,将更多的科研成果转化为临床应用技术。另一方面,儿童康复科研需跟上国际主流研究步伐,探索符合我国国情的人类生命早期编程与疾病康复的关联性,建立早期干预模式。近年来,国际上已提出将有氧能力(aerobic capacity)作为新的生命体征,也将成为我国儿童康复发展的一个重要研究方向。为了保证儿童康复规范性,制定儿童疾病临床康复指南、临床路径或专家共识尤为必要。目前,我国发布了脑性瘫痪康复指南、新生儿重症监护发育评估指导意见、儿童孤独症诊疗康复指南等,还有很多疾病需要制定规范化、标准化的指南或专家共识。

3. **完善儿童康复保障制度体系**　面对巨大的儿童康复需求,应借鉴发达国家经验,顺应我国国情,积极争取国家政策法规和社会各部门的支持,建立健全的儿童康复服务体系。搭建医疗康复、教育康复、社会康复平台,建设一批适应我国国情的儿童康复人才培训基地,培育出一批一专多能的儿童康复骨干力量,继续为加快我国儿童康复事业发展、提高我国儿童大健康水平而努力。

放眼未来,儿童康复开启了全新的奋斗华章,摆在广大康复工作者面前的是一条创新融合、医教研协调发展的壮大之路,新一代的康复人任重道远,我们不仅传承了历史的辉煌,更要肩负时代的重任,展现出康复人进取中的矫健与豪迈,为我国儿童康复事业砥砺前行。

(庞　伟)

第三节　国内外儿童康复护理的现状和发展趋势

在全世界范围内,儿童康复护理的发展伴随着儿童康复医学的发展而逐步形成,早在20世纪40年代现代康复医学创立初期,康复医师逐步开始为残疾儿童实施康复治疗,2003年美国开始设立儿童康复相关从业证管理制度,儿童康复成为独立的学科领域,儿童康复护理作为康复治疗的有效补充和延续,在小儿脑瘫、孤独症、发育迟缓等疾病中率先开展起来。

康复护理作为大康复体系重要组成部分,在国内外研究中重视程度有所提升,重点关注如何更好地发挥康复护理专业人员的作用、康复护理专业人员进行角色定位和认证、引导社会认知康复专科护理的重要意义等问题,成为护理行业关注的热点问题,与美国、日本、德国、英国等国家康复护理的发展情况相比较,我国康复护理仍需进一步提升和发展,儿童康复护理尚属起步阶段。

一、国外儿童康复护理发展

1. **以人为本的护理理念**　在美洲,人性化护理已经得到了详细的阐述和发展。巴西实行国家人性化政策,在巴西,因存有巨大的社会差距,不同类型的医院设有专门的政府工作队,以实现确保所有公民平等接受护理的人性化方案。在欧洲,儿童护理的人性化政策主要以儿童权利为基础,但如何将此原则转化为实际模式一直是一个挑战。儿童友好型健康护理成为欧洲的一项卫生政策,重点关注儿童正确的健康政策,关注他们的需求、特点、活动和发展能力,并考虑到他们的意见,还包括"有利于家庭"的概念,以强调儿童与其家庭之间接触的重要性。在英国,社区儿童健康协会根据英国的经济和政治框架调整了儿童服务模式,称之为"有利于家庭的框架",促进了儿童康复护理的发展。

2. **以家庭为中心的护理实践模式**　几十年来,儿童康复护理领域的国际研究一直把重点放在家庭上,以家庭为中心的护理被认为是为身体残疾儿童及其家庭提供服务的最佳实践模式。美国儿科学会建议儿科护理应是可获得的、持续的、全面的、以家庭为中心的、协调的、有同情心的和文化上有效的。每年大约有 560 万美国儿童获得超过 15 亿次的家庭健康护理，以家庭为中心的方法似乎显著提高了年轻患儿父母或照顾者的满意度，但仍有一些服务不足的情况以及保险之外未接受到该服务的家庭。加拿大多伦多儿科医院也采取以儿童与家庭为中心的护理模式，使临床训练、管理、研究、教育不局限于医院内，而是扩展到社区、卫生系统中去。

3. 团队康复护理模式的开展　在日本，康复护理的主要特点是团队护理模式与社区延续护理。康复团队包括医生、护士、物理治疗师、作业治疗师、言语治疗师、心理治疗师等各专业人员，对患者定期进行检查，根据检查结果，做出综合性的评定，制定计划，实施训练，康复的过程中康复护士跟随其中，康复护士除负责常规临床护理工作，还要掌握相关的评估与训练技术，以完成配合物理、作业、言语治疗师实施评估与训练工作。日本护理学会提出，使社区康复护士由熟悉整体护理向熟练掌握康复护理的专科护士过渡，并将"全人护理"理念贯穿于康复护理的全过程。出院时，康复护理人员要做好出院宣教，对返回家庭后家庭环境进行改造建议，减除回归后的生活障碍，建立社区康复服务卡等返回家庭后的服务，康复护理人员的工作范围越来越广泛，渗透到日常生活中的更多领域。

4. 主动参与的护理理念　德国康复护理理念为主动参与，同时，更注重对患者的健康宣教。康复护理工作不是代替患者活动，而是通过耐心地给予指导，让患者在帮助下，自己完成功能锻炼。因此对康复护理人员提出更高的要求，需要极大地耐心去建立良好的护患关系，通过专业的康复护理宣教，使"早期、主动、全面"的先进康复理念深入人心，从而使患者积极配合治疗，达到康复目标。

5. 康复专科护士认证制度的建立　美国的康复护理发展居于国际先列，已建立康复护理专科方向，20 世纪 70 年代，成立美国康复护士协会、康复护理认证委员会，有成熟的认证制度与培训方案，保证人才的持续供给。美国康复护理认证委员会认为康复专科护士应当是经过康复专科护理培训、拥有丰富的康复护理知识和经验的护理专家，全面了解患者在康复各阶段的可利用资源，根据患者及其家庭的需求提供适当的护理服务，实现最大程度功能恢复，回归生活。

6. 康复护理管理体制的建立　在加拿大，康复护理强调使患者在生理、心理、社会、情感等方面达到最佳状态，尤其重视给予患者精神上的安慰。在康复护理管理过程中，医院采用电脑管理，规范康复护理工作的完整性和统一性，并通过远程教育的方式，不断提高护士的康复护理的理论水平。

二、国内儿童康复护理发展现状

我国的康复护理工作已经在不同领域开展，目前我国对康复护理的部分研究报道主要来源于骨科、神经内科、心内科、康复专科等科室的护理人员，关注的病种主要集中在中枢神经系统疾病、运动系统疾病、慢性病、精神疾病、产后恢复期等方面。康复护理的开展，极大提高了护理的专科化，节约了医疗资源，提升了患者的生存质量。儿童康复护理主要集中在小儿脑瘫、孤独症谱系障碍、发育迟缓、臂丛神经损伤、癫痫等疾病，由于临床护理人员短缺、专业化水平不高、康复护理人才培养制度及社会重视度不足等诸多因素,使得现阶段的儿童康复护理大多停留在科研水平,很多医院相关科室还未真正开展儿童康复护理工作。

1. 儿童康复护理专科知识体系 经过广大儿童护理工作者和管理者的不懈努力,逐步形成了儿童康复护理体系框架。康复护理专业人员不仅需要掌握一般的康复护理技能,还要掌握康复护理技能使用的时机、标准及注意事项和禁忌证。儿童康复护理程序有待完善,尤其是评定理论和评定量表的信度与效度研究,部分护理人员对儿童康复护理知识和技术存在认识误区,将成人康复护理技术"缩影化"应用于患儿。儿童康复护理知识体系的建立应充分考虑儿童生长发育的阶段性特点,既要保障儿童正常身心发育的需求,又要完成功能锻炼的延续护理,围绕儿童营养供应、心理发展、生长发育指标、教育等内容实施康复护理,并不断总结经验,凝练工作理念,逐步建立适合我国国情的儿童康复护理知识体系。

2. 儿童康复护理工作形式 儿童康复护理应以护理程序为框架,以儿童及家庭为中心,兼顾生长发育需求,促进身体功能恢复,建立行之有效的康复护理临床路径。儿童康复护理工作形式多样,按照护理干预的方式可分为一对一康复护理和小组式康复护理;按照护理的场所可分为病区护理、社区护理和家庭护理指导;按照护理的功能可分为饮食护理、游戏护理、安全护理、心理护理等。

目前,关于儿童康复护理形式的研究重点主要有延伸护理、以家庭为中心的护理形式、引导式教育理念在康复护理的应用,以及心理护理等。延续护理是在出院指导基础上延伸至社区或家庭的护理模式,是院内护理在空间、时间双重维度上进行延伸的体现,可解决患儿出院后的护理问题,加强其出院后健康管理,加强对患儿的康复训练指导,使患儿得到更加科学的康复治疗。

三、我国儿童康复护理面临的挑战

国外康复护理的研究对象不断扩展,康复护理目标已不仅仅追求某一特定人群的康复,研究场所也逐渐扩展到儿童福利机构和社区。目前,我国儿童康复的护理模式主要分为医院式、家庭式和其他形式,三种护理模式均受到各种外界因素不同程度的影响,如经济水平、患者家庭教育背景、依从性、危险因素等。

与国外相比,我国的儿童康复护理发展相对滞后,康复护理专科化发展已成为一种必然趋势。面对日益增加的儿童康复护理需求,面对康复护理人才紧缺的现状,我国的康复护理发展急需借鉴国外良好的康复护理经验,建立国家层面权威的认证制度,引进先进的康复护理理念,完善的儿童康复护理专科教育,建立起为我国儿童成长保驾护航的专科康复护理服务体系。

(庞 伟)

第二章

康复护理管理

第一节 康复病房设置与管理

世界卫生组织对护理管理的定义是：护理管理是为了提高人民的健康水平，系统地利用护士的潜在能力和有关其他人员、设备、环境和社会活动的过程。管理活动伴随着人类发展的脚步源远流长，在康复护理作用日益凸显的今天，康复护理工作者不断探索和创新，总结管理经验和管理活动规律并逐步形成康复护理管理理念，面对儿童这一特殊群体，儿童康复护理管理具有重要意义，护理管理者应从儿童群体特点着手，运用护理管理的一般规律和经典理论，逐步建立适合儿童康复护理临床实际的护理管理方法。

一、康复病房管理

医院是对个人或特定人群进行防病治病的场所，备有一定数量的病床设施、医疗设备和医务人员等，运用医学科学理论和技术，通过医务人员的集体协作，对住院或门诊患者实施诊治与护理的医疗卫生事业机构。凡以"医院"命名的医疗机构，住院床位总数应在 20 张以上。按照卫生部《康复医院基本标准(2012 年版)》的要求，三级康复医院床位总数中康复专业床位占 75% 以上，规定必须设置的各类康复科室中包括儿童康复科。本节将重点介绍儿童康复科的病房管理相关内容。

医院的环境设置包括人员配备、硬件设施、医疗环境、医院文化等不同层面，良好的医院环境应该具备的特征是安静、整洁、舒适、安全，康复专科医院或综合医院康复科的环境建设更应以促进患儿功能康复为首要目标，全面建设适合残疾人就医的康复环境。现就三级综合医院康复医学科或康复专科医院环境设置作以详细介绍。

1. **人员** 康复科应配备专业的康复治疗团队，每床至少配备 1.4 名卫生技术人员，其中医师 0.25 名，至少包括 2 位具有高级职称专业技术职务任职资格的医师，1 位具备中医类别执业资格的执业医师。每床至少配备 0.5 位康复治疗师和 0.3 位护士，护士应通过培训取得康复专科护士执业资格。

2. **床位** 康复科病房的床位根据需求和当地康复医疗服务网络设定，应为医院总床位数的 2%~5%，有足够空间，病房每床净使用面积不少于 $6m^2$，床间距不少于 1.2m，病房床单元基本装备同三级综合医院。

3. 康复治疗区域 康复治疗区域应能满足各类康复治疗的需要,总面积不少于3 000m²。医院建筑设施执行国家无障碍设计相关标准。

4. 康复治疗设备 康复治疗设备是现代治疗必不可缺的,儿童康复常用治疗设备有导平治疗仪、脑循环治疗仪、MOTOmed 主被动训练治疗仪、运动功能训练套装(ELINK 系统等)、减重步行训练器、儿童悬吊(S-E-T)设备、儿童可视音乐治疗系统、儿童专用脑功能生物反馈治疗仪、儿童注意力及听觉统合评定仪、全方位密集训练系统、经颅磁刺激治疗仪、吞咽治疗仪等。

评定设备一般包括:功能评定与实验检测设备、心肺功能评定设备、肌电图与临床神经电生理学检查设备、肌力和关节活动评定设备、平衡功能评定设备、认知语言评定设备、作业评定设备等。康复治疗设备根据所在科室不同而有所侧重,如物理治疗科配备肋木、姿势矫正镜、平行杠、楔形板;作业治疗科配备日常生活活动作业设备、手功能作业训练设备、模拟职业作业设备等;物理因子治疗科配备直流电疗设备、低频电疗设备、中频电疗设备、高频电疗设备;传统康复治疗科配备中药熏蒸机、针灸与推拿等中医康复设备等;护理单元也应该配备适当的康复护理设备,如震颤排痰仪、简易呼吸器、供氧设备、抢救车、患者转移设备、紫外线消毒车等。

5. 信息化设备 硬件设施上应配备可以上网的电脑,纳入医院信息化管理。同时,还要加强信息化软件系统建设,配备相关的信息化软件系统。

6. 规章制度 规章制度应按照康复科的职能制订,包括人员岗位责任制度,有国家制定或认可的诊疗指南,临床、护理技术操作规程等,并成册可用,在科室的固定位置张贴,由管理者监督落实,如《小儿脑瘫康复护理操作规程》及《脑瘫康复护理临床路径》等。

7. 医院护理管理 我国医院根据其功能与任务,建立独立完善的护理管理体系,其护理管理层级根据不同等级医院层级不同:三级医院实行院长(分管副院长)领导下的护理部主任→科护士长→护士长三级负责制;二级医院可实行三级负责制或护理部主任(或总护士长)、护士长二个层级。随着医疗体制改革的不断深入,二级医院转型为康复医院,实施三级护理管理制度,以实行岗位管理为切入点,完成护理岗位设置并明确岗位职责、上岗条件,完善绩效考核制度,充分调动护士的积极性,建立稳定的临床康复护理人才队伍。

8. 医院环境 医院环境应保持安静、整洁、舒适、安全。

(1)保持安静:医务人员应做到说话轻、走路轻、操作轻,以及轻声关门,易发出响声的椅脚应装橡胶垫,或使用吸盘式的椅脚,对推车的轮轴、门窗合页应定期滴注润滑油,防止发出刺耳的声响;积极开展健康宣教和管理,尽量控制噪声的产生,给患儿提供安静的休养空间,必要时在病房设置温馨提示牌,如"保持安静""宝宝在睡觉,请安静"等。

(2)保持整洁:病区内陈设及物品摆放整齐,规格统一;患儿的皮肤、头发、口腔保持清洁,定期进行生活护理;患儿服装、床单、被服保持清洁,如有污染及时更换,有专门人员负责被服类物品的消毒工作。

(3)舒适:环境管理应考虑如何增加患儿的舒适感,包括患儿体位的摆放、二便护理、皮肤护理等,同时应关注心理舒适,营造轻松的就医氛围,减轻心理压力。

(4)安全:满足患儿安全的需要,避免物理性、化学性、心理性或医源性损伤。

二、康复病区环境设置及护理管理

儿童处于生长发育的不同阶段,对疾病、住院和诊疗活动的理解不同于成人,在接受医院治疗时,不同年龄段的患儿表现出不同的应对方式。因此,儿童病区的设置应充分考虑儿童的身心特点,建立有效的沟通、评估、诊疗环境。儿童康复科护士应理解不同年龄段患儿的身心反应,认识到家庭在患儿康复过程中的重要作用,运用专业知识和专业技能为患儿及其家庭提供全面的支持。儿童康复病区分为急诊病区、门诊病区及住院病区。各处设置既要符合医院管理规定,又要适合儿童生理心理特点,还要考虑家长的需求,因此,物理环境和人文环境的设置应仔细斟酌。

(一)门诊病区

1. **环境设置** 儿童康复门诊与一般儿科门诊设置相似,设有预检分诊处、挂号处、候诊室、康复评定室、治疗室、化验室、处置室、饮水处等。就诊流程:测体温 - 预检分诊 - 挂号 - 候诊 - 就诊 - 康复诊查 - 康复评定 - 住院。由于儿童病情变化快,门诊设有预诊处帮助识别急重症患儿,安排急诊急救,为危重患儿赢得抢救机会。预检检查方式包括望诊、问诊及体检;可及早检出传染病,避免交叉感染;同时能够协助患儿家长选择就诊科室;预检分诊位置一般设在病区的入口处。

各科室的布置应符合儿童心理特点,如室内放置玩具、张贴图画等营造欢乐轻松的气氛,消除患儿的焦虑不安。候诊室应足够宽敞、明亮、空气流通,设置婴儿包裹床,供家长包裹婴儿或为患儿整理衣物。

2. **护理管理** 儿童就诊时往往有多名家长陪伴,人员多、流动性大,且家长心情焦急,迫切期待医生诊治,因此,儿童康复门诊管理应做好以下几方面的工作:

(1)保证就诊秩序的有条不紊:安排经验丰富的工作人员进行分诊,做好家长及患儿的沟通协调工作,做好就诊前的准备工作,讲解就诊流程和康复评定的注意事项,通过合理安排和精细组织,提高就诊速度,保证就诊质量,提高家长满意率。

(2)密切观察病情变化:儿童病情变化快,护士应经常巡视各个诊室,包括候诊区患儿,及时发现问题并报告医生予以处置,如对体温过高患儿及时进行物理降温。

(3)预防院内感染:严格遵守无菌技术操作规范,及时发现传染病的可疑患儿,予以隔离留观。

(4)杜绝差错事故:严格执行核对制度,执行给药、采血等处置时严谨慎独,杜绝差错事故发生。

(5)提供健康教育:儿童康复门诊是康复治疗的第一个窗口部门,护士应提供儿童生长发育相关健康知识,正确指导家长科学养育方法,提高家长的康复意识,为取得家长的全面配合打下基础。

（二）急诊

1. **环境设置** 儿童来到康复科就诊的过程中可能突发癫痫、外伤、窒息等意外事件，因此，医院应配备急诊区，设有抢救室、观察床、治疗室、小手术室，保证人员、时间、仪器设备、药品、医疗技术齐备，各室环境宽敞，抢救通道畅通。

2. **护理管理**

（1）急诊护士应坚守岗位，随时处理各种情况。

（2）急救设备完好备用：简易呼吸器、气管插管、吸痰器等装置保持完好备用状态，急救箱定人管理，急救药品每班交接。

（3）急救护理知识扎实，操作娴熟：急诊护士应具备扎实的急救护理知识和娴熟的技术操作技能，在发生急诊时及时准确的实施各类处置，并在急救处理过后及时总结，不断完善流程和常规。

（4）加强法律意识，保证医疗文书的完整性：应有完整规范的病历材料，紧急抢救中的口头医嘱须当面复述确保无误后执行，并及时补记于病历上，便于核对。

（三）住院病房

康复病房是医院的一个基本医疗单元，是患儿治疗疾病及进行部分功能训练的场所，康复病房的管理对患儿的康复治疗和护理均起着极为重要的作用。因此，康复护士应尽全力做好康复病房的管理工作，从生理 - 心理 - 社会全方位的设立康复的物理环境和社会环境，以满足患儿生理和心理的需要。儿童康复科病房设置应具备安全、安静、整洁、舒适、趣味的特征，根据治疗的需要设有大、小两种病房，大病房一般放置 4~6 张床，供多名儿童同时住院治疗之用；小病房放置 1~2 张床，作为特需病房、优质护理服务示范病房。同时，为满足患儿生长发育的需求，康复科应设有配膳室、治疗室、检查室、护士站、污洗室、医生办公室、家属谈话室、医护值班室、患儿沐浴室、儿童游戏室等场所。

（1）大病房：设有 4~6 张床，保持床间距大于 1.2m，常规配备床旁椅、床旁桌，病床为有护栏的儿童床或宽度加大设计的"母婴同床"，以防坠床，保证患儿安全（图 2-1）；病房光线柔和、减少噪声，温度、湿度等物理环境应符合各个年龄段儿童的需求（表 2-1）；根据护理美学基本原理设计室内装饰风格，可采用卡通配饰，消除儿童紧张恐惧感，使其适应并喜爱病房环境；床头醒目位置张贴治疗安排表，让患儿明确每天需要进行的康复治疗及护理项目；室内设防滑地垫、推拉门，方便使用轮椅或助行器的儿童出入，防止跌倒；床头信息提示栏内标示患儿基本信息（床头卡）、责任护士照片、温馨提示等内容；大病房设有独立卫生间，使用改良设计的儿童坐便椅、无障碍通道、墙壁扶手、感应冲水装置等，以训练患儿日常生活活动能力（图 2-2）。

表 2-1 不同年龄患儿适宜的温度、湿度

年龄	室温（℃）	相对湿度（%）
早产儿	24~26	55~65
足月新生儿	22~24	55~65
婴幼儿	20~22	55~65
年长儿	18~20	50~60

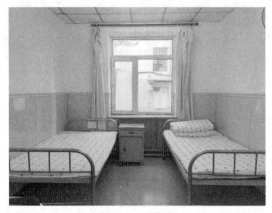

图 2-1 儿童床

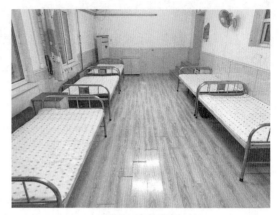

图 2-2 大病房

(2)单间病房:摆放 1~2 张床,作为特需病房、优质护理服务示范病房,也可用作重症患者的监护病房,设有独立卫生间、洗澡间、配餐间,多用于一个患儿及其家长单独使用,没有其他患儿共同居住,故又称为家庭式病房,病房布置及床单位要求同大病房(图 2-3)。

(3)无障碍设施:设计无障碍设施,方便患儿移动和步行。

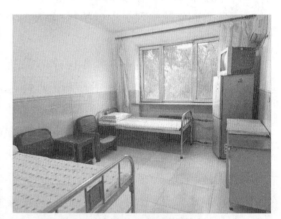

图 2-3 单间病房

1)无障碍厕所:地面应防滑、无台阶和积水,宽度不应小于 1.5m;洗手盆两侧应设安全扶手,还应该有 1.1m×0.8m 供乘轮椅者使用面积;男厕所小便器两侧和上方,应设宽 0.6~0.7m、高 1.2m 的安全扶手,小便器下口距地面应小于 0.5m;男女公共厕所应各设一个无障碍隔间的如厕位,如厕位面积大于 1.8m×1.4m,入口净宽大于 0.8m,门扇内侧应该设关门拉手,坐便器高 0.45m,两侧应设高 0.7m 水平安全扶手,墙面一侧应设高 1.4m 的垂直扶手;距地面高 0.4~0.5m 处应该设置求助呼叫按钮,以便患儿出现紧急情况时及时呼救;安全扶手直径应为 30~40mm,距墙 40mm,扶手应安装牢固;儿童康复科特别设有儿童洗手池、感应水龙头、镜子,所有设施均按照儿童身高设计,为日常生活活动能力发展提供日常训练环境(图 2-4)。

2)无障碍通道:以坡道取代阶梯,坡道的坡度为 5°,宽度不小于 1m,为可移动的斜坡;走廊要有扶手,扶手设为上下双层,参考儿童的身高设计扶手高度,不可过高;地面防滑(图 2-5)。

3)无障碍物品操作:各种开关、按钮,门把手、桌面、台面及洗漱盆等均低于一般高度,一般不超过地面 92cm,以适应儿童或乘坐轮椅的患者使用,增加图示路标以指引,以适应小儿辨认方向(图 2-6)。

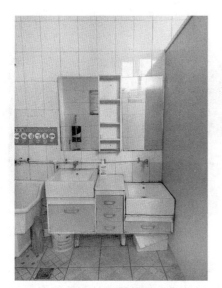

图 2-4　儿童厕所

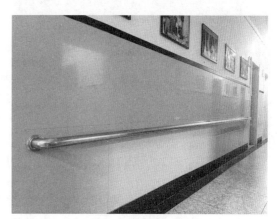

图 2-5　无障碍通道

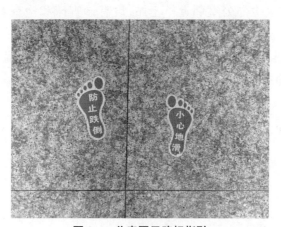

图 2-6　儿童图示路标指引

4)无障碍门:康复病房应使用自动门,也可采用乘轮椅者可开启的推拉门和平开门,不应采用力度大的弹簧门;在门把手一侧的墙面,应留有不小于 0.5m 的墙面净宽;乘轮椅者打开的门扇,应安装视线观察玻璃、横握把手和关门拉手,门扇在一只手操纵下应易于开启,门槛高度应以斜面过渡。

(4)门禁系统:病区入口安装门禁系统,保证患儿安全,防止孤独症、多动症等疾病儿童走失。

(5)配膳室:配膳食设置墙壁电源、吸油烟机、排风扇、微波炉、冰箱、整体橱柜、流动水等设施,供长期住院康复治疗的患儿家长配餐使用,提供患儿足够的营养膳食(图 2-7)。

(6)烘干室:由于儿童年龄小,需要经常换洗衣物,因此,儿童康复科应配备烘干室,供患儿家长晾晒衣物(图 2-8)。

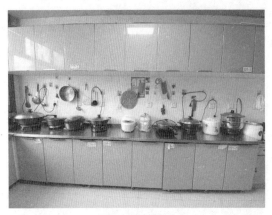
图 2-7 配膳室

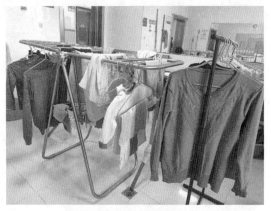
图 2-8 烘干室

（7）护士站：护士站设在病区中央位置，设有护理台、处置室、污物间，护理台具有醒目标示，康复护理辅助器具齐全完好，备有急救箱、抢救车、儿童吸痰器等抢救物品，各项康复护理操作流程清晰，装订成册，护士 24 小时在岗，保证护患沟通及时有效。

（8）医生办公室：医生办公室邻近护士站，设有诊查床和检查器械，随时为患儿诊治疾病。

（9）儿童沐浴室：沐浴室设有防滑垫、儿童浴盆、淋浴器、带有吸盘的洗澡椅子等，为患儿提供更加稳固的洗浴护理（图 2-9）。

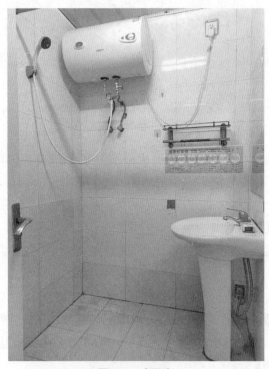
图 2-9 沐浴室

（10）康复评定室：患儿需定期进行康复评定，康复评定室环境宽敞、安静，房间相对封闭，门窗为单向透视，患儿进入评定室后将不受外界环境的干扰，更加有利于接受各项康复评定，保证康复评定结果客观准确（图2-10）。

（11）各类康复治疗室：根据患儿疾病情况，设置各类康复治疗室，如物理治疗室、作业治疗室、传统疗法治疗室、语言治疗室、水疗室等，各个场所的设置符合康复治疗要求，保证空气流通，定期消毒。康复理疗治疗区地面必须绝缘，高频治疗仪必须装合格的屏蔽装置。

（12）多功能室：科室设置多功能室，备有一定数量的桌椅，环境宽敞、明亮，可供召开家长工休会、组织护士业务学习、召开科室工作会议等。

（13）儿童游戏室：根据儿童特点，设置儿童游戏室，配备儿童玩具和图书，供住院患儿娱乐，开发智力，培养兴趣，促进身心发育，游戏室由专人管理，定时开放（图2-11）。

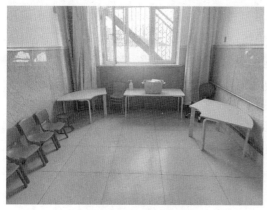

图2-10　康复评定室

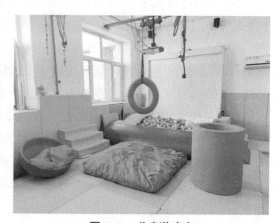

图2-11　儿童游戏室

（14）开放的康复训练区：按照康复治疗延续性的特点，设置开放的康复训练区，提供免费的训练器械，在责任护士的指导下，由家长携带患儿进行康复训练，延续康复治疗，利于亲子互动，促进疗效。

（15）健康宣教栏：宣传栏应及时宣传疾病相关护理常识，定时更新宣教内容，让患儿家长及时掌握日常护理方法（图2-12）。

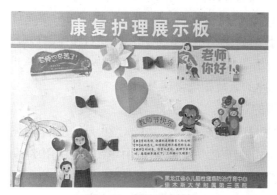

图2-12　健康宣教栏

（16）电梯间：康复大楼内设电梯间，张贴醒目标识，提醒患儿须有家长陪同方可乘坐电梯。

三、康复护理管理

（一）管理方向

儿童康复护理伴随着康复护理学及儿童康复治疗学的发展悄然兴起，近十年间，经过广大儿童护理工作者和管理者的不懈努力，逐步形成了儿童康复护理的特色模式，康复护理管理形成相对独立的管理单元，从护理行政管理、护理业务管理、护理教育管理及护理科研管理四个方面进行科学总结，制定了详细的规则制度、护理规范、康复护理路径、护理质量标准等，儿童康复护理管理进入规范化、科学化的发展轨道。

1. 护理行政管理　护理行政管理主要是遵循国家的方针政策和医院有关的规章制度，对护理工作进行组织管理、物资管理、人力管理和经济管理等，持续改进，有效地提高组织和部门的绩效。《综合医院康复医学科建设与管理指南》明确指出：在康复医师组织下，由康复治疗师、康复护士、康复工程等专业人员实施的康复专业技术服务，强调了康复护士在康复团队中的作用；《中国护理事业发展规划纲要（2011-2015年）》中也指出：增强医疗机构长期护理服务能力，更加注重患者的延续性护理和康复。

2. 护理业务管理　护理业务管理是对各项护理业务工作进行协调控制，提高护理人员的专业服务能力，以保证护理工作质量，丰富护理服务内涵，满足社会健康服务需求，提高工作效率。康复医学强调早期介入，康复在临床介入越早，功能障碍的发生和加重就越少，护理学是一门实践性很强的应用科学，护士具备较强的动手能力，她们是患者身边的直接照顾者和帮助者，其掌握的康复护理技术可为患者的早期康复赢得宝贵的时间。

3. 护理教育管理　护理教育管理主要是为了培养高水平的护理人才，提高护理队伍整体素质而进行的管理活动。完整的临床护理教育体系应包括护理中专、大专、本科、研究生的教育，护士规范化培训，毕业后护士继续教育，专科护士培训，护理进修人员培训等内容。目前，国内在护理教育中设置康复护理教育专科的院校不普遍，只在全日制护理教育中设置了康复护理课程，康复护士大多数来自临床科室，具备娴熟的临床护理的知识与技术，但成熟的康复护理的理念和技能有待进一步培养，此项工作应成为护理教育管理的重点内容。

4. 护理科研管理　护理科研管理是运用现代管理的科学原理、原则和方法，结合护理科研规律和特点，对护理科研工作进行领导、协调、规划和控制过程。随着康复医学的发展，康复护理在理论、知识、技能及科研方面取得了显著成绩，如在小儿脑瘫、孤独症、脑积水等儿童常见疾病方面有成熟的康复护理常规及指南。

（二）康复护理管理的对象

管理的对象指管理过程中管理者所作用的对象，是管理的客体，管理对象包括组织中的所有资源。随着医学模式的转变，儿童护理已由单纯的疾病护理发展为以儿童及其家庭为中心的身心整体康复护理，由单纯的基础护理发展为包括儿童生长发育、疾病预防、健康教育在内的综合康复护理，因此，儿童康复护理管理的范畴应涵盖儿童及其家庭相关的要素，具体包括所管辖范围内的人力资源、财力资源、物力资源、信息资源、技术资源、时间资源、空间资源等。

(三) 康复护理管理的方法

管理方法是指用于实现管理目的而进行的手段、方式、途径和程序的总和。适合于儿童康复护理管理的方法很多,其中,较为常用的有目标导向性护理管理、品管圈管理、PDCA 管理、康复护理分级等。

1. 目标导向性护理管理　康复目标导向性护理管理是在总的康复计划下,为达到全面康复目标,配合康复团队其他成员,对康复对象日常生活动作及康复过程中的各个环节进行预先设计并进行导向性护理管理,进而达到全面康复的目的。例如,在小儿脑瘫的康复护理管理中以抑制患儿异常姿势、促进生长发育为总的康复目标,护士围绕患儿每天的日常活动设计康复护理策略,并在康复护理中实施目标导向性训练。

2. 品管圈管理　品管圈(quality control circles,QCC)就是由相同、相近或互补之工作场所的人们自动自发组成数人一圈的小圈团体,全体合作、集思广益,按照一定的活动程序来解决工作现场、管理、文化等方面所发生的问题及课题。它是一种比较活泼的品管形式,应用于儿童康复护理管理中:一方面,可以提高护士的临床思维能力;另一方面,对于探索儿童疾病特点,加强护患沟通有积极作用。

3. PDCA 管理　PDCA 循环是质量管理的基本方法,按照 P(plan)——计划,D(do)——实施,C(check)——检查,A(act)——执行顺序,对总结检查的结果进行处理,成功的经验加以肯定并适当推广、标准化;失败的教训加以总结,未解决的问题放到下一个 PDCA 循环里。以上四个过程不是运行一次就结束,而是周而复始的进行。一个循环结束,解决一些问题,未解决的问题进入下一个循环,如此阶梯式上升。因此在质量管理中,有人称其为质量管理的基本方法。

4. 康复护理分级　分级护理是根据对患者病情的轻、重、缓、急及患者自理能力的评估,给予不同级别的护理。佳木斯大学附属第三医院针对儿童康复护理工作,首次提出康复护理分级方法,根据患儿的功能和自理情况将康复护理工作分为一、二、三级(表 2-2)。

表 2-2　康复护理分级

护理分级	适用对象	护理要求
一级护理	重症需要严格卧床休息的患者及生活不能自理的患者,生活部分自理,但病情随时发生变化的患者	密切观察病情变化;制订护理措施,做好身心护理,预防并发症;备齐急救器材、药品,随时准备急救;根据病情做好护理记录;每天给予 30 分钟专项康复护理及健康教育
二级护理	病情较重,生活部分自理的患者	注意观察病情变化,采取相应的护理措施,指导患者提高其自护能力,促进身心健康,做好一般护理记录,每天给予 20 分钟专项康复护理及健康教育
三级护理	各疾病的康复期,生活能自理的患者等	注意观察病情,在护理人员的指导下进行自我护理,并做好康复护理指导,做好一般护理记录,每天给予 5 分钟专项康复护理及健康教育

(四) 儿童康复护理管理组织结构

按照要求,目前我国大多数医院护理管理体制设置中护理部是医院护理管理中的职能部门,在院长或主管护理的副院长领导下,负责组织和管理医院的护理工作。在护理部领导下各个儿童康复科设置康复护理单元,按照我国"优质护理服务示范工程"和《中华人民共和国护士条例》规定床护比例应达到1:0.4,每个护理单元实施责任制整体护理,护士长是护理单元的领导者,下设护理组长、责任护士和基础护士,实行护理岗位管理,按职称、经验、技术水平和能力分层级使用,根据患者病情、护理难易程度不同分管不同数量的患者,构建符合中国国情的护士能级分类分级体系。

1. 护理人员职责

(1)护理部职责:护理部在护理垂直领导体制中有指挥权,这对加强护理管理,提高指挥效能有重要意义。

(2)护士长职责:护士长是病房的直接管理者,在护理部和科主任的指导下开展工作,负责沟通协调康复治疗团队成员实施具体康复护理工作,指导临床康复护理技术,组织工休会、家长培训班等健康教育活动。

(3)责任组长职责:需全面掌握患儿的一般情况和病情特点,应用护理程序制定护理方案,指导责任护士实施病房康复护理。

(4)责任护士职责:全面负责分管病房的患儿情况,制定护理程序,实施康复护理。

(5)基础护士职责:主要完成各项基础护理操作,完成各个班次的岗位职责。

(6)护工职责:在护士指导下实施以生活护理为主的照顾活动。

2. 护理管理

(1)环境管理:儿童康复病区环境应适合儿童心理、生理特点,病房整体布局体现生动性、色彩性、趣味性,如张贴卡通图画,以动物形象作为房间标记,窗帘和墙壁选用鲜艳颜色,室内吊灯、壁灯采用生动活泼的卡通或植物造型。

(2)生活管理:康复治疗是一个相对长期的过程,如小儿脑瘫康复的疗程为3个月,因此,护士应在康复护理的同时着眼于患儿的生活管理,为患儿营造一个温馨舒适的家庭化病房环境。①饮食应满足患儿生长发育的需要,保证营养素的供应;②患儿服装应柔软清洁,经常换洗,可使用特制的儿童训练式服装,进行患儿穿脱衣物的训练;③对于长期住院的患儿,适当组织集体活动,如亲子运动会、小小班集体活动、儿童节庆祝活动等,使患儿的住院生活丰富多彩,从而促进身心发育。

(3)安全管理:由于患儿存在不同程度的功能障碍,表现为肢体运动功能障碍、认知功能障碍、言语功能障碍等,病区应设置无障碍设施,走廊安装扶手,以确保患儿行动安全,防止跌倒;病房阳台护栏要高过小儿肩部,病房窗户外面应有护栏;为患儿佩戴手腕带,嘱家长及时陪伴,防止走失;病区安全通道保持畅通,消防、照明等器材专人管理。药柜要上锁,测量体重、身长时要将患儿扶好,患儿在检查床或治疗桌上时,必须始终有人守护,防止跌伤;给患儿做各种治疗时,要有一定的约束固定技巧,以防发生扭伤、骨折等意外;对不能自理的患儿测体温时,应有人在旁守护,肛表不要插入过深;总之,护理人员应悉心工作,采取积极预防措施,防止护理操作差错事故发生。

(4)制度管理:建立健全各项规章制度,如绩效考核制度、岗位责任制度、康复护理管理核心制度等。

(5)康复护理业务管理:康复护理是康复治疗的延续,护士应积极指导患儿进行病房康复训练,以弥补康复治疗的空白区,维持和促进整体治疗效果。

(6)感染控制:病房应有消毒隔离设施,要严格执行清洁、消毒、隔离等制度;不同病种患儿应尽量分室护理;医护人员应注意个人卫生,有感冒者不宜护理患儿;积极开展健康教育,家长患感染性疾病时应暂时禁止探望;各个康复治疗场所禁止家长随意出入;医护人员做好手卫生和手消毒,防止院内感染。

(7)传染病管理:病房中发现传染病患儿应及时隔离或转院,对患儿的污物、所住的病室要及时进行消毒处理,对曾与传染病患儿接触的易感儿应进行检疫,对新生儿、早产儿、正在接受化学治疗的白血病患儿、肾病综合征儿童,以及其他机体抵抗力低下的患儿均应实行保护性隔离。

(8)家长管理:定期组织家长活动,使家长掌握康复护理相关知识,缓解家长长期在医院照顾患儿的压力,如,召开家长工休会、举办家庭支持计划、家长培训班等。

（历　虹,吕智海）

第二节　康复护士人才培养

儿童受到疾病的侵害,对其美好未来造成严重的影响,也给家庭和社会带来沉重负担。他们往往除了需要必要的康复治疗外,还需要维持治疗的连续性、延伸性和有效性,而康复护理恰恰就是能够有效延续康复治疗的重要措施。儿童康复护理具有其特殊性,患儿平均住院时间长,往往跨越了几个生长发育阶段,患儿具有不同程度的运动、智力、语言、心理等障碍,治疗效果见效慢,家属难免有些思想上的波动,甚至不能坚持下去,这就要求儿童康复科护士在护理的过程中具备较高的综合素质,既满足患儿的护理需求,又能够做好家长的沟通和教育工作,因此,对儿童康复科护士提出了更高的要求,护士除应具备娴熟的康复护理技术外,还应具备良好的个人素养。

一、康复护士的职业道德修养

（一）道德和职业道德

道德是一种社会意识形态,是以善恶为评价标准,通过舆论、传统习惯和内心信念来维系、调整人们的行为规范的总和。职业道德又称专业品格,是指人们在从事正当职业、履行职责的过程中,应当遵守的行为准则。

(二) 护士职业道德

护士职业道德,是在一般社会道德基础上,根据护理专业的性质、任务,以及护理岗位对人类健康所承担的社会义务和责任,对护理工作者提出的护士职业道德标准和护士行为规范,是护士用于指导自己言行,调整护士与患者、护士与集体、护士与社会之间关系,判断自己和他人在医疗、护理、预防、保健、护理管理、护理科研等实践过程中行为是非、善恶、荣辱和褒贬的标准。

(三) 护士职业道德的基本内容

1. 对护士职业价值的正确认识　这是对道德理论的认识,形成道德观念的基础,也是理解和掌握道德规范的前提。

2. 职业道德情感　以纯洁、诚挚的情怀爱护生命,处理职业关系,评价职业行为的善恶、是非。

3. 职业道德意志　在履行道德义务过程中,自觉克服困难,有排除障碍的毅力和能力。

4. 职业道德信念　有发自内心的履行"救死扶伤,实行革命人道主义"的真诚信念和道德责任感。

5. 良好的职业行为和习惯　从心理学角度来看,护士的职业道德由意(意志)、情(情感)、知(知识)、行(行为)四要素组成。

二、康复护士的素质

(一) 素质的定义

素质是指个体完成工作活动与任务所具备的基本条件与潜在能力,是人与生俱来的自然特点和后天获得的一系列稳定的社会特点的有机结合,是人特有的一种实力。素质的含义有狭义和广义之分。狭义的素质概念是生理学和心理学意义上的素质概念。《辞海》关于素质的定义:"是指人或事物在某些方面的本来特点和原有基础。在心理学上,指人的先天的解剖生理特点,主要是感觉器官和神经系统方面的特点,是人的心理发展的生理条件,但不能决定人的心理内容和发展水平。"狭义的素质是先天素质,即"遗传素质",一般不易改变。广义的素质则指的是教育学意义上的素质概念,指"人在先天生理的基础上在后天通过环境影响和教育训练所获得的、内在的、相对稳定的、长期发挥作用的身心特征及其基本品质结构,通常又称为素养。主要包括人的道德素质、智力素质、身体素质、审美素质、劳动技能素质等"。也就是在先天素质基础上,通过后天培养形成的文化涵养、行为习惯、品质等,是素质的社会性表现。康复护士素质是广义的素质含义,是在一般素质基础上,结合康复护理的专业特性,对康复护士提出的特殊要求。

(二) 儿童康复科护士的素质要求

1. 思想品德素质

(1)政治思想素质:热爱祖国、热爱人民、热爱护理事业,对护理事业有坚定的信念,深厚的情感。热爱儿童康复事业,具有理解、关心、帮助残障儿童的基本道德品质,树立"一切以患者为中心,满足患者合理需要"的护理理念,爱岗敬业,忠于职守。

（2）职业道德素质：具有高尚的情操，崇高的护理道德，诚实的品格和较高的慎独修养；具有高度的社会责任感和同情心。在儿童康复护理工作中提供人性化的护理服务，以爱为先，有了爱心，才会对患者有责任心、同情心、关心、细心和耐心。理解康复护理的目标并能执行到位，康复护理具体目标为维持患者肢体功能，协助患者对功能障碍肢体的训练，防范其他并发症的形成，对患者进行心理辅助和支持，对患者及其家属进行健康指导。在对患儿的护理活动中以该目标为主轴，贯穿护理活动的始终。

（3）慎独修养：在独处无人注意时，自己的行为必须谨慎不苟，是重要的医德修养方法、目标和标准，是护士必须具备的素质。慎独不仅是医德修养的方法，也是医德修养的目标和标准，是护士必须具备的一种美德，在儿童康复护理工作中，较小月龄的婴幼儿没有监督的能力，甚至没有自发语言来表达身体感受，护士也更应该严格遵守操作规程，尊重患儿，耐心服务，培养良好的慎独修养。

2. 科学文化素质

（1）基础文化知识：掌握相应的数、理、化、语文、外语及计算机应用知识，是深入理解医学、护理学理论的必备条件。

（2）人文科学及社会科学知识：包括心理学、伦理学、哲学、美学、政治经济学、社会学、法学、统计学等。

3. 专业素质　护士的专业知识是决定一个护士能否胜任护理工作的基本条件之一。应孜孜不倦学习，以强烈的求知欲，摄取知识营养，掌握扎实的理论知识，构建科学的知识体系并熟练地运用专业知识，不断提高自己的知识水平，方能为患者提供良好的健康服务。

（1）良好的康复护理技能：作为一个康复科护士，应具有扎实的"三基"知识和全面的康复专科知识，以小儿脑瘫康复护理为例，责任护士首先要了解脑瘫的高危因素、早期症状、分型、临床表现等，掌握如物理治疗、作业治疗、水疗、中药熏蒸、高压氧治疗、中医按摩、针灸等各种治疗方法的作用。还要积极主动地配合医生对康复对象的日常生活活动进行指导和训练。指导家长正确进行患儿的抱姿、睡姿、坐姿护理，以及穿脱衣、洗浴、进食、如厕等日常生活活动能力护理。

（2）娴熟的基础护理技能：康复护理是在基础护理的基础上实施的康复护理干预，并且儿童康复科收治的患者大多为0~6岁的患儿，平均住院日长、易发生院内感染等，因此要求护士掌握儿科一般疾病护理常规及专科护理常规，掌握高热患儿物理降温方法、小儿头皮静脉输液给予药物方法等治疗方法。

（3）敏锐的洞察能力：患儿由于发育尚不健全，大都存在功能障碍，这就需要护士具有敏锐的洞察能力，及时发现危险因素，及时采取有效的预防措施。如吞咽困难患儿有窒息的危险、软瘫患儿有呼吸暂停的危险，儿童康复科护士应具备敏锐的观察能力、机智的应变能力和娴熟的急救技能，根据患儿病情进行细致观察，做出准确判断并处理。

（4）分析解决问题的能力：护士面对护理对象的具体问题，应当机立断做出决策，采取适当的措施加以解决，这就要求护士在整个护理过程中，有较强的综合分析问题和解决问题的能力。尤其是儿童处在生长发育的不同阶段，各自的功能障碍表现不一，因此，护士要具备分析解决问题的能力,制定个体化护理策略,才能使康复护理工作有的放矢地进行。

(5)评判性思维能力:评判性思维是一种理性思维,是反思和推理的过程。护士工作环境复杂多变,要面对人的生命、治疗、用药、护理对象的健康状况等许多不断变化的护理问题,通过比较提出质疑、弄清事实、分析问题等再认识的过程,从中选择最佳途径,得出最佳结论和决定。

儿童康复护理工作中需要护士应用评判性思维来分析具体问题,如护理诊断的准确性、护理措施的全面性、护理目标的确定是否准确等问题需要反复斟酌,不断调整,最终制定出行之有效的护理方案。

(6)机智灵活的应变能力:通常护士是最早发现患者病情变化的,面对突然发生的意外情况,护士在工作中应做到灵活机智、果断敏捷、针对性强,以最大程度地满足患者的需求。如患儿发生误吸、癫痫大发作等突发情况时,康复科护士应当机立断,果断地做出决策,在第一时间实施紧急救护。

(7)独立学习与创新能力:儿童康复护理是一个新兴的领域,目前,国内的研究较少,成型的护理常规尚在探索之中,儿童康复科的护士在工作中遇到具体的疑难问题时,能够独立学习,主动查阅资料或请教有关专家以解决问题。要不断关注学科新的发展变化,不断地积累经验,及时补充自己知识体系中的欠缺与不足,培养自己更新知识结构的能力,形成一定的专业知识储备。

4. 心理素质 长期面对小年龄的患儿和患儿家长,患儿哭闹的行为特点和家长急切的心态有时会令责任护士产生厌烦畏难的工作情绪,需要及时调整心境,以乐观、开朗、稳定的情绪开展工作,在不顺心、不如意的时候,应当对自己有良好的调节和自控能力,始终保持冷静、沉稳,避免医疗纠纷的发生。良好的心理素质不但可以使护士自身始终保持一种平和的心态,而且可通过良好的心境影响患儿和患儿家长,有利于护患沟通。

5. 身体素质 护士应具有健康的体魄、充沛的精力、整洁大方的仪表、端庄稳重的举止,具有良好的耐受力、敏捷的反应力和始终如一的工作热情。例如,脑瘫患儿大都存在姿势异常及运动发育异常,脑瘫患儿的平衡性、稳定性差,易发生跌伤,在日常生活护理中如行走训练、坐姿训练、如厕训练中都需要护士的帮助,所以要具有健康的体魄和饱满的精神状态才能胜任儿童康复科护士的工作。

6. 沟通协调能力素质

(1)病房管理能力:按照统一的病房管理规范进行病房管理,给患儿一个整洁、舒适的环境,同时严格要求自己的言行,不断学习沟通技巧,建立良好的护患关系。病室保持安静整洁,定期开窗通风以保持空气新鲜流通,减少人员探视并使用动态空气消毒机消毒防止交叉感染。并指导家属预防患儿的呼吸道、消化道疾病及皮肤感染等知识。保质保量做好患者的基础护理和卫生处置,不依靠陪护,使患者及其床单位均保持整洁、干净、舒适。

(2)健康教育能力:在患儿康复过程中,护士是除家属外与患儿接触最密切的人,她是一个照顾者、教育者、协调联络者、管理者和督促康复治疗继续的执行者。护士可通过组织专题讲座、健康教育专栏、健教处方、护患沟通会教会患儿及家属如何进行自我护理和家庭护理,并针对患儿病情及家长的文化水平予以个别指导和随机指导,使其在出院后能继续进行康复训练以达到巩固治疗和进一步康复的目的。根据患儿不同的住院阶段进行全程综合的健康教育,可有效地改善患儿家属的负性情绪,使家属能够主动地配合护理并主动影响患儿的心理,使患儿易于接受护士,有利于患儿的康复。向家属讲解脑瘫的基本知识、康复方法等,让家长了解早期治疗和系统全面治疗的重要性。树立"以家庭为中心"的健康教育理念,让家属重视家庭在孩子的治疗和康复中所起的作用,从而调动家庭积极性和主观能动性,懂得患儿康复不但是肢体与语言的康复,更重要的是让其回归社会。对家属予以真诚的理解、耐心的倾听和有效的疏导,并在生活上予以适当的帮助能取得家属的信任,获得配合。心理护理的成功很大程度上是对家长的心理疏导和支持,使家长意识到家属的心理状态对患儿的治疗过程有着巨大的影响力。

(3)沟通协调能力:儿童康复护理就是要先了解患儿的心态,再针对患儿行为、情绪、人格异常的表现做好患儿及家属的心理指导,充分给予患儿尊重和信任,与患儿多交流沟通,耐心倾听患儿心声,才能真实而详细地了解患儿存在的心理问题,从而使患儿积极配合治疗,提高治疗效果。同时对患儿取得的一点点进步也应该及时予以表扬和鼓励,使其体验到成功的喜悦,激励其学习积极性。最大程度以个别化原则进行针对性教育,使患儿的潜力得到充分的发展。

(4)团队意识:儿童康复是一个长期的过程,需要医生、护士、治疗师、患儿及患儿家属密切配合,全体人员应团结协作、持之以恒才能达到最好的康复效果。儿童康复护士需及时向医生报告患儿病情,协助制定康复方案,协助康复师进行康复治疗,监督家属床旁训练及日常生活护理落实情况等。儿童康复护士是密切联系医患的纽带,在创造和谐的医患关系中功不可没。

7. 护理礼仪素质 礼仪是护士职业形象的重要表现形式,言谈举止、音容笑貌都有助于培养积极的心态,并在职业工作中获得惊人的成绩,护士美好的形象,给患者留下美好的印象,从而获得患者的信任和尊重。护理礼仪素质包括仪表、行为、语言等方面,基本的要求就是挺拔、自然、优雅、美观。

(1)仪表:包括化妆、服饰、表情等都有严格的要求。

1)职业淡妆:按照护士的职业特点,化妆后应有一种"清水出芙蓉"的效果。护士工作不可以浓妆艳抹,以修饰和矫正化妆为基本技法,遵循"三庭五眼"的面部化妆规律,着淡妆上岗,彰显白衣天使的美丽气质。

2)微笑的表情:表情是第二语言,也是护士容貌美的一个组成部分,护士应该提供微笑服务,这种笑应是发自内心的。尤其对于患儿,其心灵脆弱,更需要护士的笑容来温暖。

3)得体的服饰:护士职业服饰包括护士服、燕尾帽、护士鞋、装饰物等。随着护理美学的发展,护士服的款式逐渐更新,无论哪一款服装都应遵循得体的原则。如,护士服应平整无褶皱,系好系带;燕帽是护士职业的标志,头发前面不宜遮眉,后面不宜过肩,两侧不能掩耳,后面的长发可用发网套住;夏日必须穿长连裤袜,颜色为白色或肤色;鞋子建议穿白色软底鞋,不要穿硬底皮鞋。

（2）行为

1）站立姿势：护士的站姿要求：头正颈直，双眼平视，两肩外展，挺胸收腹，收臀并膝，双臂自然下垂。两脚站立呈一字或丁字步。两手交叉于腹部，右手四指在上，握左手手指。这是规范站立姿势，主要用于比较正规的场合，平时的时候可以采用自然站姿，即在规范站姿的基础上双手自然垂于身体两侧。

2）端坐姿势：坐姿显示了一个人的文化素养。护士坐在椅子上，应该左进左出，从椅子后面走到椅子前面分五步，然后，将右脚后移半步，稍微侧头，顺左眼余光，抬左手从腰间往后下挪动理顺白大褂下摆，缓缓落座，臀部占椅面的 1/2~2/3。

3）行走姿势：在站立姿势的基础上，双手臂自然前后摆动 30° 左右，双脚落地在一条直线，不要扭动臀部。要求抬足有力，柔步无声。

4）下蹲姿势：要求侧身蹲下，先后移右脚半步，左手整理衣服，缓缓下蹲，挺胸收腹，调整重心，收回右脚。注意不面对他人蹲下，也不要背对他人蹲下。

5）持物姿势：护士端盘的时候，应用双手拇指和示指撑住盘的两侧，其余三指分开托于盘的底部，原则上要求双手不能触及盘的内缘，需要开门时不要用脚踹门，可用后背开门。

（3）语言：在对患者进行护理治疗时，得体的称呼使患者感到自然、亲切，对儿童可适当运用触摸以减轻儿童的陌生、恐惧感。护士在与患儿交谈时，应以平等待人的态度，尊重患儿的自尊心，既要使患儿感到温暖、亲切，又要保持一定的严肃性。

三、康复护士的人才培养

随着康复医学发展，康复护理学逐渐发展起来，涉及各类疾病的护理内容，是一门新兴的护理学科，涵盖了康复和护理两个专业的内容，有其独立的理论基础及技术操作规范，积极培养康复护理专业技术人才是发展新兴学科的关键。

（一）我国康复护士人才培养现状

康复医学在我国已有 40 余年的历史，而康复护理学起步较晚。目前，在各大专院校高等护理教育中没有独立设置康复护理专业，仅在高等护理教育课程中增设了康复护理课程，且存在所占课时比例较小、康复护理知识内容不完善、学习不系统、康复护理技能培训能力薄弱等问题。康复护理人才的学校教育尚处于起步阶段。随着我国各地的二级医院转型和综合医院康复科的兴起，对康复护理人才的需求尤为明显，因此，各地医院采取多种形式的在职教育培养康复专业技术护理人才。

（二）康复护士的在职培养

医院根据服务对象的需求和医院长远发展规划，制订各科康复护理人才培养职业规划，对于不同层次、不同年龄的护士提出不同的要求与目标，使各科护士有明确的康复学习方向，并采取多种形式、多种途径的学习、教育、培训，同时建立监督管理机制，将人才培养落到实处。

1. 选送业务骨干外出进修学习 康复科应每年选派业务骨干到国内、外优秀的康复机构进修学习，将康复护理临床新技术、新理念应用到护理实践之中，不断提升护士的专业水平。

2. 参加康复护理学术交流会议　具有多年康复护理临床经验的护士或高级职称的护理专家应积极参加康复护理学术交流活动,讨论学术前沿动态,交流学术经验,就常见的康复护理技术达成共识,以利于提升我国康复护士整体技术水平。

3. 医院内部培训　医院定期组织康复护士进行内部培训,并针对康复护理理论知识和技术操作进行考核,提高护士的实际动手能力。

4. 继续医学教育　康复护士可通过参加培训班、自学、科研等方式来接受继续医学教育,在获得学分的同时也提高了业务能力。

5. 在职教育　鼓励护士提升学历层次,在职攻读本科、硕士、博士学位,从而实施自我人才培养。

(三) 康复护士人才培养展望

随着我国康复护理事业的发展,康复护理必将形成独立的护理专业体系,切实建立专业人才培养方案和康复护士教育体系,规范康复护理专科教材,出台康复护士资格认定及职称晋升政策,制定康复护理质量评价标准。

（历　虹）

第三节　康复护理文档管理

康复护理文档包括两部分,一部分是病历中的护理文档,包括体温单、医嘱单、护理记录单、各种护理专项记录单等;另一部分是在病历之外的护理文档,包括护士交班报告本、出院患者登记本、治疗单、申请单、报表等。

康复护理文档管理是临床护理工作的一个重要组成部分,对于护理文档的设计、书写规范及监督机制应以提高护士工作效率,减轻工作负担,标题准确规范,责任分明为原则,保证临床护理工作科学有序地进行。

一、康复护理文档管理的意义

为医疗护理工作提供有效沟通的方式、为患者的诊断和治疗提供依据、为护理质量监控提供资料、为教学和科研工作积累信息、为法律仲裁提供证据。

二、护理文档的管理

(一) 书写的基本要求

1. 护理文书的书写应当客观、真实、准确、及时、完整。

2. 使用蓝黑墨水或碳素墨水。

3. 使用中文和医学术语。通用的外文缩写和无正式中文译名的症状、体征、疾病名称等可使用外文书写。

4. 护理文书书写要求文字工整,字迹清晰,表述准确,语句通顺,标点符号正确。书写过程中如果出现错字,应当在错字上划双横线,不得采用刮、粘、涂等方法掩盖或去除原来的字迹。

5. 护理文书要求按照规定的内容书写,并由相应的医务人员签名。如是实习、进修护士书写的,应当经过本医疗机构合法执业的护理人员审阅、修改并签名。

(二) 书写的原则

1. **准确、简洁**　护理记录的内容,必须真实准确,所记录的资料不能是含糊不清或模棱两可的,应尽量明确地用具体或可测量的方式描述,并写明记录的日期、时间,字迹清楚并签名。

2. **统一规范**　护理文书是由多个护理人员共同完成的,必须按照有关标准和规定,统一规范地认真书写。

3. **时效性**　有些护理记录因工作繁忙可延迟到有空的时间再写,但是有些医嘱、护理记录等必须在发生时及时完成,以免在尚未完成记录之前,又有新的病情变化等情况。如是抢救患者,可在抢救结束后 6 小时内补记。

(三) 护士应承担的职责

护士有提供准确、及时、完整、简明等具有合法性护理文书的责任。护士长在护理文书管理中承担培训、指导、检查、纠正、审核、保管等责任。

护理文档的保存:《医疗机构病历管理规定》是护理文档管理的重要依据。护理文档的保存分为两部分:一部分为病历中的护理文档部分,包括体温单、医嘱单、护理记录单、各种护理专项记录单等,住院期间的病历放在医师办公室或护士站内保管,出院病历由病案部门管理;另一部分在病历之外的护理文档包括护士交班报告本、出院患者登记本、治疗单等可保存在科室库房或资料室。保存时间一般为 2~3 年。

三、康复护理病历

对病历进行系统、科学的管理,不仅可以促进护理质量和病案质量的提高,还可以充分发挥在科学研究、医院信息及规范化管理中的作用。康复护理记录是医院住院患者医疗文书中的一个重要组成部分,是护士记录住院患者生命体征、病情观察、医嘱及康复护理措施的客观资料,它记载着患者康复治疗、护理的全过程,反映患者病情演变过程,是康复护理质控的重要部分。在评价患者住院期间有医疗纠纷时,康复护理记录起着重要的举证作用,根据中华人民共和国国务院令第 351 号《医疗事故处理条例》规定,患者有权复印或复制医嘱单、护理记录等相关资料,因此,康复护理记录书写质量和法律责任越发显得重要。

(一) 康复护理记录

康复护理记录反映护士在观察、处置患者过程中的行为,是检查和衡量康复护理质量的重要原始文字记载,是解决医疗纠纷,处理保险赔付的重要法律依据,因此护理记录不仅要求文字清晰,表达准确,还要求能真实、客观、清楚地反映患者病情的发生、发展与治疗、护理活动的全过程。同时,也要反映护理人员准确、及时执行医嘱的过程。康复护理记录作为客观资料必须客观、真实、准确、及时、完整。

(二) 康复护理病历

康复护理病历是医院各种医疗文件中的一种,是患者入院就医的重要记录。康复护理病历除包括一般护理病历的内容外,还应着重记录有关康复护理的内容:

1. 入院时基本情况、体检结果、病情记录、残存能力的评价(ADL 能力评价)。

2. 护理目标及护理措施。

3. 训练过程中的功能评价。

4. 出院前 ADL 评价记录,提出存在的护理问题,出院前的康复护理指导。康复护理病历必须书写及时,明了清晰,语言精炼,描述准确、全面,有系统性和连续性,字迹工整,用规定标准进行评价。

(三) 康复护理病历书写要求

运用康复护理程序护理患者,要求有系统、完整、能反映康复护理全过程的记录,包括有关患者的资料,构成护理病历。书写要求包括详细记录,突出重点,主次分明,符合逻辑,文字清晰,并正确应用医学术语。

1. 病案首页 多为表格式,主要内容为患者的一般情况、简要病史、心理状态及康复护理体检等。在记录中应注意:

(1)反映客观,不可存在任何主观偏见,从患儿及其家长处取得的主观资料要用引号标明。

(2)避免难以确定的用词,如"尚可""稍差""尚好"等字眼。

(3)除必须了解的共性项目外,还应根据个体情况进一步收集资料,以判断确定护理问题。

2. 康复护理记录 是对患者病情动态及病情恢复和进展情况的记录,包括评估资料的记录,康复护理措施,医嘱执行情况的记录以及患者对康复医疗和护理措施的反应。

(1)记录频率:取决于患者的状况,一般患者 5~7 天记录 1 次,危重患者每天记录,特殊情况随时记录。

(2)记录要求:根据《护理病历细则》要求,每位住院患者均应建立《一般患者护理记录单》。

(3)记录内容:记录的内容应是康复护理工作范围内的具体护理内容。

1)病情观察情况记录:包括患者自觉症状,心理活动,神志,生命体征,皮肤,睡眠、饮食,大、小便情况,相关疾病的客观体征。发现病情变化及时记录,并记录及时报告医生的时间,具体到分。

2)运动处方内容记录:康复训练安排及训练中注意事项。

3)医嘱执行情况记录:执行运动处方的时间,康复治疗反应及效果,反馈给医生的时间。

4)健康教育记录:进行健康教育、心理护理的主要内容,效果观察情况,嘱咐患者各种检测、检查、治疗、用药等的注意事项内容。

5)治疗性体位护理记录:增进患者体位舒适感,预防皮肤、口腔、泌尿生殖系等并发症所实施的护理措施及效果应记录。

6)安全护理记录:实施的安全保护措施及效果应记录。

7)意外情况记录:意外事件的发生及处理经过应记录。

8)离院情况记录:擅自离院,特别是未在病房住宿和拒绝接受检查、治疗、康复护理等情况应记录,并注明报告医生的时间。

9)康复护理小结:康复护理小结是患者住院期间护士按康复护理程序对患者进行护理的概括记录。包括患者入院时的状态、康复护理措施实施情况、护理效果是否满意、护理目标是否达到、护理问题是否解决、是否有护理并发症、护理经验教训和存在的问题等。

10)出院指导:出院指导是住院护理计划的延续,有助于患者从医院环境转换到家庭环境,使患者获得自理能力,巩固康复疗效,提高生活质量。出院指导的原则是根据患者的疾病特点、个性特征、文化程度、社会地位、经济条件做到重点突出,通俗易懂,因人施导,达到个体化要求。针对患者身心现状与对疾病的认识程度,提出出院指导的内容,包括饮食、用药、休息、继续功能训练、卫生保健、定期复查等方面的注意事项。责任护士应将对患者出院后的健康指导记录在护理小结(出院小结)之后,另写一份交给患者。

(四)电子病历

由于康复科患者住院时间长,疾病迁延不愈,长期大量的护理文档书写工作给护士带来负担,同时,手工书写的护理文件存在字迹不清晰、笔误、内涵不完善等不足之处,因此,许多医院开展无纸化办公,使用电子病历软件,将康复护理文档输入电脑,既环保又便于保存,同时又节省书写时间,电子病历是未来康复护理文档管理的发展方向。

(历 虹)

第三章

儿童康复护理评定

第一节 一般护理评定方法

儿童康复护理评定是对儿童各方面资料进行收集、量化、分析，并与正常标准相比较，对儿童功能状况进行初步判断，从而为儿童康复护理工作打下坚实基础。

在对儿童进行康复护理评定时，应了解儿童护理评定的特点，运用多方面知识来获得全面、正确的主、客观资料，为制定儿童康复护理方案打下良好的基础。

一、儿童康复护理评定的原则

1. **以功能为核心** 康复的目标是要不断改善、代偿特殊儿童的功能障碍，促进其身心正常发育，其核心就是提高特殊儿童活动和参与的能力，使儿童更加适应家庭、学校和社会生活。儿童康复护理工作者要帮助特殊儿童去除限制正常发育和影响功能发展的异常因素，从而促进特殊儿童全面发展。

2. **以儿童及其家庭为中心** 家庭是儿童生活的中心，儿童康复工作者必须鼓励、支持、尊重并提高特殊儿童家庭的功能，重视不同年龄阶段儿童的发育特点和特殊儿童的功能障碍特点，关注儿童家庭成员的心理感受和服务需求，为特殊儿童及其家庭提供预防保健、健康指导、疾病护理和家庭支持等服务，让他们将健康信念和健康行为的重点放在疾病预防和健康促进上。

3. **实施身心整体护理** 儿童康复护理工作者既要满足特殊儿童的生理需要和维持已有的发育状况，还要维护和促进儿童心理行为的发展和精神心理的健康，维护和促进特殊儿童机体各系统器官功能的协调平衡，维护和促进特殊儿童的生理、心理活动状态与社会环境相适应，并应重视环境对特殊儿童功能的影响，积极去除不利因素。

二、一般护理评定方法

儿童一般评定方法主要包括生命体征的评定、发育和营养状态的评定、姿势和步行功能的评定、心理评定和辅助器具适配评定。

（一）生命体征评定

儿童生命体征评定的主要内容包括体温、脉搏、呼吸和血压等的评定。

1. 体温 应根据儿童的年龄阶段和病情特点来选择不同的测量方式。能配合的年长儿可测量口腔温度,37.5℃以下为正常;小婴儿可测腋下温度,36~37℃为正常;肛门温度最接近体温,显示的温度较准确,36.5~37.5℃为正常,但对儿童的刺激也较大,不适合腹泻患儿。

2. 脉搏 年幼儿童腕部脉搏较弱不易扪及,可采取计数颈动脉或股动脉搏动的方式来测量脉搏,也可通过心脏听诊测得。

3. 呼吸 年幼儿以腹式呼吸为主,可按照腹部起伏的次数来计数。呼吸过快不易看清者可通过听诊器听呼吸音计数,还可用少许棉花纤维贴近鼻孔边缘,观察棉花纤维摆动来计数。除呼吸频率外,还应注意呼吸的节律以及深浅。各年龄段呼吸和脉搏正常值见表3-1。

表3-1 各年龄段呼吸和脉搏正常值

年龄	呼吸(次/min)	脉搏(次/min)	呼吸:脉搏
新生儿	40~45	120~140	1:3
1岁以下	30~40	110~130	1:3~1:4
1~3岁	25~30	100~120	1:3~1:4
4~7岁	20~25	80~100	1:4
8~14岁	18~20	70~90	1:4

4. 血压 年幼儿童血压不易测准确,新生儿及小婴儿可用心电监护仪测定。不同年龄的血压正常值可用公式计算:收缩压(mmHg)=80+(年龄×2),舒张压为收缩压的2/3。一般测量上臂血压或下肢血压,但要注意的是下肢血压较上臂血压高。

(二)发育和营养状态的评定

儿童生长发育遵循由上到下、由近到远、由粗到细、由低级到高级、由简单到复杂的规律,儿童在生后有两个生长高峰,即出生后第1年和青春期。用来评定儿童体格生长发育的指标有体重、身高(长)、坐高(顶臀长)、头围、胸围、上臂围、小腿围、皮下脂肪厚度、身体质量指数等。

1. 体重 体重即人体的重量,是描述人体横向发育的指标,它在很大程度上反映了人体骨骼、肌肉、皮下脂肪及内脏器官等组织的综合发育状况。

人的体重受多方面因素的影响。在人的一生中,体重是变化最大的指标之一。在青少年时期,体重有随年龄增长而逐年递增的趋势。

儿童体重的计算公式为:

(1)出生时,平均体重3.25kg。

(2)3~12月龄时平均体重(kg):[年龄(月)+9]/2。

(3)1~6岁时平均体重(kg):年龄(岁)×2+7或8。

(4)7~12岁时平均体重:[年龄(岁)×7-5]/2。

2. 身高 身高(长)是指头顶到足底的全身长度,是反映骨骼发育的重要指标,年龄越小增长越快,并出现婴儿期和青春期两个生长高峰。

正常新生儿出生时平均身长为50cm,1周岁时约75cm,上半年增长比下半年快,其中前3个月约增长11~12cm,与后9个月的增长量相当。第2年的增长速度减慢,平均为10cm,到2周岁时身长约85cm。2岁以后身高(长)稳步增长,平均每年增长5~7cm。

2~12岁可按下列公式粗略计算:身高(长)(cm)= 年龄×6+77(cm)。

儿童身高增长存在男女差异,同时,身高(长)的增长与遗传、种族、内分泌、营养、运动和疾病等因素有关。某些疾病如甲状腺功能减退、生长激素缺乏、营养不良及佝偻病等可引起明显身高(长)异常;短期的疾病与营养波动不会明显影响身高(长)。

3. **坐高** 坐高(顶臀长)是头顶到坐骨结节的长度,坐高增长代表头颅与脊柱的生长。3岁以下小儿量顶-臀长,小儿体位同测身长,测量者左手提起小儿小腿,膝关节屈曲,同时使骶骨紧贴底板,大腿与底板垂直,移动足板使其压紧臀部;3岁以上小儿量坐高,小儿坐在坐高计的坐盘上,先身体前倾,骶部紧靠立柱,然后坐直,两大腿并拢,膝关节屈曲成直角,足尖向前,两脚平放在地面上,测量者移下头板使与头顶接触。

4. **头围** 使用软尺沿眉弓,经过枕骨粗隆最高处,绕头一周的长度为头围,头围的增长与脑颅骨的生长有关。出生时头围相对较大,平均约为33~34cm。

5. **胸围** 3岁以下儿童取卧位或立位进行测量,3岁以上儿童取立位进行测量。测量时应使儿童处于平静状态,两手自然平放(平卧时)或下垂,两眼平视,测量者将软尺零点固定于小儿胸前乳头下缘,如乳腺已突起的女孩,可以以胸骨中线第4肋间高度为固定点,后背经两肩胛下角下缘,软尺绕胸一周,取平静呼、吸气时的中间读数至0.1cm。

6. **上臂围** 包括上臂紧张围和上臂放松围,儿童一般以测量上臂放松围为主,测量时,使儿童上肢自然下垂,测量肩峰与尺骨鹰嘴连线中点的周径。上臂围存在性别和地域等差异。

7. **小腿围** 儿童取坐位或仰卧位,测量腓肠肌最粗大处的周径。

8. **皮下脂肪** 人体的脂肪大约有2/3储存在皮下,测量皮下脂肪的厚度可以了解人体的胖瘦情况,推测全身脂肪数量,评价人的身体组成比例。测量时用左手拇指及示指在测量部位捏起皮肤,捏时两指的距离为3cm,不同部位捏起的皮折方向如下:①面颊部:拇指固定于儿童嘴角外侧,示指对着耳垂捏起皮折;②腹部:由锁骨中线上平脐处捏起,皮褶方向与躯干长轴平行;③背部:在肩胛下角下稍偏外侧处,皮褶自下侧至上方向,与脊柱约成45°角;④腰部:沿腋中线,在髂峰与肋骨之间,皮褶自后上向前下方向,与腋中线约成45°角;⑤肱二头肌部:在上臂前面,肩峰与骨连线中点的水平处,皮褶方向与上臂长轴平行;⑥大腿部:大腿屈曲外展,在其内侧上1/3及中1/3交接处捏起皮褶,方向与大腿长轴平行。

9. **身体质量指数** 又称体重指数(body mass index,BMI),是用体重公斤数除以身高米数平方得出的数字,是目前国际上常用的衡量人体胖瘦程度以及是否健康的一个标准。

对于成长中的儿童,可利用BMI值来推算他们是否超重。BMI值亦适用于2~20岁的人,但体重过重及过轻指标,并非由一个固定的BMI值决定。

根据世界卫生组织的标准,亚洲人的BMI若高于22.9kg/m²便属于过重。亚洲人和欧美人属于不同人种,WHO的标准不是非常适合中国人的情况,为此制定了中国参考标准(表3-2)。

表 3-2　中国人 BMI 标准

分度	WHO 标准（kg/m²）	亚洲标准（kg/m²）	中国标准（kg/m²）	相关疾病发病危险性
偏瘦	<18.5			低（但其他疾病危险性增加）
正常	18.5~24.9	18.5~22.9	18.5~23.9	平均水平
超重	≥25	≥23	≥24	
偏胖	25.0~29.9	23~24.9	24~27.9	增加
肥胖	30.0~34.9	25~29.9	≥28	中度增加
重度肥胖	35.0~39.9	≥30	—	严重增加
极重度肥胖	—	≥40.0	—	非常严重增加

（三）姿势和步行功能评定

评定儿童能否在不同的抗重力体位下保持姿势稳定，以及能否进行体位转换和体重转移。评定是否能够独立步行，以及是否能够在辅助器具的支持下独立步行。判断影响上述功能的主要因素是什么，制定有针对性的康复护理计划。

1. Hoffer 步行能力分级　是一种客观的分级方法，通过分析可以了解患者是否可以步行，以及确定是哪一种行走的形式。

（1）不能行走者：儿童完全不能步行。

（2）非功能性步行者：儿童训练时用膝 - 踝 - 足矫形器、手杖等，能在治疗室内行走，能耗大、速度慢、距离短、无功能价值，但有预防压疮、血液循环障碍、骨质疏松的治疗意义，又称治疗性步行。

（3）家庭性步行者：儿童用踝 - 足矫形器、手杖等可以在家行走自如，但不能在室外长久进行行走。

（4）社区性步行者：儿童用踝 - 足矫形器、手杖，甚至不用，可以在室外和所在社区内行走，但时间不能长，否则仍需要使用轮椅。

2. Nelson 步行功能评定　为一种相对精细的半定量性质评定，通过分析静态负重能力、动态重量转移和基本的步行效率，判断儿童的步行能力，适用于轻度至中度步行功能障碍的儿童。

（1）静态负重能力：为保证评定的安全，一般建议在平行杠内进行相关的评定。

1）双足站：先看在平行杠内能否正常地站立，再看能否维持 30 秒，扶杠只能用来保持稳定而不能用来负重，而且扶杠要在记录中明确注明。

2）健足站：记录单足站立的时间，因为步行需要至少能站 6 秒，时间长短可表明下肢等长收缩的耐力。

3）患足站：同上，记录单足站立时间。

（2）动态重量转移：检查患者能否迅速地将体重从一侧肢体转移到另一侧肢体上。

（3）基本的步行效率：以儿童行走独立的程度，对辅助器具的需求以及他人给予帮助的量为依据，根据行走的距离和辅助量两个方面来进行评分（表 3-3）。

表 3-3　Holden 步行效率功能分类

级别	表现
0级:无功能	儿童不能行走,需要轮椅或 2 人协助
Ⅰ级:需大量持续性的帮助	儿童至少需要使用双拐或 1 人帮助连续不断搀扶才能行走和保持平衡
Ⅱ级:需要少量帮助	能行走但平衡不佳,不安全,需要 1 人在旁边给予持续或间断的接触身体的帮助,或需要使用膝 - 踝 - 足矫形器、踝 - 足矫形器、单杖、手杖等以保持平衡和保证安全
Ⅲ级:需要监护或言语指导	能行走,但不正常或不够安全,需要 1 个人监护或用言语指导,但不接触身体
Ⅳ级:平地上独立	在平坦的地面上能独立行走,但在崎岖不平的地面上和上下斜坡路或上下楼梯等情况下仍存在困难,需要他人帮助或监护
Ⅴ级:完全独立	在任何地方均不需要他人协助来完成行走

(四) 心理评定

不同年龄阶段儿童心理特征表现不同,儿童身心发育未成熟,缺乏适应和满足需要的能力,好奇心强、行为好动、心理不安全感强烈。特殊儿童常表现为探索性差、合作性差、自卑内敛,承受外界刺激和打击的能力脆弱。

责任护士通过对儿童的日常行为观察、沟通访谈发现其心理及情绪异常,还可用以下心理评估工具进行评估:中国幼儿情绪及社会性发展量表(CITSEA)适用于 1~3 岁的幼儿;儿童焦虑性情绪障碍(SCARED)筛查表适用于 9~18 岁儿童青少年;儿童抑郁障碍(DSR-SC)自评量表适用于 8~13 岁儿童。

(五) 辅助器具适配评定

1. 维持抗痉挛体位　除了需要保持床上抗痉挛体位,在特殊儿童的功能性活动下,给予抗痉挛辅助器具的支持(图 3-1,图 3-2)。

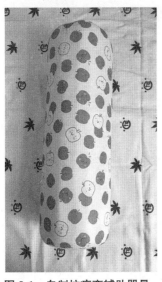

图 3-1　自制抗痉挛辅助器具 a

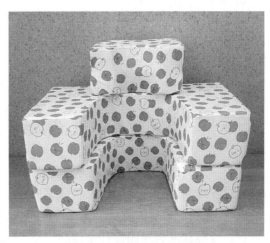

图 3-2　自制抗痉挛辅助器具 b

2. **矫形器**　下肢矫形器尤其是踝足矫形器使用较多,使用踝足矫形器最重要的是要保证足跟能够着地负重,通过观察踝足矫形器前中后足着地位置的颜色变化即能确定。踝足矫形器有三条绑带,穿戴时一定要先固定踝足部的绑带,确保足跟能够着地,为促进踝背屈,可适当调整小腿绑带的松紧度(图 3-3)。

3. **助行器**　独立站立较弱时,常使用前置助行器,可使用双前臂甚至是胸部帮助负荷体重。具备一定步行能力,或进行步态训练时,常使用后置助行器,它的优势是可以促进儿童髋伸展、背部直立,控制和调整正常的步态周期(图 3-4,图 3-5)。

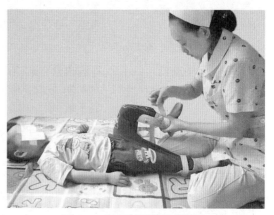

图 3-3　踝足矫形器穿戴护理

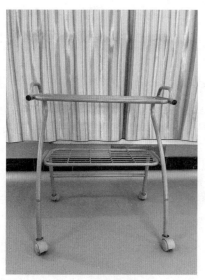

图 3-4　前置助行器

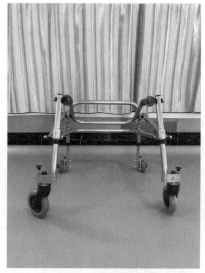

图 3-5　后置助行器

(王金凤,马冬梅)

第二节　儿童康复护理评定方法

只有对特殊儿童进行全面、认真、细致、科学、系统的康复护理评定,才能精准发现儿童康复护理问题,制定康复护理目标,选择适当的康复护理技术和措施。儿童康复护理要以正常儿童整体发育标准为对照进行全面的评定,主要分为定性和定量评定。本节主要介绍采用临床标准化评定量表,进行定量评定。

一、ICF-CY

世界卫生组织于 2001 年发布了《国际功能、残疾和健康分类》(International Classification of Functioning, Disability and Health, ICF),使不同国家与学科间在功能、残障和健康领域的评定与分类方面,有了国际通用的理论架构和语言体系。鉴于儿童和青少年的身体机能在不断发育和成熟,为了弥补 ICF 在儿童青少年功能与健康分类的不足,世界卫生组织于 2007 年颁布了《国际功能、残疾和健康分类(儿童与青少年版)》(International Classification of Functioning, Disability and Health: children and youth version, ICF-CY),国内专家于 2013 年完成了中文版的翻译和标准化工作。ICF-CY 结合了儿童身心发展特点,更具有针对性和指导性,为儿童康复奠定了理论基础,并为儿童的功能诊断、功能干预和功能评估提供了方法和工具。

ICF 核心分类组合是通过整合 ICF 类目,得出最能描述健康状况异常者功能状态的类目集。ICF 已开发 33 种成人 ICF 核心类目,如骨关节炎、多发性硬化症、睡眠障碍等。每个核心编码均由简明版(Brief Core Set)和综合版(Comprehensive Core Set)组成,简明版包括 20~30 个类目,综合版包括 70~100 个类目。

ICF-CY 包含 1 685 个类目,类目繁多,并且使用者发现 ICF-CY 大部分类目在临床使用中受限。为了推进 ICF-CY 在临床中的应用以及方便使用者使用,开始研发脑瘫 ICF-CY 核心分类组合,其目的就是推进 ICF-CY 在脑瘫康复领域的发展。5 个脑瘫 ICF 核心分类组合分别为:综合版核心分类组合类目 135 个,简明通用版核心分类组合类目 25 个;3 个年龄段简明版核心分类组合类目:6 岁以下 31 个,6~14 岁(包括 6 岁)35 个、14~18 岁(包括 14 岁)37 个。

脑瘫 ICF-CY 核心分类组合的诞生,使 ICF-CY 在临床应用成为可能。脑瘫 ICF-CY 核心分类是首个基于 ICF 框架下的脑瘫儿童评定工具,使不同领域的临床评定标准化,同时脑瘫核心类目可描述涉及各种类型脑瘫的全部功能水平。不仅可应用于临床实践,也可用于教学和管理。

二、日常生活活动评定量表

日常生活活动(activities of daily living, ADL)的概念由 Sidney Katz 于 1963 年提出,是指人们为维持独立生活而每天所必须反复进行的、最基本的一系列身体动作,即进行衣、食、住、行、个人卫生整洁等动作和技巧。ADL 能力是一种综合能力,是不断发育和适应的结果。但是对于患儿来说,往往需要经过多次反复甚至长期艰苦的康复训练才有可能获得。具备 ADL 能力即是患儿生活所必需的,也是患儿康复护理的核心目的。

(一) 能力低下儿童评定量表

能力低下儿童评定量表(Pediatric Evaluation of Disability Inventory, PEDI)针对 6 个月至 7.5 岁的能力低下儿童,以及基本能力低于 7.5 岁正常水平的大龄儿童。PEDI 评价儿童的整体能力水平,以及分领域地评价儿童的移动、自理和社会机能的能力水平(表3-4)。

表3-4 能力低下儿童评定量表

一般性指南:以下是记分指南,所有项目具体描述,请参考手册中各单项记分标准		
第一部分	第二部分	第三部分
功能性活动:共197项,包括日常活动、移动能力、交流能力 0=不能或在多种情况下受限 1=在多数情况下能做或已掌握该能力,其能力已超出本级水平	照顾者的协助:共20项 5=独立完成 4=需要指导 3=少量协助 2=中等协助 1=大量协助 0=完全协助	所需要的改动:共20项 N=不必改动 C=以患儿为主的改动(非特异性) R=康复器具 E=大量改动

(二) Barthel 指数

Barthel 指数(Barthel index, BI)于 1965 年由 Mshoney 和 Banhel 首次发表,是用来评估日常生活活动能力最常用的方法之一,包括进食、洗澡、穿衣、大便控制、小便控制、如厕、床椅转移、平地行走、上下楼梯 10 项内容。其中洗澡、修饰 2 个项目分为 2 个等级(0 分、5 分);进食、穿衣、控制大便、控制小便、如厕、上下楼梯 6 个项目分为 3 个等级(0 分、5 分、10分);床椅转移、平地行走 2 个项目为分为 4 个等级(0 分、5 分、10 分、15 分),满分为 100 分。得分 ≥60 分表示有轻度功能障碍,能独立完成部分日常活动,需要一定帮助;59~41 分表示有中度功能障碍,需要极大的帮助才能完成日常生活活动;≤40 分表示有重度功能障碍,多数日常生活活动不能完成或需要人照料。

1989 年,加拿大学者 Shah 和 Vanchay 等针对 BI 评定等级少、分类粗糙、敏感度低的缺陷,在评定内容不变的基础上对 BI 的等级进行加权,将 10 个评定项目都细分为 15 级,即完全依赖、最大帮助、中等帮助、最小帮助和完全独立 5 个等级,且每一项每一级的分数有所不同,其中修饰、洗澡项目分数为 0、1 分、2 分、3 分、4 分、5 分;进食、穿衣、控制大便、控制小便、用厕、上下楼梯 6 个项目的分数为 0、2 分、5 分、8 分、10 分;床/椅转移、平地行走 2 个项目的分数为 0、3 分、8 分、12 分、15 分。10 个项目总分为 100 分,独立能力与得分呈正相关。并根据需要帮助的程度制定了详细的评分细则。

(三) 儿童功能独立性评定量表

功能独立性评定(Functional Independence Measurefor, FIM)量表是美国物理医学与康复学会于 1983 年制定的量表。儿童功能独立性评定量表(Functional Independence Measure for Children, WeeFIM)的适合年龄是生后 6 个月至 7 岁儿童,WeeFIM 的内容有 2 个区,6 个板块,18 个项目,根据分数标准划分 7 个级别水平功能状态。主要评价日常生活活动的独立程度和依赖程度(表3-5)。这个评价表最初是在美国被标准化使用,其信度和效度已得到检验。

表 3-5　儿童功能独立性评定量表（Wee-FIM）

项目			评估日期		备注
			年　月　日	年　月　日	
运动功能	自理能力	1	进食		
		2	梳洗修饰		
		3	洗澡		
		4	穿裤子		
		5	穿上衣		
		6	上厕所		
	括约肌控制	7	膀胱管理（排尿）		
		8	直肠管理（排便）		
	转移	9	床、椅、轮椅间		
		10	如厕		
		11	盆浴或淋浴		
	行走	12	步行 / 轮椅 / 爬行 / 三者		
		13	上下楼梯		
	运动功能评分				
认知功能	交流	14	理解（听觉 / 视觉 / 两者）		
		15	表达（言语 / 非言语 / 两者）		
	社会认知	16	社会交往		
		17	解决问题		
		18	记忆		
	认知功能得分				
FIM 总分（运动 + 认知）					
评估人					

1. 评分标准　分为独立和依赖两个层次的功能状态。

（1）独立：分为完全独立（7 分）和有条件的独立（6 分）。

（2）依赖：分为有条件的依赖（5~3 分）和完全依赖（2~1 分）。

有条件的依赖：监护和准备（5 分）、少量身体接触的帮助（4 分）和中度身体接触的帮助（3 分）。

完全依赖：大量身体接触的帮助（2 分）和完全依赖（1 分）。

2. 独立　活动中不需他人帮助，分为完全独立和有条件的独立两种水平的功能状态。

完全独立（7 分）：构成活动的所有作业均能规范、完全地完成，不需修改和辅助设备或用品，并在合理的时间内完成。

有条件的独立（6 分）：具有下列一项或几项；活动中需要辅助设备；活动中需要比正常

长的时间;或有安全方面的考虑。

3. 依赖 为了进行活动,患者需要另一个人予以监护或身体的接触性帮助,或者不进行活动,分为有条件的依赖和完全依赖两个层次、五种水平的功能状态。

(1)有条件的依赖:患者付出 50% 或更多的努力,其所需的辅助水平如下。

监护和准备(5 分):患者所需的帮助只限于备用、提示或劝告,帮助者和患者之间没有身体的接触或帮助者仅需要帮助准备必须用品;或帮助带上矫形器。

少量身体接触的帮助(4 分):患者所需的帮助只限于轻轻接触,自己能付出 75% 或以上的努力。

中度身体接触的帮助(3 分):患者需要中度的帮助,自己能付出 50%~75% 的努力。

(2)完全依赖:患者需要一半以上的帮助或完全依赖他人,否则活动就不能进行。

大量身体接触的帮助(2 分):患者付出的努力小于 50%,但大于 25%。

完全依赖(1 分):患者付出的努力小于 25%。

4. 评定结果解读 Wee-FIM 的最高分为 126 分,其中运动功能区总分为 91 分,认知功能区总分为 35 分,最低分为 18 分。126 分 = 完全独立;108~125 分 = 基本独立;90~107 分 = 有条件的独立或极轻度依赖;72~89 分 = 轻度依赖;54~71 分 = 中度依赖;36~53 分 = 重度依赖;19~35 分 = 极重度依赖;18 分 = 完全依赖。

(四)脑瘫患儿日常生活活动能力评定量表

评定内容包括个人卫生动作、进食动作、更衣动作、排便动作、器具使用、认识交流动作、床上动作、移动动作、步行动作等 9 类,某一类又分为若干项。大于 3 岁儿童实用量表共 50 项,满分 100 分(表 3-6)。

表 3-6 脑性瘫痪患儿日常生活活动能力评定量表

评定项目	得分				
	独立完成 (2 分)	独立完成 但时间长 (1.5 分)	能完成但 需要辅助 (1 分)	即使辅助 也难完成 (0.5 分)	不能完成 (1 分)
1. 个人卫生 动作　洗脸					
洗手					
刷牙					
梳头					
使用手绢					
洗脚					
2. 进食动作　奶瓶吸吮					
用手进食					
用吸管吸吮					
用勺叉进食					

续表

评定项目		得分				
		独立完成 (2分)	独立完成 但时间长 (1.5分)	能完成但 需要辅助 (1分)	即使辅助 也难完成 (0.5分)	不能完成 (1分)
2. 进食动作	端碗					
	用茶杯饮水					
	水果剥皮					
3. 更衣动作	脱上衣					
	脱裤子					
	穿上衣					
	穿裤子					
	穿脱袜子					
	穿脱鞋					
	系鞋带、扣子、拉锁					
4. 排便动作	能控制大小便					
	小便自处理					
	大便自处理					
5. 器具使用	电器插销使用					
	电器开关使用					
	开、关水龙头					
	剪刀的使用					
6. 认知交流 (7岁前)	大小便会示意					
	会招手打招呼					
	能简单回答问题					
	能表达意愿					
7. 认知交流 (7岁后)	书写					
	与人交谈					
	翻书页					
	注意力集中					
8. 床上运动 翻身	仰卧位和俯卧位转换					
	仰卧位和坐位转换					
	坐位和跪位转换					
	独立和坐位转换					
	爬					
	物品料理					

评定项目		得分				
		独立完成 (2分)	独立完成 但时间长 (1.5分)	能完成但 需要辅助 (1分)	即使辅助 也难完成 (0.5分)	不能完成 (1分)
9. 移动动作	床和轮椅、步行器 转换					
	轮椅和椅子、便器 转换					
	操作手闸					
	坐在轮椅上开、关门					
	驱动轮椅前进					
	驱动轮椅后退					
10. 步行动作	扶站					
	扶物或步行器行走					
	独站					
	单脚站					
	独行 5m					
	蹲起					
	能上下台阶					
	独行 5m 以上					
总分						

1. **评分标准** 评分按完成的程度每项可评为 2 分、1.5 分、1 分、0.5 分、0 共 5 个评定等级。独立完成，每项 2 分；独立完成但时间较长，每项 1.5 分；能完成但需辅助，每项 1 分；两项中完成 1 项或即便辅助也很困难，每项 0.5 分；不能完成，每项为 0。

2. **评定结果解读** 轻度障碍：75~100 分；中度障碍：50~74 分；重度障碍：0~49 分。

三、粗大运动发育评定

1. **粗大运动功能评定（GMFM）** 该量表将不同体位的反射、姿势和运动模式分为 88 项内容，共分卧位与翻身（17 项）、坐位（20 项）、爬与跪（14 项）、站立位（13 项）、行走与跑跳（24 项）等 5 个功能区。GMFM 评分每一项都为 4 级，0 是完全不能进行要求的动作；1 分是动作开始出现，只能完成整个动作的 10% 以下；2 分是部分完成动作，可以完成整个动作的 10%~90%；3 分是整个动作可以全部完成。最后得出原始分（5 个能区原始分）；各能区百分比（原始分 / 总分 ×100%）；总百分比（各能区百分比相加 /5）；目标区分值（选定能区百分比相加 / 所选能区数）。该量表能够全面评定粗大运动功能状况，被广泛采用，还被修订为 66 项评定指标。

2. **粗大运动功能分级系统**（GMFCS）　以自发运动为依据，侧重于坐（躯干控制）和行走功能，按照不同年龄段粗大运动功能特点，分为Ⅰ~Ⅴ级，级别越高功能越差（表3-7）。

表3-7　GMFCS

级	GMFCS各级最高能力描述
Ⅰ	能够不受限制地行走；在完成更高级的运动技巧上受限
Ⅱ	能够不需要使用辅助器械行走；但是在室外和社区内的行走受限
Ⅲ	使用辅助移动器械行走；在室外和社区内的行走受限
Ⅳ	自身移动受限；孩子需要被转运或者在室外和社区内使用电动移动器械行走
Ⅴ	即使在使用辅助技术的情况下，自身移动仍然严重受限

3. **Peabody运动发育评定量表**（PDMS）　PDMS于2000年出版，适用于6~72个月儿童，是一种定量和定性功能评定量表，可用于评定一名儿童相对于同龄儿童的运动技能水平，并可进行定量和定性分析，能够识别出被测试者的运动技能缺陷并且转换到个体的训练目标中去。

包括2个相对独立的部分，6个分测试，3个给分等级。其中粗大运动商是由反射（8项，<12个月）、姿势（30项）、移动（89项）、实物操作（24项，≥12个月）等组成。最后得出：原始分、相当年龄、百分比、标准分（量表分）、综合得来的发育商和总运动商。

4. **Alberta婴儿运动量表**（AIMS）　适用于0~18个月的婴幼儿，分为俯卧位分量表、仰卧位分量表、坐位分量表、站立位分量表，每一个评测项目从3方面进行描述：①身体的承重部位；②婴儿的姿势；③为了获得项目分数，婴儿必须显示出来的抗重力运动。采用AIMS对正常运动发育、运动发育迟缓及可疑异常运动模式进行监测。AIMS不适合应用于有严重运动疾患且表现出异常运动模式的婴幼儿运动发育随时间变化的监测性评估。

四、精细运动发育评定

为了解儿童精细运动发育水平，及时发现精细运动发育过程中存在的问题与缺陷，以及对实施的干预效果进行评价，根据患儿功能障碍的测试目的、受试对象的不同，可选用不同的评定内容、方法和标准化心理测验量表。重点介绍目前常用的标准化心理测验量表。

1. **格塞尔发育评价量表**　美国儿科医生、心理学家A. Gesell于1940年在耶鲁大学发表，是国际公认的经典发育诊断量表。北京智能发育协作组于1985年和1992年分别对0~3岁部分及3~6岁部分进行了适合我国国情的修订，测试内容包括适应性行为、大运动、精细动作、语言和个人-社会5个方面，结果用发育商表示婴幼儿的生长发育程度。

诊断标准：

（1）边缘状态：$76 \leqslant DQ \leqslant 85$；

（2）轻度发育迟缓：$55 \leqslant DQ \leqslant 75$；

（3）中度发育迟缓：$40 \leqslant DQ \leqslant 54$；

（4）重度发育迟缓：$25 \leqslant DQ \leqslant 39$；

（5）极重度发育迟缓：$DQ<25$。

5个能区分别计算得分，没有总的 DQ 值。

2. 贝利婴儿发育量表　适用于 2~30 个月的婴幼儿，包括 3 个分量表。其中运动量表可测试双手和手指的操作技能。

（1）运动量表：用于测查婴儿的大运动和精细动作。

（2）智力量表：用于测查婴儿的视觉与听觉对刺激物的反应、手眼协调的能力、语言的感受和表达能力，以及认知能力等。

（3）行为记录：有 24 个项目，用于记录婴儿的情绪、合作性、对父母和测验者的反应、兴趣和注意的广度等三部分。

3. 丹佛发育筛查测验　测试的年龄范围为 0~6 岁，测试项目包括个人 - 社会、精细动作 - 适应性、语言发育、大运动发育四个领域。测试的精细动作包括跟过中线、抓住拨浪鼓、坐着会找毛线团、拇指 - 他指抓握、拇指 - 示指抓握、模仿画 "○" 形、模仿画 "+" 字、模仿画 "□" 等项目。

4. Peabody 运动发育评定量表　精细运动商包括抓握（26 项）、视觉 - 运动整合（72 项），精细运动测试可在 20~30 分钟内完成。主要评定儿童的精细运动功能，即运用手指、手以及在一定程度上运用上臂来抓握物体、搭积木、画图和操作物体的能力。

（1）抓握分测验：包含 26 项，评定小儿用手的能力。从用一只手抓握物体开始，发展到控制性使用双手手指的动作。

（2）视觉运动整合分测验：包含 72 项，评定小儿应用视知觉技能执行复杂的手眼协调任务的能力，如伸手抓握一个物体、堆积木、模仿绘画等。

（3）精细运动商（fine motor quotient，FMQ）是评定小肌肉系统使用的两个分测验（抓握和视觉运动整合）结果的综合分。

5. QUEST（quality of upper extremity skills test）量表　测试的年龄范围为 18 个月至 8 岁的痉挛型脑瘫儿童。QUEST 量表分为 4 个计分测试（分离运动、抓握、负重、保护性伸展反射）和 3 个非计分测试（手功能分级、痉挛分级、合作性分级）。主要用于痉挛型脑瘫患儿上肢技巧质量的测试。

6. 精细运动功能测试量表（fine motor function measure scale，FMFM）　测试的年龄范围为 0~6 岁，测试项目包括视觉追踪（5 项）、上肢关节活动能力（9 项）、抓握能力（10 项）、操作能力（13 项）、手眼协调能力（24 项）等 5 个分测验，61 个小项。评分标准：0 是没有表现出完成项目的动机；1 分是完成半数以下的标准动作或表现出完成项目的动机；2 分是完成一半以上的标准动作；3 分是完成项目，已经达到掌握动作的标准。

五、言语 - 语言功能发育评定

为了了解儿童的语言发育水平、评估语言治疗的效果或观察外界因素对语言发育的影响，就需要对儿童的语言发育水平进行评定。评定的主要目的是发现和确定儿童是否存在语言发育问题,这种语言问题属于哪一种类型。要以正常儿童言语语言发育标准为对照进行全面的评定,同时还要注意个体差异。评定的内容有对口语的理解、口语表达、言语交流、阅读书写及流畅性等。

除常用的含有言语语言项目的综合性发育测验,如丹佛发育筛查法(DDST)、Gesell发育量表、Bayley 婴儿发育量表、Wechsler 智能量表等外,还可根据使用者测试目的、受试对象的不同,选用自然语言分析、实验测试和父母报告三种方法来评定儿童语言的发育水平。

1. 儿童沟通发育量表(父母报告) 1993 年 Fenson 等人创建了儿童沟通发育量表(Macarthur communicative development inventory,MCDI),为美国说英语的儿童制定了一个早期语言与沟通发育量表。根据 MCDI 的基本格式,2000 年对"中文沟通发育量表 - 普通话版"(Chinese communicative development inventory-mandarin version,CCDI)进行了标准化研究。与 MCDI 一样,CCDI 分为两个量表,一个用于 8~16 个月婴幼儿,另一个用于 16~30个月的幼儿。

婴儿量表称为"婴儿沟通发育量表 - 词汇和手势"。此量表分两部分,第一部分由早期对语言的反应、听短句、开始说话的方式,以及词汇量表 4 部分组成。词汇表中有 411 个词汇,按照词性和用途又将其分为 20 类。父母或抚养者根据孩子的语言发育情况对表中的词汇进行逐一判断,看婴儿"听懂"或"会说"婴儿表中哪些词汇。第二部分为"动作及手势"。此部分对评定那些已在测定范围,但还不理解和不会表达语言,即处在语言准备阶段的儿童尤为适合。幼儿量表称为"幼儿沟通发育量表 - 词汇和句子"。此量表也分为两部分。第一部分为词汇量表,含有 799 个词,分 24 类。家长根据孩子近期的语言情况,对表中的词汇逐一判断,看孩子对表中的词汇是否"会说"。第二部分为句子和语法。要求家长列举儿童最近说过的最长的 3 个句子,计算句子的长度。另外要求家长根据量表中提供的不同难易程度的句子类型,选择儿童使用的句型,此部分共含有 27 个句子,81 个句型。通过分析儿童表达词汇的数量和句子结构的复杂性以及句子的长度,来判断儿童语言发育的水平。

2. Peabody 图片词汇测验(Peabody picture vocabulary test,PPVT) 适用于2.5~18 岁的筛查测验,是一套测试词汇理解能力的检验工具。全套测验共有 120~150 张图片,每张图片有 4 个图,有 120~150 个词分别与每张图片内的一个图所示的词义相对应,测验图片从易到难排列。测试者拿出一张图片并说出一个词,要求被试者指出与图片上 4 个图中哪一个所示的词义相符。同时记录被试者的反应结果,每答对 1 个词记 1 分,连续 8 个词错 6 个停止测试。最后将被试者的成绩转化为智龄、离差智商或百分位等级,以此来与同龄正常儿童比较,判断被试者的语言发育情况。

3. 语言发育迟缓检查法 1977 年日本音声言语医学会语言发育迟缓委员会以语言障碍儿童为对象开始研制试用,1989 年正式命名为 S-S 法(sign-significate relations)。1990 年中国康复研究中心按照汉语的语言特点和文化习惯,引进 S-S 法,制定了汉语版 S-S 法。该检查是依照认知研究的理论(将语言行为分为语法、语义、语用三方面),检查儿童对"符号形式与指示内容关系""促进学习有关的基础性过程"和"交流态度"三个方面进行评定,并对其语言障碍进行诊断、评定、分类和针对性的治疗。适用于语言发育水平处于婴幼儿阶段的儿童。

4. 构音障碍运动功能评定　构音障碍的评定是通过发音器官的形态和粗大运动检查来确定构音器官是否存在器官运动异常和运动障碍。当前常用的是 Frenchay 构音障碍评定法。该测验检查内容包括反射、呼吸、唇、颌、软腭、喉、舌等方面评定构音器官运动障碍的严重程度。反射检查包括咳嗽反射、吞咽反射、流口水;呼吸功能检查以观察静止状态和说话时的呼吸情况为主;唇功能检查主要观察静止状态、唇外展、唇闭合、唇交替运动和说话时的唇部运动;颌功能检查主要观察其静止状态和说话时颌的运动情况;软腭功能检查包括询问进食情况,观察发"啊"音时软腭上抬运动以及说话时鼻漏音和鼻共鸣情况;喉功能检查包括观察喉持续发生时间、音高、音量调节以及说话时音质、音量、音高情况;舌功能检查包括观察舌静止状态时舌体的大小、是否有皱缩、震颤、舌伸出速度及交替运动速度等。除对构音器官功能进行检查外,还包括对个体言语理解程度的检查。同时,也通过对话了解个体总体的言语情况,比如个体的言语速度,是否有重复、歪曲语音现象,以及言语能够被他人理解的程度等(表 3-8,表 3-9)。

表 3-8　构音器官检查记录表

Ⅰ 呼吸	
1. 呼吸类型:胸腹 ____ 胸 ____ 腹 ____	2. 呼吸次数 ____ 次 /min
3. 最长呼气时间 ____ 秒	4. 快呼气:能 ____ 不能 ____

Ⅱ 喉功能			
1. 最长发音时间 ____ 秒			
2. 音质、音调、音量			
a. 音质异常 ____	b. 正常音调 ____	c. 正常音量 ____	d. 总体程度 0 1 2 3
e. 吸气时发声			
嘶 哑 ____	异常高调 ____	异常音量 ____	气息声 0 1 2 3
费力声　0 1 2			
震 颤 ____	异常低调 ____	异常过低 ____	无力声 0 1 2 3
粗糙声　0 1 2 3			
3. 音调、音量匹配			
a. 正常音调 ____　单一音调 ____	b. 正常音量 ____　单一音量 ____		

Ⅲ 面部			
a. 对 称 ____　不对称 ____	b. 麻痹(L/R) ____	c. 痉挛(L/R) ____	d. 眼睑下垂(L/R) ____
e. 口角下垂(L/R) ____	f. 流涎 ____	g. 怪相 ___ 扭曲 ___ 抽搐 ____	
h. 面具脸 ____	i. 口式呼吸 ____		

续表

Ⅳ　口部肌肉			
1. 噘嘴 ____	2. 咂唇 ____	3. 示齿 ____	4. 唇力度 ____
a. 缩拢范围正常 ____ 缩拢范围异常 ____	a. 力量正常 ____ 力量减低 ____	a. 范围正常 ____ 范围缩小 ____	a. 正常 ____ 减弱 ____
b. 对称缩拢 ____ 不对称缩拢 ____	b. 口角对称 ____ 口角不对称 ____		
Ⅴ　硬腭			
a. 腭弓正常 ____	高窄腭弓 ____	b. 新生物 ____	c. 黏膜下腭裂 ____
Ⅵ　腭咽机制			
1. 大体观察		2. 软腭运动	
a. 正常软腭高度 ____ 软腭下垂(L/R) ____		a. 中线对称 ____	
b. 分叉悬雍垂(L/R) ____		b. 正常范围 ____ 范围受限 ____	
c. 正常扁桃体 ____ 肥大扁桃体 ____		c. 鼻漏气 ____	
d. 节律性波动 ____ 或痉挛 ____		d. 高鼻腔共鸣 ____ 低鼻腔共鸣 ____ 鼻喷气声 ____	
3. 鼓颊 鼻漏气 ____ 口漏气 ____		4. 吹 鼻漏气 ____ 口漏气 ____	
Ⅶ　舌			
1. 外伸	2. 舌灵活度	c. 灵活 ____	3. 舔唇左右侧
a. 正常外伸 ____ 偏移(L/R) ____	a. 正常速度 ____ 速度减慢 ____	笨拙 ____ 扭曲 ____	充分 ____ 不充分 ____
b. 长度正常 ____ 外伸减少 ____	b. 正常范围 ____ 范围减少 ____		
Ⅷ　下颌			
1. 颌张开闭合			
a. 正常下拉 ____ 异常下拉 ____	b. 正常上抬 ____ 异常上抬 ____	c. 不平稳扭曲 ____ 或张力障碍性运动 ____	d. 下颌关节杂音 ____ 膨出运动 ____
2. 咀嚼范围 正常范围 ____ 范围减少 ____			
Ⅸ　反射			
1. 角膜反射 ____	2. 下颌反射 ____	3. 眼轮匝肌反射 ____	
4. 呕吐反射 ____	5. 缩舌反射 ____	6. 口轮匝肌反射 ____	

表 3-9 构音器官检查方法

(1)呼吸(肺)检查

用具	检查者指令	方法及观察要点
无	1."请你坐正,两眼往前看"	患者的衣服不要过厚,较易观察呼吸的类型。观察是胸式、腹式、胸腹式。如出现笨拙、费力、肩上抬,应作描述
无	2."请你平静呼吸"	检查者坐在患者后面,双手放在胸和上腹两侧感觉呼吸次数。正常人 16~20 次 /min
无	3."请你深吸气后,以最慢的速度呼气"	用放在胸腹的手,感觉患者是否可慢呼气及最长呼气时间,注意同时看表记录时间,呼气是发[f]、[s]
无	4."请用最快的速度吸一口气"	仍用双手放在胸腹部感觉

(2)喉功能检查

用具	检查者指令	方法及观察要点
无	1."深吸一口气然后发'啊',尽量平稳发出,尽量长"	1. 不要暗示出专门的音调音量,按评定表上的项目评定,同时记录时间,注意软腭上提、中线位置 2. a.正常或嘶哑,气息声、急促,费力声及粗糙声及震颤 　b.正常或异常音调,低调 　c.正常或异常音量 　d.吸气时发声
无	2."请合上我唱的每一个音"	3. 随着不同强度变化发出高音和低音,评定患儿是否可以合上,按表上所列项目标记

(3)面部检查

用具	检查者指令	方法及观察要点
无	"请你看着我"	不同的神经肌肉损伤,可具有不同的面部特征: a. 正常或不对称; b. 单侧或双侧麻痹; c. 单侧或双侧痉挛; d. 单侧或双侧眼睑下垂; e. 单侧或双侧口角下垂; f. 流涎; g. 扭曲,抽搐,鬼脸; h. 面具脸; i. 口式呼吸

(4)口部肌肉检查

用具	检查者指令	方法及观察要点
无	1."看着我,像我这样做"(同时示范缩拢嘴唇的动作)	评定嘴唇: a. 正常或范围缩小 b. 正常或不对称

续表

用具	检查者指令	方法及观察要点
无	2."闭紧嘴唇,像我这样(示范 5 次),准备、开始"	评定嘴唇: 正常或接触力量降低(上下唇之间)
无	3."像我这样龇牙"(示范 2 次)	观察: a. 正常范围或范围减小 b. 口角对称或偏移
带绒绳的纽扣	4."请张开口,把这个纽扣含在唇后,闭紧嘴唇,看我是不是很容易地把它拉出来"	把指套放在纽扣上,把它放在唇后、门牙之前,患儿用嘴唇含紧纽扣后,拉紧线绳,逐渐增加力量,直到纽扣被拉出或显出满意的阻力。观察唇力: a. 正常阻力 b. 减弱

(5)硬腭检查

用具	检查者指令	方法及观察要点
指套、手电筒	"头后仰,张口"	把指套戴在一只手的示指上,用另一只手打开手电筒照在硬腭上,从前到后,侧面及四周进行评价,用示指沿中线轻摸硬腭,先由前到后,再由左到右,观察指动: a. 正常腭弓或高窄腭弓 b. 硬腭上有异常生长物 c. 硬腭上的皱褶是否正常 d. 黏膜下腭裂

(6)腭咽检查

用具	检查者指令	方法及观察要点
1. 手电筒	1."张开口"	照在软腭上,在静态下评定软腭的外观及对称性。观察要点: a. 正常软腭高度或异常的软腭下垂 b. 分叉悬雍垂 c. 正常大小,扁桃体肥大或无腭扁桃体 d. 节律性波动或痉挛
2. 手电筒和小镜子或鼻息镜	2."再张开你的嘴,尽量平稳和尽量长地发'啊'(示范至少 10 秒),准备,开始"	照在软腭上,评定肌肉的活动,并把镜子或鼻息镜放在鼻孔下。观察要点: a. 正常中线无偏移或单侧偏移 b. 正常或运动受限 c. 鼻漏气 d. 高鼻腔共鸣,低鼻腔共鸣,鼻喷气声
3. 镜子或鼻息镜	3."鼓起腮,当我压迫时不让气体从口或鼻子漏出"	把拇指放在一侧面颊上,把中指放在另一侧面颊,然后两侧同时轻轻地施压力,把鼻息镜放在鼻孔下。观察要点: a. 鼻漏气 b. 口漏气
4. 气球和小镜子	4."努力去吹眼前这个气球"	当患者企图吹气球时,把镜子放在鼻孔下。观察要点: a. 鼻漏气 b. 口漏气

(7) 舌检查

用具	检查者指令	方法及观察要点
无	1. "请你伸出舌头"	评定舌外伸活动: a. 正常外伸或偏移 b. 正常或外伸缩短。如有舌肌萎缩、肿物或其他异常要做记录
无	2. "伸出舌,尽量快地从一侧向另一侧摆动(示范至少3秒),开始"	评定速度、运动状态和范围: a. 正常或速度减慢 b. 正常或范围受限 c. 灵活、笨拙、扭曲或张力障碍性运动
无	3. "伸出舌,舔嘴唇外侧及上下唇"(示范至少3次)	观察要点: a. 活动充分 b. 困难或受限

(8) 下颌(咀嚼肌)检查

用具	检查者指令	方法及观察要点
无	"面对着我,慢慢地尽量大地张开嘴,然后像这样慢慢地闭上(示范三次),准备好,开始"	把一只手的示指、中指和无名指放在颞颌关节区(TMJ),评价下颌的运动是否沿中线运动或有无异常的下颌运动 观察要点: a. 正常或异常的下颌下拉 b. 正常或偏移的下颌上抬以及不自由的张力障碍性运动(TMJ)弹响或异常突起

(9) 反射检查

用具	检查者指令	方法及观察要点
细棉絮	1. "请睁眼,被检侧眼球向内上方注视"	用细棉絮从旁边轻触侧角膜,引起眼睑急速闭合,刺激后闭合为直接角膜反射,同时引起对侧眼睑闭合为间接反射: a. 被检侧消失,直接反射(+) b. 对侧消失,间接反射(+) c. 反射类型:一侧三叉神经疾患 患侧直接反射(+) 间接反射(-) d. 反射类型:一侧面神经麻痹
叩诊槌	2. "下颌放松,面向前方"	将左手拇指轻放于下颌齿裂上,右手持叩诊槌轻叩拇指,观察其反射有无及强弱程度: a. 轻度咬肌收缩或明显收缩为阳性 b. 无咬肌收缩为阴性
叩诊槌	3. "双眼睁开,向前看"	用叩诊槌轻叩眼眶,两眼轻闭或紧闭为阳性;无闭眼为阴性.左右有差异要记录
长棉棒	4. "仰起头,大张开口"	用长棉棒轻触咽弓周围,呕吐反应为阳性,无呕吐反应为阴性
纱布块	5. "伸出舌"	用纱布握住舌体突然向前拉舌,突然后缩为阳性,无后缩为阴性
叩诊槌	6. "口部放松。"	轻叩唇周,向同侧收缩为阳性.不收缩为阴性,需注明左(L)、右(R)

六、认知功能发育评定

1. **格塞尔发育诊断量表**　主要是以正常行为模式为标准来鉴定观察到的行为模式,以年龄来表示,然后与实际年龄相比,计算出发育商数 DQ,此量表用来判断小儿神经系统的完善和功能的成熟,因此,不是测量其智商。格塞尔规定出生后 4 周、16 周、28 周、40 周、52 周、18 个月、24 个月、36 个月为婴幼儿发育的 8 个关键年龄。测试内容包括适应性行为、大运动、精细动作、语言和个人 - 社会性行为五个方面。本量表适用于 4 周至 6 岁儿童。DQ 在 85 以下,表明可能有某些器质性损伤,DQ 在 75 以下,表明有发育的落后。每次测验约需60 分钟。格塞尔量表主要从以下四个方面对婴幼儿行为进行测查。

(1)动作:分为粗动作和精细动作。前者指身体的姿势、头的平衡,以及坐、立、爬、走、跑、跳的能力,后者指使用手的能力。

(2)反应:对外界刺激物分析综合以顺应新情境的能力,如对物体和环境的精细感觉,解决实际问题时协调运动器官的能力等。

(3)言语:语言理解和语言的表达能力。

(4)社会应答:与周围人们的交往能力和生活自理能力。

发育商数(DQ)= 测得的成熟年龄 / 实际年龄 × 100。

2. **丹佛发育筛查测验**　由美国的小儿科医生 W. K. Frankenberg 和心理学家 J. B. Dodds 制定,发表于 1967 年。主要用于智力筛查,而非诊断。适用于 0~6 岁儿童,包括 105 项。它测验的四大领域全部采用了格塞尔所判定的四个行为方面,国内修订的 DDST 项目共 104项,分布于 4 个能区,即个人与社会、精细动作与适应性、语言、大运动。

丹佛预筛发育问卷(Denver pre-screening developmental questionnaire,DPDO)适用于 3个月至 6 岁的儿童,由从易到难、从低级到高级顺序排列的 96 个问题构成,共分 38 个年龄组,要求家长对每个年龄组儿童的情况回答 10 或 11 个问题。这些问题主要包括大动作、语言、精细动作、适应性行为、个人 - 社会行为等几个方面。

3. **贝利婴儿发育量表**　贝利(N. Bayley)是美国加州柏克利婴儿发育研究所的儿童心理学家,1933 年制订了"贝利婴儿发育量表",1969 年又进行了修订,国内根据此量表作了中国修订版,目前广泛用于临床发育检测。贝利婴儿发展量表适用于 0~42 个月的儿童,包括三个分量表:①智能量表(mental scale),内容有知觉、记忆、学习、问题解决、发育、初步的语言交流、初步的抽象思维活动等;②运动量表(motor scale),主要测量坐、站、走、爬楼等粗动作能力,以及双手和手指的操作技能;③婴儿行为记录表(infant behavior record),是一种等级评定量表,用来评定儿童个性发育的各个方面,如情绪、社会行为、注意广度及目标定向等。贝利对所测得的结果也以量来表示。评定智能发育水平的是智能发育指数;评定运动发育水平的是心理运动发育指数。这两者可以不完全一致。

4. **韦氏儿童智力量表第 4 版(WISC-Ⅳ)**　Wechsler 认为智力是个人有目的地行动和理智的思考以及有效应付环境的一种综合能力,不同能力有相等的重要性。韦氏儿童智力量表(WISC)的最初版修订于 1949 年,迄今已做过 3 次修订,每次修订在测验内容和评估指标方面都做了些变动,适用于6~16岁儿童和青少年。韦氏智力测试的基本结构均由测量不同能力的分测验构成,目前大致分为4个分量表,10个核心测量,4个补充测验。言语理解指数包括类同、词汇、理解、常识(补充分测验);知觉推理指数包括积木、图画概念、矩阵推理、填图(补充分测验);工作记忆指数包括背数、字母-数字排序、算术(补充分测验);加工速度指数包括译码、符号检索、划消(补充分测验)。

WISC广泛用于教育学、心理学和临床心理学,主要用来判别儿童精神发育迟缓、临床智力诊断、神经心理评估,以及为安置特殊儿童提供依据等,也用来比较分析正常或异常儿童的智力特征、智力结构和反应模式。

(王金凤,马冬梅)

第四章

儿童康复护理技术

第一节　姿势管理及体位转移技术

一、概述

1. **保持正常姿势是正常运动的前提**　姿势控制是指机体保持特定空间位置的能力，即维持机体平衡和保持重心稳定的能力，是中枢神经系统、外周神经系统和骨骼肌肉相互作用、相互协调的结果，神经系统疾病的患儿多伴有姿势控制障碍，表现为姿势控制能力下降、丧失或出现异常模式，如何在护理过程中对患儿进行姿势控制的训练是提高患儿运动功能的重要基础。

2. **保持正常体位转移是正常运动的基础**　体位转移是指人体姿势转换和位置移动的过程。如抬头、翻身、站立、坐下及行走等。正常人每天会进行上千次的体位转移，是潜意识内自如完成的动作，但肢体活动障碍的患儿则不然，程度轻者不能顺利完成，程度重者则完全不能进行，所以在康复护理过程中提升患儿的体位转移能力十分重要。

3. **影响姿势控制和体位转移的因素**

(1) 个人因素：主要指患儿个体功能和能力的差异性，患儿的病情严重程度、神经系统功能、感知觉功能、骨骼肌发育和年龄等因素都可以影响姿势控制和体位转移。

(2) 任务因素：任务的难易程度也是患儿姿势控制和体位转移的影响因素之一，如肱二头肌肌张力高的患儿，其抓取水平位物品较抓取高处物品完成质量要好。

(3) 环境因素：不同环境下，患儿将采用不同的运动控制策略。如躯干稳定性差的患儿，坐位时提供环境辅助稳定躯干，患儿会采取与无辅助时不同的运动策略，其双上肢姿势控制能力较无辅助时有所改善。

二、康复护理技术原则与目标

(一) 康复护理技术原则

1. 遵循生长发育规律，关注到患儿一直处于生长发育的特点，根据患儿的情况，制定个体化康复护理方案。

2. 训练前应全面评估患儿的功能状态和配合情况，避免对患儿造成继发性损伤和不必要的疼痛。

3. 安全是康复护理技术实施的前提条件,没有把握的情况下,不要单独帮助患儿转移。

4. 训练前护理人员应选择适宜的环境,根据环境的特点和患儿的需求准备好必要的设施和器械,首选最安全、最容易的方法。

5. 给患儿的指令应简单、明确,用患儿能够理解的语言,以便于患儿能更好地执行和配合。

6. 依据 ICF-CY 理念,考虑综合因素对患儿的影响,可以将适合的训练方法融合使用。

7. 及时评价患儿的康复护理训练效果,及时反馈,调整训练策略和方案。

(二) 康复护理技术目标

1. 能够维持固定姿势一段时间,提升自主姿势控制能力。

2. 在原有体位转移能力的基础上,进一步提升体位转移能力。

3. 提升患儿的活动与参与能力水平。

4. 通过姿势控制和体位转移训练,提升患儿的生存质量。

三、康复护理技术方法

(一) 姿势控制的康复护理技术方法

1. 肘支撑姿势控制的护理技术

(1)概述:肘支撑的功能在婴儿 3 个月左右时发育完成,通常竖颈的发育也在此时完成,若肘支撑功能不能很好建立,将会影响患儿的竖颈功能。

(2)方法:可将患儿俯卧位放置于楔形垫或 Bobath 球上,扶住患儿的肘部并使肘部支撑接触面,从前后左右不同方向、以不同速度轻柔移动患儿的身体,使患儿维持在肘支撑的位置上。训练过程中也可利用玩具诱导患儿抬头促进脊柱伸展,增加患儿肘支撑能力。待患儿具备一定能力时,可对患儿进行单肘支撑护理训练,用患儿喜欢的玩具吸引其将身体重心转移至一侧,另一侧伸手拿玩具,此时玩具的位置应有上下、左右、远近以及速度和轨迹的变化以增加肘支撑的姿势控制能力(图 4-1)。

(3)注意事项:要提供相对硬一些的平面进行训练,俯卧位训练时肘关节要在肩关节的前方,两肘间距略宽于肩。

2. 手支撑姿势控制的护理技术

(1)概述:手支撑功能在婴儿 5 个月左右时出现,此时婴儿脊柱伸展能力得到进一步加强。

(2)方法:将患儿俯卧位放置于楔形垫或 Bobath 球上,握住患儿的肘部并使上肢支撑于接触面,从前后左右不同方向、以不同速度移动其身体,使患儿维持在手支撑的位置上。也可利用玩具逗引患儿抬头促进脊柱伸展,以增加患儿手支撑能力。待患儿具备一定能力时,可训练其单手支撑,用患儿喜欢的玩具吸引其将身体重心转移至一侧,另一侧伸手拿玩具,此时玩具的位置应有上下、左右、远近以及速度和轨迹的变化以增加其手支撑的姿势控制能力(图 4-2)。

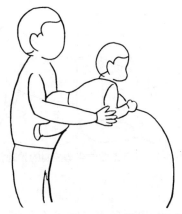

图 4-1 肘支撑姿势控制的护理技术

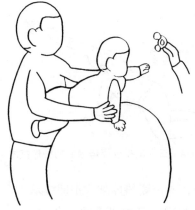

图 4-2 手支撑姿势控制的护理技术

（3）注意事项：控制患儿肘部时，不要过度紧握肘关节，避免肘关节过伸展。

3．四点支撑位姿势控制的护理技术

（1）概述：四点支撑位通常在 8~10 个月时发育完成，四点支撑位的建立除了需要上下肢具有一定的负重能力外，还需要具备一定的腰腹肌力量。

（2）方法

1）四点支撑位护理技术：使患儿肩关节、髋关节、膝关节保持屈曲 90°，膝与髋同宽，在患儿后方用双手轻轻推动患儿的髋部使患儿做前后左右的重心移动，重心移动速度视患儿的反应从慢到快、循序渐进。对于不能抬起躯干的患儿可用大小适合的滚筒置于患儿腹部下方以支持其抬起躯干（图 4-3），患儿功能有所提升后，可进一步对患儿进行三点支撑康复护理训练。

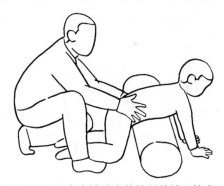

图 4-3 四点支撑位姿势控制的护理技术

2）一侧上肢伸展的三点支撑护理技术：将患儿喜欢的玩具悬于患儿侧前方，用语言引导患儿抓握并释放。玩具分别位于地面附近、头部水平和高于头部三个位置。在此过程中，可用语言引导患儿分别以不同的速度、不同的方向进行抓取玩具（图 4-4）。

3）一侧下肢伸展的三点支撑护理技术：嘱患儿在四点支撑位的基础上伸出一侧下肢，并维持这一姿势，然后做前后左右的重心转移，此时需控制重心移动的方向、速度以及频率（图 4-5），如果达到一定能力可做负重训练。进行此动作的训练应注意患儿是否出现身体侧弯，若有侧弯，应及时纠正。

（3）注意事项：被动放置在四点支撑位时，要注意安全，避免患儿因上肢或下肢力量不足，身体突然跌向接触面而造成损伤。

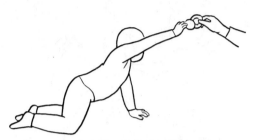

图 4-4　三点支撑位姿势控制的护理技术 1

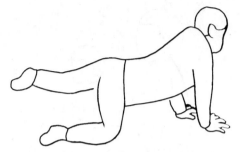

图 4-5　三点支撑位姿势控制的护理技术 2

4. 坐位姿势控制的护理技术

(1)概述：正常儿童坐位的发育是逐渐完成的,6 个月时出现前方平衡,8 个月时出现侧方平衡,10 个月时出现后方平衡,在使用康复护理技术时要考虑到发育顺序。

(2)方法

1)盘腿坐位和伸腿坐位训练：患儿坐于治疗垫或平衡板上,操作者位于患儿后方,双手轻轻控制患儿的髋部嘱患儿身体向前方、侧方、侧后方够取喜欢的玩具,可根据患儿的能力调整玩具摆放的位置(图 4-6)。

2)端坐位训练：患儿取端坐位于小凳上,方法同上(图 4-7)。随着患儿能力的提高,在双足下可放置平衡板、滚筒、小球等不稳定的物体以增加其控制能力。利用滚筒、脊柱稳定垫和羊角球进行训练时,除上述方法外,可左右晃动坐位支持物以增加患儿的端坐位姿势控制能力。

(3)注意事项：训练过程中速度不要过快,最好在诱导患儿出现平衡动作之后,再进行相关训练。

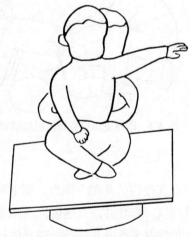

图 4-6　盘腿坐位姿势控制训练的
护理技术

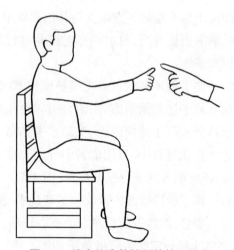

图 4-7　端坐位姿势控制的护理技术

5. 膝立位的姿势控制训练

(1)概述：膝立位是一种过渡体位,在膝立位的控制过程中,要考虑到膝立位向四点支撑位的过渡,膝立位向立位的过渡。

(2)方法：患儿取膝立位姿势,操作者位于患儿后方双手轻轻控制患儿的髋部前后左右轻推患儿使其主动地调整身体以维持此姿势,同时用患儿喜欢的玩具放置于患儿的前方、侧方以及侧后方令其抓取玩具,通过玩具放置的位置远近、方向以及玩具运动轨迹使患儿增加膝立位的姿势控制能力(图4-8)。

(3)注意事项：训练的过程中,支持面由稳定逐步到不稳定,如先在平面上训练再过渡到利用楔形垫、平衡板、脊柱稳定垫等进行训练。

6. 蹲位姿势控制的护理技术

(1)概述：随着立位的发育完成,蹲位的发育也逐步成熟,蹲位和立位间的相互转换需要良好的躯干与下肢力量,在进行本体位运动时,也可单独训练肢体和躯干力量。

(2)方法：患儿取蹲位姿势,位于患儿后方,在患儿的前方、左右两侧、侧后方及不同高度用患儿喜欢的玩具吸引其抓取,须控制其抓取的方向、速度及频率以增加其蹲位姿势控制能力(图4-9)。

(3)注意事项：训练的过程中,支持面由稳定逐步到不稳定,如先在平面上训练过渡到利用楔形垫、平衡板、脊柱稳定垫进行训练。注意避免患儿出现足内翻、外翻等姿势异常。

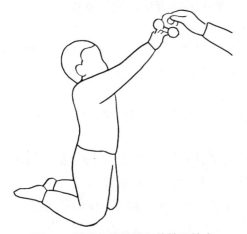

图4-8 膝立位姿势控制的护理技术

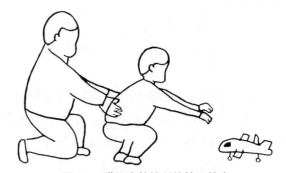

图4-9 蹲位姿势控制的护理技术

7. 站立位的姿势控制训练

(1)概述：立位是步行前阶段,给儿童提供和胸部等高的物体,以便能扶物侧方行走,促进主动运动,向独立步行过渡。

(2)方法

1)双足站立位姿势控制训练：患儿取双足立位姿势,位于患儿的后方双手轻轻地控制患儿的髋部,在患儿前方、侧方、侧后方及不同高度,用患儿喜欢的玩具吸引其抓取,须控制其抓取的方向、速度、频率及轨迹以增加其立位姿势的控制能力(图4-10)。训练过程中,支持面由稳定逐步到不稳定,如先在平面上训练过渡到利用楔形垫、平衡板、脊柱稳定垫和不同高度的木箱等进行训练。

2)单足站立位姿势控制训练：患儿取单足站立位,另一侧下肢放置于木箱、滚筒、脊柱稳定垫上,位于患儿的后方用双手轻轻地控制患儿的髋部,在患儿前方、侧方、侧后方及不同高度用患儿喜欢的玩具吸引其抓取玩具,须控制其抓取的方向、速度、频率及轨迹以增加其立位姿势的控制能力(图 4-11)。

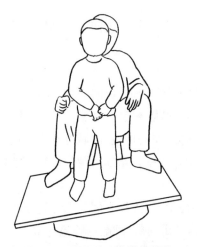

图 4-10　双足站立位护理技术

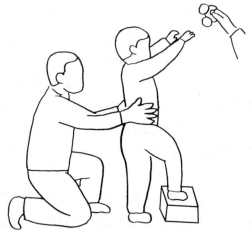

图 4-11　单足站立位护理技术

(3)注意事项:训练过程中,注意关注患儿是否出现足内翻、足外翻、膝过伸等异常姿势,及时纠正。

8. 步行的姿势控制

(1)概述:正常步行运动是双侧肢体对称的交互的步态,是全身肌肉协调运动的结果。

(2)方法

1)步态训练基础护理技术:目标是帮助患儿提高有效性和效率,以达到行进、姿势支撑、稳定性以及功能适应性的要求。姿势支撑和稳定性:①躯干的控制护理技术包括改善头 - 手 - 躯干力线的一致性,下肢在支撑期有效产生伸肌力量及躯干左右摆动幅度的稳定性(包括足跟着地期的位置),改善双腿及单腿步行时的支撑相平衡和适应辅助器具以达到增加支撑面的作用。②双腿和单腿支持平衡躯干的稳定性对独立步行非常重要,其中包括感觉运动系统相互间的作用,步行训练阶段应加强单膝及双下肢的负重平衡训练。③辅助器具的应用可以增加接触面积,从而增强其稳定性。为患儿选择合适的辅助器具主要依靠患儿的功能水平、认知情况、个人的主动性和愿望等。

2)改善步态适应性护理技术:护理技术的目标主要集中于帮助患儿适应在不同的环境下步行。如果患儿已经达到水平面上步行过渡到上下楼梯的练习时,治疗可以延伸到更复杂和更有挑战性的地面活动。此类活动经常被称之为"动态步行"或"复杂步行活动"。动态步行活动主要目的是改善步行时躯干的控制,其中包括每种环境中步态训练的目标以及一些可以用于训练运动适应性的活动场景,如步行时跨越障碍的高度及宽度(图 4-12)、绕过障碍物(图 4-13)、行走时头扭向一侧(图 4-14)、持重物步行(图 4-15)等。用此方法让患儿学习在不同环境下通过自我调整以增强步行的稳定性。

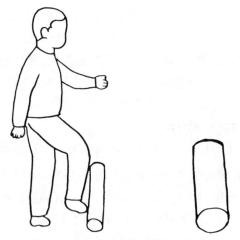

图 4-12　步行时跨越障碍护理技术

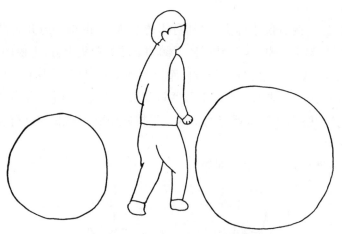

图 4-13　步行时绕过障碍护理技术

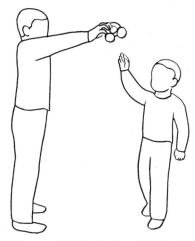

图 4-14　步行时头扭向一侧护理技术

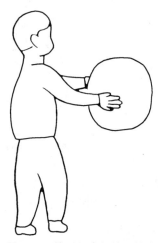

图 4-15　持重物步行护理技术

(3)注意事项:在步行护理技术中,要特别注意那些限制前进力量、姿势控制和功能适应的骨骼肌肉损伤。在步行训练过程中,患儿需要学习多种功能性活动,如从坐位到站位,要求患儿在不同环境下完成此活动,同时变换不同的治疗环境循序渐进地增强难度。此外,患儿可以学习其他更难的动作,如站起和停止、站起和步行或站起向前倾等动作,此方法可以让患儿在站起过程中调整方法以适应不同类型的外界环境。

(二)体位转移康复护理技术方法

1.翻身运动的康复护理技术　正常4~6个月的婴儿开始出现翻身行为,翻身需在具有一定的肘支撑能力、能够在俯卧位上进行体重的左右移动、出现颈矫正反应、对于身体的身体矫正反应、两栖类反应、获得躯干(体轴)回旋的能力、有翻身的欲望等条件下才能出现,翻身是婴儿重要的体位转换之一,在护理活动中,可采取以下康复护理技术帮助患儿完成翻身运动。

(1)球上翻身运动的护理技术

1)目的:球上从俯卧位翻身向侧卧位。

2)护理技术:患儿俯卧位于球上,在其身体的一侧,一手扶持患儿肩部,另一手扶持其腹部,使患儿从俯卧位转为侧卧位。然后使下侧的上肢举向头上方,上侧的上肢放于上方体侧,一边使该侧上肢外旋,另一边向下肢方向牵拉。当患儿出现头屈曲、回旋反应时,一手扶持患儿的下侧上肢,另一手扶患儿上侧上肢并将其置于患儿的体侧,同时扶持上侧骨盆部,使患儿体验侧卧位的感觉及等待反应的出现。手技操作要两侧交替进行,反应弱的一侧要多给予刺激(图4-16)。

3)注意事项:不要出现头的过度伸展。

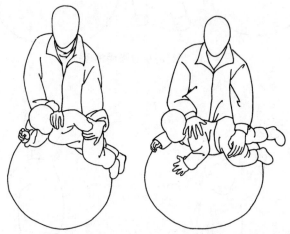

图4-16　翻身运动的护理技术(球上,从侧卧位→俯卧位)

(2)仰卧位上的护理技术

1)目的:从仰卧位向俯卧位翻身。

2)护理技术

A.方法一:促使患儿从仰卧位向俯卧位翻身,先将患儿欲翻向侧(翻转时在下方的一侧)上肢向头的方向上举,如向左侧翻身时,举左侧上肢。具体方法是在患儿欲翻向的体侧用一只手从腋窝部使上肢上举,另一手放于患儿对侧臀部,向对侧推动小儿身体,使身体产生回旋,翻身向俯卧位,如果回旋过程中头部处于伸展位时不可强迫其产生翻身运动,需先修正头部至屈曲位后再进行翻身(图4-17)。然后再诱导患儿从俯卧位向仰卧位翻身,同样先上举欲翻向侧的上肢,用一手扶持之,另一手推动患儿臀部使身体回旋,产生翻身运动。

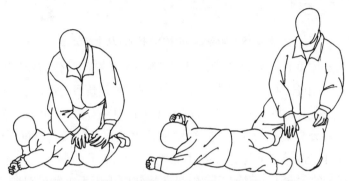

图 4-17 翻身运动的康复护理技术(床上,仰卧位→俯卧位)

B. 方法二:如果患儿有肩胛带内收的异常姿势,应操作下肢促通翻身运动。患儿仰卧位,坐于其身体一侧,将患儿两上肢上举至头上方。首先使患儿一侧下肢屈曲,身体向屈曲下肢的对侧回旋,同时向下牵拉屈曲下肢侧的上肢,身体进一步回旋至俯卧位。根据情况逐渐发力,可推动肩部与屈曲侧下肢,协助患儿翻身运动(图4-18)。

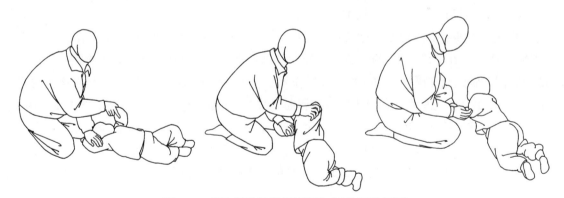

图 4-18 翻身运动的康复护理技术(从下肢促通)

如果患儿没有肩的回缩,可以从上肢开始促通,同样是先将在仰卧位上屈曲的两上肢上举,然后一侧下肢屈曲,同侧上肢向下牵拉,身体回旋,翻向俯卧位。同样注意头部不要过于伸展,若出现过伸现象,一定要修正后再翻身(图4-19)。

(3)注意事项

1)反复练习仰卧位→侧卧位→俯卧位:患儿在仰卧位上使两下肢在身体的正面屈曲,之后使之缓慢地转向侧卧位,然后压住上、下侧的下肢,等待患儿肩部的自发地回旋后转向俯卧位。

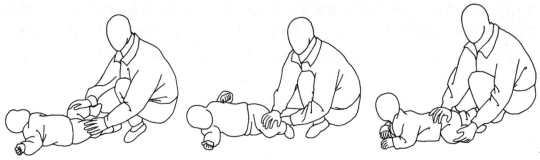

图 4-19　翻身运动的护理技术（从上肢促通）

2）诱发患儿身体重心的移动和矫正反应：诱发患儿在仰卧位与俯卧位上身体重心的移动和矫正反应，可应用各种方法，如俯卧位上，在侧前方放玩具，诱发患儿抬起一侧上肢使体重移向另一侧。或将患儿放于毛巾被中，使患儿在其中左右摇晃，重心左右移动。

3）诱发患儿对外界刺激发生反应：被动地让患儿自己触摸自己的手掌与指尖，首先在正中线上，两手在自己胸前互相触摸，然后在对角线上，患儿一侧下肢抬起，用对侧手去触摸脚。最后在螺旋线的方向上，不抬起下肢，患儿扭转躯干用手去触摸对侧的脚。目的是给皮肤以刺激，同时诱发正中位指向、躯干回旋、对外界刺激的反应等。

2. 四爬运动的康复护理技术　四点支撑位及四爬移动是小儿将身体从床上抬起抗重力的重要阶段，正常小儿大约在 7~8 个月时可取四点支撑位，其俯卧位、仰卧位乃至坐位的平衡反应已经发育成熟，在实用的四爬移动发育完成之前，小儿可以在四点支撑位上摇晃身体，练习四点支撑位的平衡。

（1）四点支撑位准备的护理技术

1）滚筒上四点支撑位的护理技术：①体位：在滚筒上四点支撑位，两上肢在滚筒前方支持体重，两下肢在滚筒后方，两侧膝关节屈曲膝部着地。②目的：在抑制下肢伸展模式或屈曲模式同时做四点支撑体位的准备。③操作手法：如前述患儿滚筒上四点支撑位，修正两肩部的异常，如果患儿髋关节有屈曲模式和屈曲姿势要予以抑制。当患儿的两上肢能支撑时，使小儿躯干前后移动。诱发四点支撑位的上肢、下肢支撑能力及体重移动，为患儿取四点支撑位做准备。操作时操作者跪坐于患儿身后，用双下肢固定患儿下肢，使患儿在四点支撑位上前后移动身体的重心，可促进稳定地支持身体的姿势（图 4-20）。

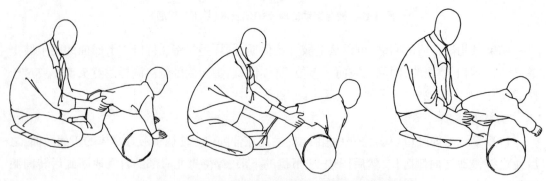

图 4-20　四点支持准备的护理技术（滚筒上四点支撑位）

2)床上四点支撑位准备的护理技术：①目的：四点支撑体位的准备，同时抑制下肢的伸展模式或屈曲模式。②护理技术：患儿在床上取四点支撑位，操作者跪于其下肢部位，使患儿两上肢外旋位支持体重，一侧下肢屈曲，另一侧下肢伸展放于操作者的大腿上。与滚筒上四点支撑位相比，因无滚筒，患儿的躯干易于伸展。要注意患儿的肩与臀部不要下垂，躯干呈伸展位后，用肘部压住躯干，防止过度伸展，两下肢交替屈曲与伸展（图4-21）。

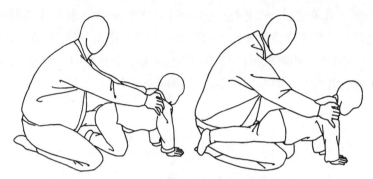

图4-21 四点支撑位准备的康复护理技术

3)床上四点支撑位的护理技术：①目的：在抑制两下肢屈曲模式或伸展模式的同时，为四点支撑位做准备。进一步向蹲位移行做准备，特别是抑制臀的伸展或屈曲。②护理技术：与上述2)的四点支撑体位准备方法相同，呈床上四点支撑体位。然后扶持伸展侧下肢，使体重负荷于屈曲侧下肢（图4-22A）。其后伸展侧下肢向前迈出（图4-22B）。之后原来屈曲侧下肢伸展，并保持外展、外旋位（图4-22C）。在不伸展躯干的同时前后移动体重。护理技术要循序渐进，患儿达不到图4-22B、C所示体位时，先在图4-22A的体位上进行促通手法，渐渐进入图4-22B、C的体位。

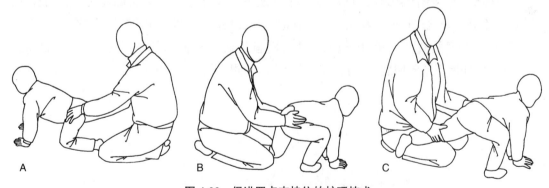

图4-22 促进四点支持位的护理技术
A.扶持伸展侧下肢，使体重负荷于屈曲侧下肢；B.伸展侧下肢向前迈出；
C.屈曲侧下肢伸展，并保持外展、外旋位

(2)促进骨盆的控制和四点支撑位平衡反应的康复护理技术

1)方法一：①体位：患儿呈四点支撑位，两下肢呈内收、外展的中间位，髋、膝关节屈曲约90°。②护理技术：在患儿下肢侧，两手从患儿腹侧支持其躯干和骨盆。从操作下肢开始诱发体重在两侧骨盆间的移动。开始时移动的幅度要小，逐渐地将活动幅度增大，最后使患儿的活动幅度达到从侧坐位向四点支撑体位之间活动。此时一定要观察肩胛带是否充分稳定以及骨盆和躯干有否适当的回旋。在手法护理中要抑制肩向前方突出,负荷体重侧上肢要伸直,特别是在身体回旋过程中,肩与手要保持一条直线与地面垂直,不能使肩在肩与手形成的垂线前方。

2)方法二:①目的:为四点支撑位平衡做准备。②护理技术:患儿取四点支撑位,操作者跪坐于其下肢旁。首先使患儿一侧下肢屈曲,用两下肢固定之,使患儿稳定(图 4-23A)。然后握持另一侧下肢使之伸展,通过使这一侧下肢外旋而使患儿体重移向屈曲侧下肢(图 4-23B)。此时一定要注意必须使患儿两上肢呈伸展状态负荷体重,负荷体重侧下肢也需髋、膝屈曲 90°。如此操作出现的反应是,躯干回旋、伸展下肢侧的上肢外展、伸展,头部也向伸展的下肢侧回旋,并屈曲。要左右交替进行(图 4-23C)。

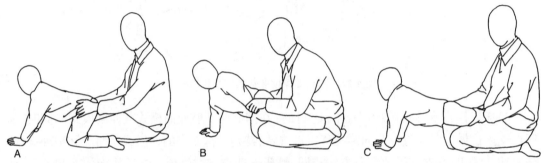

图 4-23　四点支持位平衡准备的操作方法
A.患儿一侧下肢屈曲,操作者用两下肢固定之,使患儿稳定;B.患儿体重移向屈曲侧下肢;C.左右交替进行

3)方法三:①目的:为四点支撑位平衡做准备。②护理技术:患儿与操作者体位同方法二,本护理技术主要是针对不正确的四点支撑位所进行的促进方法。不正确的四点支撑位是肩与臀部下垂,躯干伸展状态的四点支撑位,这种姿势上患儿不能正确地用上、下肢负荷体重,也不能正确地进行四爬移动。在操作时首先要使患儿能取正确四点支撑位,操作者可一手扶持患儿肩部,另一手在患儿腹部,进行对患儿躯干的叩击,使躯干的伸展位得以矫正并被动地向伸展下肢侧回旋,同时头向同侧回旋,同侧上肢外展、伸展(图 4-24)。

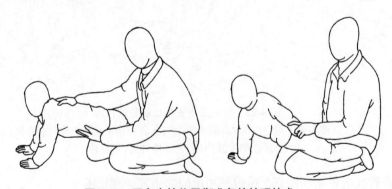

图 4-24　四点支持位平衡准备的护理技术

(3)促进四爬移动的康复护理技术

1)方法一:①目的:学习四爬移动时的体重移动。②护理技术:患儿取四点支撑位,操

作者位于其后。引导患儿上肢和下肢交替地向前方运动。首先扶持患儿肩部使一侧上肢确实地负荷体重(图4-25A),另一侧上肢从肩处开始运动至前方,然后使这侧上肢负荷体重(图4-25B)。之后使向前运动上肢一侧的下肢负荷体重,对侧下肢迈出,上、下肢呈对角线的交替向前方运动(图4-25C)。注意肩与臀不要浮起,同时要抑制躯干过度伸展。对于四爬移动的促进,不是一开始就进行本护理技术。应该首先促进从其他体位向四点支撑位转换后再回原体位,要反复进行。如伸腿坐位与四点支撑位的相互转换,俯卧位至坐位再至四点支撑位,其后进行四爬移动。如下四种体位间也要相互转换,即:伸腿坐位→←四点支撑位→←俯卧位→←伸腿坐位→←四点支撑位→←四爬移动。经过上述的体位转换训练后,方可进行促进四爬移动的训练(图4-25)。

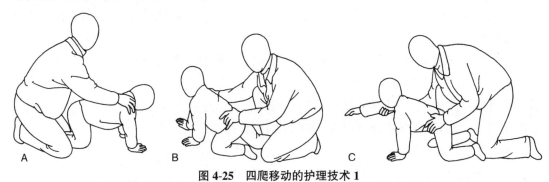

图4-25 四爬移动的护理技术1
A. 扶持患儿肩部使一侧上肢负荷体重;B. 另一侧上肢从肩处开始运动至前方,负荷体重;
C. 向前运动上肢一侧的下肢负荷体重,对侧下肢迈出,上、下肢呈对角线交替向前方运动

2)方法二:①目的:四爬移动。②护理技术:由两名操作者分别在取四点支撑位患儿的前、后方呈跪坐位。手法操作时要注意对患儿障碍相对较重的一侧进行控制。两名操作者一人在前方控制双肩,另一人在后方控制骨盆,促进四爬移动的方法同方法1(图4-26)。

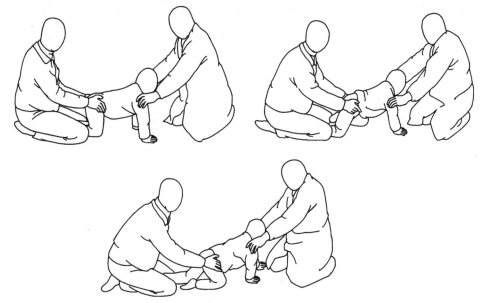

图4-26 四爬位移动的护理技术2(由两名护士操作)

3）三点支撑练习：在四点支撑位上，前方用玩具诱导患儿抬起一侧上肢，要举过肩胛骨的水平线，或者让患儿用一只手敲击玩具、投掷球等，这样还可促进躯干的回旋，两手交替进行。

（4）注意事项

1）四点爬行需要上下肢交互协调运动，在实施康复护理技术时，应注意骨盆的分离运动，避免出现兔跳样爬行。

2）四点爬行时，不仅仅上下肢的交互运动，要保证患儿头颈中线位，躯干与地面保持平行状态。

3. 步行运动的康复护理技术　正常儿童约 11~13 个月开始步行，不断重复，才能完成步行运动。在步行过程中儿童会不断转换重心，在康复护理过程中辅助重心的控制可以促进儿童步行发育。

（1）步行的康复护理技术：诱导步行的方法为数众多，都必须在认真分析、评定患儿的步行模式后，针对主要问题予以促进。

1）可独自扶物立位的儿童：患儿取立位，操作者在患儿身后站立，两手张开，手指伸展放于患儿的肩、胸部予以支持，使患儿得到确实的姿势控制。患儿身体的重心必须在立位的基底面中间，尽可能在稍稍扶持下独站，不能完全依靠在操作者的下肢上。当患儿迈步向前体重在两下肢上移动时，将患儿未负荷体重侧的肩或躯干在对角线上推向下方，促进侧方的矫正活动。同时使非负荷体重侧骨盆稍向后方回旋，体重负荷侧骨盆稍向前方回旋，然后促进负荷体重侧的下肢向前方的体重移动，并将处摆动期一侧的骨盆推向前方。随着患儿步行能力的提高，要逐渐减少对患儿的支持（图 4-27）。要注意这种护理技术常导致两侧髋关节的内旋，增强异常的步行模式，促进时要注意修正。

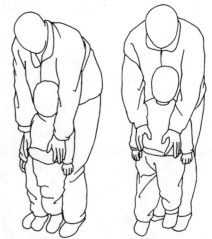

图 4-27　步行的护理技术

2）独立步行儿童：对于无须支持但是以异常模式步行的患儿或缺乏体轴回旋和体重在两下肢移动能力的患儿，可在后方跪立位两手扶持患儿两侧骨盆部位，用手的力量促进骨盆回旋及体重的移动。

（2）注意事项

1）当患儿发育至独站的阶段，尽可能地让患儿取正常姿势站立，可在其面前的桌上放玩具，其高度要适宜，以能保证患儿竖直的站立为宜。

2）多为患儿创造步行的机会，以游戏及语言诱导患儿步行，增强步行的欲望，给予步行的动机。

3）可用工具促进患儿步行，如助行器、推椅子行走等。

4）反复练习从卧位→四点支撑位→站立的姿势变换，练习抓物站起等。立位与步行的护理是儿童康复护理中的重要内容,通常步行能力也是患儿家长最关心的事情。但是对立位与步行的促进不能操之过急,如果过于强调让患儿能早日步行,往往会使立位与步行的质量受到影响。

(孔祥颖)

第二节　日常生活活动能力指导技术

一、概述

日常生活活动(activities of daily living,ADL)是指人们为维持独立日常生活而每天所必须反复进行的、最基本的、具有共性的一系列身体动作,包括自理、交流、移动、家务活动和娱乐活动等动作和技巧。

二、康复护理技术原则与目标

(一) 康复护理技术原则

1. **遵循循序渐进的原则**　为患儿制定 ADL 训练方案时,要考虑患儿的年龄因素,注意训练的趣味性,初始训练强度不宜过高,以免患儿产生抵触情绪。训练强度由小到大,时间由短到长,动作由易到难。

2. **提供良好的环境**　在医院对患儿进行 ADL 训练时,最好有一间专门的模拟家庭训练室,配备床、椅、衣柜、个人洗漱用品、坐便器、浴盆等日常生活常用设施。出院后在家庭中对患儿进行 ADL 训练时,最好选择在患儿日常生活的实际环境中进行训练,以达到事半功倍的效果。

3. **做好各项保护措施,保证患儿的安全**　训练过程中护理人员应密切观察患儿病情变化,避免因训练方法不当造成损伤或加重病情。

4. **及时解决训练过程中出现的各种问题,给予及时反馈**　训练过程中出现的任何问题,皆应引起护理人员的注意,能及时解决的问题,立刻解决,不能及时解决的问题,应做好记录,想办法解决。针对患儿的 ADL 训练,应及时给予反馈,正确的操作应给予表扬或者物质奖励,对患儿的行为进行强化。

5. **应根据患儿具体的功能状况,制定个体化的方案,因人而异**　每位患儿都是一个独立的个体,所以对患儿进行 ADL 训练设计方案时,应注意个体化差异,应针对患儿的具体情况,进行具体分析。

6. **ADL 训练应与其他训练方法相结合,以提高训练效果**　如开展穿衣训练前,应首先开展认知能力的训练,以确保患儿认识身体的部位、衣物的名称、衣物穿着的对应部位和衣物穿着的顺序,以便穿衣训练的顺利开展。

71

7. 加强对患儿家长的宣教　由于患儿存在着功能障碍,很多家长过分保护患儿,尤其是日常生活活动方面的事情,家长替代患儿做了很多,患儿被动接受,很多时候,家长对于ADL训练没有足够的认识,没有及时进行相应的训练,影响了患儿的康复,所以应加强对患儿家长的宣教。

(二) 康复护理技术目标

1. 提高自我照顾能力　通过对患儿ADL的训练,指导患儿合理使用辅助器具,提高患儿的ADL能力,发挥自身的潜能,减少对照顾者的依赖,提高自我照顾能力,力求达到最大程度的生活自理。

2. 改善躯体功能　通过ADL训练,不但可以改善患儿ADL能力,同时还可以进一步改善患儿的躯体功能。

3. 建立战胜疾病的信心　通过ADL训练的开展,有助于进一步帮助患儿建立自我康复意识,充分调动患儿主动参与性,提高患儿信心。

4. 发现康复护理问题　通过患儿在ADL训练中的表现,有助于康复护理人员发现患儿存在的护理问题,从而按照护理程序,更好地为患儿提供护理服务。

三、康复护理技术方法

(一) 进食康复护理技术

1. 方法　进食是指将食物放入口中的动作过程,包括手的抓握、上肢运送和口腔咀嚼三个环节,是肩关节、肘关节、腕关节、前臂、手等上肢功能、感知功能与口腔共同协作的结果,任何一个环节出现问题,患儿都不能正常完成进食动作。

(1)康复护理条件:患儿意识清楚,生命体征平稳,病情稳定。能产生吞咽反射、咳嗽反射。体位能够保持稳定。

(2)康复护理要点:包括选择合适的餐具、选择适宜的食物、保持正确的进食方式、选择适宜的进食体位、物品的摆放、良好的饮食习惯、及时处理进食时出现的问题。

1)选择合适的餐具:尽量避免易碎的餐具,以免损伤患儿,根据患儿的功能状态,必要时使用带有吸盘的防滑碗或防滑垫,使用盘挡防止饭菜被推出盘外。饮水时,根据患儿的情况选择双耳杯、单耳杯或者带吸管的杯子。对丧失抓握能力、协调性差或关节活动受限的患儿,可对餐具进行改良,如使用加长加粗的叉子、勺子或佩带橡皮食具持物器等协助进食。

2)选择适宜的食物:根据患儿的功能状态选择适宜的食物,尤其对于一些存在感觉过敏的患儿,尽可能从选择患儿喜欢吃的食物开始,在喜欢的食物中逐渐增加一些非颗粒状的食物,再渐渐增加食品种类。饮水时,杯中应倒入适量的温水。

3)保持正确的进食方式:根据患儿的情况,可以进行辅助进食训练,也可以进行独立进食训练。

4)选择适宜的进食体位:根据患儿的病情,患儿可以选择多种进食体位,无论哪种体位,都应遵循以下原则:患儿颜面应处于正中位,上肢对称性地置于躯干前方,躯干直立,避免脊柱过伸展,颈部与肩垂直或者稍向前屈曲,髋关节屈曲90°~100°。

5)物品的摆放:将食物及餐具放在便于取用的位置,对视觉空间失认、全盲的患儿,应将食物的摆放顺序告知患儿,偏盲患儿食物放在健侧。

6)良好的饮食习惯:进食时,不做与进食无关的活动,指导患儿进食时要充分咀嚼,对于有咀嚼障碍或吞咽障碍的患儿应先进行相关训练。

7)保持良好卫生习惯:饭后要及时漱口或刷牙。

8)及时处理进食时出现的问题:进食或者进水过程中,患儿出现了呛咳、恶心、呕吐等情况,应及时进行处理。

2. 注意事项

(1)创造良好的进食环境,保持桌面和地面的清洁。

(2)病情允许情况下,尽快鼓励患儿尽可能自己进食。

(3)患儿进食整个训练过程中,必须有人看护患儿。

(4)患儿进食后需观察患儿口中有无残存食物,必要时床旁备吸引器。

(二)穿脱衣物康复护理技术

1. 方法　穿脱衣物动作包括穿、脱上衣和裤子的基本动作,也包括穿鞋、袜子,戴帽子、手套及其他装饰品时的动作。应选用大小、松紧、薄厚适宜,易吸汗,又便于穿脱的衣、裤、鞋、袜,纽扣、拉链和鞋带使用尼龙搭扣,裤带选用松紧带等。刚开始穿衣训练时,可选择宽松、易于穿脱的衣物。

(1)康复护理条件:患儿能够保持坐位平衡,患儿具有一定协调性和准确性,具有一定理解能力。

(2)康复护理要点:以偏瘫患儿为例。

1)将衣物放在患儿能看见和易取到的地方。

2)衣物识别练习:患儿应明确身体各部位的名称,知道穿脱衣物的含义,能识别衣服的颜色、种类、用途和名称,分清衣服的上、下、左、右和里、外,激发其主动学习穿脱衣服的兴趣,然后再进行穿脱衣物训练。

3)穿、脱套头上衣:①先将患手穿上袖子并拉到肘部以上,再穿健侧衣袖,最后套头、整理;②脱衣时先将衣服脱至胸部以上,再用健手将衣服拉住,从背部将头脱出,脱健手后再脱患手。

4)穿、脱开衫上衣:先穿患侧,再穿健侧,步骤如下:①把袖子穿在患侧的手臂上,继而把衣领拉至患侧的肩上;②健手转到身后把衣服沿患肩拉至健肩;③把健侧的手臂穿入另一侧衣袖;④把衣服拉好,系好扣子。脱衣顺序与穿衣顺序相反,先脱健侧,再脱患侧。

5)穿、脱裤子:①穿裤时将患腿屈髋、屈膝放在健腿上,套上裤腿后拉到膝以上,放下患腿,全脚掌着地,健腿穿裤腿并拉到膝以上,抬臀或站起向上拉至腰部,整理系紧;②脱裤时顺序与穿裤顺序相反,先脱健侧,再脱患侧。

6)穿、脱鞋、袜:①穿鞋和袜子时先将患腿抬起放在健腿上,用健手为患足穿袜子和鞋,放下患足,双足着地,重心转移至患侧,再将健侧下肢放到患侧下肢上方,穿好健侧的鞋和袜子;②脱鞋和袜子时顺序相反。

7)必要时使用辅助用具:如纽扣牵引器、鞋拔等。

8)训练技巧:穿衣训练开始时,应让患儿从完成最后一步的动作做起,以让患儿获得某种成功感,从而提高对穿衣训练的兴趣,然后,逐渐增加所完成动作的步骤。

2. 注意事项

(1)穿脱衣服之前,应注意患儿左右侧肢体是否对称。

(2)双上肢存在功能障碍的患儿,应给予一定的协助。

(3)训练过程中,应注意患儿的情绪变化,多给予患儿积极的引导,多鼓励患儿,提高患儿兴趣,帮助患儿建立信心。

(三)排泄康复护理技术

1. 方法　排泄是指有便意、尿意,移动到卫生间去完成排泄动作。排泄是维持生命的重要过程,患儿独立完成如厕动作能满患儿的隐私和自尊的需求。排泄动作包括患儿安全顺利地完成站立位或者从轮椅到坐便器的转移、穿脱裤子、擦拭、冲洗和洗手等一系列如厕动作。

(1)康复护理条件:患儿具备膀胱、直肠的控制能力,患儿能保持身体平衡,具有一定理解能力,具备移动能力和体位转移能力,能完成一定的精细运动,卫生间符合无障碍卫生间要求。

(2)康复护理方法

1)选择适宜的坐便器:根据患儿的情况选择适宜的坐便器,必要时可对卫生间环境和坐便器进行改造,活动严重障碍的患儿可使用集尿器或使用尿布。

2)排便体位的选择:稳定适宜的体位是开展如厕训练的前提,如厕时,患儿必须控制头部和躯干,用臀部坐住,膝关节弯曲并分开,两脚平贴于地面才能独立坐于便器上。

3)训练程序:①具备移动能力的患儿行走至坐便器前;乘坐轮椅的患儿乘坐轮椅靠近坐便器,关好刹车,翻起脚踏板;②分开双脚,稳固的踏在地面上,躯干微向前倾;③转向将两腿后面靠近坐便器,松解裤带,并脱裤子到臀部以下,膝盖以上,坐到便器上排便;④便后用手使用厕纸擦拭,冲洗厕所,用手拉裤子站起后整理;⑤洗手。

4)定时排便:帮助患儿养成定时、规律排便的习惯。当患儿坐在便器上时,要让其明白坐在便器上的目的,此时,应避免同时给他玩具,减少对患儿的干扰。

2. 注意事项

(1)训练一定要循序渐进:根据患儿的功能状态,将排泄动作进行分解,逐步进行练习。

(2)保证安全:卫生间的扶手要牢固耐用,地面要保持干燥,告知患儿不能在厕所嬉戏打闹,训练时一定要有人保护。

(3)注意训练时间:每次如厕训练,不论其是否排便,坐在便器上的时间不宜过长。

(4)处理特殊问题:患儿若存在皮肤感觉过敏的情况,需在便器上垫上棉质的尿布或纸片。

(5)保护隐私:排便训练应在相对独立的空间内进行,男、女患儿应分开训练,注意保护患儿的隐私。

(四)个人卫生康复护理技术

1. **方法**　清洁是人的基本需要之一,全身皮肤和黏膜的清洁,对于疾病的预防,患儿的精神状态都是十分重要的。个人卫生包括洗手、刷牙、洗脸、梳头、沐浴及修剪指甲等。

(1)康复护理条件:患儿病情稳定,患儿能保持坐位平衡,有一定的转移能力,浴室温度适宜,设施安全。

(2)康复护理要点:包括洗手、刷牙、洗脸、独立洗澡。

1)洗手:先卷好衣袖,打开水龙头放水,患儿用水冲洗双手,涂抹香皂,先搓手心手背再搓手指,冲水洗净双手,打开毛巾擦干。告知患儿"饭前、便后要洗手"。

2)刷牙:借助身体将牙膏固定(如用膝夹住),用健手将盖旋开,刷牙由健手完成;还可采用辅助具协助进行,如环套套在手掌上,将牙刷插入套内使用。

3)洗脸:根据患儿年龄和病情可以选择不同的方式:①用湿毛巾洗脸:患儿卷起衣袖,拿毛巾浸入水中,拧干一些,把毛巾打开洗脸、手背、脖子直到洗干净,用香皂搓洗毛巾后拧干放回原来的位置;②患儿卷起衣袖,用手掌心合拢捧起少许清水打湿脸部,脖子,耳朵,涂上少许香皂,患儿用双手手指轻搓 2 分钟左右,用清水洗净,取干毛巾擦干面部,使用后将毛巾放回原来的位置。

4)独立洗澡:对于平衡能力和手功能尚可的患儿,可让其自己练习洗浴,从安全和提供方便的角度考虑,可在浴盆周围安装扶手及特殊装置。患儿洗澡时可用毛巾擦洗或用长柄的海绵刷协助擦洗背部和身体的远端。

2. **注意事项**

(1)浴室温度 26~28℃,洗澡水温一般在 38~42℃。

(2)患儿洗浴时一定要有人看护,出入浴室时应穿防滑的拖鞋。

(3)沐浴应在患儿进食后 1 小时进行。患儿洗澡的时间不宜过长,浴盆内的水不宜过满。

(4)根据患儿的情况,可以对牙刷、浴盆等物品进行改造,以方便患儿使用。

(5)洗澡过程中应注意纠正患儿的异常姿势。

(五)其他相关康复护理技术

ADL 康复护理技术,除上述训练外,还包括很多其他日常生活活动,如姿势保持、步行、体位转移、社交与学习能力、使用交通工具能力等训练指导。患儿因病会出现各种各样的功能障碍,在对患儿进行 ADL 训练时,一定要根据患儿的具体情况,要充分考虑患儿的年龄、病情、智力水平、学习意愿、现有的功能情况等因素,设计切实可行的训练计划,且各项 ADL 训练中,往往包含着多种动作和能力,需要将每一个训练任务进行细化、分解,护理人员在训练中应考虑患儿爱玩的天性,将游戏疗法与 ADL 训练进行结合,提高患儿的学习兴趣,保证训练的效果。

（历　虹,张静怡）

第三节　呼吸功能训练与排痰技术

一、概述

呼吸功能（respiratory function）是指机体通气和换气的能力。通气功能指通过呼吸使空气进入肺泡，然后再排出体外；换气功能指通过肺泡壁的毛细血管二氧化碳弥散进入肺泡，然后随呼气排出，同时将氧气吸收进入血管，与血红蛋白结合，运输到组织进行代谢。

呼吸功能训练是指通过各种训练增强肺通气功能，提高呼吸肌功能，纠正病理性呼吸模式，促进痰液排出；改善肺换气功能，通过肺与毛细血管气体交换来促进血液循环和组织换气，提高日常生活活动能力和社会交往能力。

二、康复护理技术原则与目标

（一）康复护理技术原则

1. **个体化原则**　为患儿制定呼吸功能训练时，要充分考虑到患儿的年龄、呼吸能力、理解力等因素，制定每个患儿不同训练程度的技术参数。

2. **循序渐进的原则**　制定训练方案时，初始训练强度不宜过高，训练强度由小到大、由易到难，训练时间由短到长，防止患儿产生抵触情绪。

3. **提供良好的环境**　呼吸训练时，要注意周围环境，应选择空间适宜且安静区域，避免周围环境嘈杂，干扰患儿注意力，或使其受到惊吓。

4. **安全原则**　在训练过程中，要随时观察儿童呼吸情况，是否有呼吸短促现象发生，是否有身体不适感等，避免因训练而造成损伤或病情加重，因患儿年龄较小，故此项工作尤为重要。训练过程中出现的任何问题，都应立刻解决，如遇到不能及时解决的问题，应迅速与主管医师沟通进行治疗或转运上级医疗机构，并做好相应记录。

5. **加强宣教工作**　呼吸功能是人体各项功能中的重要一部分，呼吸会影响患儿的身体发育，也会对患儿身心造成一定的影响，所以应加强对患儿家长的宣教，让家长能够在日常生活中重视患儿的呼吸功能。

（二）康复护理技术目标

1. **改善呼吸功能**　通过对患儿进行呼吸功能训练，指导患儿合理使用呼吸训练器，提高患儿的呼吸功能。有效的呼吸也可以使患儿提高运动能力。

2. **改善躯体功能**　通过呼吸训练，可以改善患儿吸气肌、呼气肌的功能，可以改善患儿躯干异常姿势、增加躯干的稳定性等。

3. **提高患儿的自信心**　通过呼吸训练，可以进一步提高患儿战胜疾病的自信心，建立自我康复意识，能够充分调动患儿参与日常生活的主动性，能让患儿积极乐观面对生活。

4. 发现康复护理问题　通过患儿在进行呼吸功能训练中的表现,能够发现患儿存在的护理问题,遵从循证医学指导,更好地为患儿提供优质护理服务。

三、康复护理技术

(一)膈肌呼吸训练,重建腹式呼吸模式

膈肌呼吸也叫做腹式呼吸,膈肌在同期中起到重要作用。健康的新生儿及婴幼儿呼吸模式均为腹式呼吸。随着年龄的增长,身体的发育,胸式呼吸逐渐变为日常呼吸模式,且膈肌能力减弱。

1. 放松训练　①前倾依靠位:患儿坐于桌前或床前,桌上或床上置叠好的棉被或一个枕头,患儿两前臂置于棉被或枕头下以固定肩带并放松肩带肌群,头靠于被上或枕上放松颈肌,前倾位还可以降低腹肌张力,使腹肌在吸气时容易隆起,增加胃压,使膈肌更好收缩,从而有助于腹式呼吸模式的建立。②前倾站位:自由站立、两手放松置于身体两侧,同时身体稍前倾以放松腹肌,也可前倾站立、两手支撑于前方的低桌子上以固定肩胛带,此体位不仅起到放松肩部和腹部肌群的作用,而且是腹式呼吸的有利体位。③椅后依靠位:患儿坐于非常柔软舒适的有扶手的椅子或沙发上,头稍后靠于椅背或沙发背上,完全放松坐 5~10 分钟。

(1)康复护理条件:患儿意识清楚,生命体征平稳,病情稳定,体位能够保持稳定。

(2)康复护理要点

1)选择适合的棉被或枕头:棉被或枕头选取的厚度不应高于患儿的躯干长度,宽度不应小于患儿两肩的宽度,质地柔软,可以充分地对颈部肩部肌群放松。

2)选择适合的体位进行放松训练:通过尝试不同的体位,选取患儿最舒适的体位进行放松训练。

3)建立良好的呼吸模式:通过放松训练,让患儿充分感受到呼吸的顺畅,消除紧张感及肌紧张,对患儿的良好心情起到促进作用。

4)及时处理放松训练时出现的问题:放松训练极少情况下出现身体不适,如发生不适状况,及时与主管医师沟通处理。

2. 注意事项

(1)良好的室内环境,防止突然发出声音,受到惊吓。

(2)患儿进行呼吸训练过程中,应选取最适体位,防止发生倾倒,或立位训练过程中体力不支。

(二)呼吸肌练习

缓解患儿呼吸困难症状,改善呼吸肌的肌力和耐力过程称为呼吸肌训练,强调吸气肌的训练。用于治疗各种患儿急性或慢性肺疾病,主要针对吸气肌无力、萎缩,特别是横膈及肋间外肌。

1. 吸气阻力训练　患儿经手握式阻力训练器吸气,可以改善吸气肌的肌力及耐力,减少吸气肌的疲劳。吸气阻力训练器有各种不同直径的管子供吸气时气流的阻力,气道管径越窄则阻力越大。在患者可接受的前提下,通过调节吸气管口径,将吸气阻力增大,吸气阻

力每周逐步递增。

(1)康复护理条件:患儿意识清楚,病情平稳,具备一定的理解能力。

(2)康复护理要点

1)进行训练之前,康复护理人员要提前为患儿演示并讲解使用方法。

2)患儿具备抓握能力,如不具备抓握能力,可辅助状态下进行,患儿保持放松体位下进行。

3)进行数据的记录,开始训练时间每次 3~5 分钟,每天 3~5 次,以后训练时间可增加至每次 10~15 分钟,以增加吸气肌耐力。

2. 呼气训练

(1)腹肌训练:腹肌是最主要的呼气肌。呼吸功能障碍的患儿常有腹肌无力,使腹腔失去有效的压力,从而减少膈肌的支托及减少外展下胸廓的能力。

1)康复护理条件:患儿意识清楚,具备理解能力并且病情平稳,能够主动配合完成此项训练。

2)康复护理要点:①训练时患儿应采取仰卧位,上腹部放置 0.5~1kg 的沙袋做挺腹训练(腹部吸气时隆起,呼气时凹陷),沙袋重量的选择必须以不妨碍膈肌活动及上腹部鼓起为宜。②采取循序渐进的原则,当患儿在上述重量的沙袋完成较容易时,可适当增加难度,逐步增加沙袋重量,每次增加 0.5kg,上限不超过 10kg,每次腹肌训练 5 分钟。也可仰卧位膝关节伸直,双下肢和躯干同时上抬,保持数秒以增强腹肌力量。

(2)吹蜡烛法:将点燃的蜡烛放在面前,吸气后将口唇缩小,用力吹蜡烛,使蜡烛火焰飘动。

1)康复护理条件:患儿意识清楚,具备理解能力,能够主动配合。

2)康复护理要点:①进行训练之前,康复护理人员要提前为患儿演示并讲解训练方法。②患儿取坐位,保持躯干直立,身体放松,不可前后摇晃,点燃的蜡烛应与患儿保持一定安全距离,防止发生烫伤。③每次训练 3~5 分钟,休息数分钟,再反复进行,以患儿不感到疲劳为宜。蜡烛与口距离从 10cm、15cm、20cm 开始。每 1~2 天将蜡烛与口的距离加大,直到距离增加到 70~80cm。

(3)吹瓶法:用两个有刻度的玻璃瓶,瓶的容积为 1 000ml,各装入 500ml 水。将两个瓶用胶管或玻璃管连接,在其中的一个瓶插入吹气用的玻璃管或胶管,另一个瓶再插入一个排气管。

1)康复护理条件:患儿意识清楚,病情平稳,能够保持身体的稳定性,具备一定的理解能力,能够主动配合。

2)康复护理要点:①进行训练之前,康复护理人员要提前为患儿演示并讲解训练方法。②患儿取坐位,保持躯干直立,身体放松,不可前后摇晃,嘱其不可咬住吹气管。③训练时用吹气管吹气,使另一个瓶的液面提高 30mm 左右。休息片刻可反复进行。通过液面提高的程度作为呼气阻力的标志。每天可以逐渐增加训练时的呼气阻力,直到达到满意的程度为止。

3. 注意事项

(1)采用患儿感觉最为舒适的体位。

(2)注意患儿的呼吸类型、有无疼痛等。

(3)注意患儿的紧张程度等。

(三) 缩唇式呼吸

缩唇呼吸:是指用鼻子吸气,呼气时缩唇,边发"呋——"音,边缓慢地将气体呼出的方法。

1. 康复护理条件　患儿意识清楚,病情平稳,具备理解能力,能够听从指令。

2. 康复护理要点

(1)进行训练之前,康复护理人员要提前为患儿演示并讲解训练方法。

(2)患儿取坐位,保持躯干直立,身体放松,不可前后摇晃。

(3)吸气与呼气的比例从 1:2 开始,通过训练达到 1:3~5,每分钟呼吸数十次的目标。

(4)增加每次通气量,减慢呼吸频率和分钟通气量。

(5)缩唇呼吸的练习方法包括用手感觉呼出的气体、吹乒乓球等。

3. 注意事项

(1)进行呼吸肌训练时应为患儿做好演示工作,并耐心讲解。

(2)训练时遵循循序渐进原则:根据患儿的临床表现,适当的提高难度。

(3)患儿进行训练过程中,应选取最适体位。

(四) 有氧运动

有氧运动是人们在日常生活中最基本的运动形式,有氧能力是人们运动能力的基本表现。有氧训练是指中等强度的大肌群节律性、持续一定时间的、动力性、周期性运动,以提高机体氧化代谢能力的训练方法。有氧运动依靠糖原、脂肪分解代谢来供能。通过反复进行的以有氧代谢为主的运动,产生肌肉和心血管适应,提高全身耐力性运动能力和心肺功能,改善机体代谢。散步、慢跑、游泳等有氧运动均可改善呼吸功能。因本书针对儿童康复护理,故此介绍呼吸棒操训练。

1. 康复护理条件　患儿意识清楚,病情平稳,有抓握功能,且有良好的坐位平衡功能,具备理解能力,能够听从指令。

2. 康复护理要点

(1)进行训练之前,康复护理人员要提前为患儿演示并讲解训练方法。

(2)患儿取坐位,使用直径 1~2cm 的体操棒进行牵伸体操训练,应用于指导患者进行自主锻炼。

(3)动作由吸气时屈臂挺胸以及呼气时侧方旋转、举臂侧屈、躯干前倾 4 种动作构成。

(4)循序渐进,每个动作进行每组 3~5 次,每天 2 组。

3. 注意事项

(1)训练时,患儿应主动配合动作,缓慢地进行用鼻吸气用口呼气。

(2)注意不要引起肌肉和关节的疼痛。

(五)排痰技术

排痰法是指去除呼吸道中分泌物的方法,排痰技术包括利用重力进行体位引流、呼气辅助、咳出等环节,是呼吸康复中最常用的治疗技术之一。其目的是为了去除潴留的分泌物以净化呼吸道,减轻气体在呼吸道中的流通阻碍以改善肺通气,减少细菌的繁殖等。新生儿由于纤毛功能不全、咳嗽反射弱化、呼吸能力弱等解剖生理学特性,易造成气道内分泌物潴留,堵塞气道,再加上呼吸中枢发育未成熟,易发生呼吸困难。新生儿代谢活跃,需氧量大,单位体重耗氧约是成人的两倍。根据以上特点,施行呼吸的康复护理可以维持气道的通畅,促进分泌物的排出,改善肺不张区域的再膨胀。

1. 体位排痰法 由于新生儿头部较大,颈部稳定能力差,易发生过屈曲或过伸展,为了确保其气道通畅,可以将患儿头转向一侧,保持侧卧位,与仰卧位、俯卧位相比,可以改善呼吸状态,保持安定,减少哭闹。

(1)康复护理条件:患儿意识清楚,病情平稳。

(2)康复护理要点

1)体位排痰法是利用重力促进痰排出的一种方法,在新生儿期可以采用头低 10°~20° 位。

2)康复护理人员首先通过听诊器确认痰的部位,采用一定体位,对患儿进行轻叩法和震动法,持续 2~3 分钟。

(3)注意事项

1)体位排痰叩击时,康复护理人员应遵循"由外到内、由下到上"的叩击顺序,对患儿进行叩击,同时手法应较轻柔。

2)体位排痰震动时,如患儿耐受力较高,可采用震动器进行震动,设定较小功率,时刻观察患儿表情变化,发生不适时,应立即停止震动。

2. 呼吸借助法 呼吸借助法主要是顺应胸廓的活动。有利于气体交换,改善肺不张,促进分泌物的排出,从而改善呼吸功能,增强胸廓的弹性。

(1)康复护理条件:患儿意识清楚,病情平稳。

(2)康复护理要点

1)患儿呼气时,康复护理人员对胸廓进行徒手压迫,增大呼气量。

2)患儿吸气时,康复护理人员使胸廓扩张量增加,增大换气量。

(3)注意事项

1)患儿应在情绪平稳状态下进行,防止哭闹。

2)康复护理人员徒手压迫时,注意力度,防止对患儿造成损伤。

3. 咳嗽训练 咳嗽是呼吸系统的防御功能之一。有效的咳嗽可以帮助排出呼吸道的阻塞物并保持肺部清洁,是呼吸功能训练的重要组成部分。无效的咳嗽会增加患者的痛苦和消耗体力,并且不能维持呼吸道通畅。正常的咳嗽包括一系列动作,如深呼吸、声门关闭、腹肌收缩等,其中任何一个步骤出现问题都有可能降低咳嗽效率,因此应当教会患儿正确的咳嗽方法,以促进分泌物排出,减少反复感染的机会。

(1)康复护理条件:患儿意识清楚,病情平稳,能够听从康复护理人员的指令。

(2)康复护理要点

1)进行训练之前,康复护理人员要提前为患儿演示并讲解训练方法。

2)告诉患儿深吸气,以达到必要的吸气容量。

3)患儿吸气后要有短暂的闭气,以使气体在肺内得到最大的分布。同时,气管至肺泡的驱动压尽可能保持持久。当一个最大的空气容量超过气流阻力,就能形成有效咳嗽。

4)让患儿屏气(关闭声门),当气体分布达到最大范围后,再紧闭声门,以进一步增加气道中的压力。

5)增加胸膜腔内压,这是在呼气时产生高速气流的重要措施。肺泡内压和大气压之间的差越大,在呼气时所产生的气流速度越快。

6)当肺泡内压力明显增高时,让患儿发"K"的声音(声门开放),突然将声门打开,即可形成由肺内冲出的高速气流。这样高速的气流可使分泌物移动,分泌物越稀,纤毛移动程度越大,痰液越容易随咳嗽排出体外。

(3)注意事项

1)咳嗽训练过程中,康复护理人员应不断地用自己示范去引导患儿,同患儿一起去做咳嗽训练。

2)如患儿腹肌无力,则可采取手法协助咳嗽。手法压迫腹部可协助产生较大的腹内压,从而帮助患儿进行强有力的咳嗽。压迫的手法采用一只手掌部置于患儿剑突远端的上腹区,当患儿尽可能深吸气后,要在咳嗽时给予向内、向上压迫腹部,将横膈往上推。

3)避免阵发性咳嗽,如有脑血管破裂或血管瘤病史者应避免用力咳嗽,最好使用多次的哈气来排除分泌物。

(潘　玮,李　鑫)

第四节　吞咽障碍康复护理技术

一、概述

吞咽(swallowing)是人类最复杂的行为之一。咀嚼与吞咽过程至少需要 6 对脑神经,第 1~3 颈神经节段和口、咽及食管的 26 块肌肉参与。吞咽障碍(dysphagia,deglutition disorders,swallowing disorders)是指由于下颌、双唇、舌、软腭、咽喉、食管括约肌及食管功能受损,不能安全有效地将食物由口腔送到胃内取得足够营养和水分的现象。主要表现为液体或固体食物进入口腔,吞下过程发生障碍或吞下时发生哽咽、呛咳,导致口臭、流涎、反复肺部感染、吸入性肺炎、营养不良、脱水等,严重危及生命。

二、康复护理技术原则与目标

(一) 康复护理技术原则

1. **遵循循序渐进的原则**　根据患儿的具体情况,为患儿制定摄食训练方案时,注重训练的趣味性,初始训练强度不宜过高,以免患儿产生抵触情绪,训练的强度由小到大,动作由易到难。

2. **提供良好的环境**　为患儿提供安静、舒适的进食环境在喂养过程中起重要作用。

3. **以"安全第一,预防为主"为首要原则**　务必保证每位患儿住院期间的安全问题。患儿进食期间中护理人员应加强巡视,并做好喂食水的健康指导。喂食期间应注意避免患儿发生呛咳而误吸。

4. **根据患儿具体的功能状况,制定个体化方案**　每一个患儿都是一个独立的个体,所以对患儿进行训练方案设计时,应注意个体化差异,对患儿的具体情况,进行具体分析。

5. **及时解决训练过程中出现的各种问题,给予及时反馈**　训练过程中出现的任何问题,皆应引起护理人员的注意,能解决的问题,要及时解决,不能解决的问题,应作好记录。患儿在训练过程中的情况,应给予及时反馈。多鼓励患儿,给予表扬和奖励,并对患儿行为进行强化。

6. **重视患儿心理护理**　患儿随着年龄的增长容易产生抑郁、焦虑、易激动和情绪波动等心理问题。针对患儿的心理特点,采取相应的心理康复护理措施,帮助他们克服心理问题。鼓励他们主动参与训练,最大程度地适应生活,回归社会。

7. **加强对患儿家长宣教和心理护理**　由于患儿存在着功能障碍,很多家长过分保护患儿,对患儿的自身问题及吞咽摄食训练没有足够的认识,缺乏对患儿的相应训练及安抚鼓励,过多的替代剥夺了患儿自身体验和经验,抑制患儿关键技能的发展,影响康复。因此应对患儿家长进行指导和宣教,把握患儿及家长的心理状态,不失时机地进行心理疏导,消除患儿家长的悲观情绪和焦虑心理,树立家属对患儿康复的信心和决心。

(二) 康复护理技术目标

1. 提高日常生活自理能力。

2. 增强患儿战胜疾病的自信,积极康复,持之以恒。

3. 改善躯体功能。

4. 提高适应社会的能力使之能重返社会,实现平等享有权利,参与、分享社会和经济发展成果。

三、康复护理技术方法

(一) 口咽功能训练康复护理技术

1. **基础训练**　是针对摄食、吞咽活动有关的器官所进行的功能训练。包括口腔器官运动训练、口腔感觉刺激、吮吸训练等。

(1)姿势矫正和放松

1)健康宣教:培养患儿坐位时骨盆体位控制的自我意识,减少腰椎和胸椎后凸畸形。

2)头、颈、肩部放松训练:头部和躯干的过度紧张会妨碍舌及口腔周围肌肉的运动,降低舌咽的控制能力及咳出误咽物的能力。头部屈伸运动、颈部放松训练、肩部交互运动,每次5分钟,每天2次,能够改善胸廓紧张的现象,增强呼吸肌群间协调性。

(2)口腔感觉刺激

1)口周及口腔按摩:①上唇肌群用拇指指腹顺时针方向按揉迎香、水沟、地仓穴,每穴约100次左右,然后按揉上唇肌肉2~3分钟,每天2次;②下唇肌群用双中指或示指,以上述方法按揉下关、翳风、颊车、承浆穴,并以示指、中指腹缓慢揉按面颊部和下唇肌2~3分钟,每天2次;③按揉喉部廉泉穴,并以中示指腹按揉颈部喉结旁及下颌部舌底肌肉,并轻度按压上唇引起下唇上抬,使唇闭合,每天2次。轻叩击下颌及拍打两颊部、颈部,放松肌肉,每次10分钟,每天1~2次。④操作者左手托患儿下颌,固定其面部,用右手示指指腹快速按压患儿上唇内唇系带前庭沟附近(即门牙处,此区域为上下牙床最敏感的部位)1次,后用示指指腹由上颌骨颊侧从近向远中滑行(同法左右侧交替),后返回用示指指腹快速按压人中沟下方处近门齿孔周围1次,然后用示指指腹从上颌骨腭侧由近中向远中沿着牙槽骨组织面滑行(同法左右侧交替);用同样方法按摩下颌骨颊侧及腭侧;将示指指腹由上滑下U型按摩患儿口腔内左、右颊肌各3次。必要时用按摩牙刷蘸冰水或醋水(温水20ml+白醋2ml)与白糖水(50℃温开水20ml+白糖10g)交替刺激婴儿上、下牙槽骨及舌、两侧颊黏膜。

2)简易气脉冲感觉刺激:快速按压气囊,释放气脉冲刺激舌根部、咽后壁、腭舌弓等部位周围,每秒3~4次,刺激60秒,间歇60秒,每个部位做3~5组,同时指导患儿在引出吞咽动作或送气后做主动吞咽动作,每天1~3次,每次5~8分钟。

3)温度刺激:用头部包裹着棉花的小竹棍蘸取冷水刺激患儿的咽、舌根、腭,然后嘱其做吞咽动作。每天训练1次,每次20分钟可帮助减少唾液腺的分泌,增加口腔内的敏感度,使吞咽反射容易发生。

(3)口腔运动训练

1)唇部运动:让患儿咧嘴、微笑、吹蜡烛,放松唇部肌肉。

2)舌部运动:操作者用示指指腹或按摩牙刷横行、竖行,由口腔里向外方向按摩患儿舌体前1/3部分各4次,后用示指指腹或按摩牙刷按摩患儿舌体边缘(从左侧至右侧或右侧到左侧均可)4次,再用示指或按摩牙刷将患儿舌体由左侧推向右侧固定2~3秒,同法示指将舌体由右侧推向左侧固定2~3秒,最后用示指指腹将舌尖向上固定2~3秒后朝舌根方向轻推2次。

3)颊肌运动:①嘱患儿作微笑或皱眉动作,张口后闭合,然后鼓腮,使双颊部充满气体后轻轻吐气。每组3次,每天3组。②嘱患儿洗净手后作吮手指动作,进行收缩颊部、口周肌肉运动。③护士活动患儿下颌,使患儿被动作唇闭合动作,每天3次。

4)下颌运动:患儿尽量张口,然后松弛下颌向两侧运动练习(患儿不能进行主动训练时,可由康复治疗师进行被动训练),指导患儿做开闭颌关节5~10次,休息2分钟后,再分别进行笑、吹气、鼓腮、嗑牙动作训练,每一训练要指导患儿保持唇的位置 5 秒,然后复原,重复上述动作。每次 5 分钟,每天 3 次。

5)咀嚼训练:护士用右手示指轻柔地按压患儿下颌骨部位,将示指及中指放置于下颌骨处,以向上的力道进行推送,保证下颌骨能实现上下运动 2 次,从而使患儿出现被动咀嚼运动,每次 10 分钟。

6)吞咽训练:左手拖住患儿后脑,分别用右手中指、大拇指及示指固定患儿颏下、下唇和下颏间、下颌关节部位,实施合并上下颌骨的操作,对其吞咽功能进行诱导,有助于锻炼吞咽肌群。

(4)吸吮力训练:对于唇颊控制能力差、不会吸吮奶嘴的患儿,用经过处理后的棉签蘸水或奶汁放置于唇角或上下口唇中部,喂养者口中发出"啧啧"声地挤出棉球上的水或奶汁,可诱导患儿吸吮动作出现;在吸吮过程,喂养者用手指向内挤压患儿颊部,提高其吸吮能力。

2. 摄食训练 又称为直接训练,患儿吞咽反射恢复后,才可施行摄食训练。适用于意识清楚,全身状态稳定,能产生吞咽反射,并可随意咳嗽者。

(1)进食环境:为儿童提供安静、安全的进食环境,尽量由一名家长主导进食过程,减少外界干扰。

(2)食物的选择:食物形态根据患儿吞咽障碍的程度及阶段,本着先易后难的原则,按照糊状→软食→固体食物→正常饮食进行选择。首选糊状食物,能满足刺激触、压觉和唾液分泌,更易吞咽。食物的内容必须适合口腔器官的发育:液体食物需要患儿口唇能够闭合,将食物保持于口腔内;半固体食物依赖患儿舌的运动功能;固体食物的选择则取决于患儿门牙咀嚼及吞入能力。

(3)姿势与体位

1)神经功能障碍儿童大多数会出现姿势异常,因此需要在喂养的开始阶段注意保持正确的体位。患儿坐于护士腿上,头部稳定在身体正中位置向前微倾,降低颈部的紧张性,背部伸直,双侧肩关节内收,髋关节屈曲 90°~100°,膝关节屈曲,保持坐位稳定,食物来源于身体前方。患儿不要取仰卧位或使其头颈部过度伸展,否则会使吸吮及吞咽更加困难,容易引起窒息。

2)唇腭裂患儿可以采取支撑坐姿,但腭裂、小颌畸形、下颌发育不全、舌后坠或气管软化等可能导致呼吸道阻塞的患儿进食体位应当采用俯卧位或头高侧卧位,但进食时间应当相应缩短至 15~20 分钟或者更短。若患儿伴有胃食管反流,则左侧卧位进食是预防反流的最佳体位。

3)进食的体位还因年龄、病情和食物的性状而异,如小年龄患儿进食糊状和软食训练时宜采取抱姿;能够独立进食的患儿可以适当抬高桌面,促使患儿躯干保持伸直状态。

(4)训练方法:通过进食中送入、咀嚼、吞咽等各过程进行进食功能训练,包括上肢功能训练、头控制训练、使用进食辅助用具等综合训练手法。通常对吞咽器官的训练包括:

1)先进行口、鼻分离训练(训练方法同构音障碍的治疗)。

2)口腔脱敏训练:对于高敏感型口腔功能障碍者以及残存口腔原始反射者要先进行口

腔功能训练,使口腔脱敏,抑制原始反射。

3)口唇闭合训练:当患儿口唇闭合不良时,可用压舌板伸入患儿的口腔内稍加压力;当向外拉压舌板时,患儿出现闭唇动作,要防止压舌板被拉出。另外还可以采用以下方法促进口唇闭合:①冰块刺激法:用冰块在口唇或口唇周围进行摩擦,用冷刺激促进口唇闭合和张口的连续动作;②毛刷法:用软毛刷在口唇及口唇周围快速地以每秒 5 次的速度刺激局部皮肤,也可以起到闭唇的作用;③拍打下颌法:用手拍打下颌及下颌关节附近的皮肤,可促进口唇闭合。

4)进食训练:①进食前后可以用清水漱口或饮少量温水以清洁口腔,减少口中分泌物或异物。吞咽障碍患儿口腔咽部感觉反射差,进食后残留在口腔及咽部的食物不易清除干净,容易随呼吸进入呼吸道,导致进食后潜在的肺部感染;患儿正处于发育期,不注意口腔卫生,容易造成牙齿的损害进一步影响进食功能。因此,进食后口腔与咽部的清洁对于吞咽障碍患者预防肺部感染是一项重要措施。②对于年龄较小且不能主动进食的患儿,进食时宜将食物放在健侧舌后部或健侧颊部,用拇指、示指和中指顶住下唇和下颌,使食物不能流出,帮助患儿完成吞咽的动作。③能够主动进食的患儿应当根据患儿上肢功能状态选择适当的辅助餐具,既要注意安全,又要达到最大的训练效果。④在患儿进食时使用适当的语言、手势、身体姿势等提示,以促进患儿的吞咽,减少吸入的危险。另外,在吞咽时要注意防止误吸。⑤进行交互吞咽:进食后饮少量的水,刺激诱发吞咽反应,并去除咽部残留食物。

5)一口量的选择:进食时选择大小合适的一口量,防止食物从口中漏出或刺激不足,并且注意避免出现误吸、误咽现象。一口量包括调整进食的一口量和控制速度的一口量,即最适于吞咽的每次摄食入口量,正常人约为 20ml。一般先以少量试之(3~4ml),然后酌情增加,如 3ml、5ml、10ml。吞咽障碍的儿童先以少量流质食物试之(1~2ml),并根据患儿自身情况参考成人建议一口量的大小酌情增加。

6)进食速度的控制:调整合适的进食速度,前一口吞咽完成后再进行下一口,避免两次食物重叠入口。以较正常同龄儿童缓慢的进食速度进行摄食、咀嚼和吞咽。此方法由患儿家长于每天进食三餐时进行训练。

7)进食时间:以 30~40 分钟为宜,哭闹、咳嗽、气促时停止进食,以免发生呛咳和误吸,护士指导家长在发生呛咳和误吸时的处理方法,必要时及时求助。

(5)正确处理呛咳:呛咳是吞咽障碍的基本特征,出现呛咳时,立即扶托患儿弯腰低头,使下颌靠近胸前,在患儿肩胛骨之间快速连续拍打,迫使食物残渣咳出;或者站在患儿背后,将手臂绕过胸廓下双手指交叉,对横膈施加一个向上猛拉的力量,由此产生的一股气流经过会厌,而使阻塞物咳出。

(6)其他:神经肌肉电刺激和针灸、推拿配合常规吞咽康复训练等。

(二)注意事项

康复团队协作,对于吞咽困难的患儿来说是最好的治疗方法。护士作为团队成员之一,首诊时应实行初步筛查,除此之外,还需仔细、持续的观察患儿每次进食的情况,以及为患儿提供直接训练,防止渗漏和误吸,使患儿安全进食。

1. 进行康复训练前,应先评估患儿的精神状态,生命体征是否稳定,吞咽反射是否存在。

2. 进行口腔按摩时先从口腔外再到口腔内,从不敏感部位到敏感部位。

3. 按摩时需注意当患儿身体不适,如有发热、鹅口疮、呼吸道感染、腹泻时暂停,待其身体康复后可继续进行。操作前,操作者需修剪指甲至平整,以免损伤患儿的口腔黏膜;按摩宜餐前进行,以免因患儿哭闹或刺激舌根部,引起呕吐;操作者动作要轻柔,避免损伤患儿口腔黏膜。

4. 培养良好的进食习惯至关重要,最好定时、定量,能坐位进食不要躺着,能在餐桌旁进食不要在床边进食。

5. 喂养时要有耐心,对于吞咽障碍、咳嗽反射较弱者,不能勉强喂食,以防食物或口鼻分泌物进入气管,发生吸入性肺炎。

6. 对流涎患儿,避免用力擦口水,以免减低唇部敏感度,可用毛巾轻拍咽部,增强吞咽意识。用勺饮水时,将杯边放在患儿下唇上,勿放牙边,以防咬杯。喂食中引导患儿重复识记摄食、咀嚼、吞咽等一系列吞咽动作,充分发挥主观能动性,促进运动传导通路的建立。

7. 患儿进食时不要与患儿逗笑,以免呛咳。每次吞咽后,应嘱患儿做几次空吞咽,然后再进食。喂食后应检查患儿咽部有无食物残存,并保持坐立位 30 分钟以上,避免翻身,防止咽部食物残留或进食后反流造成误吸。

8. 可根据儿童功能程度进行呼吸训练与咳嗽训练,协调呼吸与吞咽,强化喉部闭锁能力,防止误咽与吸入。

（郭　津）

第五节　神经源性膀胱、直肠康复护理技术

一、神经源性膀胱康复护理技术

(一) 概述

神经源性膀胱(neurogenic bladder,NB)是由于神经控制机制出现紊乱而导致的下尿路功能障碍,通常需在存有神经病变的前提下才能诊断。根据神经病变的程度及部位的不同,神经源性膀胱有不同的临床表现。此外,神经源性膀胱可引起多种并发症,最严重的是上尿路损害、肾衰竭。神经源性膀胱的临床表现和长期并发症往往不相关,因此,早期诊断并对发生后续并发症的风险进行早期评估与预防具有非常重要的意义。

神经源性膀胱并非单病种疾病,所有可能影响有关储尿和 / 或排尿神经调节过程的神经源性病变(包括中枢性、外周性),都有可能影响膀胱和 / 或尿道功能。神经源性膀胱的临床表现与神经损伤的位置和程度可能存在一定相关性,但并无规律性,目前尚缺乏大样本的

神经源性膀胱的流行病学研究数据。

(二) 康复护理技术原则与目标

1. 康复护理技术原则

(1)降低上尿路损害的风险,减少膀胱输尿管反流,保护上尿路。

(2)选择合理的膀胱排空方式以保护患者上尿路功能。

(3)减少尿失禁,做好尿失禁患者的护理,提高其生活质量。

(4)指导间歇导尿患者学会自家清洁间歇导尿,以便患者管理好自己的膀胱。

(5)根据治疗方案做好相关的术前准备和术后护理。

(6)做好相关的健康指导,帮助患者尽早回归家庭、社会。

2. 康复护理技术目标　首要目标是保护患者肾脏功能,使患者能够长期生存;进而提高患者生活质量。

1)患者的上尿路功能得到保护。

2)恢复(或部分恢复)下尿路功能,患者尿失禁得到改善。

3)恢复膀胱正常容量,恢复低压储尿功能。

4)恢复控尿能力。

5)减少和避免泌尿系感染和结石形成等并发症。

6)患者生命质量得到提高。

二、康复护理技术方法

(一) 间歇性导尿术

1. 方法　间歇性导尿术是国际尿控协会推荐协助神经源性膀胱患者排空膀胱最安全的首选措施,膀胱间歇性充盈与排空,有助于膀胱反射的恢复,是协助膀胱排空的金标准。间歇性导尿术包括无菌间歇性导尿术(SIC)和清洁间歇性导尿术(CIC)。间歇性导尿术处理策略如下:

(1)康复护理条件:6 岁以上能自行导尿且照顾者能协助导尿的患儿。患儿或照顾者能配合插管且按计划导尿。尿道生理解剖无异常,如尿道狭窄、尿路梗阻和膀胱颈梗阻。无可疑的完全或部分尿道损伤、尿道肿瘤、严重的尿失禁、膀胱内感染。控制每天摄入液体量。

(2)康复护理要点

1)协助患儿取舒适体位,保护患儿隐私,放置集尿器,患儿通常取半卧位或坐位,脱下一边裤管,将两腿分开,女患儿双膝屈曲并两腿分开,足底对足底。

2)按照七步洗手法清洁双手,用清洁毛巾擦干。

3)导尿管的润滑和使用:亲水涂层导尿管,将包装袋悬挂在患儿身旁或治疗车旁待用。如使用非涂层导尿管需将润滑剂涂抹于导尿管表面。

4)清洗尿道口和会阴,暴露尿道口,用消毒湿巾擦拭尿道口及周围皮肤。

5)采用零接触的方式插入导尿管,见尿液流出,再插入 1cm 左右,以确保导尿管已完全进入膀胱中：①女童：新生儿尿道仅长 1cm，性成熟期 3~5cm；②男童：1 岁尿道长为 5~6cm，性成熟期约 12cm。

6）当尿液停止流出时，可以将导尿管拔出 0.5~1cm，确定是否仍有尿液流出，然后将导尿管慢慢拉出，然后用湿纸巾擦拭尿道口周围皮肤，男童还纳包皮。

7）记录和评价：日期和时间、尿液量，并报告在操作过程中遇到的问题。

2. 注意事项

（1）消毒与清洁：无菌导尿应按照标准导尿术进行消毒，清洁间歇导尿应先清洗双手，女性清洗会阴、男性清洁尿道外口及冠状沟。

（2）充分润滑尿道：使用润滑剂或者亲水涂层导尿管，能够有效地减少泌尿系感染，降低尿道损伤，减轻尿道疼痛感，推荐使用润滑型亲水涂层导尿管。

（3）轻柔操作：缓慢插入导尿管，避免损伤尿道黏膜。

（4）防止尿液反流：完全引流尿液后，轻微按压耻骨上区，同时缓慢拔出导尿管，尿管完全拔出前夹闭尿管末端，完全拔出尿管，防止尿液反流。

（5）导尿频率：根据尿动力学检查确定的安全膀胱容量，决定每次导尿量及导尿间隔时间。通常平均每天 4~6 次，成人每次导尿量的推荐值为 400ml 左右，既要避免因尿量过多导致的膀胱过度膨胀，也要减少因尿量过少导致的导尿频次增加。安全膀胱容量过小者应采取药物及外科治疗扩大膀胱容量，为实施间歇导尿创造条件。导尿培训期推荐采用便携式超声膀胱容量测定仪测定膀胱容量，依据容量决定是否导尿。

（6）适当控制饮水：选择间歇导尿的患者必须适当控制饮水量，使每天尿量在 2 000ml 左右即可。

（二）留置导尿

1. 方法　严格无菌条件下，用导尿管经尿道插入并保留在膀胱内，引流出尿液的方法。

（1）康复护理条件：患儿尿道无损伤，特别是骨盆创伤，尿道口及会阴部出血，阴囊血肿等情况。

（2）康复护理护理要点

1）女性患者可选择长期留置尿管；不推荐男性患者长期留置尿管，但可选择使用膀胱造瘘。

2）对长期留置导尿的患儿每年至少随访一次，随访内容包括尿动力检查、肾功能检测、全尿路影像学检查。

3）无菌导尿技术有助于保持闭合引流系统的无菌状态，水囊注水 5~10ml 固定尿管，减少球囊对膀胱颈的压迫并延长其被尿沉渣堵塞的时间。

4）导尿管应定期更换，硅胶导尿管应为首选，2~4 周更换一次。乳胶导尿管（硅胶涂层）每 1~2 周需更换一次。

5）男性注意清洁尿道口、冠状沟及包皮垢，女性注意清洁会阴部。

6）血尿、脓尿情况下无论是否是使用抗反流尿袋，均须每天更换。尿袋的位置应低于膝盖以下。

2. 注意事项

1）严格执行无菌技术操作。

2）防止泌尿系统逆行感染,应保持尿道口清洁。每周更换集尿袋1~2次,若有尿液性状改变,需及时更换。定期更换导尿管,尿管的更换频率通常根据导尿管的材质决定,一般为1~4周更换1次。

3）留置尿管期间,若病情允许应鼓励患者每天摄入2 000ml以上水分(包括口服和静脉输液等),达到冲洗尿道的目的。

4）训练膀胱反射功能,可采用间歇性夹管方式。

5）注意患者的主诉并观察尿液情况,发现尿液混浊、沉淀、有结晶时,应及时处理,每周检查尿常规1次。

(三) 行为训练

1. 方法 指导患者进行行为训练,包括定时排尿和提示性排尿。

(1)康复护理条件:认知功能良好但高度依赖他人的患儿,首选提示性排尿的训练方法。行为训练应参照排尿日记、液体摄入量、膀胱容量、残余尿量以及尿动力学检查结果等指标制定。

(2)康复护理要点

1）于日间开始训练。

2）刚开始指导患者每2小时排尿一次,并告诉患者请勿于指定排尿时间前排尿,除非膀胱完全充盈200~300ml。

3）当排尿时间初步达标,可慢慢延长排尿之间的间隔时间。例如:每周延长30分钟,希望慢慢达到3~4小时才排尿一次。

4）最初或许有困难,可能只能延长2~3分钟的忍耐时间,但只要坚持下去,排尿时间会逐渐延长。

5）在排尿时将膀胱完全排空:使用舒适的姿势,必要时排尿2~3次,每次间隔1分钟,直至膀胱完全排空。

2. 注意事项 做好训练前准备,训练前先记录排尿日记,以便了解患者排尿习惯,尿量一定要用量杯测量,漏尿严重者可以采用1小时尿垫试验记录尿量,记录3天后,可开始膀胱训练。

(四) 盆底肌训练

1. 方法 对于尿道张力低下导致的压力性尿失禁可选用盆底肌功能训练,由专业人员指导的重复自主收缩盆底肌肉训练的治疗。

(1)康复护理条件:患儿认知功能良好,能配合完成功能训练。

(2)康复护理要点

1）训练方法应正确:在训练中要辅助患者正确识别盆底肌肉的部位,从而进行有效的盆底肌收缩训练,盆底肌收缩同时必须放松腹部和大腿的肌肉,避免臀大肌及腹肌的收缩。

2）持久性:即使症状已经改善,仍需持之以恒,并进行"场景反射"训练,当在咳嗽、打喷嚏或大笑之前,能形成主动有力的收缩盆底肌肉的条件反射。

3)患者盆底肌肉肌力恢复到 4 级以上时,可以练习增加不同程度的腹部压力情况下腹部肌肉和盆底肌肉协调收缩运动。循序渐进的肌肉训练或连同其他物理治疗辅助训练,例如生物反馈、阴道锥、盆底电刺激,可以帮助恢复和加强盆底肌。

2. 注意事项　掌握合理训练节奏,不要过度锻炼,在训练时要注意盆底肌肉收缩时间,不能过长,否则会导致盆底肌肉疲劳。

(五) 盆底肌电刺激

1. 方法　盆底肌电刺激是以低频脉冲电流刺激会阴部神经的反射路径,促进盆底肌肉收缩,逼尿肌括约肌的兴奋与抑制机能达到平衡,可促进盆底肌肉反射性收缩,引导患儿正确收缩盆底肌肉并提高患者治疗的依从性。

(1)康复护理条件:患儿尿道无损伤,特别是骨盆创伤、尿道口及会阴部出血、阴囊血肿等情况。

(2)康复护理要点:对于盆底肌及尿道括约肌不完全去神经化的患儿,使用经阴道或肛门电极进行盆底电刺激,能够改善尿失禁,同时抑制逼尿肌不稳定收缩。盆底电刺激结合生物反馈治疗可以在增加盆底肌肉觉醒性的同时使肌肉被动收缩。

2. 注意事项

(1)心理疾病、精神异常、癫痫患儿,不建议使用。

(2)皮肤有破损出血的或者出血倾向的患儿禁止使用。

(3)恶性肿瘤和癌症患儿禁止使用。

(4)佩戴心脏起搏器患儿禁止使用。

(六) 生物反馈

1. 方法　生物反馈是一种评价和治疗盆底功能障碍的高级训练方法。生物反馈作为盆底肌肉康复训练的一部分,可以让患者了解盆底肌肉的生理状态。生物反馈的形式包括视觉、触觉、听觉和语言。由于去神经病变可能导致感觉障碍,因此医生和患者可能无法感觉到肌肉活动,应用操作性肌电(electromyography)生物反馈疗法指导训练盆底肌,能够加强肌肉收缩后放松的效率和盆底肌张力,巩固盆底肌训练的效果。

(1)康复护理条件:盆底功能障碍以肌原性为主的患儿,包括不伴有严重的直肠、子宫和膀胱等脏器脱垂的盆底松弛型,以及非严重神经源性损伤的盆底失弛缓型。患儿认知及精神状况能与治疗人员配合,治疗依从性好。

(2)康复护理要点:在院指导,医务人员一对一指导,每次 45~60 分钟,主要帮助患者理解信号与肌肉运动的关系,学习设备操作等。家庭训练主要采用家庭装置在家自行练习,医务人员每间隔 1~2 周指导 1 次,共 4~6 次完成治疗,通过症状积分和表面肌电来评估训练效果,至 6 个月时再巩固指导随访 1 次。

2. 注意事项

(1)患有心脏病、癫痫的患儿,不建议使用。

(2)儿童进行生物反馈治疗时需要有医务人员进行指导。

(3)电极放置位置和刺激强度应在医务人员指导下进行。

(4)皮肤有破损出血的或者出血倾向的患儿禁止使用。

(5)恶性肿瘤和癌症患儿禁止使用。

(七) 扳机点排尿

1. 方法 通过叩击耻骨上膀胱区、挤压阴茎、牵拉阴毛、摩擦大腿内侧、刺激肛门等刺激,诱发逼尿肌收缩和尿道括约肌松弛排尿。

(1)康复护理条件:患儿尿动力学检查提示尿道压力低、逼尿肌 - 括约肌协同失调不明显、排尿期膀胱压力低。病情稳定并且能够管理这种反射性排尿诱发的尿失禁的患儿,无自主反射障碍的患儿,合并有尿道括约肌痉挛、膀胱颈梗阻的患儿。

(2)康复护理要点:在腰部神经节段区找扳机点,反复挤捏阴茎、牵拉阴毛、耻骨上区持续有节律的轻敲、指诊肛门、刺激肛门括约肌等,诱导反射排尿。

2. 注意事项 扳机点排尿的本质是刺激诱发骶反射排尿,其前提是具备完整的骶神经反射弧。扳机点排尿并不是一种安全的排尿模式,仅适用于少数骶上脊髓损伤的患儿,方案实施前需要运用尿动力学测定来确定膀胱功能状况,并在尿动力检查指导下长期随访,以确保上尿路安全。

(八) 药物治疗中的疗效及副作用观察

抗胆碱能药物是治疗神经源性逼尿肌过度活动的一线药物,该类药物同时有抗毒蕈碱作用。控制神经源性逼尿肌过度活动所需抗胆碱能药物剂量,较控制特发性逼尿肌过度活动要大。该类药物在减少神经源性逼尿肌过度活动的同时,也会降低逼尿肌收缩力,导致残余尿量增加,因此部分患者需要加用间歇导尿;其副作用还包括口干、便秘等。其临床代表药物有托特罗定、奥昔布宁、盐酸曲司氯铵、盐酸丙哌维林,对治疗神经源性逼尿肌过度活动具有长期疗效。根据患者的疗效可独立使用也可联合用药。使用中除观察其副作用外应重点观察其疗效,包括排尿次数、每次排尿量、漏尿量是否减少。配合间歇导尿的患者应注意观察其膀胱容量是否有所增加,最好使用排尿日记记录、观察其疗效。

三、肠道康复护理技术

(一) 概述

神经源性肠道护理是针对神经系统损伤或疾病导致神经功能异常而引起直肠排便机制发生障碍的恢复性护理措施。指导患者选择适合自身排便的时间、体位和方式,各种康复训练和不随意使用缓泻剂及灌肠等方法,形成规律的排便习惯。

神经源肠道分为:①反射性直肠:排便反射弧存在及中枢未受损伤,患者可通过反射自动排便,但缺乏主动控制能力;②弛缓性直肠:排便反射弧破坏,无排便反射存在。

(二) 康复护理技术原则与目标

1. 康复护理技术原则

(1)选择合理的肠道排空方式以保护患者肠道功能。

(2)减少便秘,做好大便失禁患者的护理,提高其生活质量。

(3)做好相关的健康指导,帮助患者尽早回归家庭、社会。

2. 康复护理技术目标

(1)降低患儿便秘或大便失禁的发生率。

(2)帮助患儿建立胃结肠反射、直结肠反射、直肠肛门反射,使大部分患者在厕所、便器上利用重力和自然排便机制独立完成排便,在社会活动时间内能控制排便。

(3)降低对药物依赖性。

(4)患者生命质量得到提高。

(三) 康复护理技术

1. 方法　通过饮食管理和排便训练提高患儿独立管理肠道功能的能力,预防并发症。

(1)康复护理条件:盆底功能障碍以肌原性为主的患儿,包括不伴有严重的直肠、子宫和膀胱等脏器脱垂的盆底松弛型,以及非严重神经源性损伤的盆底失弛缓型。患儿认知及精神状况能与治疗人员配合,治疗依从性好。

(2)康复护理要点:肠道功能评估包括腹胀、便秘、大便失禁、每次排便耗时、药物依赖性和排便功能;注意自主反射、腹肌痉挛、发热以及体重变化与症状的相关性。

1)合理安排饮食:增加水分和纤维素含量高的食物,减少高脂肪、高蛋白食物的大量摄入,病情许可时每天液体摄入量不少于2 000ml。

2)定时排便:根据患者既往的习惯安排排便时间,养成每天定时排便的习惯,通过训练逐步建立排便反射,也可每天早餐后30分钟内进行排便活动。

3)促进直结肠反射的建立:手指直肠刺激(digital rectal stimulation,DRS)可缓解神经肌肉痉挛,诱发直肠肛门反射,促进结肠尤其是降结肠的蠕动。弛缓性直肠用局部刺激不能排出大便,不适宜手指刺激。具体操作为示指或中指戴指套,涂润滑油后缓缓插入直肠,在不损伤直肠黏膜的前提下,沿直肠壁做环形运动并缓慢牵伸肛管,诱导排便反射。每次刺激时间持续1分钟,间隔2分钟后可以再次进行。

4)排便体位:排便常采用可以使肛门直肠角增大的体位即蹲位或坐位,此时可借助重力作用使大便易于排出,也易于增加腹压,有益于提高患者自尊、减少护理工作量、减轻心脏负担。若不能取蹲或坐位,则以左侧卧位较好。对于脊髓损伤的患者也可使用辅助装置协助排便。

5)指导患者腹部按摩:训练患者排便时,操作者用单手或双手的示指、中指和无名指自右沿结肠解剖位置向左环行按摩。从盲肠部开始,依结肠蠕动方向,经升结肠、横结肠、降结肠、乙状结肠做环形按摩,或在乙状结肠部由近心端向远心端做环形按摩,每次5~10分钟,每天2次。

6)指导患者增强腹肌运动:患者坐于座厕或卧床患者取斜坡位,嘱患者深吸气,往下腹部用力,做排便动作。

7)指导患者盆底部肌肉运动:患者平卧,双下肢并拢,双膝屈曲稍分开,轻抬臀部、缩肛、提肛10~20次,每天练习4~6次。

8）灌肠：小剂量药物灌肠 15 分钟后即会出现肠蠕动，可减少自主神经过反射的发生。可利用有节制功能的导管装置进行灌肠，增强排便控制能力，提高患者生活质量。具体操作为：将导管插入直肠，在给药时在肛门附近利用气囊固定导管使其不易脱出，给药结束后放气囊，将导管拔出。

9）评估：定时评估排便情况和观察肠道康复训练效果，并记录排便情况。发现异常现象及时处理和报告。

2. 注意事项

1）神经源性肠道功能障碍患者应尽早开始康复，充分利用脊髓损伤后尚存的反射群，通过手指直肠探查、手指定时辅助排便、腹部按摩、规范用药、正确的饮食指导，帮助患者建立大肠反射、胃大肠反射、直肠肛门反射，能及时保护残存的肠道功能，有效防止便秘造成的肠道膨胀损伤肠壁牵张感受器。

2）为患者提供主动的有预见性的肠道康复护理干预，能够避免肠功能障碍的进一步加重，预防肠道并发症的发生，改善肠道整体状况。

3）膳食纤维对神经源性肠道功能促进作用，评估纤维饮食对粪便黏稠度和排便频率的影响，最初每天饮食中纤维素中的含量不应少于 15g。

4）手指直肠刺激易引发自主神经过反射，要注意监测患者的血压、体征。

5）经常性的灌肠使得痔疮的发生率较高，还可导致灌肠依赖、肠穿孔、结肠炎、电解质紊乱等不良反应。要注重观察生命体征及预防并发症的发生。

（宋银萍，胡晓红）

第六节　假肢与辅助器具康复护理技术

一、概述

（一）定义

1. 假肢（prostheses）　又称义肢，是用于替代整体或部分缺失或缺陷肢体的体外使用装置。

2. 辅助器具（assistive products/technique aids）　简称辅具，是指能预防、补偿、增加、减轻或维持、监护活动受限和参与局限性的所有产品，其对象是所有残疾人，包括儿童和成人。

（二）分类

1. 假肢的分类

（1）按假肢部位分类：上肢假肢、下肢假肢。

（2）按假肢的受力结构分类：壳式假肢、骨骼式假肢。

(3)按安装时机分类：临时假肢、长期假肢。

(4)按主要用途分类：装饰性假肢、功能性假肢、专用假肢。

(5)按驱动力源分类：自身力源假肢、体外力源假肢、混合力源假肢。

(6)按组件化情况分类：组件式假肢、非组件式假肢。

2. 辅助器具的分类

(1)按使用人群不同,辅具可分为六类,具体分类如下：

1)适用于肢体残疾的辅具：日常生活辅助器具、假肢、矫形器、助行器、轮椅等。

2)适用于言语残疾的辅具：沟通板、图片、语训器等。

3)适用于智力残疾的辅具：启智玩具、启智图书、卡片、挂图等。

4)适用于视力残疾的辅具：助视器(如近视眼镜)、导盲器(盲杖)、盲文图书、带电子语音提示的盲表等。

5)适用于听力残疾的辅具：助听器、电子耳蜗、沟通板、视觉呼叫系统、助听电话、震动闹钟等。

6)适用于精神残疾的辅具：手工作业辅助器具或感觉统合辅助器具等。

(2)按使用功能不同,将794个辅具分为12个主类,130个标类,781个支类。其执行标准是2011年ISO颁布的第5版国际标准《辅助器具—分类、术语》。具体分类如下

1)个人医疗辅助器具(assistive products for personal medical treatment)：共18项,具体如下：①呼吸辅助器具；②循环治疗辅助器具；③预防瘢痕形成的辅助器具；④身体控制和促进血液循环的压力衣；⑤光疗辅助器具；⑥透析治疗辅助器具；⑦给药辅助器具；⑧消毒设备；⑨身体、生理和生化检测设备及材料；⑩认知测试和评估材料；⑪认知治疗辅助器具；⑫刺激器；⑬热疗或冷疗辅助器具；⑭保护组织完整性辅助器具；⑮知觉训练辅助器具；⑯脊柱牵引辅助器具；⑰运动、肌力和平衡训练的设备；⑱伤口护理产品。

2)技能训练辅助器具(assistive products for training in skills)：共10项,具体如下：①交流治疗和训练辅助器具；②替代与增强交流训练辅助器具；③失禁训练辅助器具；④认知技能训练辅助器具；⑤基本技能训练辅助器具；⑥各种教育课程训练辅助器具；⑦艺术训练辅助器具；⑧社交技能训练辅助器具；⑨输入器件控制及产品与货物处理训练辅助器具；⑩日常生活活动训练辅助器具。

3)矫形器和假肢(orthoses and prostheses)：共9项,具体如下：①脊柱和颅矫形器；②腹部矫形器；③上肢矫形器；④下肢矫形器；⑤功能性神经肌肉刺激器和混合力源矫形器；⑥上肢假肢；⑦下肢假肢；⑧不同于假肢的假体；⑨矫形鞋。

4)个人生活自理和防护辅助器具(assistive products for personal care and protection)：共18项,具体如下：①衣服和鞋；②穿着式身体防护辅助器具；③稳定身体辅助器具；④穿脱衣服的辅助器具；⑤如厕辅助器具；⑥气管造口护理辅助器具；⑦肠造口护理辅助器具；⑧护肤和洁肤产品；⑨排尿装置；⑩大小便收集器；⑪吸收大小便的辅助器具；⑫防止大小便不自主流出的辅助器具；⑬清洗、盆浴和淋浴辅助器具；⑭修剪手指甲和脚趾甲的辅助器具；⑮护发辅助器具；⑯牙科护理辅助器具；⑰面部护理辅助器具；⑱性活动辅助器具。

5）个人移动辅助器具（assistive products for personal mobility）：共 16 项，具体如下：①单臂操作助行器；②双臂操作助行器；③助行器附件；④轿车、厢式货车和敞篷货车；⑤轨道变通车；⑥汽车配件和汽车适配件；⑦机动脚踏两用车和摩托车；⑧替代机动车；⑨脚踏车；⑩手动轮椅；⑪动力轮椅；⑫轮椅配件；⑬替代人力车；⑭转移和翻身辅助器具；⑮升降人的辅助器具；⑯导向辅助器具。

6）家务辅助器具（assistive products for housekeeping）：共 5 项，具体如下：①预备食物和饮料的辅助器具；②清洗餐具辅助器具；③食饮辅助器具；④室内清洁辅助器具；⑤编制和保养纺织品的辅助器具。

7）家庭和其他场所的家具及适配件（furnishings and adaptations to homes and other premises）：共 12 项，具体如下：①桌；②灯具；③坐式家具；④坐式家具附件；⑤床具；⑥调整家具高度的辅助器具；⑦支撑栏杆和扶手杆；⑧大门、门、窗和窗帘开关器；⑨家庭和其他场所的建筑设施；⑩垂直运送辅助器具；⑪家庭和其他场所的安全设施；⑫储藏用家具。

8）交流和信息辅助器具（assistive products for communication and information）：共 13 项，具体如下：①视觉辅助器具；②听觉辅助器具；③发声辅助器具；④绘画和书写辅助器具；⑤计算辅助器具；⑥记录、播放和显示视听信息的辅助器具；⑦面对面交流辅助器具；⑧打电话和远程通讯辅助器具；⑨报警、指示、提醒和讯号辅助器具；⑩阅读辅助器具；⑪计算机和终端设备；⑫计算机输入设备；⑬计算机输出设备。

9）处理物品和仪器的辅助器具（assistive products for handling objects and devices）：共 8 项，具体如下：①处理容器的辅助器具；②操作和控制仪器的辅助器具；③有距离控制辅助器具；④协助或代替臂功能、手功能和手指功能或其组合功能的辅助器具；⑤延伸取物辅助器具；⑥定位用辅助器具；⑦固定用辅助器具；⑧搬运和运输辅助器具。

10）环境改造和评估的辅助器具（assistive products for environmental improvement and assessment）：共 2 项，具体如下：①环境改善辅助器具；②测量仪器。

11）就业和职业培训辅助器具（assistive products for employment and vocational training）：共 9 项，具体如下：①工作场所的家具和装饰品；②工作场所转运物品的辅助器具；③工作场所用物品吊装和变换位置的辅助器具；④工作场所固定、探取、抓握物品的辅助器具；⑤工作场所用机器和工具；⑥工作场所测试和监控设备；⑦工作中办公室行政管理、信息存储和管理的辅助器具；⑧工作场所健康保护和安全辅助器具；⑨职业评估和职业训练的辅助器具。

12）休闲娱乐辅助器具（assistive products for recreation）：共 10 项，具体如下：①娱乐辅助器具；②运动辅助器具；③奏乐和作曲辅助器具；④相片、电影和录像制作辅助器具；⑤手工工艺工具、材料和设备；⑥私用园艺和草坪照料辅助器具；⑦打猎和钓鱼辅助器具；⑧野营和旅行辅助器具；⑨吸烟辅助器具；⑩宠物照顾辅助器具。

（三）残疾人康复辅具在 ICF 工具中的分类

按照 ICF 的分类标准，辅具是隶属于环境因素的范围，具体分类：

1. **e1151** 个人日常生活中用的辅助产品和技术。是指辅助人们日常生活中使用的、适应性或特殊设计的设备、产品和技术,如假肢和矫形装置、神经系统替代装置和旨在改善个体控制室内环境的环境控制单元。

2. **e1201** 个人室内或室外移动和运输用的辅助产品和技术。是指辅助人们在建筑物内外移动和通行的、适应性或特殊设计的设备、产品和技术,如行走设备、特制轿车和火车、改装的交通工具、轮椅、两轮踏板车和移动设备。

3. **e1251** 通信用的辅助产品和技术。是指辅助人们发送和接收信息的、适应性或特殊设计的设备、产品和技术,如专用的可视设备、电子光学设备、专用书写设备、绘图或书法设备、信号发送系统及其特制的计算机硬件和软件、仿耳蜗植入器、助听器、调频听力训练器、声音辅助具、交流板、眼镜和接触镜。

4. **e1301** 教育用的辅助产品和技术。是指用于获得知识、专门经验或技能的、适应性或特殊设计的设备、产品、程序、方法和技术,如专用的计算机技术。

5. **e1351** 就业用的辅助产品和技术。是指用于就业以促进工作活动的、适应性或特殊设计的设备、产品和技术,如可调节的桌子、书桌和文件柜;办公室出入门的遥控;有利于个体完成与工作有关的任务和控制工作环境的计算机硬件、软件、附件和环境控制单元。

6. **1401** 文化、娱乐和体育用的辅助产品和技术。是指用于实施和改善文化、娱乐和体育活动的适应性或特殊设计的设备、产品和技术,如用于体育的改造过的移动设备、音乐和其他艺术表演的适应改造。

二、儿童假肢与辅助器具康复护理技术

(一) 康复护理目的

1. **减轻、维持、改善儿童功能障碍的程度** 如患有近视的儿童,通过佩戴适宜的近视眼镜,可以减轻和改善儿童的视力障碍。

2. **促进或提高儿童各方面的功能状况** 对于伴有语言障碍的儿童,可以使用沟通板,以提高儿童的沟通交流能力。

3. **预防或改善儿童继发性的功能障碍** 如发生腕关节骨折造成桡神经损伤的儿童,通过早期使用辅具,将患肢置于功能位,可以起到预防关节挛缩、畸形的作用。

4. **提供支撑和稳定** 辅助器具具有限制关节异常活动,保持关节稳定,恢复其承重功能,发挥良好的运动功能。如下肢功能障碍、下肢肌力肌张力异常等儿童可以使用膝踝足矫形器来稳定膝踝关节,以利步行。

5. **承担部分体重,减轻肢体或躯体负荷** 如坐骨负重矫形器,可使下肢免除负重,恢复行走功能。

6. **抑制站立、步行中的肌肉反射性痉挛** 如脑瘫儿童使用硬踝足塑料矫形器,可以抑制步行中出现痉挛性马蹄内翻足,改善步行能力。

7. **提高儿童的日常生活活动能力,最大程度地提高或恢复生活自理能力** 如伴有运动障碍的脑性瘫痪儿童,通过日常生活活动辅具的使用,可以提高儿童的进食、穿衣、个人卫

生、如厕、沐浴等多方面的能力。

8. 帮助儿童争取享受与健康人均等的机会　如通过盲文图书的应用,可以使视力障碍的儿童与健康儿童一样通过书本学习知识和本领。

9. 帮助儿童参加社会活动,扩大活动范围　如伴有运动障碍的截瘫儿童,通过轮椅的使用,儿童可以去他想去的地方,参与更多的社会活动,认识更多的朋友。

10. 提高儿童和家属的知识水平　护士通过指导和协助儿童使用辅具,讲解正确使用程序及注意事项,可以提高儿童及家属的知识水平。

(二) 康复护理意义

1. 通过辅具的使用,可以代偿、补偿、提高儿童的功能　尤其是日常生活活动能力,扩大活动范围,提高儿童的生活质量。

2. 改善儿童的心理状态　通过辅具的使用,改善了功能障碍,提高有助于儿童建立自我认同感和增加成就感。

3. 回归家庭、回归社会　通过辅具的使用,最终使儿童回归家庭、回归社会,实现自我价值。

(三) 康复护理程序

1. 评估　是通过观察法、访谈法、调查法等,由儿童康复团队对儿童的功能和康复护理进行评价等方法,对儿童一般资料、生理因素、心理因素、社会功能等方面进行资料收集、整理与分析,即将儿童生理、心理和社会适应能力等方面的信息有机结合起来加以处理。儿童辅助具康复护理尤其需要注意辅助器具和环境的评估,如儿童适合使用哪些辅助、尺寸、配件和哪些地方需要特殊修改,目前使用的辅具,及辅具的功能性和舒适性如何,发现儿童现存或潜在的有关辅具的康复护理问题,形成护理诊断的过程。

2. 诊断　康复护理诊断是在护理评估的基础上对所收集的健康资料进行分析,从而确定服务对象的康复护理问题及引起问题的原因。护理诊断的形成过程包括三个步骤:整理、分析资料;确认康复护理健康问题、危险因素和服务对象的需求;形成护理诊断。

根据儿童的病情,辅具相关的护理诊断比较多,下面列举几个常见的护理诊断:

(1)躯体移动障碍:与儿童肢体功能障碍有关。

(2)进食自理障碍:与儿童上肢功能障碍有关。

(3)沐浴 / 卫生自理障碍:与儿童所患疾病有关。

(4)如厕自理障碍:与环境未进行无障碍改造有关。

(5)穿戴 / 修饰自理障碍:与儿童所患疾病有关。

(6)皮肤完整性受损的危险:与儿童长期乘坐轮椅未及时进行局部减压处理有关。

3. 计划　是针对儿童特定的辅具相关的健康问题,制定其解决对策与方法的过程。对儿童现存的康复护理问题进行排序后,制定近期和远期目标。

4. 实施　是指为实现康复护理目标,将护理计划付诸行动,解决服务对象的康复护理健康问题的过程。主要的工作内容包括:①继续收集资料;②实施康复护理措施;③做好记录;④继续书写护理计划。

5. 评价 是对康复护理效果评估的过程。具体包括以下内容：①建立评价标准；②收集资料；③评价目标是否实现；④分析问题的原因；⑤重审康复护理计划。

(四) 康复护理工作内容

1. 参与儿童的康复功能评定和辅助器具评定，掌握儿童存在的辅具健康问题和护理重点。

2. 协助和指导儿童及家属如何正确佩戴和使用辅具，并在日常生活中对儿童进行相关的康复训练，如使用轮椅的儿童，指导儿童和家属如何在平地和坡路上使用轮椅。

3. 根据儿童的情况，指导儿童及家属为儿童选择适宜的日常生活辅助器具，并指导儿童及家属正确使用，利用日常生活辅助器具协助儿童进行日常生活活动能力的训练，提高儿童的社会参与能力。

4. 与医生、康复治疗师、矫形器技师、儿童家长一同对儿童所处的环境进行无障碍设计和改造，并针对改造后的环境对儿童和家属进行指导。

5. 协助矫形器技师定期对辅助器具、矫形器和轮椅进行检查，保证器具的正常功能，如有异常，及时联系矫形器技师。

6. 观察儿童使用矫形器或辅助器具是否存在副作用，如矫形鞋是否合适，及时观察骨隆突处，看有无压迫，皮肤是否存在破损等情况。

7. 协助和指导使用轮椅的儿童及家属定期进行局部减压处理，以免出现压疮。

(五) 儿童辅助器具康复护理注意事项

1. 首先应与儿童建立良好的护患关系，护士应掌握与儿童有效沟通的技巧，如使用儿童能够理解的语言、多微笑、蹲下与儿童说话、多与儿童做游戏等。

2. 由于儿童是不断发育的过程，所以辅助器具的康复护理要尤其重视这一点，要用动态的思想为儿童提供护理，根据儿童的年龄增长不断调整。

3. 康复护理措施的实施应多在游戏中进行，以起到事半功倍的效果。

4. 康复护理应循序渐进，目标制定合理，不急于求成。

5. 康复护理应利用辅具侧重于日常生活活动能力的训练。

三、儿童辅助器具的种类和康复护理要点

(一) 脑瘫等肢体残疾儿童使用的辅助器具

在脑瘫等肢体残疾儿童应用辅助器具可以起到以下作用：①预防畸形、矫正异常姿势；②抑制异常姿势和不随意运动，有利于提高和保持治疗效果；③负荷体重，有利于关节的稳定性和功能性作用；④保护儿童；⑤抑制肌肉反射性痉挛；⑥代偿已经丧失的功能；⑦改善儿童自理能力；⑧扩大儿童活动范围。

1. 辅助器具 辅助器具的分类方法很多，根据功能活动脑瘫儿童常用的辅助器具包括进食、穿衣、洗漱、如厕、修饰、转移、交流等方面的辅助具。在治疗方面常用的辅助器具包括保持坐位姿势辅助具、立位姿势辅助具。

（1）日常生活辅助具

1）穿衣类

A.魔术贴：用于替代纽扣、拉链、鞋带等，便于儿童穿脱，适用于手精细运动功能欠佳的儿童。

B.系扣器：由手柄和金属丝构成，使用时将金属丝穿过扣眼，用金属丝套住纽扣后，向后回拉手柄，扣子就系好了，适用于手精细运动功能欠佳的儿童。

C.穿衣钩：一端为问号形钩，另一端为推拉钩，中间为圆棒手柄，可以协助穿脱衣裤。用于上肢关节活动度受限或坐位平衡较差的脑瘫儿童。

D.拉锁环：为一圆形的环，固定在拉链头上，儿童可将手指伸入环内拉动拉锁。用于手指抓握能力差的儿童。

E.穿袜器：将袜子由上方套入穿袜器，将脚伸入穿袜器，向后拉动穿袜器的连接绳或手柄，即可将袜子穿好。用于坐位平衡差导致弯腰困难、手精细功能不佳、身体协调性差的儿童。

F.鞋拔：用于平衡能力较差或躯干及下肢关节活动受限的儿童，尤其适合于佩戴踝足矫形器或足部矫形器的儿童。

2）进食类

A.弹簧筷子：在筷子尾端加装弹簧片，松手后筷子在弹簧的张力下自动分离，由于大多数脑瘫儿童伴有手指屈肌痉挛，拇指内收，伸指能力差，放开筷子相对困难，弹簧筷子可以很好地解决这一问题。

B.手柄加粗的餐具：对勺子、叉子、刀具的手柄进行加粗改造，适用于抓握能力差或手指屈曲受限的儿童。

C.手柄加长的餐具：对勺子、叉子、刀具的手柄进行加长改造，适用于上肢活动受限的儿童。

D.C形握把杯：可在杯的一侧或双侧安装"C"形握把（双耳杯），用时四指一起穿入"C"形中空部分，以便于单手或双手使用。适用于握力不足、单手的稳定性和协调较差的儿童。

E.带吸管夹及吸管的杯子：将吸管夹固定在杯的边缘，从夹中插入吸管，以便儿童吸取杯中的液体，适用于上肢协调能力差无法持杯的儿童。

F.带吸盘的碗：在碗下部装有负压吸盘，可将碗固定在餐桌上，防止碗被儿童打翻。

G.带碟挡的碟：适用于手功能不佳的儿童或单手操作的脑瘫儿童，防止食物被推出碟外。

3）梳洗修饰类

A.特制牙刷：对牙刷的手柄加粗或改变牙刷手柄的角度，适用于抓握不好或上肢功能受限的儿童。

B.固定指甲刀：将指甲刀固定于一个小方平面上或使用吸盘式将其固定于桌子上，适用于精细能力差的儿童。

C.特制梳子：将梳子的手柄延长，并弯曲一定的角度，适用于肩和上肢活动范围受限的儿童。

4）沐浴类

A. 专用沐浴椅或沐浴床：对于沐浴困难的儿童，可配备专用沐浴椅或沐浴床，儿童借助水温控制阀用单手操作带有软管的龙头自己沐浴。

B. 双环澡巾：长条形的澡巾两端分别有一个手环，方便儿童使用，适用上肢功能活动受限或手灵活性差的儿童。

C. 洗澡手套：适用于手功能差的儿童。

D. 防滑垫：沐浴时一定要使用防滑垫，如果没有防滑垫，可将毛巾浸湿后铺在地上，也可以起到防滑的作用。

5）如厕类

A. 扶手：可在马桶旁放置扶手，以便于儿童蹲起。

B. 加高座垫：用于加高坐便器，适用于下肢肌力低下或关节活动受限以及平衡功能欠佳的脑瘫儿童。

6）阅读书写和通讯类

A. 翻书器：简易翻书器可由 C 型夹再插入一带橡皮头的铅笔制成，可用腕关节控制翻动书页，或在儿童示指上套橡皮指套，适用于手功能差，翻书困难的儿童。

B. 加粗笔和持笔器：对笔进行加粗或将笔放在持笔器中，以保证儿童写字，适用于手抓握能力差、腕关节活动受限的儿童。

C. 电话辅助器具：在电话听筒上固定一 C 型夹，儿童打电话时把手伸进 C 型夹即可。

7）其他

A. 加长手柄水龙头：将水龙头的手柄加长，儿童可以独自开关水龙头。

B. 开门辅助具：将其固定于门把手上，通过下压手柄开关门。

C. 特制钥匙柄：将钥匙柄的尺寸加大加长，以方便儿童开门。

（2）治疗辅助器具

1）坐位姿势辅助具

A. 作用：①使儿童呈反射抑制肢位，以减轻原始反射的影响；②减轻肌紧张，使之接近正常；③控制异常的运动模式；④尽可能保持身体躯干成一直线的姿势，保持骨盆的稳定性，增加对躯干的稳定支持；⑤促进正常的神经运动发育；⑥预防变形；⑦使体重分散，防止褥疮的发生，提高坐位的耐久力；⑧有利于摄食、护理和循环系统的发育和改善；⑨提高上肢功能，最大程度地引发出残存的功能；⑩提高儿童日常生活活动能力。

B. 分类

a. 可控式坐姿辅助具：可选用金属管、木板、泡沫塑料等材料作框架制作，一般设计有靠背、脚踏板，前面安装有活动的桌板（图 4-28A）。图 4-28B 中为固定骨盆、躯干而设置的固定带；图 4-28C 中为抑制儿童双下肢内收而设置的圆柱形装置；图 4-28D 中为保持躯干的充分伸展而在椅背处安置的楔形坐垫；图 4-28E、4-28F 中为促进骨盆的伸展而安装的楔形坐垫。

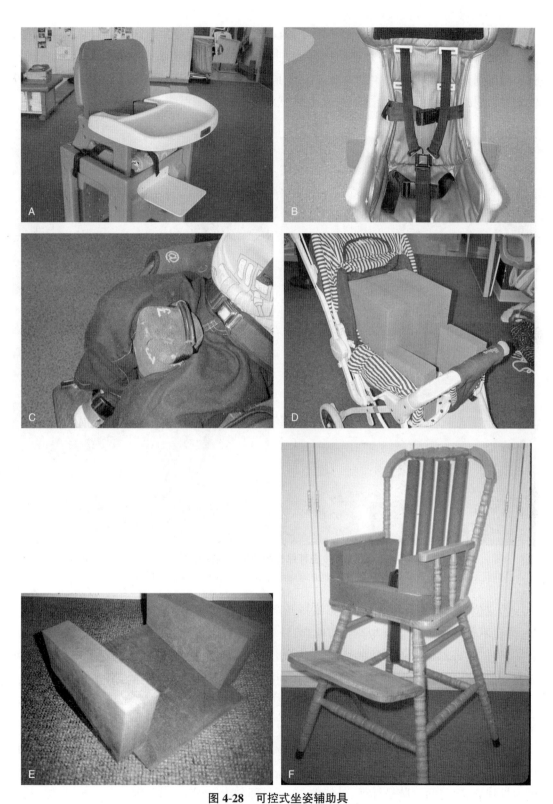

图 4-28　可控式坐姿辅助具
A. 有活动桌板；B. 有固定带；C. 有抑制下肢内收的圆柱形装置；D. 有保持躯干伸层的契形垫；
E、F. 有促进骨盆伸展的楔形坐垫

　　b. 保持伸腿坐位的辅助具：多用于年龄较小、坐位平衡不佳、骨盆及躯干伸展差的脑瘫儿童。可以保持骨盆的稳定及躯干的伸展，使躯干的稳定性增加，促进躯干的回旋能力，上肢功能得到充分的利用（图 4-29A、B、C）。下肢肌张力高的儿童可以在双下肢之间安装一个软质材料制成的楔形块，以缓解下肢的痉挛状态（图 4-29D）。

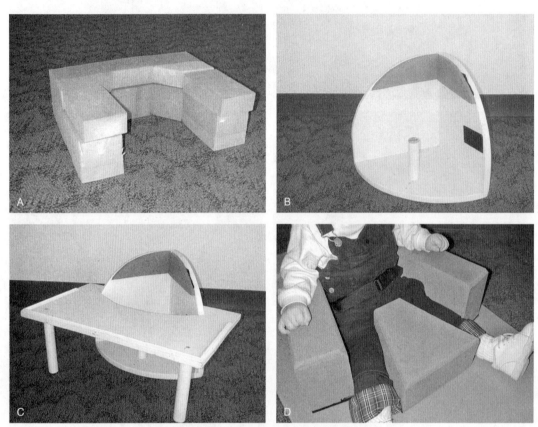

图 4-29　各种保持伸腿坐位的辅助具
A~C. 保持躯干伸展的辅助器；D. 缓解下肢痉挛的辅助器

　　2）立位姿势辅助具：主要作用是维持儿童立位，预防或矫正足、下肢及髋关节的异常姿势，强化不负荷体重的躯干与髋关节肌肉，让儿童体验到立位平衡的感觉，强化头部、躯干、髋关节、下肢等部位抗重力肌的功能。根据儿童的实际情况，可以就地取材进行制作，也可以在立位辅助具的不同部位进行改装，以达到抑制屈曲促进伸展的目的（图 4-30，图 4-31）。

　　3）移动用辅助具：应用移动辅助具主要是为了辅助脑瘫儿童训练及进行力所能及的移动活动，促使和发展移动的能力。

　　A. 爬行器：对于尚不能爬行或者处于爬行移动阶段但有异常模式的痉挛型脑瘫儿童，可以应用各种各样的爬行器进行爬行的训练和进行移动。爬行时需将腰部固定，若双下肢硬直性伸展，应将两下肢呈外展、外旋位，在两足部分予以固定，以免因双上肢的过度运动而引起下肢的联合反应（图 4-32）。

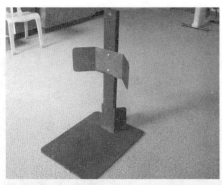
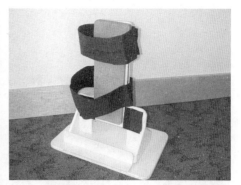
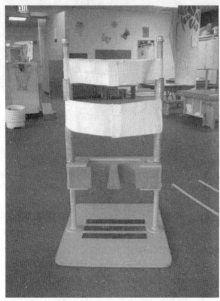
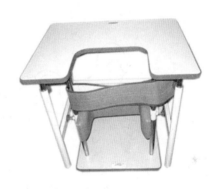

图 4-30 各种立位姿势辅助具

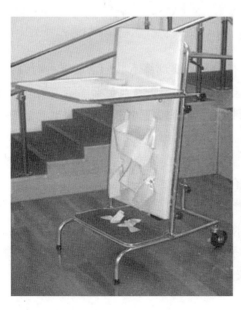
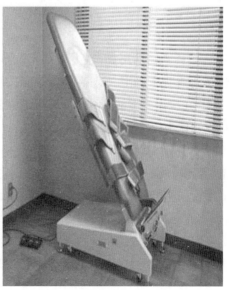

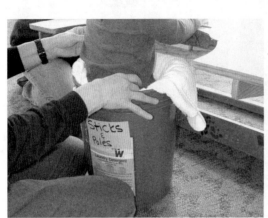
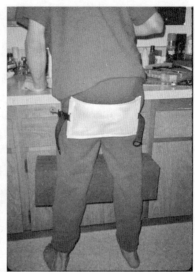

图 4-31 各种立位姿势辅助具

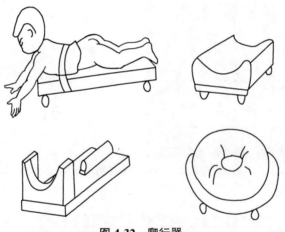

图 4-32 爬行器

B. 坐位移动辅助用具：在儿童尚不能步行但又需要训练下肢的活动能力时，可应用各种坐位移动辅助用具，如适当加高椅背以促进躯干伸展，安装骨盆及足部固定带的三轮脚踏车（图 4-33）。在应用此类辅助具时要充分考虑到儿童内收肌的紧张程度，要根据儿童的不同情况选择或制作坐位移动辅助用具。

C. 步行移动辅助用具：脑瘫儿童在获得立位和步行能力之间，有时需要相当的时间，所以需借助器具训练步行的能力。临床常用的有：手杖、拐杖和步行器。

a. 手杖：是指利用腕关节及以下部位用力以助行走的工具。根据结构和功能，可分为单足手杖、多足手杖（图 4-34）。单足手杖一般采用木材或铝合金制成，适用于握力好、上肢支撑能力强的儿童，如偏瘫儿童的健侧等；多足手杖包括三足或四足，支撑面较广而且稳定，多用于平衡能力及肌力差、使用单足手杖不够安全的儿童。

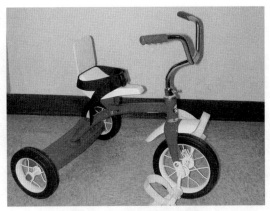

图 4-33　坐位移动辅助用具

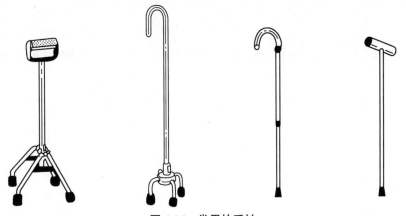

图 4-34　常用的手杖

b. 拐杖：是指利用腕关节以上部位用力以助行走的工具。包括腋拐、矫形拐、前臂拐、腋下拐、四足拐、平台拐、H 形拐等(图 4-35)。

c. 助行器：是指用来辅助下肢功能障碍者步行的工具。主要有保持平衡，支撑体重和增强上肢伸肌肌力的作用。助行器的高度与宽度一般是可以调节的，可以根据儿童的身高及障碍情况定制。助行器有带轮与不带轮的两种，根据儿童的立位稳定情况、双下肢移动能力等进行适当选择(图 4-36)。

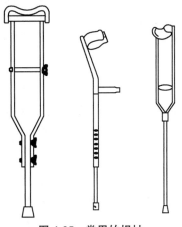

图 4-35　常用的拐杖

(3)注意事项

1)个性化设计：①在选用和设计辅助器具前，应对儿童的功能进行评定。②设计辅助器具应考虑儿童生长发育的特点，在设计辅助器具的过程中，应充分考虑儿童生长发育的动态特点和使用的环境，并对所要代偿的动作及功能进行科学的分析，尽可能使其结构简单，使儿童在使用过程中无须额外消耗体力。③辅助器具设计

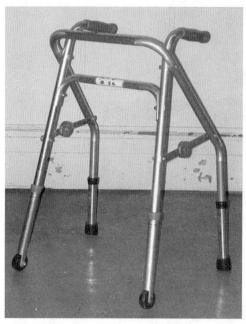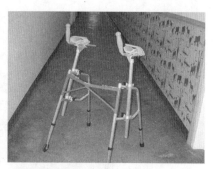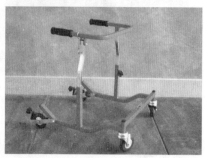

图 4-36　各种助行器

没有固定的模式,可以应用各种材料制作,如木质材料、金属材料、塑料、柔软的材料、厚纸板等。主要根据儿童的实际情况进行设计和使用。④手杖、拐杖与下肢三点连线形成支撑基底面积,基底面积越大,重心越低,其稳定性越大。

2)遵循原则:①坐位辅助器具应遵循髋关节屈曲 90°;膝关节屈曲 90°;踝关节屈曲 0;骨盆处于中立位;躯干竖直,腰轻度前突的原则。②就助行器稳定性来说,助行器稳定性最佳,其次为腋拐、前臂拐、手杖;就移动性来说,手杖移动性最佳,其次为前臂拐、腋拐、助行器。③切勿过度依赖:辅助器具只是代偿或替代已丧失的功能,切勿使儿童过度依赖辅助器具。

2. 矫形器(orthosis)　是用于改变神经肌肉和骨骼系统的结构和功能特性的体外使用装置。

(1)作用

1)稳定与支持作用:通过矫形器保持肢体、关节的正常对位、对线关系或功能位,限制肢体或躯干的异常运动,恢复承重或运动能力。

2)保护与促进作用:使用矫形器可以保护关节和软组织,保持正常生物力线,促进功能恢复。

3)预防与矫正畸形作用:使用矫形器固定病变部位来预防畸形和矫正畸形。

4)代偿与助动作用:通过某些助动装置,来代偿已经失去的肌肉功能,或对肌力较弱部分给予一定的助力来辅助肢体活动或使瘫痪的肢体产生运动。

5)抑制痉挛作用:通过使用矫形器控制关节运动,减少肌肉反射性痉挛和不随意运动。

6)补偿肢体长度:通过下肢矫形器或矫形鞋、矫形鞋垫的使用,使双下肢等长,改善站立姿势和行走步态。

7）提高日常生活活动能力：通过正确使用矫形器，可以提高儿童的生活能力和学习能力，扩大儿童活动范围和参与社会的能力。

（2）矫形器的装配程序：适宜的矫形器是发挥作用的前提，如何选择和使用适宜的矫形器极为重要，务必需要在正规的矫形专科由医生、康复治疗师、矫形器技师、护士共同为儿童量身打造。

矫形器的装配包括一系列的程序，具体如下：①装配前的检查。检查内容包括一般状况、病史、体格检查、ROM、肌力、目前使用矫形器情况等，并据此拟定矫形器处方；②开具处方。康复医师应根据儿童情况开具最合适的矫形器处方，应包括目的、要求、品种、材料、固定范围、体位、作用力的分布、使用说明等；③矫形器装配前的治疗。主要用以增强肌力、改善关节活动范围和协调功能，消除水肿，为使用矫形器创造好的条件；④矫形器的制造、装配。由矫形器技师按矫形器处方进行制作，包括设计、测量、绘图、取模、制造、装配等程序。完成半成品后为患者试样、自检、调整；⑤初检（试穿）。检查矫形器是否符合医师处方要求、矫形器的关节与人体关节轴位的适配性、穿着时的舒适性（有无压迫、疼痛感）、功能性及取下矫形器时的肢体状态；⑥矫形器的使用训练。矫形器初检满意后移交物理治疗师进行适应性使用训练。包括教会儿童穿脱矫形器，穿上矫形器进行一些活动及适当的训练。康复治疗师通过各种临床的客观检察、评价，认为矫形器的装配和适应性使用都比较满意了再安排进行终检；⑦终检。终检工作应由医生、治疗师、矫形器技师、护士等康复专业人员共同协作完成。其主要内容包括：矫形器生物力学性能的复查；矫形器实际使用效果的评价；残疾人身体、心理残疾康复状况的评价。合格后才能交付儿童使用；⑧随访。对需长期使用矫形器的儿童，应3个月或半年随访一次，以了解使用效果及病情变化，需要时应对矫形器做修改调整。

（3）脑瘫儿童常用的矫形器：根据脑瘫的临床表现，脑瘫儿童常用的矫形器按照装配部位，可分为脊柱矫形器、上肢矫形器和下肢矫形器。

1）脊柱矫形器

A. 软性颈托：软性颈托也叫软性海绵围领，多用聚氨酯泡沫塑料制成，外包棉布套，具有限制运动和负荷头部的作用。由于儿童的特殊性，脑瘫儿童一般选用软性颈托，极少使用硬性颈托。

B. 软性腰骶矫形器：又称围腰，其原理主要是利用内加金属片或竹片增强的弹力布带束裹住躯干，给骨和软组织施加一定的压力，提高腹腔内压，借以减轻脊柱及周围肌肉的体重负担，达到挺起胸腹的作用。

C. 脊柱侧凸矫形器　主要是利用侧方三点力学的原理，控制脊柱在不同平面的运动，从而达到矫正脊柱侧凸的作用。

2）上肢矫形器：上肢矫形器主要可以起到保持上肢功能位、预防及矫正畸形和挛缩、改善关节活动范围、降低肌张力、加强上肢运动能力和辅助日常生活活动等作用。上肢的功能位是指各关节正常的可动范围受制约时，最容易发挥肢体功能的肢位，与手指的把持方式有关，通常取拇指对掌位，掌指关节（MP）、近位指间关节（PIP）、远位指间关节（DIP）各关节屈曲 20°,腕关节背伸 30°(尺侧偏屈为 0°),前臂旋前 90°,肩关节外展 50°、屈曲 20°、内旋 15°的肢位。

脑瘫儿童上肢矫形器制作最好选用塑料海绵或低温塑料板制成,因为塑料海绵具有很好的弹性,能够满足关节在一定的活动范围内屈伸,而低温塑料板能直接安置在肢位上成型,形成与肢体非常合适的位置,且又快捷,效果较好。脑瘫儿童上肢矫形器主要以动态形式为主,让上肢有较大的活动范围,尽可能减少对正常关节功能的障碍,必要时才能用静态矫形器进行治疗。上肢矫形器种类繁多,以下是脑瘫儿童常用的几种上肢矫形器:

A. 手指矫形器:指间关节伸展辅助矫形器。作用:抗屈曲挛缩、辅助伸展。指间关节屈曲辅助矫形器。作用:防止指过伸展。

B. 手矫形器(hand orthosis,HO):适用于指间关节、掌指关节屈曲、畸形。脑瘫儿童常用掌指关节伸展辅助矫形器,起到保持关节伸展位,预防和治疗掌指关节屈曲挛缩的作用。另外,脑瘫儿童还常用分指板,分指板能够帮助儿童将手指分开伸展,达到抑制手指屈曲紧张,防止手指挛缩的目的。

C. 腕功能位矫形器(wrist orthosis,WO):采用低温热塑板或铝合金,将腕关节固定在背屈 20°~30°,偏向尺侧 10° 的功能位。

D. 肘矫形器(elbow orthosis,EO):脑瘫儿童一般采用可动性肘矫形器,即带肘关节铰链的肘矫形器。矫正畸形(屈曲挛缩、伸展挛缩)时,一般采用只能在改善挛缩方向可动,反方向制动的定位盘锁定或铰链。而需要较大的肘关节可动范围(特别是最大屈曲角)时,可采用双轴铰链代替单轴铰链。在日常生活动作中,肘关节能够主动的屈伸并能在一定的角度锁定是非常重要的。

E. 肩矫形器(shoulder orthosis,SO)

a. 肩外展矫形器:它的功能是保持肩关节的功能位,促进病变痊愈,应用小的拉力拉长软组织,增加关节的活动范围。一般肩关节功能位应保持在外展 45°~80°,前屈 15°~30°,内旋约 15° 位。肘关节保持在约 90° 屈曲位。

b. 翼状肩矫形器:矫正翼状肩胛畸形,改善肩胛骨的前伸功能。

c. 轮椅式前臂辅助装置:一般安装在轮椅上,在矫形器的辅助下,利用肩胛带的运动使上肢保持在进食的功能位,进行日常生活活动。

3)下肢矫形器:下肢矫形器是目前应用最为广泛的一类矫形器。其作用主要是恢复和改善下肢的正常姿势和体位,稳定下肢的骨骼和关节,预防和矫正下肢畸形,改善行走能力和下肢不等长的补偿等作用。

A. 足矫形器(foot orthosis,FO):是各种矫形鞋、足托的总称。脑瘫儿童足部轻度内外翻并能独立行走或预防足部畸形可以应用足托矫治。

a. 足托(University of Calitornia Berkeley Laboratory Foot orthosis,UCBL FO):它的作用是托起足的纵弓,矫正前足的外展畸形、足跟部的外翻畸形,控制整个足部在自然位置,控制小腿的内旋倾向,适用于脑瘫、吉兰-巴雷综合征、可复性平足,轻度的旋前、旋后畸形,跟骨的内翻、外翻畸形等(图 4-37)。

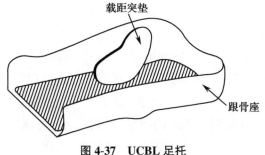

图 4-37　UCBL 足托

b. 柔软平足垫：用硅橡胶、泡沫板材、凝胶、皮革等材料制作，这种鞋垫柔软，富有弹性，可以将足弓托起，减轻足底负重压力（图 4-38～图 4-40）。

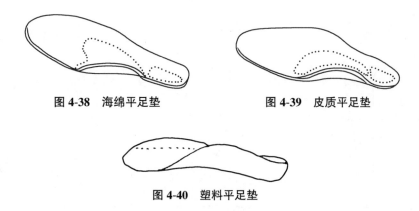

图 4-38　海绵平足垫　　　　　　图 4-39　皮质平足垫

图 4-40　塑料平足垫

c. 矫形鞋：矫形鞋可以起到是能够托起足弓的作用，并且根据足畸形的情况可以进行鞋内、外部的调整，以纠正足内、外翻畸形，适用于伴有足内、外翻、弓形足和足下垂的脑瘫儿童。矫形鞋的底要柔软、富有弹性，而又不易变形为好，矫形鞋的内部要根据儿童病情垫内、外翻垫、跖骨垫、模弓垫等（图 4-41，图 4-42）。

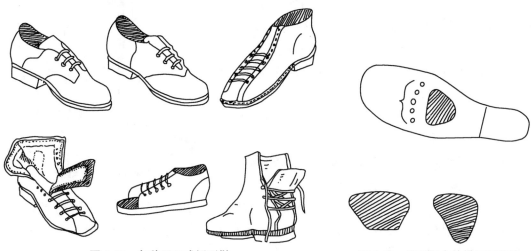

图 4-41　各种开口式矫形鞋　　　　　　图 4-42　矫形鞋内的横弓下陷垫

B. 踝足矫形器（ankle-foot orthosis，AFO）：是应用于踝关节及全部或部分足的矫形器。

a. 硬踝塑料踝足矫形器：可以将踝关节比较稳固的固定在某种位置，一般采用聚乙烯板或改性聚丙烯板材料制成，具有轻便、易穿戴、外观好、易清洁等特点。根据儿童的不同需要，可以在小腿壳板的踝上部位加用聚乙烯海绵或硅胶制成的均压垫来增加侧方矫正力量，外翻足的均压垫应加在内侧，内翻足的均压垫应加在外侧。硬踝 AFO 能有效在支撑期控制踝关节的跖屈、背屈活动，控制距下关节的内翻、外翻活动。硬踝 AFO 适用于痉挛严重，肌张力高，内外翻严重，足下垂而又不能迈步行走的脑瘫儿童，用于纠正矫治畸形，站立训练康复（图 4-43）。

b. 带踝关节铰链的塑料踝足矫形器：具有与肢体的服帖性好、轻便、外观、较好和易清洁等特性。脑瘫儿童常用的包括以下两种（图 4-44，图 4-45）。

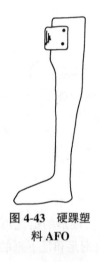

图 4-43 硬踝塑料 AFO

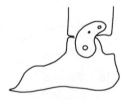

图 4-44 抑制背屈 AFO

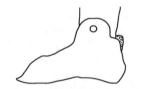

图 4-45 抑制跖屈 AFO

c. 动态踝足矫形器：又称动态 AFO，是目前国际上应用最广泛的一种肌张力抑制性的矫形器，使用改性聚丙烯塑料板模塑制成，有较强的矫正足内翻、外翻与平足畸形作用，能够保持足部较好的对位对线。动态踝足矫形器适用于轻度痉挛、足部畸形比较容易矫正的脑瘫儿童，对于痉挛比较严重的儿童则应选用硬踝塑料踝足矫形器或金属支条式踝足矫形器（图 4-46）。

C. 膝踝足矫形器（knee-ankle-foot orthosis，KAFO）：是应用于膝关节、踝关节和足部的矫形器，是膝矫形器和踝足矫形器的组合。按材料可以分为金属条 KAFO、塑料条 KAFO 和塑料金属条混合 KAFO。

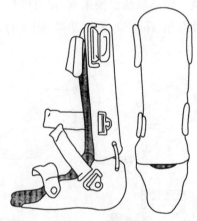

图 4-46 动态 AFO

膝关节铰链是 KAFO 的基本部件，脑瘫儿童常用的包括以下两种：①自由运动膝铰链：这种 KAFO 可以控制膝关节侧方运动，允许膝关节自由屈伸，适用于站立、步行中抑制膝过伸和侧方的异常运动；②可调节膝关节角度的膝铰链：这种 KAFO 膝关节有刻度盘定位，对膝屈曲、过伸都有很强的控制功能。

D. 髋内收外展控制矫形器（hip adduction abduction control orthosis）：也称为髋活动支具，由模塑塑料骨盆座、双侧髋铰链、双侧大腿箍与环带构成，允许髋关节屈伸自由活动，控制髋关节的内收和旋转活动，限制内收程度时是可调的。适用于痉挛型双瘫的脑瘫儿童，可逐步改善剪刀步态（图 4-47）。

E. 膝矫形器（knee orthosis，KO）：脑瘫儿童常用的膝矫形器包括两种：一种是塑料加膝铰链构成的；另一种是高弹性织物加膝铰链构成的。脑瘫儿童应用膝矫形器主要是用来控制膝过伸展和膝屈曲。轻度的膝过伸展伴有足部内外翻等症状时，踝足矫形器即可控制；重度的则需用膝踝足矫形器（图 4-48~ 图 4-50）。

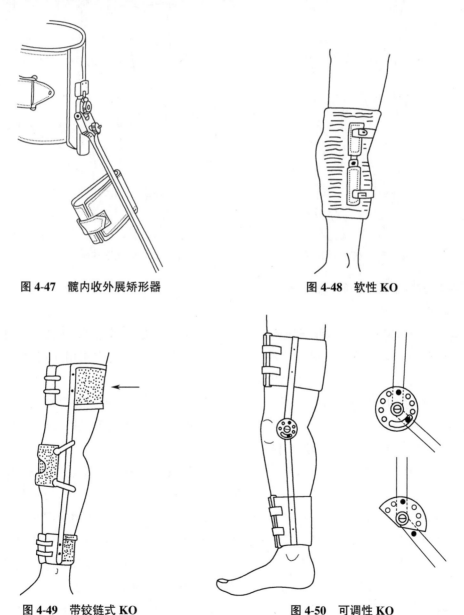

图 4-47　髋内收外展矫形器　　　　　图 4-48　软性 KO

图 4-49　带铰链式 KO　　　　　图 4-50　可调性 KO

F. 下肢旋转矫形器(torsion shaft orthosis, twister)：一种是利用弹力带制成；另一种是利用钢丝软轴传动轴索制成，其上端与骨盆带或腰带相连，下端与矫形鞋相连。主要功能为利用弹力带或软轴锁的弹力矫正下肢的内旋或外旋畸形(图 4-51, 图 4-52)。脑瘫儿童在儿站立、步行时下肢产生内旋，多数与腘绳肌、小腿三头肌、胫骨后肌等痉挛有关，常常采用下肢旋转矫形器矫正轻度的内旋。年龄越小使用效果越明显，超过 10 岁或痉挛特别重的儿童效果不佳。

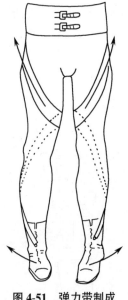

图 4-51　弹力带制成

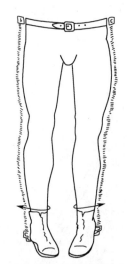

图 4-52　钢丝软轴制成

(4) 不同类型脑瘫儿童矫形器的选择

1) 痉挛型

A. 尖足：由于小腿三头肌(腓肠肌两个头、比目鱼肌一个头)痉挛引起，小腿三头肌主要是屈曲踝关节，腓肠肌还有屈曲膝关节的作用，所以由此引起的尖足多采用固定的，硬塑料 AFO 限制跖屈的短下肢矫形器，要求角度为 0。如果小腿三头肌严重痉挛，可以用短下肢夜间矫形器，要求的角度为 –5°~–10°。对于严重痉挛合并严重足踝畸形的儿童则应进行必要的药物治疗或手术治疗，矫形器治疗只能起到分散足底压力，缓解畸形发展，改变足底承重力线位置的作用，不宜奢求矫正畸形的作用。

B. 扁平外翻足：多继发于长期尖足后，可用内侧纵弓托(足弓托)。它是用软木、皮革或塑料制的，与儿童脚长宽相等的足弓托，可垫在鞋里，或者放在袜子里。目的是向上向外托起足弓，改变站立时足底的支点，使支撑面扩大，当儿童站立时，体重的负荷均匀地分配在足底上，重心落在支撑面内，重心稳定，身体呈平衡状态，极大地防止足外翻。也可使用托马氏鞋跟，特点是：鞋跟的内缘比外缘高 0.3~0.5cm，并向前延长到舟状骨下方，其目的是起到足弓托的作用，增加对足弓的支持力，适用扁平外翻足及平底足的矫正。

C. 足内翻变形：治疗时应首先纠正尖足，可在鞋跟外侧放上楔形垫；或做一个外侧厚内侧薄的鞋垫穿在袜子里，或放在矫形鞋里；或使用鞋跟外侧加厚并向前延伸到舟状骨的反托马氏鞋跟。

D. 足趾屈曲痉挛：用海绵固定足底与足趾，最好使足趾有轻度背屈，入睡也不拿掉。

E. 膝部畸形：膝关节姿势异常大多是由于踝关节或髋关节的异常姿势所引起的继发性畸形。常见的膝关节障碍有四种：膝过伸；屈膝蹲行；花瓶样膝外翻；膝内旋。

a. 膝过伸：痉挛型双瘫的脑瘫儿童膝过伸比痉挛型偏瘫的膝过伸更为常见，多是由于痉挛性马蹄足畸形所引起。多数痉挛型双瘫的膝过伸一侧比较重。一般适合选用塑料硬踝 AFO，要求踝关节固定在背屈 5°~10° 位，促使站立时、步行支撑期时膝关节处于稍微的屈曲位。应注意的是，当跟腱挛缩或股四头肌力弱时，不适合应用这种方法矫正膝关节过伸。

b. 屈膝蹲行：表现为儿童双下肢屈髋、屈膝、踝背屈步行，多数是由于腘绳肌痉挛引起，有时也与小腿三头肌无力或跟腱过度延长有关，治疗上比较困难，效果也不很满意。轻度的屈膝蹲行可以选用塑料硬踝 AFO 或抗地面反作用力 AFO，将踝部固定在合适的角度，依靠站立、步行中胫骨前方受到的向后推力逐步改进屈膝蹲行。较为严重的腘绳肌痉挛应考虑挛缩手术治疗，术后再结合矫形器进行步行康复训练。为方便调整踝关节背屈控制角度可以选择带铰链的 AFO，要求背屈制动，根据需要调整制动角度，跖屈自由活动。

c. 膝外翻：由髋关节内收肌痉挛引起。腘绳肌痉挛和足跟外翻可以进一步加重膝外翻畸形。儿童的膝外翻可能是由于内外侧骨骺发育不平衡而引起的，长期膝外翻状态下步行还可以引起膝关节内侧副韧带的松弛。如果能早期发现和及时减轻髋关节内收肌痉挛，大多数膝内翻畸形可以预防。一旦出现轻度的膝外翻畸形则应及早减少内收肌痉挛，应用髋关节内收外展矫形器（严重者可以使用夜间髋关节外展支具），限制髋关节的内收运动，及早矫正足外翻畸形。不消除畸形的原始原因，单独应用 KO 或 KAFO 效果不佳。

2）不随意运动型：针对出现的症状，除了应用上述矫形器外，多以固定性和稳定性的矫形器为主。对于不随意动作明显和躯干不稳定伸展障碍，可应用固定躯干的矫形器；如果伴有髋关节不稳定，使用带有蝶形骨盆固定带的 HKAFO（髋膝踝足矫形器）。对于能够抓站的儿童，由于不随意运动而呈现一侧下肢的屈曲状态，使独立步行困难，应设法使屈曲下肢伸展，应用环形膝连接和膝垫的长下肢矫形器（KO），使膝关节伸展，达到步行目的。

(5) 矫形器使用的注意事项

1）发育性：脑瘫儿童处于不断发育的时期，选择矫形器时应考虑到儿童的好动性，尽量选择活动范围大的矫形器，应尽可能地减少对关节正常功能的妨碍。

2）相互性：脑瘫儿童应用矫形器，矫正和治疗具有相互性，从矫正中得到治疗，在治疗中得到矫正。

3）指导性：矫形器技师应指导儿童及家长如何正确佩戴和使用矫形器。

4）差别性：白天用矫形器和夜间用矫形器是有差别的，应在不同时间正确佩戴才能起到事半功倍的效果。

5）调整性：由于脑瘫儿童的生长发育以及康复的治疗效果，3~6个月要对矫形器进行更换或调整。

3. 轮椅（wheelchair，W/C） 是带有轮子的座椅，主要用于因功能障碍而无法走路或其他行走困难者代步。对于3岁以上仍不能行走的脑瘫儿童，若上肢功能比较好，可以考虑使用轮椅。选择适合儿童的轮椅，可以提高儿童日常生活能力，扩大生活范围，培养儿童的独立性。

（1）种类和结构：目前，比较常见的轮椅类型包括普通轮椅、电动轮椅、轻便轮椅、靠背轮椅、躺式轮椅、站立轮椅、护理轮椅、运动轮椅等。普通轮椅一般由轮椅架、车轮、轮胎、刹车装置、坐垫、靠背、脚托、腿托及扶手等部分组成。

（2）选择指标：根据不同儿童残损的程度及保留的功能，轮椅的选择及要求应注意以下几个方面。

1）座位高度：坐下时，膝关节屈曲90°，一般测量地面至腘窝的距离。如果座席太高，则轮椅不宜推入至桌面下；太低则儿童的坐骨结节承受压力太大。

2）座位宽度：测量坐下时两侧臀部最宽处之间的距离再加上5cm，为座位的最佳宽度。当座位太宽时不易坐稳，操纵轮椅不便，肢体易疲劳；过窄则儿童进出轮椅困难，臀部及大腿组织易受压迫。

3）座位长度：测量坐下时后臀部向后最突出处至小腿腓肠肌之间的距离，并减去5cm为座位长度。座位太短，体重落在坐骨结节上，局部易受压过重；座位过长则会压迫腘窝处，影响局部血液循环，并且容易磨损皮肤。

4）扶手高度：坐下时，上臂自然下垂，前臂平放于扶手上，测量椅面至前臂下缘的高度再加2.5cm为扶手高度。如使用座垫，还应加上座垫高度。扶手太高时上臂被迫上抬，容易疲劳；扶手太低，需要前倾上身才能维持平衡，长期维持这种姿势不仅容易疲劳，有时还会影响呼吸。

5）靠背高度：靠背越高，越稳定；靠背越低，上身及上肢的活动就越大。①低靠背：测量坐位面至腋窝的距离，再减去10cm；②高靠背：测量坐位面至肩部或后枕部的实际高度。

6）脚托高度：与座位高度有关。安全起见，脚托至少应与地面保持5cm的距离。

7）座垫：为预防压疮，可在靠背上和座位上放置座垫。

8）其他辅助器具：为满足特殊儿童需要而设计，如马鞍形坐垫、骨盆带、胸带、颈托等。病情严重的儿童，还可在轮椅靠背两侧加装软性的躯干支持托，选用特殊形状的固定脚踏板。

（3）注意事项

1）使用轮椅前，儿童家属应对轮椅的结构和功能进行检查，以保证儿童的安全性。

2）儿童使用轮椅时，家属要随时观察儿童的情况，帮助儿童保持正确的体位，必要时使用安全系带。

3）训练儿童及家属如何正确使用轮椅,尤其是上下坡时,如何控制轮椅,避免发生意外。

4）在推轮椅过程中要目视前方,观察周围的环境,不可快速推动轮椅嬉耍,避免脚轮方向与大车轮垂直。

5）推动折叠轮椅或在不平整的地面前行时应抬起脚轮,抬起脚轮时用脚踩倾倒杆的同时双手下压推把,以防倾倒杆折断。

6）长时间使用轮椅的儿童,应保持坐垫清洁、干燥、平整、舒适,要定期察看其受压部位的皮肤,如:肩背(近肩胛骨外)、臀部两侧(股骨粗隆处)、臀部下方(坐骨结节处)、膝部后方等部位,定时进行局部减压,以避免发生压疮。

7）不使用轮椅时应把车闸打开。

8）定期对轮椅进行检修和保养,保持轮椅的正常状态。

4. 康复环境　通过对环境的适当调整,使环境能够适应脑瘫儿童的生活、学习的需要。人与环境是相互影响的过程,通过改变环境来更好的适应儿童,是康复治疗的一项重要工作内容,也是保证儿童回归家庭和社会的重要条件之一。在临床康复过程中,通过环境改造可以达到意想不到的效果,比如公共场所无障碍设施的应用,使很多不能步行的脑瘫儿童可以通过自己驱动轮椅外出。对于功能较好的年长儿童,居家环境无障碍的要求如下:

(1)环境改造流程

1）评估:对环境和儿童的功能状况进行详细的评估,了解儿童的功能状况、所处的环境情况、经济状况、个人及家庭的要求等。

2）分析:分析活动受限的环境方面的因素,进行阶梯化的环境改造过程。考虑以下因素:①是否可以对活动进行调整,达到适应环境的目的;②是否可以通过调整物品的位置来解决活动受限;③是否可以通过使用辅助器具来解决活动问题;④物理结构的改造。

3）计划:制定环境改造计划,确定环境改造方法后需制定具体的环境改造方案,如需进行物理结构的改造,还需出具图纸,对比改造前的图纸,详细标明需改造环境的位置、尺寸、具体要求等信息。

4）实施:根据环境改造方案,进行活动调整、物品重新摆放或使用辅助器具。需要进行物理结构改造的一般由儿童家属自行施工或请工程队施工,施工过程按所确定的环境改造方案进行。

5）评价:改造完成后需进行评价,确保使用者可安全使用改造的环境,对需要训练的儿童进行环境适应训练,儿童或家属掌握方法后方可交付使用;并且要定期进行随访,了解儿童适应环境情况和独立生活情况。

(2)无障碍环境

1）居家无障碍环境

A. 住宅门口:①门:最好是自动门,也可采用推拉门、折叠门或平开门,门把手要低于一般门所安装的高度,门锁最好为按压式,可减少用力,方便儿童开启;②门口:不宜有门槛,门扇开启后门口的净宽不得小于 0.80m;③通道:通道容易进出,如路面平坦、没有或少台阶、安装合适的扶手等。通道中无障碍物,光线充足,照明良好;④门前:出入口的室内外地面宜相平,若有高度差时,应用坡道连接,坡度不超过 5°,或每增长 30cm 坡度应升高 2.5cm。宽度应为 1~1.14m,坡道的倾斜度不宜过高,否则会使上行者多耗体能,而下行者也难以控制速度。两侧要有 5cm 高的突起围栏以防轮子滑出,出入口内外应有 1.5m×1.5m 的平台部分与斜坡相接。

B. 电梯、楼梯:①电梯的设置必须便于乘坐轮椅者使用,电梯的深度和宽度至少为 1.5m,门宽不小于 0.80m,正面有高 0.90m 至顶部的镜子,以便儿童观看自己的进出是否已经完成;②楼梯至少应有 1.2m 的宽度,每阶高度不应大于 0.15m,深度为 0.30m,两侧均应有 0.65~0.85m 高的扶手,梯面需进行防滑处理。

C. 客厅和走廊:①供轮椅出入的走廊应有 1.2m 的宽度,单拐步行时通道所需宽度应为 0.70~0.90m,双拐步行时需 0.90~1.20m;②同时通过两台轮椅的客厅和走廊至少 1.8m,而同时通过一台轮椅和一个行人的走廊至少需宽 1.5m,轮椅旋转 90° 所需空间至少为 1.35m×1.35m;以车轮为中心旋转 180° 需要 1.7m×1.7m 的空间;偏瘫儿童用轮椅和电动轮椅旋转 360° 需有 2.1m×2.1m 空间,转 90° 时需有 1.5m×1.8m 的空间。

D. 浴室和卫生间:①门:功能障碍者使用的卫生间门应该向外开,以保证室内有足够的空间,更重要的是,一旦儿童意外,外面的人容易打开门施救,而不至于因轮椅或辅助器具挡在门前,在外无法开启;②坐便器:一般采用坐式马桶,与轮椅同高(约 0.45m),两侧安装扶手,侧墙扶手为"L"形,距地面 0.70m,长度约为 0.70m,扶手间距为 0.80m 左右。扶手可采用固定式的,也可以是可移动的,移开一侧以便轮椅靠近;③洗手盆:洗手盆底最低处不应低于 0.69m,以保证使用轮椅者的大腿部可进入池底下面,便于接近水池洗手和脸。池深不必太深,0.10m 左右即可,水龙头最好采用长手柄式,以便操作;排水口应位于儿童够得到处;镜子中心应在离地 1.05~1.15m 高处,以便乘轮椅儿童应用;④水龙头:可采用感应式或杠杆式;⑤卫生间内安排:在靠近浴位处应留有轮椅回转空间,卫生间内的轮椅使用面积不应小于 1.20m×0.80m。在浴盆的一端,应设宽 0.30m 的洗浴坐台。在坐便器及浴盆、淋浴器附近的墙壁上应安装扶手。

E. 卧室和厨房:①轮椅进入的房间至少要有 1.5m×1.5m 的空间供轮椅转动,厨房桌面或餐桌的高度在可供轮椅进入的前提下不能高于 0.8m;②床应固定不动,床前至少要有 1.5m×1.5m 的空间供轮椅转动;③床高度应与轮椅的座位高度接近。非轮椅使用者,床的高度应以儿童坐在床边,髋、膝关节保持约 90° 时,双脚可以平放在地面为宜。床垫要坚固、舒适,应在床边设置台灯、电话以及必要的药品;④电源插座、开关、电话应安装在方便、安全的位置,电源插座不应低于 0.5m,开关高度不应高于 1.2m。

2)公共无障碍环境:公共建筑环境的无障碍改造可参照 2012 年发布的中华人民共和国国家标准 GB 50763—2012《无障碍设计规范》以及 2001 年发布的中华人民共和国行业标准《城市道路和建筑物无障碍设计规范》实施。具体包括:公共建筑物的出入口设施;建筑物内的设施;公共建筑物为指示道路、行进路线和目的地而建造的标识。

(二)孤独症等精神残疾儿童的辅助器具

孤独症等精神残疾儿童主要的功能障碍包括社会交往障碍、交流障碍、刻板行为、情绪问题、行为问题等，针对这些障碍，孤独症等精神残疾儿童使用辅助器具主要包括以下几种：

1. 语言增强与交流替代系统（augmentative and alternative communication，AAC）　是指一切能够改善儿童交流能力的装置、符号、策略与技术的总称。其中装置是指运用设备和设计作为沟通交流的媒介；符号是利用视觉、听觉、触觉等方法表达信息；策略是指通过个体自我学习或向他人学习到的交流方法；技术是指信息的传送方式。通过 AAC 的使用，可以达到以下治疗目的：①激发儿童的沟通动机；②提高儿童的沟通交流能力；③提高儿童的语言发表水平；④改善儿童的无效性语言；⑤提高儿童的社交能力；⑥增加儿童的自控力。

（1）交流板（communication board）：又称沟通板，其目的是为了增加与儿童之间的沟通，使用磁性板、图片板、写字板、字母板（包括字母表）等，根据儿童的需要制作而成，交流板内容包括儿童最常用的日常物品和身边关系最为密切的人物，如父母、医生、护士、康复治疗师等。

（2）图片交换沟通系统（picture exchange communication system，PECS）：是通过教孤独症儿童学习使用图片来表达自己的意愿和想法，以此达到沟通目的的一种方法。PECS 需用的物品包括：活页夹、内页、魔术贴、塑封膜、塑封机、照相机、电脑、打印纸等物品制作沟通册。PECS 训练共分六个阶段。第一阶段：以物换物；第二阶段：扩展主动性；第三阶段：辨认图卡；第四阶段：句式结构；第五阶段：回应你要什么；第六阶段：能回答评论性问题及表达意念。通过教孤独症儿童学习使用图片来表达自己的意愿和想法，以达到沟通的目的。

2. 虚拟现实（virtual reality，VR）　是指利用计算机生成一种模拟真实事物的虚拟环境进行观看和互动，并通过多种传感设备使儿童"融入"到该环境中，实现环境与儿童的交互的技术。虚拟现实技术系统由以下部分构成：计算机、感知设备（生成视觉、听觉、触觉等多种通道刺激信号的显示器、声音播放器等）、跟踪设备、交互设备等。针对孤独症等精神障碍儿童，可以在语言认知训练评估方面和情绪辨认方面使用计算机辅助系统。

（1）语言认知训练评估系统：是利用电脑设备提供声音、影像等刺激，引起儿童注意、激发儿童兴趣、提高儿童参与能力、增进学习效率、提高日常生活活动能力的训练系统。该系统可以提供大量的训练及评估测试方案，既可以作为康复医务人员的评估辅助设备，也可以作为孤独症等伴有语言障碍儿童的治疗设备。

（2）情绪辨认计算机辅助系统：重症孤独症等精神障碍儿童常伴有情绪障碍，可以应用计算机辅助系统，为重症孤独症儿童编制一系列个别化的电脑辅助情绪辨认教学软件，该软件包括运输汽车动画片、表情图片 PPT，以及从网络上下载并改编的表情小游戏。通过该软件的使用，促使孤独症儿童学会辨认高兴、伤心与生气三种基本情绪。

（3）针对具体问题的计算机辅助系统：针对孤独症等精神残疾儿童的功能障碍而专门编制的社会交往、认知、生活技能、面部的再认等程序，用以改善儿童的相应功能。

3. 感觉统合辅助设备　部分孤独症儿童伴有感觉统合障碍，可以通过感觉统合设备，以游戏的形式，对儿童进行听觉、视觉、基础感觉、平衡、空间知觉等方面的训练，可以起到提高儿童注意力、平衡能力、协调能力、有效增强体质、调节心理状态、增强适应行为能力等作用。

（1）前庭平衡、本体感训练设备：包括平衡木、滑板、滚筒、网兜吊缆、笼球、跳绳、呼啦圈、羊角球、跳跳床、滚珠平衡板、独角椅、跳布袋、秋千、高低踩踏、摇滚碗、走轨玩具、跳跳球等。

（2）触觉训练设备：包括球池、浴球、触觉平衡板、脚踏石、吊绳、触觉球、触觉轨道等。

（三）精神发育迟滞等智力残疾儿童使用的辅助器具

精神发育迟滞等智力残疾儿童使用的辅助器具主要包括：启智辅助器具、日常生活辅助器具、多感官训练系统、计算机认知训练系统、卫星跟踪定位系统等。

1. 启智辅助器具

（1）启智玩具：如不同颜色、形状的积木、故事机、串珠游戏、拼图、带音乐和灯光的玩具等。

（2）启智图书：选择适合儿童的图书让儿童阅读或者由他人讲解，以提高患儿的智力水平。

（3）卡片、挂图：运用不同颜色和物品的卡片对儿童进行训练，还可以运用有声立体挂图等对儿童进行训练。

2. 日常生活辅助器具

（1）带照片电话：是专门为记忆力差的中度以上智障儿童而设计的特制电话。精神发育迟滞等智力残疾儿童通常记不清电话号码，可应用带照片的电话，将电话的每个按钮上贴有联系者的照片，儿童操作时只需要按贴有此人照片的按钮，即可自动拨打相应的电话号码。

（2）身份识别卡：由于儿童不能够清楚地描述自己的身份和家人的信息，有走失的危险，所以可给儿童佩戴胸牌、无线胸卡、电子手环等来表明儿童身份信息和联系方式。

（3）平板电脑：平板电脑具有操作简单、携带方便的特点，智障儿童可以通过点击、触摸屏幕上的图标，对电脑程序进行简单的操作。如玩游戏、听音乐、看动画片、视频等。

3. 多感官训练系统

（1）视觉刺激设备：通过不同颜色光线、荧光、图片、气泡等物品的移动和变化对儿童进行视觉刺激。具体包括：①多媒体声光组合；②视觉感知活动板；③泡沫塔；④光纤缎带；⑤荧光窗帘；⑥无穷远隧道或渐进灯光隧道。

（2）听觉刺激设备：通过音乐、灯光、不同声音模式等对儿童进行听觉刺激。具体包括：①音乐跳跃垫；②声感知展示板；③音效游戏板。

（3）触觉刺激设备：通过不同质地、不同颜色、带有振动器、温控器、风扇、小球、球池、灯光等物品对儿童进行触觉刺激。具体包括：①互动触觉板；②振动床垫；③风速游戏板；④灯光球池。

（4）嗅觉刺激设备：通过不同香味对儿童进行嗅觉刺激。具体包括：①图案配对嗅觉游戏板；②主动嗅觉装置。

（5）前庭刺激设备：通过秋千、摇摆平衡台、灯光等对儿童进行前庭功能的刺激。具体包括：①秋千灯光引导系统；②声光摇摆系统。

（6）本体感觉刺激设备：通过音乐地垫、音乐、灯光、跳跳床、多层强弹力布、白板、磁力贴等对儿童进行本体感觉刺激。具体包括：①灯光投射音乐地垫；②声光弹跳训练床；③浮弹训练系统。

4. 计算机认知训练系统　是通过运用触摸屏电脑软件整合多媒体素材库与真人语音，将认知训练系统的概念充分应用在便携式平台上，便于个案操作。训练模块一般包括对注意力、观察力、记忆力、数字认知、图形认知、序列认知、同类匹配、异类鉴别等内容。

5. 卫星跟踪定位系统　中重度智力障碍儿童的视觉空间能力和记忆力差，对于方位经常不能正确判断，单独外出时容易迷路而走失。卫星跟踪定位系统可以对智障儿童进行跟踪定位，进行实时监控。具体功能如下：①移动轨迹查询；②设置电子围栏，对儿童活动范动进行设置；③报警功能；④双向通话；⑤远程录音；⑥低电报警。

（庞　伟，李　鑫）

第七节　儿童游戏护理技术

一、概述

游戏是儿童的天性，它在儿童的生长发育过程中起着相当重要的作用。儿童通过游戏促通其运动能力、平衡能力、协调能力的发育，并可从中学到许多知识，还可以促通儿童视觉、触觉、听觉、辨色能力、辨别空间方位、分辨左右等能力。将游戏与护理结合在一起，在运动、言语、交流和智力方面同步发展，最大程度地发挥潜能，有效帮助特殊儿童克服生活中的障碍，更容易去玩耍和探索，同时创造更多学习机会和良好的学习环境，充分调动儿童的积极性，实现康复与护理的协调，促进特殊儿童生活自理能力的发育与完善。

二、康复护理技术原则与目标

（一）康复护理技术原则

1. 遵循循序渐进的原则　为患儿制定游戏护理方案时，注意患儿发育需求和发育特点，要考虑患儿的年龄和认知因素，注意游戏的趣味性，初始游戏难度不宜过高，以免患儿产生抵触情绪。游戏的时间要由短到长，动作要由易到难。

2. 提供良好的环境　住院期间可以在病房的墙壁上悬挂精美的卡通图片，根据不同年龄层次需求，摆放各种书籍、玩具，为开展游戏护理创造良好的环境氛围。出院后可以将家里的环境按照患儿意愿进行设计，使患儿适合在家庭中进行游戏，让患儿在快乐的氛围中成长和发展，以达到事半功倍的效果。

3. 做好各项保护措施，保证患儿的安全　训练过程中护理人员应密切观察患儿病情变化，避免因训练方法不当造成损伤或加重病情。

4. 及时解决训练过程中出现的各种问题，给予及时反馈　游戏过程中出现的任何问题,皆应引起护理人员的注意,能及时解决的问题立刻解决,不能及时解决的问题应做好记录,想办法解决。针对患儿在游戏中的表现,应及时给予反馈,正确的操作应给予表扬或者物质奖励,对患儿的正向行为进行强化。

5. 应根据患儿具体的功能状况,制定个体化的方案,因人而异 每位患儿都是一个独立的个体,所以对患儿进行 ADL 训练设计方案时,应注意个体化差异,应针对患儿的具体情况,进行具体分析。

6. ADL 训练应与其他训练方法相结合,以提高训练效果 如开展穿衣训练前,应首先开展认知能力的训练,以确保患儿认识身体的部位、衣物的名称、衣物穿着的对应部位和衣物穿着的顺序,以便穿衣训练的顺利开展。

7. 加强对患儿家长的宣教 由于患儿存在功能障碍,很多家长过分保护患儿,尤其是日常生活活动方面的事情,家长替代患儿做了很多,患儿被动接受,很多时候,家长对于 ADL 训练没有足够的认识,没有及时进行相应的训练,影响了患儿的康复,所以应加强对患儿家长的宣教。

(二) 康复护理技术目标

1. 提高自我照顾能力 通过对患儿游戏护理,提高患儿语言、认知、自理等多方面的能力,发挥自身的潜能,减少对照顾者的依赖,提高自我照顾能力,力求达到最大程度的生活自理。

2. 改善躯体功能 通过游戏护理,不但可以改善患儿 ADL 能力,同时还可以进一步改善患儿的语言、认知、理解和沟通等能力。

3. 建立战胜疾病的信心 通过游戏护理的开展,有助于进一步提高患儿康复的积极性,帮助患儿建立自信,为日后的回归社会打下坚实的基础。

4. 发现康复护理问题 通过患儿在游戏中的表现,有助于康复护理人员发现患儿存在的护理问题,从而按照护理程序,更好地为患儿提供护理服务。

三、康复护理技术方法

(一) 进食康复护理技术

1. 方法 通过"喂喂小动物"的游戏引导患儿学会正确拿勺,发展其双手配合能力,促进动作的分化,为自主进食做充分的准备。护士要在旁边辅助指导宝宝正确拿勺的方法及双手的配合。

(1)游戏准备:小碗(带吸盘)、小勺(可以进行改造,如勺柄可加粗)、"小动物"(大可乐瓶或易拉罐身上半部贴动物头图片,中部开一个洞当小动物的嘴或自行设计)、食物(可以用玩具代替)若干、桌椅。

(2)游戏玩法:①护士与患儿面对面坐好。②护士出示游戏材料吸引患儿的注意力,告诉患儿游戏的名称与游戏的玩法。③辅助:肢体动作与语言同时进行。护士示范动作要正确清楚,动作可夸张一些,以患儿能看清楚为宜。护士发出指令后,请患儿参照护士右手三指拿勺,左手扶碗。护士可以在患儿的身后辅助患儿拿勺的动作及扶碗的动作(护士也可以全程辅助),当患儿配合护士进行游戏的学习时,护士要给予患儿强化。游戏初期护士可以帮助患儿将"小动物"固定好后再喂,护士的辅助要根据患儿的实际水平选择辅助的方法。护士与患儿反复游戏,直至将碗里的物品全部喂到"小动物"的嘴里。护士在讲解时语言要清晰、缓慢,要用患儿容易听懂的语言,游戏过程中可以与患儿进行交流,以提高患儿的语言沟通能力。④游戏结束:护士与患儿一起将游戏材料收拾好,同时梳理游戏要点。

2. 注意事项

(1)护士的情绪要饱满,引导患儿参与游戏并适时给予强化。

(2)护士引导患儿正确拿勺子,及时纠正异常姿势。

(3)游戏过程中护士引导患儿要有耐心舀食物,不着急,慢慢舀。

(4)护士可根据患儿的情况给患儿降低游戏的难度。如:游戏初期只强调正确拿小勺的方法。

3. 游戏延伸

(1)可以指导家长在病房引导患儿使用勺子舀一舀巧克力豆、小馒头等食物,发展其双手配合能力及精细功能。

(2)在生活中泛化,鼓励患儿在进餐时练习自己用勺子吃饭。

(二)穿脱衣物康复护理技术

1. 方法 穿脱衣物是一项很复杂的技能,包括穿脱上衣、穿脱裤子、系扣子、拉拉链,以及穿脱其他衣物等。在设计游戏时要将穿脱衣物的步骤进行分解,循序渐进,逐渐锻炼患儿上肢与下肢的协调与配合。下面以游戏"找地洞"和"系扣子"为例训练患儿认识衣服的各部分及提高双手精细运动功能。

(1)游戏准备:套头衣服,小球,缝好小扣子的方块布。

(2)游戏玩法:①护士与患儿面对面坐好。②护士出示游戏材料(衣服和小球色彩与图案要鲜艳)吸引患儿的注意力,告诉患儿游戏的名称与游戏的玩法。③护士将衣服平放到桌子上,先利用卡片向患儿介绍衣服各部位的名称,如衣服的前面、后面、衣领、袖子等。然后将小球交给患儿,指示他把手伸进衣服里,按照指令把球滚至相应的部位。如护士可以用语言引导患儿:我们带着小球去寻找衣领吧,慢慢地把小球放到衣服里,把衣领找到我们的小球就可以出来了。④将系扣子的材料平铺好,逐一引导患儿认识扣子和扣眼,然后请患儿用手去感知(护士可以辅助完成),辅助患儿的手将扣眼放到扣子的上方,指导患儿将扣子系进扣眼里。在患儿完成系扣子的过程中,护士要及时给予有效强化。⑤游戏结束:护士与患儿一起将游戏材料收拾好,同时梳理游戏要点,这时可以放一些轻松的音乐,以缓解患儿的疲劳。

2. 注意事项

(1)患儿在学习穿脱衣物前要有一定的认知能力:①已掌握身体各部分,包括头、手、脚的名称及位置;②认识衣物的名称以及衣物应穿在身体的相应部位;③能够分清前、后、左、右等空间位置。

(2)患儿应具备一些动作技能:①上肢有一定的稳定性;②有基础的平衡力;③有基础的

手指操作、抓握、双手配合运用和手眼协调等能力。

(3)最初学习时要选择一些患儿喜爱的衣物,最好是款式简单和容易穿脱的。

(4)穿脱衣的步骤繁多、复杂,要求的技巧也很多,护士需保持耐性,以积极的态度鼓励患儿,及时给予强化,令患儿更有信心。

3. 游戏延伸　在生活中泛化,让患儿能把所学应用于实际情境中,以增加患儿练习的机会,如游戏时先利用玩偶学习衣服的各部名称及前后左右,使用有系扣物的玩具等练习系扣子,等患儿熟练后再用实物进行训练。

(三) 排泄康复护理技术

1. 方法　排泄不仅是维持生命的重要过程,也是反映人体生理功能状况的指标之一。正常孩子 1 岁后,开始示意大小便;2 岁时能在白天控制大小便,4 岁时能独立上厕所自己解大小便。排泄训练是渐进的过程,患儿易受情绪的压力、兴奋及新环境等多种因素的影响。因此,护理人员应注意排便环境准备、便器选择和排便方式的训练。首先要有环境准备及便器的选择,排便环境要安静、光线柔和,最佳地点是家庭的卫生间,并安装无障碍设施,以供患儿训练排泄动作。选择符合患儿能力的便盆或辅助工具,指导家长可将坐便的高度、冲水按钮及摆放厕纸的位置等视情况加以改造。再按患儿身体结构功能、认知等能力设计合适的游戏项目:如模拟坐便盆的游戏"摇摇船"、撕下厕纸游戏"厕纸拔河"、排泄后擦拭游戏"清除便便"等。制定游戏时,应确定选取哪种训练方法,有需要时,可根据患儿的特性同时选取几种方法来配合使用。必要时准备相关的图片作为视觉提示,在适当的步骤或活动中用来提示患儿。

(1)游戏准备:气球,花生酱或朱古力酱等,透明胶带,厕纸,桌椅。

(2)游戏玩法:①护士与患儿面对面坐好。②护士出示游戏材料吸引患儿的注意力,告诉患儿游戏的名称与游戏的玩法。③护士先把涂抹花生酱的气球放到桌子上,辅助患儿撕下适量的厕纸将气球上的花生酱擦拭干净。该动作熟练后再将涂抹花生酱的气球用胶带贴到椅子后面患儿后背的位置,再让患儿重复步骤,将酱擦拭干净。当患儿掌握技能后,便可逐步让他在如厕时练习。④游戏结束:护士与患儿一起将游戏材料收拾好,同时梳理游戏要点。

2. 注意事项

(1)注意游戏时间的选择,避免患儿在面对陌生环境的时候进行,应在患儿情绪稳定的状况下才开始。

(2)游戏期间,建议家长安排患儿多饮水,多吃高纤维的食物,使排泄通畅,一旦游戏时有便意,可以及时进行真实训练,以增加排便成功的机会。

(3)告知家长排泄训练需要长时间才能见效,先以游戏进行诱导训练,逐渐过渡到实际动作训练。

3. 游戏延伸　将游戏内容泛化到生活中,指导家长在日常生活中减少替代,让患儿将学到的技能运用到实际生活中,患儿能自己完成的,尽量让其独立完成。

(四) 个人卫生康复护理技术

1. 方法　人体的清洁是保证健康的重要措施之一,特别是全身皮肤和黏膜的清洁,对于体温的调节和并发症更具有重要的意义。

(1)游戏准备:竹蜻蜓,白面粉和彩色面粉各若干,桌椅。

(2)游戏玩法:①竹蜻蜓:护士协助患儿用双手合掌夹着竹蜻蜓的手柄,然后双手以相反方向前后搓动手柄约10秒便放手,以令竹蜻蜓"飞动"。护士逐渐减少协助,指示患儿自行用双手搓动竹蜻蜓令它飞起来。②滚球"洗白白":护士将白面粉洒在患儿的双手上,令其手掌沾有薄薄的面粉,接着再把一团有颜色的面粉团放进患儿的掌心,让患儿两手互相搓动,以使手上的面粉被面粉团粘走。以上两个游戏都是模仿练习洗手时搓手的动作。游戏时,护士可选择与患儿一同站或坐在镜子前,让患儿能看到护士和自己的动作。若患儿有困难,护士可在患儿的身后扶着患儿的手,帮助患儿完成动作。③游戏结束:护士与患儿一起将游戏材料收拾好,同时梳理游戏要点。

2. 注意事项

(1)处理个人卫生的步骤繁复,护士要有耐心,给患儿更多的机会和时间进行练习。

(2)安排充足的洗漱时间,切勿在催促下完成,令患儿感到焦虑。

3. 游戏延伸　让患儿能够在日常生活中应用到所学技能。如:吃饭前要先洗手,并从中培养患儿的个人卫生习惯。

(五) 其他相关康复护理技术

1. 方法　当患儿掌握了大部分进食、如厕、穿衣、梳洗等基础自理技能后,便可以教导患儿把所学应用到生活中,如收拾物件、清洁家居、到快餐店用餐、到理发店剪发等,以增强患儿处理家居事宜和使用社区设备的能力,学习进一步提高独立生活所需的能力。

(1)游戏准备:镜子,剃须膏,毛巾,平衡木,若干玩具火车,桌子。

(2)游戏玩法:①还原自我(模拟擦拭动作):护士坐在镜子前面,先把剃须膏涂在镜子上,令镜中自己的部分脸被遮盖,然后示范用布从左至右,从上至下将剃须膏擦去,令样子重现。让患儿照镜子,护士把剃须膏涂在镜子上,遮盖镜中患儿的部分脸,让患儿用布擦去镜子上的泡沫,令患儿样子重现。开始时只遮住一个部位(嘴巴或鼻子),当患儿掌握擦的技巧时,便可以扩大遮盖的范围(如脸的上半部)。②火车到站了(身体平衡及协调,安全地踏上台阶):护士准备平衡木和数架玩具火车,在平衡木的末端摆放一张桌子,告诉患儿这是"火车站"。指示患儿每次拿着一辆火车,一步一步地踏过平衡木,到终点时把火车放在桌子上,当全部火车都到达"火车站"后,患儿便可以把火车连接起来玩。

2. 注意事项　学习处理家居事宜和使用社区设施的内容广泛,步骤繁复,要求的技巧也很多,训练者需要保持耐性和积极的态度(如实时的赞赏),令患儿感到被关怀,从而建立自信。

3. 游戏延伸　在日常不同的情境中,增加机会让患儿应用和巩固已学习的技能,如用餐后收拾餐具并抹桌子,用完物件后立即收拾并放回原处,操作简单的家居电器等,将训练活动变为恒常家务,让患儿养成收拾自己物件的习惯。

将游戏融入康复护理中,能够促进患儿的运动能力、平衡能力及协调能力的发育,提高患儿的知识水平,并且可以促进患儿良好性格和情感的发展。在家庭指导中要鼓励患儿家长参与到游戏中,动手制作玩具或将原有的旧玩具进行改造,将游戏中学到的生活技能得到应用,以尽快融入社会中。

(姜明霞)

第八节　中医康复护理技术

一、概述

中医护理技术是临床护理中的重要组成部分,与临床护理的质量有着直接的联系,对医疗事业的发展具有积极的重要影响。《中国护理事业发展规划纲要》中提出要积极的发展中医护理技术,发挥中医自身特色,提高护理的整体能力。

中医康复护理是运用中医整体观念和辨证施护理论,利用传统康复护理的方法,配合康复医疗手段、传统康复训练和养生方法,对残疾者、慢性病者、老年病者以及急性病恢复期患者,通过积极的康复护理措施,使其形体和精神能尽量地恢复到原来的健康状态。

二、康复护理技术原则与目标

(一)康复护理技术原则

1. 综合护理原则　对于病情复杂、疾病治疗过程较长的儿童,使用单一的中医康复护理技术往往不易奏效,应遵循标本缓急的护理原则,根据病情的轻重、缓急、病程长短等不同情况,制定出急则护标、缓则护本的康复护理计划。

2. 整体护理原则　整体康复护理原则是以中医基础理论中的整体观念为基础,中医护理学强调人体是一个有机整体,人与自然环境、社会环境具有统一性。因此在对儿童进行康复护理技术操作过程中要针对不同情况进行整体施护。

3. 辨证施护原则　辨证施护是中医护理的精髓,是中医护理工作的基本法则,"证"即证候,是指在疾病发展过程中某一阶段的病理概括。辨证是实施护理措施的前提和依据,施护是辨证的目的,辨证与施护是护理疾病过程中相互联系、不可分割的两个方面,基于儿童自身生长发育和疾病情况变化迅速,又不善于对疾病进行表述等特点,儿童康复护士在实施临床中医康复护理技术时更应注意,同一疾病由于证候不同,应选择不同的治疗和护理方案,而不同的疾病只要出现相同的证候,就可以采用相同的治疗和护理方案,这就是中医"同病异护"和"异病同护"。

4. 防护结合　中医康复护理技术所说的防护结合是指采用一定的中医康复护理技术手段和措施,防止疾病的发生和发展。固护人体正气、防止病邪侵入是护理预防工作的两个重要方面。儿童常见病证和小儿杂病都可以通过中医康复护理技术来调理儿童体质,减少疾病的发生,甚至新生儿疾病也可以通过调理母体来减少疾病的发生。

(二) 康复护理技术目标

1. 培补元气　中医康复护理技术根据肾为先天之本,脾胃为后天之本的理论,调节人体机能,逐步培本固源,增加儿童正气,正气足而邪不可干也。儿童的健康状况,在很大程度上取决于元气的盈亏与盛衰。部分儿童由于先天精血不足、后天运化失常导致元气充沛不足,这不利于儿童维持机体健康。

2. 平衡阴阳　中医康复护理技术重视人体阴阳消长变化,保持阴阳双方的协调平衡,既不过分也不偏衰,达到"阴平阳秘"的状态。强调因人、因时、因地制宜地开展中医康复护理技术从而达到平衡阴阳,防病治病的目的。

3. 疏通经络　儿童通过呼吸锻炼、肢节活动或按摩拍打,可以触动气血循经络互流,以促进百脉调和、气血充盈,这样康复护理保健的作用就显现出来,也为儿童的健康成长发育打下坚实的基础。

4. 调理气血　中医认为气血精液是人体生命活动的重要物质基础,中医康复护理技术通过意守、调身、调息、调心,从而起到调理气血的作用,恢复和重建气血的动态平衡。

三、康复护理技术方法

(一) 毫针刺法

毫针刺法可采用单手进针和双手进针两种进针方法,根据儿童危险意识较差、遵从指令不佳、多动等特点,中医康复护士实施此法时,多在进针时采用双手配合的方法,即右手持针,靠拇、示、中指夹持针柄,左手按压针刺部位,以固定此处腧穴的皮肤,完成针刺。

进行毫针针刺法时除了要注意进针的方法,还需要分析进针的角度和针刺的深度,根据儿童不同的情况选择采用直刺、斜刺、平刺。小儿宜浅刺,身体瘦弱宜浅刺,身强体肥宜深刺。阳证、新病宜浅刺,阴证、久病宜深刺。头面和胸背及皮薄肉少处的腧穴,宜浅刺;四肢、臀、腹及肌肉丰满处的腧穴,宜深刺。

同时,在进行毫针针刺法过程中,可以采用提插法和捻转法帮助行针。

1. 进针方法

(1)指切进针法:短针进针时常采用此法,用左手拇指或示指指端切按在腧穴位置的旁边,右手持针紧靠左手指甲面将针刺入腧穴。

(2)夹持进针法:以左手拇、示两指挟持消毒干棉球,夹住针身下端,露出针尖1~2mm,将针尖固定于针刺穴位的皮肤表面,右手持针柄,使针身垂直,在右手指力下压时,左手拇、示指同时用力,两手协同将针刺入皮肤。此法适用于肌肉丰满部位及长针的进针。

(3)舒张进针法:用左手拇、示两指将所刺腧穴部位的皮肤向两侧撑开,使皮肤绷紧,右手持针,使针从左手拇、示两指的中间刺入。此法主要适用于皮肤松弛部位进针。

(4)提捏进针法:用左手拇、示两指将所刺腧穴部位的皮肤捏起,右手持针,从捏起的上端将针刺入。此法主要适用于皮肉浅薄处的腧穴。

2. 注意事项

(1)治疗室内要经常保持清洁安静,光线适中,空气流通,温度适宜,定期进行空气消毒。

（2）重视儿童情绪护理,以解除各种恐惧、焦虑等负性情绪。注重人文关怀,为儿童及家长安排舒适的体位,以利于治疗。

（3）针具检查,对有弯曲、锈蚀、带钩、断裂的针应剔除不用,采用正确的进针方法,并注意进针角度和深度。在行、留针期间,不宜将针身全部插入皮内。进针、行针的手法不宜过猛、过速,以免弯针、断针。

（4）严格无菌操作,"一人一针一用",针具用后,集中处理。

（5）皮肤有感染、溃疡、瘢痕、肿瘤、出血倾向及高度水肿者,局部不宜进行此法。

（6）留针时应记录针数,出针时再次进行核对。

（7）告知针刺后勿马上洗澡,以防出现感染现象。

（二）穴位按摩法

中医康复护理技术中的穴位按摩方法可以用于缓解各种急慢性疾病的临床症状,提高机体免疫力,从而达到保健强身的目的。

1. 方法　小儿穴位按摩法要结合小儿生理上脏腑娇嫩、形气未充、生机蓬勃、发育迅速,病理上易感外邪、起病容易、传变迅速、易趋康复的特点,手法特别强调轻快、柔和、平稳、着实。选穴多为小儿特有穴位,多分布于小儿两肘以下。

（1）推法

1）直推法:护士以拇指桡侧,或者指面,或者食、中二指指面做直线推动,力度要均匀。

2）旋推法:护士以拇指指面做顺时针方向推动。

3）分推法:护士用两手拇指桡侧,或者指面,或者食、中二指指面自穴位向两旁分向推动。

4）合推法:护士以拇指桡侧缘自穴位两端向中央推动称合推法。

操作中用力均匀连贯,直线单行方向,轻而不浮,快而着实,有节律,每分钟100~300次。由指尖推向指根为补法;反之则为泻法。

（2）揉法:建议每分钟200次。

1）指揉法:护士以指端着力于穴位做环旋揉动。

2）掌揉法:护士以掌着力于穴位做环旋揉动。

3）鱼际揉法:护士以大鱼际着力于穴位做环旋揉动。

（3）运法:护士以拇指或中指指端在一定穴位上由此及彼做弧形或环形推动。宜轻不宜重,宜缓不宜急,要在体表做旋绕摩擦推动,不带动深层组织,每分钟80~120次。

（4）按法:护士以拇指或掌根用力向一定部位或穴位下按。操作过程中注意压力由轻到重,富有渗透性。

（5）摩法:护士以手掌或食、中、无名指指面附于一定部位或穴位上,以腕关节连同前臂做环形移动摩擦,每分钟150~180次。

（6）捏法:护士以拇指与示指、中指夹住施术部位的皮肤,三指同时用力提拿,双手交替向前捻动,示指屈曲,用示指中节桡侧顶住皮肤,双手交替向前捻动,边推边捏边提拿。用力适当,切不可拧转,提拿皮肤过多,则手法不易捻动向前;提拿过少,则易滑脱停滞不前。如为儿童捏脊,方向须根据病情,由上而下为泻,由下而上为补。

2. 注意事项

(1)因儿童皮肤娇嫩,护理人员在进行操作前应修剪指甲,以防损伤儿童皮肤。

(2)根据儿童的年龄、病情、病位等协助家长为儿童取合适的体位。

(3)操作时用力要均匀、柔和、持久,禁用暴力,一般每次15~20分钟。

(4)在为儿童进行腰腹部施术前,应诱导儿童先排尿。

(5)注意儿童的保暖,在操作中要随时遮盖不需暴露的部位。

(三)耳穴埋豆法

比较常选择的是王不留行籽或决明子、磁珠来进行耳穴的压贴,根据不同的临床表现,进行相关穴位的组合,用来调整脏腑经络气血的功能,增强人体免疫力,达到防病治病的效果。

1. 方法 护士应首先进行耳穴探查,找出阳性反应点的位置,做好皮肤消毒,左手手指托持耳郭,右手用方块胶布中心粘上准备好的王不留行籽或决明子、磁珠等用品,对准穴位贴压,后轻揉按1~2分钟。每次贴压5~7穴为宜,每天按压3~5次,隔1~3天进行更换。

2. 注意事项

(1)耳部炎症、冻伤的部位禁用,新生儿、婴幼儿慎用。

(2)贴压耳穴应注意防水,以免脱落。

(3)注意掌握粘贴时间,夏天贴压耳穴不宜过多,时间不宜过长,以防胶布湿或皮肤感染。

(4)对过度饥饿、疲劳、过度虚弱者应轻手法。

(四)拔火罐法

该方法简便、易学、经济、实用,尤其适用于大年龄组儿童,对小年龄组儿童在使用过程中需谨慎。

1. 方法 首先清洁儿童需要治疗的局部皮肤,选用合适的火罐,并再次检查罐口边缘是否光滑,有无裂痕。根据辨证施护结果,实施相应的拔罐法。

(1)留罐方法:用止血钳夹住酒精棉球,点燃后在罐内中段绕1~2圈后(切勿将罐口烧热以免烫伤皮肤),燃烧罐内空气,使罐内为负压状态后迅速退出,立即将罐扣在所选部位,将酒精棉球放小口瓶灭火,留罐10分钟左右。

(2)闪罐方法:此法是将罐拔住后,又立即取下,再吸再起,如此反复多次,直至皮肤潮红为度。

(3)走罐方法:先在应拔局部皮肤上均匀涂上一层凡士林等润滑剂,将罐吸附在儿童皮肤上后,操作护士一只手扶住罐体,用力向上下左右来回推动,另一只手固定皮肤,推动时罐体前半边略提起,后半边着力,至局部出现红紫现象为度。

2. 注意事项

(1)拔罐时应采取合理体位,选择肌肉较厚的部位为宜。骨骼凹凸不平和毛发较多处不宜拔罐。

(2)操作前一定要检查罐口周围是否光滑,有无裂痕。

(3)防止烫伤。拔罐时动作要稳、准、快,起罐时切勿强拉。

(4)使用过的火罐,均应消毒后备用。

(5)由于儿童机体的特殊性,起罐后,如局部皮肤出现水疱,应覆盖消毒敷料,保护该处皮肤,避免儿童抓挠。

(6)拔罐过程中要随时观察火罐吸附情况和皮肤颜色,询问患者感觉。

(7)起罐:一手扶住罐体,另一手以拇指或示指按压罐口皮肤,待空气进入罐内即可起去,不可硬起,防止儿童皮肤损伤或造成不适。

(五) 艾条灸法

可起到温通经络、调和气、消肿散结、祛湿散寒、回阳救逆的作用,达到防病保健、治病强身的目的。

1. 方法

(1)艾柱灸

1)直接灸:将大小适宜的艾柱接放在皮肤上施灸的一种方法。根据施灸程度的不同,分为瘢痕灸和无痕灸。施灸时,每柱必须燃尽,然后除去灰烬,继续再灸。儿童较少使用该方法。

2)间接灸:又称隔物灸,即在艾柱与皮肤之间隔上某种药物而施灸的方法。根据不同的病证选用不同的隔物,如隔姜灸、隔蒜灸、隔盐灸。

(2)艾条灸:将艾条一头点燃,置于距施灸皮肤约 2~3cm 处进行熏灸。

2. 注意事项

(1)采用艾柱灸时,针柄上的艾绒团必须捻紧,防止艾灰脱落灼伤儿童皮肤或烧毁衣物。

(2)施灸后局部皮肤出现微红灼热,属于正常现象。如灸后出现小水疱时,无须处理,可自行吸收。如水疱较大时,可用无菌注射器抽去疱内液体,覆盖消毒纱布,保持干燥,防止感染。

(3)施灸顺序:临床上一般是先上部,后下部;先腰背部,后胸腹部;先头面,后四肢。

(六) 刮痧法

使脏腑秽浊之气通达于外,促使周身气血流畅,达到治疗疾病的目的。儿童刮痧最好不要低于 8 岁。

1. 方法 握刮痧板(或其他边缘较厚而没有破损的物品),以厚边棱角边侧为着力点或厚棱角面侧为着力点,着力于儿童皮肤(穴位或病灶点),并附着其上(吸附在皮肤表面不移动,但带动皮肤下面的组织搓揉活动,且用力可轻可重)施以旋转回环的连续动作。

2. 注意事项

(1)保持空气新鲜,以防复感风寒而加重病情。

(2)操作中用力要均匀,勿损伤皮肤。

(3)刮痧过程中要随时观察病情变化,发现异常,立即停刮,报告医师,配合处理。

(4)刮痧后嘱患者保持情绪安定,饮食宜清淡,忌食生冷油腻之品。

(5)使用过的刮具,应消毒后备用。

(七)其他中医康复护理技术

中医康复护理技术,除上述以外,还包括贴敷法、热熨法、中药熏洗法等多种方法,中医是中华优秀传统文化的重要组成,中医康复护理技术使用广泛,操作简便,对现代康复护理起到补充作用。

(王金凤,聂婉翎)

第九节　儿童心理康复护理技术

一、概述

1. **定义**　心理治疗是指护理人员运用心理学的理论和技术,以良好的人际关系为基础,通过各种方式或途径,积极的影响,改变患儿的不良心理状态和行为,以解决患儿的心理健康问题,促进患儿的康复。

2. **心理治疗的特点**　心理治疗是以患儿为服务对象,以心理学理论和技术为基础,应用于医学领域,从而决定了心理治疗的特点为:

(1)生理与心理的统一:人同时具有生理和心理活动,健康是生理与心理的统一。生理治疗与心理治疗是相互结合、相互依存、互相影响的。心理治疗不仅可以解决患儿心理上的问题,还可以通过身心互动,达到良好效果,促进生理的康复。

(2)复杂性:疾病本身、患病后的心态以及患儿个性的复杂性决定了心理护理的复杂性。

(3)可操作性:随着心理治疗理论和方法的发展,心理治疗的程序、步骤和方法将越来规范,操作性越来越强。

(4)广泛性:在对患儿实施治疗的整个过程中,每个阶段、每样事物和任何操作,都包含着心理治疗的内容,都会对患儿产生心理上的影响。

(5)个体性:由于不同患儿对事物的认识具有差异性,所以,护理人员必须根据每位患儿的特点,了解患儿在疾病发展中所表现的认知、情绪、行为反应的个体特征后,制定个体化方案,对患儿实施心理治疗。

(6)预见性:患儿的心理变化与很多因素有关,护理人员应通过早期预防性评估、分析患儿潜在的心理问题,制定相应的计划,及早实施心理护理,以取得良好的效果。

(7)技术无止境性:人的心理是不断变化发展的,如何真正了解患儿的心理,需要护理人员不断学习,提高心理护理能力。

3. **儿童心理特点**　由于年龄小,对疾病缺乏深刻认识,以及患病带来痛苦,住院治疗被迫与父母分离,常引起一系列的心理变化。由于年龄、疾病性质及严重程度、人格特点的不同,其心理反应的强度和形式又有所不同。

（1）情绪体验：新生儿已经具有了愉快与不愉快的情绪体验，主要与生理需要是否满足相关。

（2）分离性焦虑：婴儿6个月以前只要满足其生理所需，一般比较平静，较少哭闹；6个月以后开始认生，对母亲或抚育者有依恋心理，与陌生人接触时持拒绝态度，对住院反应强烈，以分离性焦虑为主，表现出哭闹不安。

（3）疑惑心理：幼儿期的患儿也会出现分离性焦虑，但程度比婴儿期轻。但是他们会认为住院是父母对自己的惩罚而产生疑惑，对限制自己的活动而感到不满，尤其当父母不陪伴时表现更为强烈，心理活动变化可分为反抗期、失望期和否认期三个阶段。

（4）恐惧、依赖：学龄前期的住院患儿，住院后产生恐惧及被动依赖的心理，常表现出哭闹、拒食、压抑、睡眠不安、退化行为、攻击行为。

（5）孤独、恐惧：学龄期的住院患儿，由于离开父母、老师、伙伴，脱离了校园生活，他们担心学业，由于环境的生疏而感到孤独；对疾病缺乏了解，担心自己残疾或死亡；躯体的不适，使患儿恐惧不安、悲伤胆怯、睡眠障碍。自尊心特别强的患儿因害羞不配合诊察和治疗，但表现得比较隐匿，做出若无其事的样子以掩盖自己的恐慌。病重的患儿有怀疑、悲观失望、痛苦，以及对死亡的探究等心理反应。长期慢性疾病的患儿，他们的心理反应更加复杂，严重地影响正常心理发育，甚至出现心理障碍。

4. 常见的儿童心理和行为问题　包括社交退缩、语言发育迟缓、注意力缺陷和活动过多、幼儿园适应不良、违拗、品行不良及各种表现的行为问题等。

5. 心理治疗在康复护理中的应用　康复心理护理是心理学的一个分支，其目的就是要改善病、伤、残者的非适应社会行为，通过接受系统的心理干预，逐渐适应面对的各种困难，理智地看待自己的病、伤、残，学会处理各种社会心理问题，并在此基础上形成一种积极的心理调节机制，保持心理健康，改善功能，提高生存质量，重返社会，平等参与社会活动，实现自我价值。

由于康复护理对象是伴有病、伤、残的患儿，所以其心理具有一定的特殊性，作为护理人员一定要做到有耐心、有爱心、多倾听、勤沟通、早预防、重指导几个方面。另外，对于不同的患儿，一定要在建立良好护患关系的基础上，根据患儿心理问题的层次、病情轻重、社会功能等情况综合为患儿选择合适的心理技术。

二、康复护理技术原则与目标

（一）康复护理技术原则

心理治疗有其特殊的规律和专业的要求，为了实现治疗目标，在治疗中应遵循相关的治疗原则，具体如下：

（1）交往原则：心理护理是以良好的人际关系与人际交往为基础，通过交往可以协调关系、满足需要、减少孤独和增进感情。交往有利于护理工作的顺利进行，有助于患儿保持良好的心理状态。

（2）服务原则：护理人员以解除患儿痛苦为己任，为患儿提供健康护理服务，服务宗旨是以患儿为中心,目标是使患儿及家属满意。心理护理是护理工作的重要组成部分,具有服务性。

(3)平等原则:新型的护患关系是平等合作的关系,平等是建立在良好护患关系的前提条件,在心理护理过程中,护理人员应以真诚友善的态度对待患儿、一视同仁、公平对待。

(4)主动原则:护理人员是护理行为的执行者,对患儿进行心理治疗,需要护理人员具有主动性,积极为患儿服务。另外,护理人员也要积极调动患儿的主动性,使其参与到心理护理活动中,保证心理护理的效果。

(5)尊重原则:渴望受到尊重是每个人的基本心理需求,尊重包括自我尊重和尊重他人两个方面。护理人员与患儿的人格是平等的,因此,在心理护理过程中,不论患儿的性别、年龄、职业、文化程度、经济水平、社会地位、容貌如何,护理人员都要尊重患儿的人格,真诚热情、措辞得当、语气温和、诚恳而有礼貌,使患儿感到被尊重。切忌持轻慢、漠然、嘲讽、讥笑的态度,可能会伤害患儿的自尊心。

(6)针对性原则:护理人员应当根据每个患儿在疾病的不同阶段所出现的不同心理状态,有针对性地对患儿存在或潜在的心理问题进行指导,做到因人而异。为此,护理人员在与患儿交往中,要善于观察、交谈和倾听,必要时还可以使用心理测验等手段,及时掌握患儿的心理状态。

(7)自我关怀原则:自我护理是一种为了自己的生存、健康及舒适所进行的自我实践活动,包括维持健康、自我诊断、自我用药、自我预防、参加保健工作等,良好的自我护理是心理健康的表现,有助于维持患儿的自尊、自信和满足其心理需求。因此,护理人员应根据患儿的情况,采取不同的关怀措施,突出患儿在疾病预防、诊治、康复及护理过程中的主体作用,强调健康的恢复首先是患儿自我努力的结果,协助患儿满足自理需求、恢复和提高其自理能力。

(8)启迪性原则:护理人员在对患儿进行心理护理时,应运用相关学科的知识,向患儿进行健康教育,给患儿以启迪,以改变其认知水平,消除患儿对疾病的错误观念,使其对待疾病和治疗的态度由被动转为主动。

(9)保密原则:由于心理护理的特殊性,常涉及患儿的隐私和秘密,如生理缺陷、性病、传染病等,护理人员应遵守职业道德,尊重患儿的隐私,为患儿保守秘密。

(10)重视患儿支持系统的原则:患儿住院后容易产生紧张、焦虑和恐惧的心理,此时,患儿的支持系统,如亲戚、朋友等,他们在很大程度上可以影响患儿的心理反应,应利用支持系统帮助患儿调整心态。

(二)康复护理技术目标

促进患儿的认知、情感和行为朝向有益的方向发展,最终达到适应社会的目的,具体包括以下方面:

1. 提供良好的心理环境 提供良好医疗环境的同时应提供良好的心理环境,良好的心理环境有助于医患关系、护患关系的建立,是开展各项治疗的前提条件。

2. 消除患儿的不良情绪 早期识别患儿的不良情绪,采取积极有效的措施以减轻或消除不良情绪,是心理治疗的重要内容。

3. 满足患儿的合理需求 需要是人心理活动的源泉,及时有效地了解、分析和解决患儿的合理需求有助于患儿的康复。

4. 提高患儿的适应能力 有效的心理护理,能够调动患儿战胜疾病的主观能动性,促进和维护健康行为,增强患儿的适应能力,提高生存质量。

5. 调整患儿的社会角色 患病后,患儿需要从原来不同的社会角色转化为患儿角色,这一过程中需要克服很多困难,通过心理护理,可以帮助患儿尽快调整角色。

三、康复护理技术方法

(一) 一般儿童常用心理康复护理技术

针对患儿的认知活动特点、情绪问题以及行为和个性改变情况,同时还要考虑不同疾病、不同年龄和性别对患儿生理心理的影响,采取综合性的干预措施,临床上主要采用以下几种方法。

1. 支持疗法 是指护理人员应用心理学理论与技术为患儿提供精神支持的心理治疗方法。具体包括:倾听技术;共情技术;解释、建议和指导技术;安慰与开导技术;其他技术:沟通技术、暗示技术等。在进行心理护理时,护理人员要耐心倾听患儿的痛苦与忧伤,发现患儿的心理问题,帮助患儿疏导不良情绪。另外,护理人员通过患儿的言行,设身处地地体验患儿的情感与思维,深入了解患儿心理问题的实质,采取有效的护理关怀措施,以促进患儿自我分析、自我感悟、自我认知。再者,护理人员还应为患儿和家属提供疾病和康复信息,建立良好的医患关系、护患关系,指导患儿调整各种不良的生活方式与饮食习惯,帮助患儿科学地安排生活,消除各种心理社会压力,鼓励患儿培养积极乐观的情绪,帮助患儿建立社会支持系统,树立战胜疾病的信心。

2. 认知疗法 通过认知和情绪技术手段来改变患儿对事件不合理的认知、解释和评价。具体包括:Ellis 理性情绪疗法和 Beck 认知治疗技术。帮助患儿识别自己的不良情绪和认知存在的问题,然后,通过各种认知治疗技术,帮助患儿改变观察问题的角度,赋予问题不同的解释,纠正患儿的不良认知,将科学、客观和正确的康复知识介绍给患儿,使患儿的情绪和行为问题有所改善,努力达到纠正错误的认知,重建合理的信念和认知模式。

3. 行为疗法 通过学习和训练矫正情绪障碍和生理功能失调的一种治疗方法。具体包括:系统脱敏疗法;厌恶疗法;正强化技术;示范技术;生物反馈与松弛技术。患儿患病后常出现各种情绪问题及生理功能失调,及时应用行为治疗技术,患儿通过学习和训练,提高自我控制能力,消除和减轻症状。

(二) 特殊儿童常用心理康复护理技术

1. 游戏治疗技术 游戏是儿童接触社会和自然、促进发展的重要途径。游戏治疗技术是通过游戏手段对儿童的心理和行为障碍进行矫正和治疗,通过游戏治疗技术,不仅可以改善患儿的心理问题,还可以促进患儿的成长,促进患儿掌握各项基本技能、提升个体功能、改善社交技能、学习社会文化和习俗。游戏治疗技术可以采取多种形式进行,也可以与其他疗法相结合使用,在实施过程中,根据患儿的功能状态,有针对性的设计和实施治疗方案,做好游戏治疗前准备,动员家庭成员积极参与游戏,营造轻松、愉快的环境氛围,在游戏实施过程中,及时观察治疗效果,进行角色转换,不断修正治疗内容,提升治疗效果。

2. 艺术心理治疗技术 是艺术学、心理学、医学等多门学科交叉融合后形成的一门应用性学科。具体包括音乐疗法、绘画疗法、戏剧疗法、舞蹈疗法、沙盘游戏及黏土雕塑等多种表现形式的课程。通过设定艺术语言和素材,让患儿体验和表现,从而了解患儿的人格发展、人格特征和内在潜意识,帮助患儿疏导情绪,激发潜能,提高患儿的行为控制能力,增进患儿自我体验和观察能力,了解人际关系,促进患儿的心理成长和人格完善。护理人员采用该疗法过程中应注意,提供艺术心理治疗的适宜场所,保证安全性,根据患儿的功能状态和喜好选择适宜的方式,在良好的护患关系基础上,在轻松愉快的氛围中,护理人员逐步引导患儿开展艺术活动,在患儿创作过程中,护理人员要给予陪伴,必要时给予帮助,不批判,要理解和包容患儿,逐步进行引导,以免影响训练效果。患儿作品完成后,要进行分享和展示,护理人员要认真聆听并且鼓励患儿。

3. 叙事治疗技术 叙事治疗是使用适当的对话技巧,帮助当事人找出生活故事中被自己忽略的细节和片段,唤起当事人观点和视角的积极转变,找出创造的力量和希望,从而摆脱困扰情绪,重新鼓起生活的勇气。叙事治疗技术可以帮助患儿讲述他们自己的故事,挖掘各种可能性,从而找到生活的方向和意义,促进患儿自我意识的成长,提升患儿心理健康水平。护理人员采用该疗法过程中应注意,叙事治疗适合有一定语言交流能力,且智力水平较好的患儿,护理人员应注意倾听技巧,尊重患儿的经验和体验,不批判,注意挖掘患儿的潜能,可以采用语言交流,小年龄患儿也可以采取非语言交流,协助患儿创作一个有意义的世界。叙事治疗可以与家庭治疗相结合。

4. 团体治疗技术 是指为了解决某些共同的心理问题,将多个患儿集中起来加以干预的一种心理干预方法。团体治疗及时有助于患儿之间相互沟通、相互影响,疗效容易巩固,尤其适用于人际关系不良的患儿,有助于提升患儿处理问题的能力,促进彼此相互沟通交流,该疗法具有效率高、节时省力、效果好、适用人群广泛等特点。护理人员采用该疗法过程中应注意,选择适合的护理人员作为团队治疗的领导者,并且根据患儿的情况确定团队的类型,选择适合团体治疗的患儿加入,要根据患儿的身心特点布置团体环境,尽量选择贴近日常生活的场景,制定科学合理的活动方案,撰写团体计划,记录团体过程。

5. 家庭治疗技术 患儿出现心理问题,很大程度上都与家庭有关,家庭成员个人的身心健康可以影响家庭功能,反过来家庭功能障碍也会影响个人身心健康,针对这一情况,家庭干预疗法是对整个家庭成员进行心理干预,改变家庭成员之间不良的相互作用,从而达到改善整个家庭的功能,消除或改善患儿行为症状。常用的治疗技术具体包括循环提问、差异提问、假设提问、前馈提问、家庭图谱、积极赋义、消极赋义、去标签、悖论干预、家庭雕塑、单双日作业及记红账等多种方法。护理人员采用该疗法过程中应注意,家庭治疗应该淡化个人问题,以关注家庭关系为根本出发点,加强家庭成员健康宣教,了解家庭成员的实际想法,让他们正视患儿存在的问题和自身对患儿的影响和作用,根据患儿及家庭的特点选择适宜的治疗方法,家庭治疗过程中应调动所有家庭成员共同参与,治疗完成后还需要家庭成员共同不断巩固疗效。

(三) 不同年龄阶段患儿的心理护理及注意事项

1. 不同年龄阶段患儿的心理护理

(1)帮助患儿获得愉快的情绪:对于新生儿期患儿,护理人员的各种护理操作应动作轻柔,以减少不必要的刺激。满足患儿的各种生理需求,使用柔和的目光,轻声细语,温柔的抚摸。

(2)满足患儿的情感需求:婴儿期患儿尽量母亲陪护,如若不能,护理人员尽可能多抚摸、拥抱、亲近患儿。允许患儿带玩具,护理人员可通过简单的语言,亲切的笑容,丰富的肢体语言使患儿感到愉快、满足、安全和信任。

(3)沟通是建立良好护患关系的桥梁:幼儿期患儿住院期间应允许带相片、玩具、画册等物品。护理人员在抚摸、拥抱、爱抚患儿之外,还应掌握患儿的特殊嗜好、非语言行为的意义,以及生活习惯和方言等,通过给患儿读书、讲故事、做游戏等方式与患儿建立良好护患关系。

(4)化解思念情怀:对于学龄前期儿童,护理人员应主动接近患儿,态度和蔼,动作轻柔,沟通感情。病情允许的情况下,可组织患儿做游戏、绘画、看电视、讲故事等活动,以此来分散他们的思念心理。对性格脆弱和有退化行为的患儿多加照顾、鼓励为主,增强其心理承受能力。

(5)多鼓励、不指责:对于学龄期儿童,护理人员应耐心进行解释和安慰,取得患儿的信任。告知患儿住院的大概情况,让患儿理解治疗的重要性,做好心理准备。在治疗过程中,运用强化理论,对患儿多鼓励,多表扬,引导好的行为,鼓励患儿坚强、勇敢,强化他们自尊、自爱的心理。在住院期间,病情允许情况下,可组织患儿参加一些集体活动。

2. 注意事项

(1)注重儿童心理需要,营造温馨的病房环境:病室的墙壁、窗帘、寝具、患儿衣服以及护理人员的工作服,应采用明快柔和的颜色,例如粉色、草绿色、浅黄色、天蓝色等;在病房内摆放玩具、图书,为儿童提供游乐场所,播放悦耳动听的音乐,准备美味可口的食物,有条件的医院还可设立母子病室等。

(2)加强护患沟通,构建和谐护患关系:护理人员积极运用沟通交流技巧建立良好的护患关系,使患儿获得安全感,使家长放松紧张、焦虑的情绪,配合治疗与护理。

(3)保护患儿自尊:当患儿出现反抗行为时,护理人员要尽量安慰、鼓励患儿,不要训斥责骂,尊重儿童的人格,满足儿童的自尊心理需要,利用榜样作用鼓励患儿配合治疗。

(4)解除或缓解患儿的恐惧情绪:应向患儿做好解释工作,与患儿沟通时,需使用通俗、易懂的语言,护理人员应相对固定,各种护理操作要细致、轻柔,防止因操作粗暴而增加患儿的恐惧心理。

(5)宣泄不良情绪,让患儿快乐起来:让患儿有机会、有途径宣泄自己的情绪,允许其在某些情况下哭泣,护理人员应安慰、鼓励患儿,以稳定患儿心理。

(6)重视与患儿父母的沟通,获取有益信息:护理人员要对患儿及家长进行宣教、指导和支持,帮助家长了解病情,正确对待患儿疾病的变化,取得家长的配合和支持。

(孔祥颖)

第十节　儿童康复护理健康教育与安全护理

一、健康教育

(一) 健康教育形式

1. 家长课堂　每周 1 次,由医生、康复技师或护士准备相应的授课内容,对家长进行儿童健康知识的培训。

2. 个体指导　包括一对一辅导和电话随访等方式,由责任护士根据儿童的具体情况,有针对性地对儿童家长进行健康知识的讲解。

3. 宣传栏和宣传册　在医院设置宣传栏,定期更新儿童健康、康复和治疗的相关知识,针对儿童疾病印制相应的宣传册,以便于儿童家长随时阅读和学习。

(二) 健康教育内容

1. 入院时,责任护士应向儿童家长进行自我介绍、介绍病区设施、环境及相关制度、做好安全教育。

2. 向儿童家长介绍儿童健康的一般知识,包括儿童发育障碍性疾病的病因、临床表现、治疗方法及预后等。

3. 根据医嘱帮助家长完成各项检查,并说明检查的目的及注意事项。

4. 住院过程中应评估儿童的日常生活活动能力,指导并示范正确的抱姿、睡姿、进食、如厕、更衣及整容训练方法,避免过分保护,应采用鼓励性和游戏化的训练方式。

5. 住院过程中对儿童给予饮食指导和用药指导。

6. 出院时做好出院指导。讲解家庭康复的意义;制定家庭康复护理计划,指导儿童家长回家后按计划坚持进行锻炼;带药的用法及注意事项;告知复诊时间及内容;建立随访档案,及时进行电话随访,针对问题进行个别宣教、康复指导。

二、安全护理

(一) 物理环境安全

由于康复护理的服务对象是功能障碍的儿童,他们存在着功能障碍、行动不便及缺乏自我保护意识等问题,容易发生危险。因此,安全性是环境准备不容忽视的一个重要环节。环境准备要全面考虑环境设施的安全性,确保儿童的使用安全,具体内容包括:①对于有跌倒或潜在跌倒高危因素的儿童在其床头上安置醒目的标识牌,以提醒医务人员及家属;②病房采用防滑地面材料,厕所、洗漱间、浴室增设防滑垫,保持地面干燥,保洁员拖地后应设警示牌,不可去除的障碍物可选用醒目的颜色予以警示;③椅角、桌角、墙角以圆角为宜,以免跌倒和碰伤的发生;④病床两边加床挡保护;⑤禁止攀爬窗台、阳台,嘱儿童家长不可将儿童置于窗台上玩耍;⑥提供给儿童安全益智的玩具,如色彩鲜艳的积木、塑料玩具、球等,不给小儿玩体积小、锐利、带有毒性物质的玩具;⑦选择带有"儿童保护门"功能的插座,嘱儿童不对电源、电器、电源插座进行触摸;⑧指导儿童家长避免让儿童单独食用豆类、果冻等具有危险性的食品;⑨指导儿童家长将利器(甲刀、水果刀、剪刀)、热水瓶及药物等物品放置在安全的位置,避免儿童触及;⑩定期对玩具、扶手及辅助器具检查,检查其是否牢固、有无损坏,损坏后停止使用,及时维修。

(二) 生物环境安全

医院应该有全面严格的感染控制制度,每天晨间护理进行湿式扫床、通风,定期进行消毒工作,避免院内感染的发生,保证生物环境的安全性。

(三) 护理操作安全

1. 加强责任心,培养慎独精神,增强风险意识,预防差错和医疗事故的发生。

2. 严格执行护理查对制度和交接班制度。

3. 认真记录和书写护理文件。

4. 加强质量管理,熟练掌握各项护理操作技术。

5. 加强对儿童及家属的健康教育工作。

(四) 人际关系安全

医护人员应注意为儿童营造一个良好的人际关系氛围,耐心热情地对待儿童,建立和睦的人际关系,重视儿童的心理支持,以增加其心理安全感。

(庞　伟,李　鑫)

第十一节　儿童康复护理营养与喂养

一、概述

1. **定义**　营养(nutrition)是生长发育最重要的物质基础,儿童生长发育迅速,新陈代谢旺盛,必须不断从外界摄取足够的热能和各种营养素,以满足机体的生长发育需要,以免发生一系列的营养问题。残疾儿童同样需要保证营养摄入,根据所患疾病不同,部分儿童还需要特殊饮食,以保证生长发育。

2. **营养素的摄入与消耗**　能量摄入与消耗的平衡是人体能量代谢的最佳状态,儿童需要摄入的营养素包括:宏量营养素(蛋白质、脂类和碳水化合物)、微量营养素(矿物质和维生素)、水和膳食纤维,其中宏量营养素是主要产能的物质。儿童的能量消耗包括基础代谢、食物热力作用、活动消耗、排泄消耗和生成所需能量五个部分。一般认为基础代谢占能量的 50%,排泄消耗占能量的 10%,生长和运动能量占 32%~35%,食物的特殊动力作用占 7%~8%。

(1)基础代谢:小儿基础代谢的能量需要量高于成人,并随年龄增长、体表面积增加逐渐减少。1 岁以内小儿每天平均约需能量 55kcal/kg(230kJ/kg),以后随年龄增长而逐渐减少;7 岁小儿每天需 44kcal/kg(184kJ/kg);12 岁时的需要量接近成人,每天需 30kcal/kg(126kJ/kg)。此外,由于小儿年龄不同,各器官在基础代谢中所占比例也存在差异。

(2)食物的热力作用:营养素在机体代谢过程中需要耗能,不同食物的热力作用不同。蛋白质的热力作用最高为 30%,脂肪的热力作用为 4%,碳水化合物的热力作用为 6%。婴儿食物含蛋白质多,食物热力作用占总能量的 7%~8%,年长儿的膳食为混合食物,热力作用为 5%。

(3)活动消耗:儿童活动所需能量与身体大小、活动强度、活动持续时间、活动类型有关。故活动所需能量波动较大,并随年龄增加而增加。当能量摄入不足时,儿童可表现活动减少。

(4)排泄消耗:正常情况下,未经消化吸收的食物即排泄约占总能量的 10%,腹泻时增加。

(5)生长所需:组织生长合成消耗能量为儿童所特有,生长所需能量与儿童生长的速度呈正比,1 岁以内尤其是 6 个月以内生长速度最快,随年龄增长逐渐减少。

3. 喂养方式 婴幼儿出生后,其身体较弱,需要进食大量的营养物质。而喂养方式的选择直接关乎婴幼儿未来体格发育。目前,临床常见的喂养方式包括母乳喂养、人工喂养和混合喂养三种。多项研究证实,人体母乳中富含各类营养物质,不仅能够正常满足婴幼儿身体发育所需,还能极大地增强婴幼儿免疫力和抵抗力,进而预防新生儿疾病发生。现阶段科学认为,母乳是婴幼儿生长发育过程中最自然、安全和完整的食物,其富含物质包括钙、磷、免疫球蛋白和脂肪等。其中,脂肪能够为婴幼儿提供身体热量和促进脑部发育。钙磷可以增强骨质,进而壮大骨骼肌。免疫球蛋白能够增强婴幼儿身体免疫力和抵抗力,进而减少慢性病和感染的发生率。寡糖能够抑制肠道病菌增生以及促进婴幼儿肠道消化。此外,研究证实,母乳喂养过程中的亲密接触,可以刺激和提高婴幼儿心智发育。母乳喂养可增强婴儿免疫力,降低婴儿反复呼吸道感染患病率。

二、儿童易患的营养性疾病

1. 蛋白质-热量营养不良 简称营养不良,是由于热量和/或蛋白质缺乏所造成的体重不增、体重降低、渐进性消瘦、皮下脂肪减少和生长迟缓等症状,多见于 3 岁以下婴幼儿。

2. 超重与儿童单纯性肥胖 肥胖是由于长期能量摄入过多、消耗量过少使体内脂肪过度积聚,体重超过一定范围的一种营养障碍性疾病。

3. 微量元素缺乏 微量元素缺乏是指主要因必需微量元素缺乏引起的机体病理状态,

如碘缺乏、锌缺乏、缺铁性贫血等。

4. 维生素营养缺乏　主要是指因维生素缺乏所导致的疾病。如维生素 A 缺乏症和营养性维生素 D 缺乏引起的佝偻病。

三、康复护理技术

1. 儿童所需的营养素

(1)蛋白质:是构成机体组织和器官的重要成分,并具有供能作用。1 岁以内婴儿蛋白质推荐摄入量为 1.5~3g/(kg·d)。

(2)脂类:是人体需要的重要营养素之一,供给机体所需的能量、提供机体所需的必需脂肪酸,人体每天需摄取一定量脂类物质。

(3)碳水化合物:是为人体提供热能的三种主要的营养素之一。食物中的碳水化合物分成两类:人可以吸收利用的有效碳水化合物(如单糖、双糖、多糖)和人不能消化的无效碳水化合物(如纤维素),是人体必需的物质。

(4)矿物质:包括常量元素(钙、钠、磷、钾、氯等)和微量元素(碘、锌、硒、铜、铁、锌等),其中钙、铁、锌、碘容易缺乏。

(5)维生素:包括水溶性维生素和脂溶性维生素,其中维生素 A、维生素 B_1、维生素 D 和维生素 C 是儿童最容易缺乏的维生素。

(6)水:婴儿新陈代谢速度快,水的需要推荐量为 100~150ml/(kg·d),以后每 3 岁减少 25ml/(kg·d)。

(7)膳食纤维:谷类。

2. 营养康复护理技术

(1)定期检测儿童的营养状态:检测指标包括体重、身高(长)、坐高(顶臀长)、头围、胸围和皮褶厚度等。

(2)营养丰富、合理搭配:饮食多样化,保证各项营养素的摄入。

(3)合理分配三餐进食量:部分儿童每天需要进行康复训练,体能消耗较多,可进行加餐。

(4)选择适宜的进食方式:如脑瘫儿童需要保持躯体稳定,餐具可选择特制的辅助餐具,以帮助儿童进食。

(5)及时添加辅食:在婴幼儿生长过程中提倡母乳喂养,适时添加辅食。不能进行母乳喂养的儿童,应该在 4 个月以后开始进行辅食的添加。刚开始添加辅食时,护士应指导儿童家长,从容易消化的米糊、米粉、米汤开始,遵循由少到多、由稀到稠的原则,不可操之过急,避免造成儿童消化不良等情况发生。对于年龄大的儿童,在饮食中需要提供一些,促进其智力发育的食物(如鱼类、核桃、牛奶、芝麻、红枣、花生、鹌鹑蛋、牛肉、胡萝卜等)。

(6)特殊儿童的能量供给:如能量消耗较多的不随意运动型脑瘫儿童和注意缺陷多动障碍儿童,由于体能消耗较多,应注意保证能量的供给。

(7)选择适宜的烹饪方式:儿童不宜食用过多煎炸食品。

（8）对儿童家长进行健康教育：指导儿童家长如何为儿童提供正确的饮食护理。

3. 进食康复护理

（1）进食姿势的护理：年龄较小的患儿在进食时应该选择良好的进食姿势，可以让患儿在家长的怀里喂食，患儿取半坐位，头部靠在家长肘关节处，起支撑作用，注意保持头部的稳定性，肩背部由家长的前臂承托，双手放在身体的前面，这样的姿势既有利于喂食又有利于患儿正常姿势的发育。年长儿可取坐位下进食。

（2）餐具的选择与应用：患儿的餐具应选择质料坚固、光滑、无毒、易于清洗与消毒、耐高温、不起化学反应、防烫嘴和手、不易破碎的餐具，便于患儿操作。餐具的形状最好以圆形为主，非圆形餐具不像圆形餐具那样便于拿在手里，对于刚开始学习使用餐具的宝宝而言，更是不好拿，很有可能从手里滑落，造成危险；其他形状餐具都免不了有棱有角，如果宝宝用它吃饭或拿它玩耍，就有发生危险的可能；而且在清洁的时候有一定难度，就有微生物滋生的可能，从而影响身体健康。

（3）握勺或筷子方法护理：对于年龄比较小的患儿，在使用勺子吃饭时，因为年龄小没有足够的力量，最好使用全手抓握的方法，这样可以增强手的抓握能力和稳定性，注意不要选择易碎的材质，以免抓握不牢，打碎饭勺，使患儿受伤。在使用勺子之前可以让患儿用手来抓握食物，锻炼其手眼协调能力，勺柄应从圆形、粗柄逐渐过渡到正常的饭勺。在吃饭时尽量采取坐位的方法，头部保持正中位，注意固定患儿的头后部，维持其稳定性，防止受伤，脊柱伸展，两手姿势对称，这样的方法有利于养成良好的进食习惯。

使用筷子时应该让患儿拇指、示指、中指捏住其中一根筷子，虎口和无名指压住另外一根筷子，两根筷子对齐，共同用力才能夹起食物，夹起食物时利用手腕的力量把食物送到嘴里。

（李　鑫）

第五章

儿童常见神经系统疾病的康复护理

儿童神经系统疾病是儿童时期的常见病、多发病，可影响儿童的精神、认知和运动功能等发育，严重者可因其后遗症而导致终身残疾。早期诊断、早期介入康复治疗可以大大减少神经系统疾病后遗症的发生或减轻其后遗症的程度。神经系统疾病及其后遗症是儿童康复的主要内容，占住院康复儿童的首位。因此，儿童神经系统疾病康复在儿童康复领域中占有重要地位。

儿童神经系统疾病的康复护理应在 ICF-CY 框架指导下进行，由接受过专业培训、掌握康复护理评估相关知识的康复护理人员对需要进行康复护理的儿童制定个性化的康复护理计划，对神经系统疾病儿童进行干预治疗。

第一节　脑　性　瘫　痪

一、概述

(一) 定义

脑性瘫痪（cerebral palsy）简称脑瘫，是一组持续存在的中枢性运动和姿势发育障碍、活动受限症候群，这种症候群是由于发育中的胎儿或婴幼儿脑部非进行性损伤所致。脑瘫的运动障碍常伴有感觉、知觉、认知、交流和行为障碍，以及癫痫和继发性肌肉骨骼问题。

(二) 发病原因

引起脑瘫的病因按时间可划分为三个阶段：即出生前、围生期与出生后。

1. **出生前因素**　遗传因素；母亲孕期不良的生活习惯和化学因素；双胎或多胎数量增多引起胎儿的营养摄入不足及生长受限等导致脑瘫的发生。

2. **围生期因素**　体重异常；早产；胎盘功能不全、急产或滞产、社会经济地位等因素与脑瘫的发生存在密切关系。

3. **出生后因素**　呼吸窘迫综合征、新生儿肺炎、贫血、惊厥、颅内出血、缺氧缺血性脑病、持续性癫痫、休克等致脑缺氧缺血、严重营养不良等疾患均可引起脑瘫的发生。

(三) 流行病学

随着社会的进步,医学的发展,伴随着极低体重儿及早产儿的存活率的提升,脑瘫作为严重后遗症的发生率也随之增高,给社会和家庭带来了沉重的负担。目前,世界范围内脑瘫的发病率约为 1.5‰~4‰,平均约为 2‰,我国流行病学调查结果显示,小儿脑瘫患病率为男性 1.95‰,女性 1.22‰;从年龄看,1 岁以下组患病率为 2.15‰,6 岁组为 1.04‰。根据我国最新脑瘫流行病学调查,我国 1~6 岁儿童脑瘫发病率为 2.48‰,患病率为 2.46‰。

(四) 临床分型及分级

由于婴儿的自主运动功能在不断发展和变化,小于 2 岁的脑瘫运动类型和特点很难准确地分类。

1. 按运动障碍类型及瘫痪部位分型(6 型) 痉挛型四肢瘫(spastic quadriplegia)、痉挛型双瘫(spastic diplegia)、痉挛型偏瘫(spastic hemiplegia)、不随意运动型(dyskinetic)、共济失调型(ataxic)、混合型(mixed)。

2. 按粗大运动功能分级系统(gross motor function classification system, GMFCS)**分级**(5 级) 按照 GMFCS 0~2 岁、2~4 岁、4~6 岁、6~12 岁、12~18 岁的 5 个年龄段粗大运动功能分级标准,功能从高至低分为 I 级、II 级、III 级、IV 级、V 级。

二、主要功能障碍

运动功能障碍是脑瘫儿童最主要的功能障碍,其运动发育水平落后于同龄正常儿,并具有异常的运动模式及异常姿势,由于中枢神经系统受损部位不同,各型可有不同的临床表现。脑瘫症状在不同年龄段有不同的表现,新生儿期有不明原因的哭叫、睡眠过多或过少、吸吮无力等;婴幼儿期表现为不能按照正常生长发育规律而出现应有的运动功能和认知能力落后等。脑瘫最主要的功能障碍表现为中枢性运动障碍及姿势异常。

1. 中枢性运动障碍 表现为运动落后,儿童抬头、翻身、坐、爬、跪、站走等躯干和四肢运动发育落后或停滞;主动运动困难、分离运动不充分、动作僵硬、不协调、不对称;出现各种异常的运动模式,出现联合反应和不随意动作、共济失调、运动缓慢等。

2. 姿势异常 由于脑瘫肌张力异常、原始反射持续存在、病理反射出现以及复杂的运动反应缺如等原因,使儿童不能完成正常活动,如头和四肢不能保持在中位上,四肢痉挛,呈现角弓反张,以及不能保持姿势平衡;W 坐姿、足内外翻、足跖屈、剪刀步态、膝过伸展、骨盆倾斜等。

3. 日常生活活动能力障碍 常见饮食困难,可表现为婴儿期吸吮困难,儿童期的咀嚼困难和吞咽困难,儿童常伴有食物反流和进食呛咳的情况,部分儿童出现厌食和拒食,由于上肢功能障碍导致进食困难、穿衣困难,不能完成穿、脱衣及日常生活动作。部分脑瘫儿童排便和排尿控制能力差,再者,由于儿童运动功能障碍,活动少,易发生便秘。

4. 智力障碍 约有 75% 发生不同程度的智力低下。

5. 视觉障碍 视觉障碍在脑瘫儿童中是一个比较突出的问题,多数由视网膜发育不良或枕叶大脑皮层及视神经核变性,传导路性损伤引起。主要表现为内、外斜视,视神经萎缩,动眼神经麻痹,眼球震颤及皮质盲,其中斜视最为多见,部分儿童还存在近视、远视和弱视等视觉问题,需及早发现,及时矫正和治疗。

6. 听觉障碍　多为核黄疸、Rh 及 ABO 溶血引起,部分儿童听力减退甚至全聋,以不随意运动型最为常见。听力障碍还可以导致脑瘫儿童的语言障碍,故应加强对脑瘫儿童的听力筛查,及早发现问题。

7. 感觉和认知功能障碍　脑瘫儿童常有触觉、位置觉、实体觉、两点辨别觉等感觉缺失。故常无法正确辨认一些简单的几何图形,对各种颜色的辨认能力也很差,其认知功能缺陷较为突出。

8. 癫痫　癫痫是脑瘫儿童常见的伴随障碍,以痉挛型四肢瘫、偏瘫、单肢瘫和伴有智能低下者更为多见。临床发作类型以全身性阵挛发作、部分发作、继发性大发作为多见。

9. 心理行为障碍　表现为情感脆弱、好哭、任性、固执、孤僻,脾气古怪,易于激动,情绪不稳定,注意力分散等。部分儿童存在行为异常,如自残行为、暴力倾向、睡眠障碍、性格异常等。

三、康复护理评估方法

脑性瘫痪儿童接受康复护理管理,应明确康复护理问题,制定个性化的康复护理计划。康复护理计划制定之前,应由接受过专业培训、掌握康复护理评定相关知识的康复护理人员对脑瘫儿童进行评估。

(一) 一般情况

1. 一般情况评估　包括意识状态、生命体征、生长发育情况评估等。

2. 智力评估　对儿童总体能力、社会理解和实践知识进行评估。推荐选用的评估工具包括:Gesell 发育量表;贝利婴幼儿发展量表(Bayley scales of infant development,BSID),是一种综合性量表,适用于 0~30 个月的婴幼儿;韦氏幼儿智力量表(Wechsler preschool and pirmary scale of intellin and pirmary scale of intelligence,WPPSI),适用于 3~6 岁儿童;韦氏儿童智力量表(the Wechsler intelligence scale for children,WISC),适用于 6~16 岁儿童;智力发育里程碑;中国比内智力测验等。

3. 神经肌肉骨骼和运动有关功能的评估　推荐选用的神经肌肉骨骼评估工具包括:关节活动范围评定;关节稳定功能评定;骨骼活动功能评定;肌力评定,包括徒手肌力评定(manual muscle testing,MMT)和器具肌力评定,MMT 是临床常用的肌力评定方法;肌张力评定量表即改良 Ashworth 量表(modified Ashwoeth scale,MAS),简单易用,是目前临床上应用最广泛的肌痉挛评定方法。

4. 运动功能评估　推荐选用的运动功能评估工具包括:Gesell 发育量表;粗大功能评定量表包括粗大运动功能分级系统(GMFCS)、粗大运动功能评定量表(GMFM)、peabody 运动发育评定量表粗大运动部分(PDMS-GM);精细运动功能评定量表包括脑瘫儿童手功能分级系统(MACS)、精细运动功能分级(BFMF)、精细运动功能评定量表(FMFM)。

5. 言语功能评估　评估包括语言表达和语言理解两部分,依据年龄采用相应的测试量表。推荐选用的评估工具包括：Gesell 发育量表；汉语版《S-S 语言发育迟缓评定法》（sign-signiifcate relations，S-S）；构音障碍评估。

6. 生活自理能力评估 推荐选用的生活自理能力评估工具包括：脑瘫儿童护理 ADL 评定量表（international classification of functioning，disability and health：children and youth version，ICF-CY，0~12 个月）；脑瘫儿童护理 ADL 评定量表（ICF-CY，13~36 个月）；脑瘫儿童护理 ADL 评定量表（ICF-CY，>36 个月）；躯体生活自理表（physiscal self-maintenance scale，PSMS）及工具性日常生活活动量表（instrumental activities of daily living scale，IADL）。

7. 社会心理评估 通过评估了解脑瘫儿童目前的心理状况、家庭支持情况以及是否有特殊的需求。

8. 营养筛查 筛查出营养状况受损的儿童，并请营养师及时介入，并确定脑瘫儿童营养风险，制定营养干预计划，提供必要的营养治疗计划。

9. 出院评估 出院评估包括出院去处和方式，便于康复护理团队制定基于脑瘫儿童需求的出院计划。

（二）ICF-CY 框架下 ADL 康复护理评估

世界卫生组织于 2007 年发布了《国际功能、残疾和健康分类（儿童与青少年版）》（international classification of functioning，disability and health：children and youth version，ICF-CY），ICF-CY 在 ICF 的理论架构之上，使用通用语言和术语记录婴儿、儿童和青少年表现出的身体功能、身体结构、活动和参与的问题以及相关环境因素。运用 ICF-CY 可以系统分析儿童的功能状态，为制定系统的康复方法提供依据，运用 ICF-CY 类目可全面地反映脑瘫儿童的症状。脑瘫 ICF-CY 核心分类组合综合版共包括 135 个类目。

日常生活活动功能评定包括评定各种日常生活活动的自理能力（d510 盥洗自身；d520 护理身体各部；d530 如厕；d540 穿着；d550 吃；d560 喝；d570 照顾个人的健康；d575 照顾个人安全）。推荐选用的评估工具包括：日常生活活动发育里程碑评定、残疾儿童能力评定量表中文版（Chinese version of pediatric evaluation of disability inventory，PEDI）、儿童功能独立性评定量表（functional independence measure，Wee FIM）、改良版脑瘫儿童护理 ADL 评定。

1. 身体结构和功能评估

（1）身体结构和功能评估包括：①床上翻身动作；②移动动作；③步行动作。

（2）评估内容包括：影响其智力功能（b117）、注意力功能（b140）、记忆功能（b144）、知觉功能（b156）、认知功能（b163 和 b164）以及语言精神功能（b167）。脑瘫儿童脑的结构（s110）损伤，除了导致运动障碍和姿势异常外，还经常会导致脑瘫儿童出现其他神经发育障碍或损伤。

2. 活动和参与情况评估

（1）活动和参与情况评估项目包括：①个人卫生动作；②进食动作；③更衣动作；④排便动作；⑤器具使用；⑥认知交流（7 岁前）；⑦认知交流（7 岁后）。

（2）评估内容：①理解能力，评定包括交流 - 接收 - 口头讯息（d310）参与游戏（d880）、学校教育(d820);②表达能力评定,包括说(d330)、交谈(d350)、娱乐与休闲(d920)、基本人际、关系(d710)、复杂人际关系(d720);③粗大运动功能评定,包括改变身体的基本姿势(d410)、保持一种身体姿势(d415)、移动自身(d420)、举起和搬运物体(d430)、举起(d4300)、搬运(d4301)、用手臂抱起(d4302)、用肩、臂和背搬运(d4303)、用头顶(d4304)、放下物体(d4305)、用下肢移动物体(d435)、用下肢推动(d4350)、踢(d4351)、步行和移动(d450)、到处移动(d455)、在不同地点到处移动(d460);④精细运动功能评定,包括精巧手的使用(d440)、吃(d520)、如厕(d530)、拾起(d4400)、抓住(d4401)、操纵(d4402)和释放(d4403)物体的协调动作能力、手和手臂的使用(d445)、拉(d4450)、推(d4451)、伸(d4452)、转动或旋转手或手臂(d4453)、抛出(d4454)、抓住(d4455)。

3. 环境评估

(1)环境评估包括:①产品和技术评定;②矫形器和辅助用具评定;③支持和相互联系情况评定;④亲属态度评定。

(2)评估内容:评定脑瘫儿童可能进食的食品(e1100),了解进食和营养情况。对脑瘫儿童所应用的各类矫形器和辅助用具及个人日常生活用的产品和技术(e115)进行适应性、适合程度、应用后的效果进行评定;家庭直系亲属(e310)对脑瘫儿童支持情况、直系亲属家庭成员的个人态度(e410)对脑瘫儿童疾病的认识、治疗、护理有极大影响,应给予重视。

(三) 安全评估

影响脑瘫儿童康复护理的安全因素包括跌落、窒息、烫伤、压疮(表 5-1)。

表 5-1　脑性瘫痪儿童安全护理评估

影响安全因素	评估量表
跌倒 / 坠床	住院儿童高风险筛选量表(HDFS)
窒息	窒息危险因素评估量表
烫伤	烫伤深度分级
压疮	Braden 量表、Norton 量表、压力性溃疡分级标准

1. 跌落　识别具有跌倒 / 坠床风险的脑瘫儿童,并制定针对脑瘫儿童个性化的护理计划,用来减少住院脑瘫儿童跌倒 / 坠床引起的相关伤害。通过进行相关安全宣教,使脑瘫儿童、家属及护理人员直接参与预防跌倒 / 坠床。

2. 窒息　护理人员及早判断可能引起窒息的危险因素,及时对脑瘫儿童进行全面的窒息风险评估,通过提高脑瘫儿童、家属及陪护的防范意识,降低脑瘫儿童窒息的发生率。

3. 烫伤　入院健康宣教及出院健康宣教中纠正可能引起烫伤的危险因素,明确烫伤分级,通过护理措施,减轻脑瘫儿童的疼痛和不适,预防感染。

4. 压疮　护理人员准确判断脑瘫儿童移动和活动情况,去除任何使脑瘫儿童皮肤完整性破坏的危险因素,对营养指标不达标的脑瘫儿童实施饮食护理,同时关注二便管理。制定的护理措施要体现个性化、科学化。

四、康复护理策略与目标

(一) 康复护理策略

对于脑性瘫痪的处理,从整体上考虑脑瘫儿童的康复护理管理,采取个性化的康复方案。推荐遵循五项原则:以医学康复为基础的原则;尽早干预原则;科学干预原则;个性化康复护理原则;综合康复护理原则。

1. 婴儿期　建立并发展儿童感知觉、语言、智力、社会及行为功能,改善运动发育落后、姿势异常、肌张力异常、反射异常或运动模式异常等神经发育异常的表现,促进其全面发育。

2. 幼儿期　发展儿童运动功能,重视心理、社会功能发育,加强精细运动及日常生活活动能力的康复护理训练,为其提供充分自由玩耍、探索和与外界接触交流的机会。

3. 学龄前期　注重儿童适应环境能力、主动学习能力、不同程度的学习技巧性和操作性运动能力,从而为入学做准备。

4. 学龄期　此期最主要的是适应学校的环境,学会独立,培养计划和处理自我面对问题及需求的能力。

5. 青春期　此期为从儿童向成人的过渡期,提高 ADL 能力,扩大社会交往范围,使其将已获得的功能泛化至日常生活和社交活动中,为进入社会做准备。

(二) 护理目标

以康复护理评估结果和专业人员观察结果为依据确定康复护理目标,将康复护理目标设置为长期目标和短期目标,以儿童为核心,并考虑儿童的生长发育特征和性格、兴趣。目标要切合实际,容易实现,不可过高或过低。

1. 目标设定　目标的设定应分阶段循序渐进,设定阶段目标(年、季目标),要按年—季—月—周的顺序进行设定。

(1)长期目标(季、年目标):为脑瘫儿童设定 3 个月或以上的阶段目标,此目标是使儿童在某一特定时期或阶段具备或达到某些功能、活动与参与能力。

(2)短期目标(月目标、周目标):月目标由阶段目标分解而成,应围绕阶段目标的实现而设定,每个月目标可为递进关系,也可相对独立,由阶段目标直接分解设定。周目标由月目标分解而成,应围绕月目标的实现而设定,每个月的周目标也应为递进关系或由月目标直接分解设定。

周目标应根据每一次的康复护理记录进行适当调整。4~6 周后可根据儿童的实际情况重新调整月目标,如有需要,也可重新调整阶段目标。

2. 目标领域　目标领域包括生活自理能力、认知、社交、游戏、精细运动、粗大运动、行为、情绪管理等。如实现生活自理,建立与人沟通的有效模式,为进入普通幼儿园和普通小学做准备,提高游戏和学习的能力,对有特长的儿童给予专业帮助等,使每个接受康复护理的儿童能够最大化地实现社会功能。

五、常用康复及护理方法

脑瘫的康复是针对儿童存在的各种功能障碍进行全面的、多样化的康复治疗和护理,尽可能帮助儿童提高其运动功能、智力水平、语言功能和社会适应能力,以达到改善生活质量,适应家庭和社会生活的康复目标。

（一）物理治疗

物理治疗（physical therapy,PT）包括运动疗法（kinesio therapy）及物理因子疗法。

1. 物理因子疗法　包括功能性电刺激疗法的经皮神经电刺激法、神经肌肉电刺激等;传导热疗法的石蜡疗法、热袋温敷法、温热罨（蜡）包疗法、Kemy湿敷温热法等;水疗法的涡流浴、伯特槽浴、步行浴游泳运动、水中功能训练等;冷疗法;生物反馈疗法的肌电生物反馈疗法、脑电生物反馈疗法、重复经颅磁刺激等。上述各类治疗中,水疗最为广泛应用和提倡,既是物理因子治疗,又是运动治疗。将流体力学和运动学相结合,利用水的浮力、水波的冲击、水温的刺激、机械刺激、化学刺激,可以使儿童肌肉松弛,缓解痉挛,改善关节活动,从而使儿童能够在水中比较容易地自我控制,在抗重力状态下调整姿势以及完成各种正常姿势和运动;增强肌力,改善协调性,提高平衡能力,纠正步态等。水的压力还可以促进血液循环,促进胸腹的运动使呼吸运动加快改善呼吸功能,增强儿童的抵抗力,促进神经系统的发育。

2. 运动疗法（therapeutic exercise）　是采用主动和被动运动,通过改善、代偿和替代的途径,旨在改善运动组织（肌肉、骨骼、关节、韧带等）的血液循环和代谢,促通神经肌肉功能,提高肌力、耐力、心肺功能和平衡功能,减轻异常压力或施加必要的治疗压力,纠正躯体畸形和功能障碍。如关节活动技术的主动运动、主动助力运动和被动运动;关节松动技术;软组织牵伸技术;肌力训练技术的主动助力运动、主动运动、抗阻力运动;牵引技术、神经发育疗法、Rood技术、Brunnstrom技术、运动再学习等。其他技术如强制性诱导疗法、减重步态训练、平衡功能训练等,以及借助于辅助器具的训练。

（二）作业治疗

作业治疗（occupational therapy,OT）是利用经过选择和设计的作业活动,以治疗躯体或/和精神疾患,使患者在日常生活各个方面的功能和独立性达到可能达到的最高水平。常用的治疗性作业有:日常生活活动训练、职业性劳动训练、工艺劳动（如泥塑、制陶、编织等）、园艺劳动,以及其他促进生活自理、改善日常生活素质的适应性处理和训练。作业治疗的目的,是使脑性瘫痪儿童逐渐认识自己的障碍和能力所在,学会和养成对自身问题的处理能力。除一般概念的作业治疗外,感觉统合训练亦归类于作业治疗范畴。

1. 保持正常姿势　按照儿童发育的规律,通过包括游戏在内的各种作业活动训练,保持儿童的正常姿势。

2. 促进上肢功能的发育　通过应用各种玩具,以游戏的形式促进儿童正常的上肢运动模式和视觉协调能力的发展。以物品操作的方式促进儿童手的抓握能力;抑制和矫正儿童垂腕、拇指内收等异常姿势。

3. 促进感觉功能的发育　进行感觉统合训练,对于扩大儿童感知觉运动的领域,促进表面感觉和深部感觉的发育,正确判断方向、距离、位置关系等都十分重要。

4. 促进日常生活活动能力　提高儿童的日常生活活动能力是实施作业治疗的重要目

标。相关训练内容包括训练饮食动作时需要头的控制、手眼协调、手的功能、咀嚼、吞咽时相应部位的运动；训练更衣动作、洗漱动作、如厕动作、洗浴动作、书写动作等。

5. 稳定情绪与提高社会适应性　从婴幼儿起，调整其外界环境，通过游戏、集体活动来提高脑瘫儿童的社会性，稳定情绪。

6. 辅助器具、矫形器、移动工具的使用　进食用自助具、整容用自助具、更衣用自助具等。入浴自助具、家务用自助具、交流用自助具、矫形器（上肢）、轮椅。

7. 环境改造　根据 ICF-CY 的观点，环境因素对身体功能、身体结构、活动和参与这三方面均有影响，明确环境障碍所在，然后针对环境障碍提出解决方案，再改造或重建无障碍环境来实现功能障碍者的全面康复，这就是环境改造的目的。所以为了解决功能障碍者的困难，还需要改变环境来适应功能障碍者的损伤，才有助于功能障碍者的活动和参与。

8. 改善感觉统合障碍　脑性瘫痪儿童多存在不同程度的感觉统合障碍。作业治疗中的感觉统合疗法，对于感受感觉刺激信息具有重要意义，可提高调节感觉信息能力，作出正确的感觉接收调节，提高感觉辨别等适应性反应，提高平衡功能和运动稳定性，改善行为组织能力和学习能力，改善姿势控制及运动计划、集中注意能力等方面同样具有重要意义。

（三）言语治疗

言语治疗（speech therapy，ST）是指言语及交流障碍的矫治。脑性瘫痪儿童约有 80% 伴有语言发育迟缓和 / 或构音障碍。同程度的言语障碍，其发生原因为：语言发育迟缓、发音器官功能障碍、交流意愿障碍及其他障碍。常见的训练方法如下：

1. 日常交流能力的训练　日常生活中应尽可能帮助儿童参与家庭和社会活动，鼓励他和其他小孩一起玩，鼓励他像其他孩子一样活动，增进其社会交往的能力。注意不要把表达的方式只限定在言语上，要充分利用手势语、表情等多种沟通方式，将其作为日常交流的手段，也作为促进语言发育的基础。在日常生活活动中，促进儿童的语言的分化和泛化。

2. 进食训练　通过进食训练可以提高儿童口腔诸器官的协调运动功能，对构音运动有很大的促进作用，进食训练是发音训练的基础。

3. 构音障碍训练　脑性瘫痪儿童因口腔、咽、食管等吞咽器官发生病变，出现构音障碍和饮食障碍。构音障碍训练包括吞咽器官运动训练、感觉促进综合训练、摄食直接训练，对吞咽障碍脑瘫儿童及其家属的健康教育及指导等。

4. 语言发育迟缓训练　根据每个儿童语言发育迟缓检查、评价结果、语言特征来制订训练目标及方法。从检查结果确定儿童处于哪个阶段水平，就把此阶段定为开始训练的出发点，设定训练内容。儿童通过学习已掌握了某一阶段的部分内容，则可以学习这一阶段的其他尚未掌握的内容，并以此为基础逐渐扩展本阶段的学习内容。如果横向扩展训练儿童已经完成并达到目标，则训练转向下阶段。训练方法包括未学会言语符号儿童的训练、手势符号训练、扩大词汇量训练、词句训练、语法训练、文字训练、交流训练等。

5. 构音器官运动训练　是改善脑性瘫痪儿童呼吸和发音功能的训练，不同类型脑性瘫痪儿童的训练重点不同。应具体情况具体分析，制订训练计划时，要考虑全面，并应以抑制异常姿势、异常反射为前提进行训练，先易后难。

6. 构音训练　脑性瘫痪儿童的构音障碍个体差异很大,按照先元音后辅音,然后是单词、句子、短文的顺序进行训练。在构音训练的同时,还应注意以语言发育的阶段为基础,制订具体的训练计划进行治疗。训练中要遵循横向扩展、纵向提高的原则,如对事物名称的控制。

7. 利用沟通辅助器具进行交流的能力训练　将日常生活中的活动用简明的文字、图片或照片制成交流板或交流手册,训练儿童通过指出交流板上或交流手册中的字或图片表明自己的意图。交流板可以包括图画板、字板、词板和句子板等多种形式。交流手册相对于交流板更便于随身携带,而且其内容更丰富一些,在一定的条件下,儿童可以凭借交流手册达到与他人"交谈"的目的。

(四) 引导式教育

引导式教育(conductive education)又称 Petö 疗法。不同年龄的脑瘫儿童,尤其对 3 岁以上的脑瘫儿童和不随意运动型脑瘫儿童效果最好。

(五) 药物及手术治疗

1. 药物治疗　主要针对脑性瘫痪儿童的并发损害。必要时可选择抗感染药物、抗癫痫药物、降低肌张力的药物(地西泮、巴氯芬口服或鞘内注射等)、抑制不自主运动的药物(左旋多巴和盐酸苯海索等多巴胺类药物)、神经肌肉阻滞剂、各类神经生物制剂等,其中 A 型肉毒毒素(botulinumoinA,BTXA)应用较为广泛。

2. 手术治疗　我国于 20 世纪 90 年代开始采用脊神经后根切断术(selective posterior rhizotomy,SDR)治疗脑性瘫痪,以降低重症痉挛型脑性瘫痪的下肢肌张力,应严格选择适应证。作为替代 SDR 手术的巴氯芬鞘内注射(intrathecal baclofen therapy,IBT),神经外科手术于近些年被采用,但仍存在价格昂贵等问题,在我国尚未被广泛应用。在我国开展较为广泛的手术包括肌肉、肌腱和骨关节矫形手术,目的是改善儿童运动功能,矫正局部畸形和挛缩,减少痛苦易于护理。周围神经切断术、神经核团立体定向毁损术等也有开展。提倡外科医生与康复科医生、康复治疗师及相关人员的合作,做好手术适应证的选择、手术与康复训练的结合、术后及矫形器的应用等。

(六) 其他疗法

包括传统医学康复疗法、药物治疗、手术治疗、辅助器具及矫形器、水疗、马术治疗、多感官刺激、游戏及文体治疗、音乐治疗、虚拟现实康复训练等。

六、康复护理措施

有效的康复护理干预与管理,可以使脑瘫儿童这一特殊群体最大程度地提高生活、学习和社会交往能力,最终回归家庭和社会。

(一) 姿势的管理

1. 异常姿势的护理　姿势是产生运动的基础,姿势的控制至关重要,护理人员应在儿童治疗过程中、日常生活中各种体位保持时,都要避免异常姿势的产生,抑制残存的原始反射、控制异常姿势。典型的异常姿势矫正护理手法如下:

(1)痉挛型脑瘫儿童常见异常姿势的护理

1)抑制上肢屈曲模式:在扶持儿童时握持儿童的上臂或肘的外侧,也可以将儿童的双上肢拉向前方,同时使之上举、旋后,这样的操作可以促通儿童抬头及脊柱的伸展,同时促通髋关节的屈曲。

2)抑制偏瘫姿势模式:首先拉起患侧上肢,使肩与肘伸展,然后使前臂旋后,这样可以促通腕关节的伸展,最后将上肢上举,可以促通拇指及其他各手指的伸展。应注意指导儿童家长在陪伴儿童行走或玩耍时一定要牵拉患侧上肢,以抑制患侧异常姿势。另外,还可以选择在仰卧位时屈曲儿童髋、膝关节,同时用双手触及膝关节,让儿童感觉是在进行游戏,既愉悦了心情又完成了双手的合作。

3)抑制屈髋模式:可以与儿童在双膝立位上推球或在站立位时固定膝、髋关节,另外,也可以用玩具或图片吸引儿童使髋关节伸展。

4)抑制双下肢交叉模式:让儿童在玩具木马上做适量运动,这样会产生持续性牵拉内收肌的作用。儿童坐在无靠背的小椅子上做游戏,屈曲髋关节和膝关节,以降低内收肌的肌张力。

5)抑制尖足:让儿童取蹲位,控制儿童膝关节内侧做前后或左右移动。在辅助下能够站立的儿童,可以采取弓步,前后或左右推动儿童的膝关节或髋关节。还可以让儿童骑在护士一侧大腿上,使儿童髋、膝、踝关节保持90°,护士左右晃动大腿,以扩大距小腿关节活动范围。再者,可在儿童仰卧位时进行主动屈髋屈膝练习,以逐步扩大距小腿关节活动范围。

6)抑制足内翻:护士控制儿童呈蹲位,玩玩具的同时将其双足固定于外展、外旋位,儿童的体重可抑制足内翻。此外,也可以选择在呈倒三角形的两条长木板间进行行走练习,使儿童的足内翻得到纠正。

7)抑制足外翻:若儿童的距小腿关节有部分活动度,可以协助儿童完成全关节范围的活动;若儿童能够完成步行,可在矫形器制作师的指导下在儿童的鞋子里面、足弓下方放置一块小布团或特制鞋垫,以撑高足弓,使足外侧缘承担部分体重。还可以让儿童在三角形长木板上行走,使其足外侧缘持重。

8)手部姿势的保持:首先使儿童上肢伸展,并使前臂轻度旋后,这样可使拇指与其他四指的伸展变得容易,然后进一步伸直各手指,使腕关节略背屈。

(2)不随意运动型脑瘫儿童常见异常姿势的护理

1)非对称性姿势的矫正:①儿童取仰卧位,护士握住儿童两上臂使双肩保持内旋位,同时稍向下牵拉,然后一边将儿童拉向自己,一边举起儿童上肢。可以促进其头部前屈及脊柱前屈,同时亦可以缓解髋关节过度屈曲。②儿童取坐位,护士两前臂控制肩胛带向外展,同时通过玩具逗引儿童,使双上肢在中线位置活动,必要时使用坐姿矫正椅,保持躯干稳定。或让儿童骑坐与护士大腿上,背向护士,护士用胸腹抑制儿童头与躯干的向后伸展及肩部的向后,这样还可以促通膝关节的伸展。

2)角弓反张姿势的矫正:护士可将前臂从儿童颈部后面环绕过去,将肩部推向前、向内,头部就会变伸展为屈曲,从而抑制角弓反张姿势。

3)俯卧位屈曲姿势的矫正：将儿童胸部垫起，促进抬头，将重心下移，逐步改善"臀高头低"的模式。

4)头控不佳及姿势不稳定的矫正：若儿童表现为全身软弱无力，头抬起后不能保持正中位时，护士可将拇指放于儿童两侧胸的前面，其余四指在肩后紧握儿童的双肩。或将两肩拉向前方，同时扶持住双肩使儿童抬起头。

5)手眼不协调姿势的矫正：固定儿童一侧上肢，用另一侧上肢取物体，或采取近关节固定方法，固定其肩、肘关节，协助抓取物体。

2. 睡眠姿势的护理　睡眠姿势即卧位姿势，这是脑性瘫痪儿童一天之中10小时以上所处的姿势。正常孩子睡眠姿势是随意的、自由的，而脑瘫儿童由于紧张性颈反射的影响不能保持头的正中位，睡姿常表现为头转向一侧，以头推顶枕头。长期地保持这种异常姿势将会导致脊柱乃至髋关节的变形，导致儿童运动的不对称，加重肌肉的痉挛。所以正确的睡眠姿势对抑制儿童的异常姿势和异常运动模式，促进正常姿势发育至关重要。

(1)侧卧位睡姿：侧卧位有利于降低肌张力，促进动作的对称，使痉挛肌肉张力得到改善，是脑瘫儿童最适合的姿势，尤其适合非对称性紧张性颈反射的儿童。具体方法：保持双上肢前伸，两手靠近，以利于前臂及手的控制，促进双手正中指向，抑制异常反射；上侧髋膝屈曲向前，下侧髋膝稍向后，促进下肢分离运动的发展。

(2)俯卧位睡姿：适合痉挛型屈曲严重的儿童，但有严重TLR姿势反射持续存在时，不宜长时间采取俯卧位。在其胸前放一低枕头，使其双臂向前伸出，当儿童头能向前抬起或能转动时，可以抽去枕头，让其取俯卧位姿势睡眠。再者，儿童处于俯卧位时，可通过颜色、声音以及训练手法刺激促使儿童抬头，有利于训练小儿头控制能力，但有严重紧张性迷路反射持续存在时，不宜长时间采取俯卧位。

(3)仰卧位睡姿：姿势肌紧张亢进的儿童在仰卧位睡眠时，常常呈现角弓反张及头部、躯干、四肢的非对称姿势。将儿童头及肩垫起，屈髋屈膝，以防身体挺直，同时，在床上方悬吊玩具以增加视觉刺激，吸引注意力，使头部转向中立位，促进身体姿势对称。

(4)应用辅具矫正睡姿：易出现角弓反张的痉挛型儿童睡眠姿势可以将床垫的上、下部分垫高，两侧也垫起，形成一凹窝，使儿童仰卧于中间。或可以在儿童睡眠时睡于吊床内。或特制一种中间带圆柱的圆桶，及特制的、并根据儿童的不同情况而能调节的枕头，保持仰卧位睡眠姿势。

3. 抱扶方法的护理　部分脑瘫儿童由于运动障碍无法单独坐、独站或行走，所以大部分时间由家长抱着。正确的抱扶方法不仅省力而且可以增强儿童对头部躯干等的控制能力，并能够纠正儿童异常姿势或体位。

(1)痉挛型脑瘫儿童的抱扶方法

1)易出现角弓反张的痉挛型儿童的抱法：①小年龄儿童的抱法：仰卧位：护士用双手扶持儿童的胸壁两侧，使儿童呈头部前屈的姿势，双上肢向前方伸出后从仰卧位上抬起身体。这种姿势非常有利于儿童髋、膝关节的屈曲，在儿童的坐位上用双前臂分开儿童的两腿膝部。然后在这种坐位姿势上将儿童抱起。这时首先使儿童的两上肢放在抱者的双肩上，尽可能地环绕其颈部或伸向背部,然后将儿童双下肢分开置于抱者腰部两侧。从而达到牵伸大腿内收肌、提高腰、背部和头部控制能力的目的。扶持儿童身体的部位主要是腰、背部,要随着儿童自行调节身体平衡能力的增强而减少对其支持。俯卧位:从儿童的后方抱他,将双臂插入儿童的腋下,两手分别拖住儿童的两侧臀部,同样要使儿童的双下肢分开及髋关节充分屈曲。同时用上臂推住儿童双上肢,防止肩与上肢向后方用力,用胸部抵住头部防止头颈后仰。②年长儿童的抱法:首先使儿童呈侧卧位,这种肢位上头与肩部的屈曲可使髋、膝易于屈曲。抱者以一侧上肢环绕于儿童头颈后并托起之,使同侧手握住儿童一侧肩与上臂向前方用力,使其头、肩前屈。另一上肢从儿童双下肢之间插入手掌压住儿童胸腹部,加强头、肩的前屈,前臂托住儿童一侧骨盆,使双髋关节屈曲后抱起。如果欲竖直抱起儿童,首先将儿童双上肢放于自己的一侧肩上,使他的头、颈前屈,然后将其双下肢分开,骨盆及腹部放于自己的骨盆上。

　　2)呈屈曲模式的痉挛型脑瘫儿童的抱法:①小年龄儿童抱法:这类儿童呈现全身屈曲的模式,随着屈曲模式的持续存在,髋关节逐渐地难以伸展。具体包括:抱法一,儿童侧卧背向抱者,使其四肢、脊柱呈伸展状态,抱者一侧上肢从儿童的腋下伸出,在对角线方向握住儿童上侧上肢的上臂,另一只手从儿童两腿间伸向前方,扶持其骨盆部位,可防止双下肢交叉;抱法二,是一种使儿童活动的姿势,使儿童俯卧位,抱者一手握住儿童外侧上臂,并以手臂托住儿童的肩及另一侧上肢。另一只手臂托住儿童伸展的双大腿部。这种姿势使儿童容易抬头及伸展四肢、脊柱,并可同时应用双手。②体重大的年长儿童抱法:可采用两个人同时抱法,将儿童的双上肢放于前面一个人的双肩上,后面的人将儿童的双下肢分开,用前臂托住他的骨盆两侧,使儿童的双脚放在他的侧胸壁处用两上臂夹住。这时要使儿童髋关节充分伸展,可用双拇指向下推压儿童的骨盆部,可以促通头部及脊柱的自动伸展。

　　(2)不随意运动型脑瘫儿童的抱扶方法:首先从其后背将双下肢从儿童两腋下伸向前方,两手放于儿童的胸腹部,边用两手压迫儿童的胸腹部边使儿童坐起,可促通儿童头颈前屈和两上肢向前伸出,这是抱此型儿童的出发姿势。若在此姿势上儿童表现髋关节和下肢硬性伸展,要在抱起之前进行扭转儿童身体的动作,这种扭转动作可以诱发髋关节屈曲和双下肢分开的动作,将儿童臀部抵于自己的骨盆之上,作为一固定的支点,要使儿童两腿分开骑跨于抱者身体侧方,呈上半身前屈姿势。抱幼小的不随意运动型儿童的方法,首先使儿童髋关节屈曲给儿童以稳定性,然后使儿童头、肩前屈,抱者的一手臂拖住儿童头、肩,并握住儿童外侧的手,使上肢向前伸出,另一只手握住儿童内测的大腿部,这种抱法是在髋关节屈曲的状态下促通头与脊柱的伸展。采取"抱球"姿势,抱者站在儿童背面将儿童抱起,将儿童头前屈,背部尽量贴近抱者胸部,给予身体很好的支持,将儿童的双手前伸抱住自己的双膝,双腿靠拢、髋关节、膝关节屈曲,以利于躯干稳定。对于较大儿童可采用"抱带""婴儿背带"等抱姿辅助器具。

　　4.坐位姿势的护理

　　(1)痉挛型脑瘫儿童的坐姿

　　1)床上坐位:操作者坐(跪)在儿童身后,用自己胸腹部顶住儿童腰背部,保持儿童的脊柱正直,防止后凸,用两上肢从儿童双腋下伸向大腿,扶住大腿内侧,将儿童拉向自己,使儿童躯干的重量负荷于他自己的坐位支撑面上,使髋关节保持 90° 两下肢分开,膝部伸展。

2)椅或凳坐位:选用不带靠背的凳子或小木箱练习坐姿,保持头颈与脊柱成一直线,同时髋关节屈曲,膝关节屈曲,全足底着地。也可在儿童前面的凳子上放一些玩具,让儿童保持正确坐姿的同时,进行手功能的训练。

(2)不随意运动型脑瘫儿童的坐姿

1)床上坐位:屈曲儿童的双下肢,使儿童形成一种腹部紧贴大腿的坐位,然后握住儿童的双肩,缓慢加压的同时将两肩向前、向内推压,使儿童将两手伸出,在前面支持身体或抓玩具。

2)椅或凳坐位:方法一:选用高度适合的靠椅,令其髋、膝和踝关节均屈曲成 90°,促进髋关节的屈曲。方法二:将其两腿分开,置于靠椅的两侧,令儿童骑跨在靠背的椅子上,双手抓住靠背。方法三:让儿童骑坐于家长的大腿上,背向家长,家长用胸腹抑制儿童头、肩部与躯干向后伸展,使头、肩、躯干均朝向前方。

5. 跪位(膝立位)姿势的护理

(1)膝立位:让儿童膝部靠拢,大腿与小腿成 90°,髋关节充分伸展,躯干与大腿呈直线(180°),辅助者给予必要的扶持。

(2)单膝立位:儿童取四点支持位,辅助者跪坐于其后方。先使儿童向单膝立位转换时欲迈出一侧的下肢和对侧上肢外旋。同时将迈出下肢同侧身体侧方向下方牵拉,使儿童体重负荷移动在该侧下肢,然后促使儿童迈出对侧的下肢呈单膝立位。

6. 站立姿势的护理

(1)独站:头部保持在正中位,上身挺直,髋关节、膝关节伸直,双腿稍分开,脚掌平放在地面上,双足分开与肩同宽,操作者双手控制儿童肩部和腰部,双足置于儿童双足外缘并夹紧固定。根据儿童在脱离帮助的情况下所表现的各种姿势进行调整和诱导。

(2)靠站:将儿童双手置于身体两侧,使其躯干与臀部紧靠墙壁,双足分开与肩同宽,脚掌平放于地面并固定。

(3)扶站:积极鼓励儿童站立,从儿童背后给予支持,指引其进行前后左右摆动,并保持身体平衡。

7. 矫形器姿势的护理　痉挛型双瘫的脑瘫儿童可应用简便式髋外展矫形器进行髋关节姿势管理。夜间给予髋关节外展位睡眠,双侧下肢外展角度>15°,内收肌角>30°;日间髋关节外展位站立,调节内收肌夹角在 30°~60°,保持骨盆在中立位,佩戴时间>1 小时。

(二)移动和步行

1. 俯卧位　俯卧位,两侧肩关节充分屈曲,双上肢充分向前方伸展,两肩关节保持在轻度外旋位。

2. 俯卧位翻身至侧卧位

(1)床上翻身:脑瘫儿童俯卧位上充分放松,辅助者两手分别放于脑瘫儿童躯干部和臀部,推脑瘫儿童至侧卧位。头屈曲、回旋,下侧的肩沿体侧长轴下压,上侧的体侧短缩,上侧下肢出现两栖反应,呈屈曲位,体重负荷于下侧臀部。

(2)球上俯卧位翻身至侧卧位:脑瘫儿童俯卧位于球上,辅助者在脑瘫儿童身体一侧,一手扶持脑瘫儿童肩部,一手扶持其腹部,使脑瘫儿童从俯卧位转为侧卧位。下侧的上肢举向头上方,上侧的上肢放于上方体侧,一边使该侧上肢外旋,一边向下肢方向牵拉。

3. 仰卧位翻身至俯卧位

(1)方法一:脑瘫儿童仰卧位,辅助者在脑瘫儿童欲翻向的体侧用一只手从腋窝部使上肢上举,另一手放于脑瘫儿童对侧臀部,向对侧推动脑瘫儿童身体,使身体产生回旋,翻身向俯卧位。

(2)方法二:脑瘫儿童仰卧位,辅助者坐于脑瘫儿童身体一侧,将脑瘫儿童两上肢上举至头上方。一侧下肢屈曲,身体向屈曲下肢的对侧回旋,同时向下牵拉屈曲下肢侧的上肢,身体回旋至俯卧位。

4. 仰卧位至四点支撑位　辅助者跪于床上,脑瘫儿童呈头部中间位,身体屈曲,将躯干向一侧回旋,同时辅助者用下肢固定脑瘫儿童的一侧下肢,用上肢协助脑瘫儿童头部与躯干的回旋,使脑瘫儿童呈四点支撑位。

5. 膝立位转换至单膝立位　脑瘫儿童与辅助者呈一前一后的膝立位,辅助者扶持脑瘫儿童两侧骨盆,使脑瘫儿童体重负荷于一侧下肢上,使身体向非负荷体重侧回旋。

6. 四点支撑位转换至单膝立位　脑瘫儿童取四点支撑位,辅助者跪立其后用两膝部固定脑瘫儿童的一侧下肢,使体重负荷于这侧下肢,辅助者控制脑瘫儿童的骨盆并向下压迫达到体重负荷于该侧下肢,然后抬起非负荷体重侧的骨盆,协助脑瘫儿童迈出这侧下肢。

7. 步行姿势

(1)脑瘫儿童取立位,辅助者在脑瘫儿童身后站立,两手张开,手指伸展放于脑瘫儿童的肩、胸部予以支持,使脑瘫儿童得到姿势控制。

(2)对于无须支持但是以异常模式步行的儿童或缺乏体轴回旋和体重在两下肢移动能力的儿童,辅助者在后方以跪立位姿势两手扶持脑瘫儿童两侧骨盆部位,用手的力量使骨盆回旋及体重的移动。

(三) 促进日常生活活动能力的护理

1. 进食的护理　部分脑瘫儿童由于肌张力异常使协调运动出现障碍,对食物的摄取十分困难,很多儿童表现为消瘦或营养不良。因此,为改善儿童进食的协调运动功能,摄食训练尤为重要。对于合并吞咽障碍的脑瘫儿童应采取由康复专科护士、康复科医师、吞咽治疗师、高压氧医师、神经内科医师、营养科医师、心理科医师等专业人员组成的多学科团队协作模式实施康复治疗。通过各学科人员的有机结合,运用多个学科的资源优势实施全面康复,可以提高康复治疗效果,提高脑瘫儿童的生存质量。

(1)进食姿势护理:进食姿势的选择应避免全身肌张力升高,不自主运动或异常运动模式出现,保持身体左右对称。以促进正中指向为原则,可采用抱坐进食、面对面进食和坐姿矫正进食等方法。坐位是能充分发挥进食功能的体位,坐位困难的儿童可用靠垫等予以支撑身体,调整双上肢对称地放置膝盖或桌子上,从而辅助进食。也可让儿童坐在固定的椅子进食,通过固定坐姿矫正,维持有利的进食体位。良好的姿势具有以下几个共同点:①颜面处于正中位。②上肢对称性地置于躯干前方,特别是不使用上肢的时候要将双侧上肢对称性地放置于膝盖或桌子上。③躯干立直,但是在辅助比较困难的时候躯干向后倾斜也是可取的,45°以上的倾斜又会妨碍咀嚼和吞咽功能,脊柱伸展但要避免脊柱过伸。④颈部与肩垂直或者稍向前屈曲。⑤髋关节屈曲90°~100°,髋关节伸展充分后全身性地伸展就比较容易。由于需要辅助,躯干向后方倾斜也比较好,但是会引起颈部屈曲。

(2)进食方法

1)独立进食方法:选用适合儿童的矫正桌椅髋关节与膝关节屈曲90°,足底与地面充分接触。骨盆左右对称,用腰带和外旋固定装置,要带桌子,桌子的高度通常要取儿童坐位下肩关节外展30°肘关节距地面的高度。保持躯干和颈部左右对称,这样上肢才能充分发挥作用。桌子过高颈部会过度伸展引起误咽,过低则躯干会前屈,摄食比较困难。矫正椅的高度比较高、深度比较深等优点有助于儿童保持躯干稳定。

2)抱坐喂食:儿童取半坐位于家长身上,头微微向前屈。为防止儿童头部向后仰,可将儿童双臂向前扶持,使髋部屈曲,并且用力向后推儿童的胸部,或者儿童的头部放在家长的上肢上,儿童头部略微向前倾,脊柱伸展,双肩向内收,髋关节屈曲呈90°,并且能略微分开,膝关节屈曲后应略高于髋关节,双足底有所支撑。采用这种姿势,儿童全身肌张力可相对正常,进食容易进行。

3)面对面的进食:选择一墙角或床与家具呈直角的地方,垫上被褥或用被褥叠成一个直角,让儿童靠在上面,可用一只手控制儿童的头部,另一只手控制躯干等部位;对于较大的儿童,如果有条件,可以特制一个三角形的椅子让其使用;家长的视线与儿童在同一水平线上或略低,过高颈部会过度伸展,过低躯干会前驱,摄食比较困难。

4)侧卧位进食:让儿童在一定坡度的垫子或枕头上,头略微前倾,背部伸直,双侧肩内收,双腿屈曲情况下有利于进食。

5)俯卧位进食:对于全身屈肌肌张力较高的脑瘫儿童,儿童俯卧在倾斜度为45°左右三角垫上,双上肢尽力前伸,双下肢分开。

6)重度脑瘫儿童进食:家长坐在椅子上,儿童双下肢分开骑在家长的两腿上,后背靠在三角垫上,家长用手固定儿童的胸部,儿童双手向前伸出,调节儿童下颌使头背屈,进食用的物品应放在儿童能看见的地方,这种姿势对儿童追视、促进髋关节外展及全身姿势调节都十分方便。

(3)餐具的选择和应用

1)勺子的选择和应用:餐具尽量选用硬塑料制品,不要使用金属小勺,因为金属小勺的冰冷感容易诱发儿童的咬合反应,引起儿童的不适与喂食困难。小勺的勺面要浅平,不宜过深,才能方便进食,勺柄要长而且粗,有利于儿童不灵活的双手抓握。

2)固定杯、碗和盆的选择和应用:固定杯、碗和盆的装置有利于儿童自己进食,如在盘或碗的下面放防滑垫,或者用湿毛巾代替来加固;或者使用比较重的器皿,饮水杯的边缘要厚,方便儿童口唇的闭合,选用剪口杯或斜口杯,能防止喝水时杯口碰到儿童的鼻子,避免了儿童头部后仰的动作；也可以用持杯器喝水，持杯器由塑料或金属"U"形夹和位于侧面的两个金属套组成，使用前先将杯子插入环套，再将手掌放在"U"形夹内示指靠大拇指的那一侧抵在夹子顶端，随着手臂抬起，就可以拿起杯子。盘、碗和饮水杯最好都有把手，便于儿童双手抓握。

(4)握勺或筷子方法护理

1)握勺：抓握能力差的儿童，在吃饭的时候，为了方便抓握，可以把勺子的手柄用泡沫或纱布等缠绕变粗，也可以使用万能套箍，就是用尼龙搭扣制成一个套箍绕过儿童的手掌部，套箍上有一个口袋，可以插入勺子。腕关节掌屈比较严重，握勺握不住时，可使用矫形器将腕关节固定在背屈位，勺也可固定在矫形器上。

2)使用小儿训练筷：筷子全长 14.5cm、筷子端口，作防滑处理。使用筷子时，筷子的头应靠近小手指，大拇指应持着筷子，无名指第一关节应放在圆圈部分。使用时筷子头部分应 2~3cm 分开距离。

3)使用筷子：正确用筷子的方法，是用拇指和示指夹住两根筷子上部，将下面一根筷子的底部靠近无名指上用拇指压牢，再用示指和中指的指尖夹住上面一根筷子。使用时只需要活动示指和中指。

(5)流涎的护理：脑瘫儿童常由于口唇的闭合不严及头部控制能力不佳等原因出现流涎的症状，护理方法如下：

1)用适当的力量向下按压其上唇，方法是从上唇的中心向两侧滑动下压可以诱导儿童的闭嘴活动。

2)指导儿童学习用吸管饮水或口内含住一根吸管封闭另一端作吸吮动作练。

3)寒冷刺激能有效提高口唇、脸颊、软腭和咽部的敏感度，促进口唇闭合和张口的连续动作，减少口腔过多的唾液分泌。

4)指导儿童擦口水是要在口唇的周围用力按压，具体方法是上唇要向下压，下唇要向上压，注意按压的力量要适度。

5)口腔按摩可以促通其大脑发育，促通经络，活动面部肌肉，松弛口轮匝肌，刺吸吮反射，促进舌反射伸缩，对拮抗肌运动，舌稳定、松弛及灵活性，抑制流涎具有明显作用。

(6)吞咽功能训练：吞咽训练可治疗咀嚼吞咽障碍，加强口面部肌群运动，帮助儿童做被动开闭颌关节、闭唇、呲牙、噘嘴、鼓腮、咀嚼、空吞咽等动作，协助儿童尽力将舌外伸。咽部冷刺激训练配合吹纸片、微笑、皱眉、鼓腮等运动。加强吸吮训练、喉抬高训练、构音训练等，每周 3~5 次，每次 20~30 分钟。发音训练及吹气训练能改善咀嚼吞咽功能。

2. 更衣的护理

(1)衣物的选择：根据儿童的年龄与实际能力选择或自己制作便于儿童穿、脱的外衣与裤子。幼儿可以选择穿有尼龙搭扣的开衫、套头的等容易穿着的衣服，袖子要选择比较宽松的，因为这种袖子能够降低对于定位精确度的要求。袖口的开口要大一些，这样带养者的手可以伸进去。裤子最好在腰与裤脚加上弹性好的橡皮筋，可以让婴儿的活动有最大程度的自由。重症儿童也可穿开裆裤。要注意为儿童的各种运动设计衣物，例如，只会爬的儿童，应在双膝部垫以柔软的毛巾或布等。衣服的材质最好选择棉质的或自然和人工材料并用的衣服。此外,避免使用表面光滑材料的衣服。袜子可选择弹性不宜太紧的,利于穿脱。脑瘫儿童所穿的鞋是非常重要的,应该是易于穿脱的,而且是能使足跟着地,足尖能真正穿到鞋前部的鞋,若在夏天最好是穿鞋尖部敞开的凉鞋。儿童穿的鞋一定不能引起足部痛,走起路来要使儿童感到轻松。

(2)穿衣体位的选择:儿童学习穿衣服时,所选择的姿势取决于平衡能力的发育水平。不同的儿童须采取不同的姿势。原则是选择不影响穿脱衣物的动作,不能采取导致儿童的肌肉痉挛加重的姿势与体位,在穿衣过程中要保持儿童姿势的对称。

(3)穿脱衣服的方式

1)伴有中度肌肉痉挛的儿童:中度肌肉痉挛的儿童在9~10个月时,大多数的家长在给他穿脱衣物时就可以感觉到儿童对活动的抵抗,如在换尿布分开两腿时,为了将儿童的手伸进袖子使儿童肩部向前时,以及伸直他的上肢时都可以感觉到。对此类儿童,家长为其穿衣物时,一定注意不要因穿衣服时姿势不当而加重肌肉痉挛,要在矫正儿童不对称及异常姿势的同时进行穿、脱衣物。①为头经常扭向右侧的儿童穿衣时,应先脱右侧袖,使儿童的头颈转向护士,应边逗弄儿童边脱衣物,在矫正异常姿势同时进行穿、脱衣物的动作。②幼小或运动障碍程度重的儿童,在家长为其穿、脱衣物时不能予以协助,家长一定要注意不要固定儿童身体为他穿、脱衣物,应尽量减轻儿童的异常姿势。如为坐位平衡能力较差的儿童穿脱衣物时,使儿童呈坐位,负荷体重的力量要均匀分配到身体各部,要让髋关节屈曲,躯干前倾使肩部向前,两足确实着床。在使儿童用伸展的上肢支持体重的同时,脱下儿童的衣服。脱衣过程中诱发了躯干的回旋、体重向侧方移动,上肢负荷体重及保护伸展反应等。注意穿衣服时不要握住儿童的上肢向袖中牵拉,这样会增强肌紧张。正确的方法为先将患侧上肢伸直,使肩外旋,然后使肘关节伸展后再将上肢伸入袖中或从袖中退出。③在穿、脱鞋或袜子时,也应取上述的坐位,先使下肢屈曲、髋关节外旋、踝关节背屈,这样容易抬起脚,便于穿鞋袜。儿童可坐于木箱上穿袜子,护士在后面予以适当的协助。

2)偏瘫儿童在进行各种动作时往往引起联合反应,要注意抑制,以避免因联合反应而导致的患侧肌紧张的增强。当儿童用健侧手去拉上袜子时,患侧手与上肢出现联合反应,这时可以将儿童患侧脚放于一木箱上,患手放于小腿的前面抑制联合反应。

3)痉挛型四肢瘫儿童不能取坐位,所以可在坚硬的床上侧卧位穿、脱衣物。因为在仰卧位上表现姿势肌紧张和异常姿势更为明显,故通常采用侧卧位,在穿、脱衣物的过程中可以左右侧卧位交换,尽可能地变换体位,不要长时间地处于同一体位,避免加重肌紧张。

(4)儿童自立穿脱衣物的方法:应根据每个儿童的障碍程度予以相应的协助与训练。在可能的情况下,应给儿童独立穿、脱衣物的机会。护士可将穿衣动作分解成许多小步骤,一步步教会儿童去做,鼓励儿童自己动手。还可以教给儿童利用依靠物来独立穿衣服的方法。当和孩子玩耍时,让他为娃娃穿衣服和脱衣服,以获得穿衣服的基本概念。儿童背部依墙穿鞋,这种方式可使身体前倾,下肢屈曲,是适宜于痉挛型儿童的方式。痉挛型脑瘫儿童坐于床边,当身体向一侧扭转时,同侧的下肢则容易屈曲,手也容易够到足。而另一侧下肢也稍屈曲,放于小凳上,保持髋、膝、踝屈曲90°,有利于平衡。中等程度痉挛且坐位平衡能力较差的儿童,可采用在卧位学习穿脱衣服,能够移动的孩子可以利用墙和椅子的帮助。

3. 修饰的护理

洗漱可以借助辅具,可以改装家居环境,这样对脑瘫儿童是有益的,比如在卫生间装上扶杆,洗手台要矮,毛巾、牙刷等就容易拿到。

1)洗脸:下肢肌张力较高的双瘫儿童在洗脸时可采用坐姿,父母在孩子的对面可随时进行交流。

2)刷牙:家长可以在儿童的身后协助,这样既锻炼了立位,又养成了良好的习惯。具体方法如下:①让脑瘫儿童坐在椅子上,帮助者站在儿童后面,用手扶持儿童头部使其稳定,也可以让其靠着椅背,可用枕头垫在头后部,使其感觉舒适,刷上牙时可让头稍向后仰起,可以按照正常人的刷牙方法与顺序进行。②帮助者也可以坐在矮椅子上,儿童坐在地板上,让其背部靠着帮助者,用膝盖支持其头与肩部,然后开始操作。③如果儿童坐位不稳定,可用宽带缚住腰部,如果必须控制儿童的手或身体活动,帮助者可用一只手横搂在儿童胸部进行。④也可让儿童头部置于在帮助者的肘部,如果无法控制其活动,则需要两个人面对面,儿童在中间,一人抱住儿童,另一人帮助刷牙。

3)洗浴的护理:洗手间要有防滑垫,洗澡时坐在椅子或澡盆里进行较为安全。可以用长柄刷洗后背,毛巾、沐浴棉可以固定在手上,或者戴特制的洗浴手套,拧毛巾时可把毛巾夹在患侧或缠在患侧前臂上。可以在墙上安柔软的毛刷方便他自己洗澡时擦背等。

4. 如厕护理　脑瘫儿童如厕的训练是一个长期而艰苦的过程,儿童的父母必须下决心训练儿童独立如厕的能力,这种能力的获得无论是对儿童还是对家长都是非常有利的。2周岁左右可以实施如厕的训练,这时的小儿可以忍耐在玩耍之后、做一件事之后再去排尿,可以控制排尿意识,在4岁左右可以独立去厕所排尿、排便。其原则是定期、有规则及选择适合的便盆。家长及应对儿童进行监督,在合适的年龄正确的训练儿童如厕。

(1)如厕的障碍主要表现:脑瘫儿童如厕的障碍主要表现为:躯体移动障碍,不能上下坐便器;双手稳定性差,不能接触到会阴部;精细动作差,不能拿住和使用卫生纸;立位平衡功能差,不能完成穿脱裤子等。

(2)训练的目的:让儿童知道何时要大便或小便,并学会控制。重度痉挛型脑瘫儿童可能终生需要他人来帮助穿脱裤子或使用便盆,但要让他们能够学会用语言、手势、表情或姿势告诉你什么时候需要排便并尽量"忍住",直到坐到便器上。这对于建立自尊心和培养儿童的独立性具有非常重要的作用,在康复护理中绝不应忽视。

(3)如厕训练的方法

1)体位的选择:对于没有坐位平衡的儿童,如厕时护士要给他最大程度的支持。坐便盆时应保持的体位是髋关节屈曲位、双下肢分开、肩与上肢尽量向前。在护士坐的椅子上,将儿童坐的便盆放在护士两大腿之间。护士要注意使儿童的体重负荷重心在身体的前方,并保证儿童髋关节屈曲、双下肢分开及肩部和手臂向前。

2)控制能力的训练:首先要选择适合的便盆:选择稳定性好的便盆,便盆的坐面与臀部紧密接触,后面带有支持物,儿童坐于上面两足正好着地。训练时应注意以下几点:①养成良好的排便习惯。尽可能调整儿童在每天清晨或早餐后进行排便,因为早晨易引起胃 - 结肠反射,此时训练排便容易建立条件反射而养成习惯,即使无便意也应如厕或蹲便盆。②必要的解释:儿童在用便盆如厕时一定要向儿童说明理由,告诉他把他放在便盆上的原因和想让他干什么。对于应用时的不足之处,如姿势不正确、弄脏周围等要予以指出并指导正确方法。③足够的安全感:便盆要放在使儿童感到安全的地方,家长要在孩子能够看见或是听见家长声音的地方,让他有安全感,知道很容易能获得帮助。④赞扬:经常予以表扬与鼓励,增强他坐便盆的兴趣与信心。在孩子干净和干爽的时候要赞扬他,但同样重要的是,在他失败的时候不要愤怒或是不予关爱,因为这样只会让他变得更加固执。

3)学会独立:①选择高度适宜、舒适的便盆,以保证儿童坐于其上双足可以着地。②把便盆放在让他感到安全的地方,且带有足够的支持来让他们保持平衡,为儿童设置辅助的支持物,如墙上的支架、稳定的椅子,使儿童抓握可以蹲下坐于便盆上,然后再应用它牵拉自己的身体站起来。③帮助他学习从坐位站起、用一手抓握物体后可以固定自己的身体并可牵拉自己身体至立位的能力,为独立排便做准备。④独立:一旦孩子能够自己独立上厕所,家长就要为他提供任何外部帮助,以促使他完全独立。例如,可以抓握的抓握横杆、防滑垫或提供稳定基底的盒子,同时确保厕纸可以很容易拿到。

5. 护理被动操　护理被动操是在婴儿抚触和被动操的基础上融入中医护理而形成的一项儿童康复护理新技术,以达到提高本体感觉、改善粗大运动功能的目的。目前,主要应用于 0~1 岁在脑瘫高危儿及脑瘫儿童,收到很好的临床效果。该项技术于 2018 年纳入中国康复医学会康复护理专业委员会康复护理专科护士操作技术考核项目。中华医学会儿科学分会康复学组于 2018 年在《中国实用儿科杂志》发表的 "2017 年 JAMA Pediatrics《脑性瘫痪早期精准诊断与早期干预治疗进展》中国专家解读" 中提出:脑瘫早期诊治可将诊断时间提前至纠正胎龄 6 月龄以前。同时在关于脑瘫早期诊治进展综述中强调早期诊断和早期干预可以促进儿童运动和智能的持续发育,预防并发症。

(1)本体感觉刺激:①用双手拇指自两眉中间自下而上交替直推至发际以醒脑安神解除烦躁。②自眉心向眉梢做分推以醒脑明目。③用双手拇指推压眉头、眼窝、人中、下巴后向外推压,划出一个微笑状。④应用抚触球:上肢:从儿童的掌心—手臂内侧—腹部内侧—腹部—前胸—颈部外侧—手臂外侧—掌背—对侧;下肢:从脚心—大腿内侧—对侧大腿内侧—对侧脚心—腿外—对侧腿外侧;背部:使用抚触球在背部滚动。

(2)提高头部稳定性:拉住儿童的双手或固定肩关节,将儿童拉起,利用抗重力竖直反应,根据儿童头部控制能力,确定拉起角度。

(3)四肢关节活动:①上肢及腹部:双上肢伸展及中线位活动;②伸屈肘关节:前臂向上弯曲一侧肘关节,掌心向前;③肩关节运动:握住儿童的手,由身体内侧向外侧作圆形的旋转肩关节动作;④腹部:双手涂抹按摩油对搓至发热,顺时针按摩儿童腹部,注意避开脐部。

(4)下肢关节活动:①双下肢被动交互运动:两手握住儿童的小腿,一侧下肢屈缩到腹部,另一侧下肢伸展,呈踏车样动作,左右交替;②下肢伸直上举:将双手的大拇指放在儿童腘窝处,其余四指放在儿童膝关节处,使膝关节伸直,将下肢伸直上举(视儿童肌张力程度上举);③手口眼协调练习:握住儿童双侧踝关节,使儿童大脚趾贴近口部,完成动作程度视儿童适应能力而定;④伸屈踝关节:左手握住儿童脚踝,右手握住儿童脚掌,做踝关节屈伸运动。

(5)诱发翻身运动:①上肢带动下肢完成翻身动作:儿童仰卧位,握住儿童一侧前臂向对侧翻转至俯卧位,呈双肘支撑。抬起一侧上肢,翻身至仰卧位。同时注意下肢反应,避免引起异常姿势;②下肢带动上肢完成翻身动作:儿童仰卧位,屈曲一侧下肢,翻转至俯卧位,呈双肘支撑。屈曲一侧下肢,翻转至仰卧位。同时注意上肢反应,避免引起异常姿势。

(6)放松运动:将儿童放置仰卧位,双手大小鱼际离心方向轻轻按摩儿童全身。

6. 髋关节脱位、半脱位的康复护理 脑瘫儿童骨盆 X 线平片股骨头外移接近 33% 者,需及时手术治疗。小于 1 岁的脑瘫儿童可在手法复位后佩戴 3 个月髋关节外展矫形器(蛙式支具)。髋关节脱位/半脱位的脑瘫儿童日常生活中做好髋关节姿势管理十分重要,包括夜间髋关节外展位睡眠,白天髋关节外展位站立。保证每天佩戴该矫形器站立时间>1 小时。脑瘫儿童髋关节脱位术后通常需要用髋关节人字形石膏固定 4~8 周,需加强相关并发症的观察,如压疮。

7. 视觉障碍的护理 脑瘫儿童视觉发育类评估常用量表包括:本顿视觉保持测验(BVRT)、发育性眼动评估(DEM)、快速自动命名和快速交替刺激测试(RAN/RAST)、视知觉测试量表(第三版)(MVPT-3)。运用视觉刺激训练法、识人训练、注意存在训练、注意人脸训练、图形训练和拼图训练等视觉注意训练,可有效训练脑瘫儿童追视能力和视反应速度,促进视觉发育和脑发育,有助于脑瘫儿童视觉改善。

8. 医教结合护理 脑瘫儿童的康复应在 ICF-CY 框架下进行精准的评估,以融入社会为目标,选择有循证医学依据的康复治疗方法。医教结合、引导式教育、融合教育是目前证明最有效的康复模式,针对脑瘫儿童身心发展特点,将教育教学进行有效融合,设置瘫儿童发展需要的课程模式。将医疗、训练、教育和环境等有机地结合起来,对运动、认知、语言、交流、行为、道德和心理素质等进行全面的康复。包括体能训练和智力发育障碍、癫痫、语言障碍、听视觉障碍和行为异常等共患病的治疗,同时要重视认知功能开发。

七、健康教育

脑瘫儿童的治疗和康复是一个艰苦而漫长的过程,需要长期不间断地坚持康复训练,而家长作为脑瘫儿童日常护理及管理的主要执行者,在治疗和护理过程中,家长不仅要长期密切配合,还需要掌握正确的康复和护理知识。因此,针对脑瘫儿童家长开展针对性的、规范性的、可行性的健康教育非常必要和重要的健康教育形式。

(一) 健康教育

1. 家长课堂 每周 1 次,由医生、康复治疗师或护士准备相应的授课内容,对家长进行脑瘫知识的培训。

2. 个体指导 包括一对一辅导和电话随访等方式,由责任护士根据儿童的具体情况,有针对性地对儿童家长进行脑瘫知识的讲解。

3. 宣传栏和宣传册 在医院设置宣传栏,定期更新脑瘫儿童康复和治疗的相关知识,针对脑瘫这种疾病印制相应的宣传册,以便于儿童家长随时阅读和学习。

(二) 健康教育内容

1. 入院时,责任护士应向儿童家长进行自我介绍、介绍病区设施、环境及相关制度、做好安全教育。

2. 向儿童家长介绍脑瘫的一般知识,包括病因、临床表现、治疗方法及预后等。

3. 根据医嘱帮助家长完成各项检查,并说明检查的目的及注意事项。

4. 教给家长脑瘫儿童正确的卧床姿势,侧卧位适合各种脑瘫儿童;在儿童卧床两边悬挂一些带声响或色彩鲜艳的玩具,吸引儿童伸手抓物,让儿童经常受到声音和颜色的刺激,以利康复。

5. 住院过程中应评估儿童的日常生活活动能力,指导并示范正确的抱姿、睡姿、进食、如厕、更衣及整容训练方法,避免过分保护,应采用鼓励性和游戏化的训练方式。

6. 住院过程中对儿童给予饮食指导和用药指导。

7. 出院时做好出院指导。讲解家庭康复的意义;制定家庭康复护理计划,指导儿童家长回家后按计划坚持进行锻炼;带药的用法及注意事项;告知复诊时间及内容;建立随访档案,及时进行电话随访,针对问题进行个别宣教、康复指导。

(三) 安全的护理

1. 物理环境安全 由于康复护理的服务对象是功能障碍的儿童,他们存在着功能障碍、行动不便及缺乏自我保护意识等问题,容易发生危险。因此,安全性是环境准备不容忽视的一个重要环节。环境准备要全面考虑环境设施的安全性,确保儿童的使用安全,具体内容包括:①对于有跌倒或潜在跌倒高危因素的儿童在其床头上插上醒目的标识牌,以提醒医务人员及家属;②病房采用防滑地面材料,厕所、洗漱间、浴室增设防滑垫,保持地面干燥,保洁员拖地后应设警示牌,不可去除的障碍物可选用醒目的颜色予以警示;③椅角、桌角、墙角以圆角为宜,以免跌倒和碰伤的发生;④病床两边加床挡保护;⑤禁止攀爬窗台、阳台,嘱儿童家长不可将儿童置于窗台上玩耍;⑥提供给儿童安全益智的玩具,如色彩鲜艳的积木、塑料玩具、球等,不给小儿玩体积小、锐利、带有毒性物质的玩具;⑦选择带有"儿童保护门"功能的插座,嘱儿童不对电源、电器、电源插座进行行触摸;⑧指导儿童家长避免让儿童单独食用豆类、果冻等具有危险性的食品;⑨指导儿童家长将利器(甲刀、水果刀、剪刀)、热水瓶及药物等物品放置在安全的位置,避免儿童触及;⑩定期对玩具、扶手及辅助器具检查,检查其是否牢固、有无损坏,损坏后停止使用,及时维修。

2. 生物环境安全 医院应该有全面严格的感染控制制度,每天晨间护理进行湿式扫床、通风,定期进行消毒工作,避免院内感染的发生,保证生物环境的安全性。

3. 护理操作安全 加强责任心,培养慎独精神,增强风险意识,预防差错和医疗事故的发生。严格执行护理查对制度和交接班制度。认真记录和书写护理文件。加强质量管理,熟练掌握各项护理操作技术。加强对儿童及家属的健康教育工作。

4. 人际关系安全 医护人员应注意为儿童营造一个良好的人际关系氛围,耐心热情地对待儿童,建立和睦的人际关系,重视儿童的心理支持,以增加其心理安全感。

(四)心理护理

1. 脑瘫儿童的性格特征

(1)孤独:脑瘫儿童行动不便,活动空间受限,大部分的时间待在家里或医院,缺乏与同龄孩子的交流,易产生社交孤独感。

(2)自卑:因为脑瘫儿童活动受限,动作笨拙,发育落后,在生活和学习中存在诸多的不便,有时一个非常简单的动作如果没有其他人的帮助都不能完成。所以,一方面是孩子自己会觉得比别人差,一方面也会受到其他孩子的歧视或嘲笑,让孩子容易产生自卑感。

(3)恐惧:由于家长对疾病有关知识了解不足,不能正确对待脑瘫儿童,将其搁置一边,儿童长期缺乏爱抚与交流,易产生恐惧心理,担心随时被抛弃,缺乏安全感。

(4)强烈的依赖感:由于生活自理能力差,家长过分的溺爱,一切日常生活包办代替,导致孩子习惯依赖父母,失去了锻炼自己的机会,并逐步导致胆小,缺乏自信和独立意识,对他人的过度依赖,多数痉挛型双瘫儿童有此性格特征。

(5)行为异常:脑瘫儿童异常行为表现为性格改变,如顽固、多动、易激惹、冲动、社交退缩、强迫行为、攻击行为和自我伤害。另外,还可表现为选择性缄默症,主要表现为拒绝与任何人接触及说话,该性格特征与人体气质差异和生物学的易感性有关,常伴有焦虑、恐慌、害怕注视、担心受社会歧视和恐惧。

(6)社交障碍:国外相关研究发现,粗大运动功能严重受限的儿童适应性行为指数最低。儿童的精神行为问题、交流障碍、健康状态、学习障碍、家庭凝聚力在儿童适应性模式里占有重要地位。脑瘫儿童由于社交活动较少,多有退缩、孤独,故不敢也不善于主动与人交往。

2. 家长的心理状态对脑瘫儿童性格的影响 脑瘫儿童的治疗是一个艰苦而漫长的过程,需要长时间的康复训练。而长时间慢性的应激刺激必然导致家长的心理和身体上的不良反应。许多家长在孩子被确诊为脑瘫后,会产生震惊、怀疑、失望、否认等系列的心理变化,或因自责而溺爱保护孩子,或因失望而冷漠孩子,或因怀疑康复效果以至于延误了孩子的救治机会。家长的心理状态将影响脑瘫儿童治疗的效果、康复的时间。家庭是儿童最熟悉的环境,家长是儿童的第一位老师,父母给儿童训练不受时间和空间的限制。因此,了解评估儿童家长的心理状况并采取相应的护理措施,对保持其身心健康和帮助儿童的疾病恢复十分重要。

3. 脑瘫儿童心理护理方法

(1)倾听和理解:医护人员只有具有深刻的同情心和科学的好奇心时才能做到耐心地听、注意地听。所谓理解是指要站在儿童的立场上来看待所面临的问题,尤其是儿童的内心体验,对自己疾病所持的态度。通过深入的交谈,如能发现心理障碍的促发和影响疗效的因素(尤其是心理社会方面的),这本身就具有治疗作用。真诚的理解则可以帮助儿童接受患病的这一事实,在此基础上共同寻找有效的解决办法。

(2)安慰、鼓励、建立自信:安慰要做到真诚才起作用。不要让儿童感到是敷衍和礼仪性的,也不要言过其实,让儿童感到虚假或有被疏远和冷落之感。要多看到儿童的优点和长处,他做不到的事不能强求,他能做的事要及时给予肯定和鼓励。要教育引导他们面对困难时勇敢面对,敢于和疾病做斗争。鼓励他们通过努力,能充分发挥潜在的天赋。对于过度依赖的儿童,一方面建议其父母不能过度溺爱,另一方面要鼓励儿童树立信心,从精神上,战胜疾病并且做些力所能及的事。对于有认知障碍或者智力低下的儿童,更要耐心教育引导,促其智力的发育。

(3)情绪障碍的护理

1)针对惶惑不安和恐惧心理,可以在服装和环境上进行改造,将白色工作服换成孩子们喜欢颜色的工作服,或和他们父母相近的衣服。病房及训练场所的陈设尽量家庭化、娱乐化,墙上贴上孩子们喜欢的图画,周围摆上孩子们喜欢的新颖玩具,使孩子们入室后消除恐惧、陌生感,产生一种欢快新鲜、好奇的感觉,使他们乐意留在室内。

2)有些儿童对各种刺激的反应都过于强烈,常表现为焦虑、紧张、易怒,情绪激发后都难以平静下来。这时应尽量减少不必要的刺激,在做任何事前都要与之商量,得到儿童的认可后再进行,让儿童的情绪处在一个平稳状态。在具有良好情绪时,大脑皮层觉醒水平得到提高,运动神经元充分募集,神经肌肉的抑制解除,神经调节和肌力发挥均能达到最佳水平,从而在技巧的习得上、康复治疗上获得良好效果。

3)自卑、孤独:有些儿童说话和运动都很困难,但听力和智商尚可,他能够听懂别人的讲话,但不能说出自己的想法、感受和需要。这时就应多与之交谈帮助儿童找到自己的表达方法,如图片、面部表情等,使儿童渐渐感到自己是能够和别人交流,从而克服孤独感和自卑感。护理人员也可在科室定期举办"脑瘫儿童联谊会"等活动,以丰富儿童的住院生活,增加儿童与外界接触的机会,让其在欢乐的活动氛围中化解内心的矛盾与冲突,达到身心健康发展的目的。

(4)商讨和建议:所谓商讨是指任何治疗都是要由护患双方共同完成的,尤其是像脑瘫这样的残疾,以平等的态度与儿童父母,甚至儿童本人商量哪一种治疗方案更切合实际。所提的建议要考虑到儿童及家长的文化背景、兴趣爱好及客观环境,要有可接受性和可行性,并尽量做到具体可行。

(5)游戏:游戏是儿童的天性,它在小儿的生长发育过程中起着相当重要的作用。小儿通过游戏促通其运动能力、平衡能力、协调能力的发育,并可从中学习到许多知识,还可以促通小儿视觉、触觉、听觉、辨色能力、辨别空间方位、分辨左右等能力,可以说小儿是在游戏中成长起来的。而脑瘫儿童由于其自身运动、感觉等方面功能障碍,往往不能自如地进行游戏活动,但他们的正常身、心理发育却是离不开游戏的。在众多的游戏当中,沙盘游戏能有效缓解脑瘫儿童行为问题、情绪问题,提高社交能力,在促进脑瘫儿童的心理康复中具有积极作用。

沙盘游戏疗法是目前国际上影响深远的心理分析技术,其基本思想是自由与保护、治愈与发展、发展与创造,都符合儿童心理发展的基本主张,它还包含着游戏的趣味性和弱语言性,使其更适合于脑瘫儿童的心理康复。沙盘游戏(sandplay therapy),主要是使用沙、沙盘及有关人或物的缩微模型来进行心理问题诊断、治疗与辅导的一种方法。通过自由、创造性的发挥,触动心灵深处的潜意识层面,以三维的形式呈现出虚幻的内心体验。其基本特点:是一种通往个体无意识内容的积极技术,展现本性,发泄心中不快。它的本质特征是充分利用非言语交流和象征性意义。

4. 脑瘫儿童家长的心理护理

(1)正确认识疾病:耐心对家长讲解病情,认识脑瘫的病因、临床表现、疾病分类、治疗方法及预后,使儿童家长对疾病有深入的了解,纠正以往错误的认识,每周对家长进行脑瘫健康知识讲座,帮助家长尽快正确认识脑瘫。

(2)充分利用社会支持系统:建立专业人员与特殊需要儿童家长合作的模式。与儿童的其他亲戚朋友取得联系,在经济上与精神上给予儿童父母支持鼓励,让其不会感到孤立无助、缺乏理解和支持,在群体支持中通过分享信息提高照护与服务,缓解父母的焦虑,减轻心理压力。针对无力承担较高费用的贫困家庭,应尽可能帮助她们寻求社会的支持和援助,比如媒体、残疾救助中心。

(3)主动参与康复训练:与儿童家长一起商讨康复治疗计划的制定,正确指导家庭康复训练,鼓励她们按计划训练,坚持治疗,持之以恒。定期给儿童做评定,每完成一个小目标家长就会有一份成就感,并鼓励多与疗效较好的积极乐观的儿童家长交流,不仅可以增强战胜疾病的信心,还可以交流康复的经验。

(4)针对脑瘫儿童家长的焦虑:应指导一些常用的心理调适方法,如正确面对现实、不自责、鼓励倾诉、保持良好心态;保持规律生活、细化目标、放低期望值、加大成就感以增加对脑瘫这一应激原的承受能力。除学习一些自我疏导,自我放松方法外主要针对其产生焦虑的根本原因来积极应对。

首先,家长要克服只知"养",忽视"教"的片面做法,不要认为孩子有残疾,怕孩子受委屈,就一味的娇生惯养。要重视运动、智力、语言、交流的全方面训练,使孩子扩大活动和认识范围,发展独立性,心理上就会趋于正常发展。

其次,脑瘫儿童有情感方面的需要,有爱与被爱的需要,也有成就感的需要,希望得到表扬、奖励有安全感的需要,有自尊感和被人尊重的需要,以及有独立性及独立解决问题的需要,家长要掌握正确情感沟通方法。

最后,要敢于纠正脑瘫儿童的不良行为。对不良行为,要仔细观察,分析原因。如果夸奖了不良行为,他就重复做这种事。但也不要惩罚他,通常使用的办法是予以漠视,可使他异常行为逐渐消失。老师或父母的指责、批评、说教有时会使这类行为强化。随时间推移,不良行为就会逐渐减少,加之教育与其他行为矫正措施,即可消除。

脑瘫不仅给儿童带来严重的心理负担,影响其正常的心理发育,还导致康复训练效果不佳,甚至康复训练无法正常进行。所以要正确评估脑瘫儿童的心理特征,并把相应的护理策略融于作业治疗、运动疗法、语言疗法、推拿按摩等治疗过程中。同时,家庭是儿童成长和发展的重要场所,家庭因素在儿童成长中起到关键作用。护理人员要从生理 - 心理 - 社会的全方位进行照护,视脑瘫儿童及其整个家庭为护理干预对象,积极调动包括儿童亲属、医院等在内的社会各方力量,充分利用社会支持这个可重复利用的外部资源,为儿童提供一个轻松愉快的治疗环境,才能对矫正其心理障碍、增强治病信心、提高治疗效果,产生积极的作用。

(宋银萍,刘新文)

第二节　癫　痫

一、概述

癫痫是一种由多种病因引起脑功能障碍综合征,它是由于大脑神经元过度异常放电而导致的突然的、短暂的、具有反复性特点的脑功能紊乱。因其神经元异常放电的部位和范围的不同,它的临床表现可以为多种形式,最常见的是意识改变,或丧失、局限性或全身肌肉的强直性或阵挛性抽搐及感觉异常,可表现运动、感觉、行为、情绪、认知功能的异常等。癫痫儿童还可共患脑性瘫痪、智力发育障碍、孤独症谱系障碍、注意力缺陷多动障碍等。儿童期的癫痫防治工作的有效开展对其个人及家庭有着非常重要的意义。

二、主要功能障碍

癫痫在儿童中发病率为 4%~7%,我国约有 900 万的癫痫脑瘫儿童。由于脑部损伤部位和神经元异常放电不同,会导致不同程度的认知障碍、运动发育障碍、行为异常和精神和心理障碍,给社会和家庭带来及其深重的影响。

1. **认知障碍**　国内外研究表明,约有 30%~40% 的癫痫儿童有认知功能方面的损害,癫痫的发作频率越高、持续时间越长,对认知功能的损害也越大。另外,抗癫痫药物也对儿童的认知功能有不同程度的损害,损害的程度与用药种类有相关联系。

认知包括记忆能力、学习能力、理解能力、语言交流能力等。癫痫儿童的记忆障碍常表现为丢三落四、记不住名字、回忆错乱等;部分儿童理解方面表现为不能理解别人的说话的含义和内容,不能完成指令和动作模仿。语言交流方面为不能进行语言的交流和复述,表达方式为单个的字或词组。学习能力较差,反应淡漠或反应迟钝,不能生活自理。

2. **运动发育障碍**　有数据显示,38% 的癫痫儿童都伴有一定的神经系统损害,最常见的是发育迟缓和运动功能损害。儿童的大运动与精细运动能力,部分儿童不能达到正常儿童的水平,主要表现在运动中的平衡能力、协调能力、反应能力及灵巧性等多个方面。运动障碍的产生主要与儿童脑损伤的部位与程度有关。

3. **行为异常**　在患有癫痫的儿童当中有 27.9%~53% 的癫痫儿童,存在不同程度的行为异常。这些异常行为主要表现为性格的改变、固执、多动障碍、冲动障碍、社交退缩行为、强迫行为、攻击性行为,以及自我伤害的行为等。在癫痫发作前期,儿童往往在发作前几个小时,或者是发作前几天,会出现明显的行为异常。儿童表现为不明原因的脾气暴躁、易激惹、烦躁、行动与反应迟钝,以及记忆力下降等。

4. 精神心理障碍　癫痫的频繁发作可导致儿童身心受到极大的创伤,常会产生自卑、抑郁、焦虑、精神错乱,同时还可能会伴有幻听、幻想等各种心理和情绪反应,他们往往对自我评价较低,对任何事物都失去兴趣,产生悲观、失望等一系列的精神及心理问题。

三、康复护理评估方法

癫痫儿童的评估方法包括询问病史、一般情况评估、专科评估、心理及精神评估、安全评估、常见共患病评估等六个方面。

1. 一般情况评估

(1)询问病史:①详细了解儿童的生长发育过程,包括运动、感觉、认知、心理、行为的发育等;②询问有无家族史、遗传史、过敏史;③孕产史,母孕期及围生期,以及父亲及家族成员有无特殊的爱好、工作环境等;④发作史、既往治疗及用药史。

(2)评估儿童的生命体征、睡眠、饮食、情绪、营养状态、胃肠道的功能等内容。护理评估收集的资料还包括疾病的首次发作开始时间、持续时间、临床表现、治疗的时间和具体用药的经过,以及意识的改变和发作后的状态。

(3)辅助检查:①脑电图、脑电地形图、动态脑电图监测:可见明确病理波、棘波、尖波、棘-慢波或尖-慢波。②如为继发性癫痫应进一步行头颅 CT、头颅 MRI、MRA、DSA 等检查可发现相应的病灶。③其他实验室检查:血液学检查,包括血液常规、血糖、电解质、血钙等方面的检查,能够帮助寻找病因。血液学检查还用于对药物不良反应的检测,常用的监测指标包括血常规和肝肾功能等;尿液检查,包括尿常规及遗传代谢病的筛查,如怀疑苯丙酮尿症,应进行尿三氯化铁试验;脑脊液检查,主要为排除颅内感染等疾病。除常规、生化、细菌培养涂片外,还应作支原体、弓形体、巨细胞病毒、单纯疱疹病毒、囊虫病等病因检查及注意异常白细胞的细胞学检查;遗传学检查,尽管目前发现一部分癫痫与遗传相关,特别是某些特殊癫痫类型,但是目前医学发展的阶段还不能利用遗传学的手段常规诊断癫痫。通过遗传学检测预测癫痫的发生风险和通过遗传学的发现指导治疗的研究也在进一步的探索之中;其他的检查,针对临床可疑的病因,可以根据临床需要或者现实条件进行相对应的其他特异性检查。例如,对于怀疑由中毒导致癫痫发作的病例,可以进行毒物筛;怀疑存在代谢障碍的病例,进行相关的检查等。腰穿脑脊液检查及遗传学检查并非癫痫的常规检查。

(4)心理社会状况:询问家庭状况,注意观察疾病对儿童造成的自卑、羞愧、自我形象紊乱等问题。评估家长在疾病和护理方面的知识,以及应对压力的方法。

2. 专科评估

(1)康复护理相关专科评估:康复护理相关专科评估是指导实施康复护理措施的基础性评估,儿童康复护理的工作者应掌握癫痫儿童相关专科评估方法。

1)发育评估:Gesell 发育量表(GDS)、贝利婴幼儿发展量表(BSID)。

2)言语评估:语言发育迟缓检查表(S_S 法)。

3)智力评估:韦氏幼儿智力量表(WPPSI)、韦氏儿童智力量表(WISC)。

4)适应性行为能力评估:儿童适应行为量表。

5)感觉功能评定：儿童感觉统合能力发展评定量表、婴幼儿感觉功能测试量表。

（2）ICF-CY框架下的康复护理专科评估

1）ICF-CY以更广泛的类目编码用于描述儿童和青少年的功能和健康状况以及与其相关的环境因素，康复护理常用推荐类目46个。

2）安全评估：安全评估应包括环境安全评估和高风险因素评估。①环境安全评估：0~6岁儿童家庭养育环境量表（CHNEQ）等；②高风险因素评估：住院儿童高风险筛选量表（HDFS）等；③心理社会评估：针对不同年龄组进行心理、社会认知量表选择。

四、康复护理策略和目标

（一）康复护理策略

康复护理的总体原则包括：早期的合理使用药物治疗原则、科学选择治疗方式的原则、个性化的康复护理原则、坚持长期规律药物治疗原则、定期复查原则、做好个人防护原则。根据儿童的病因、发病年龄、发作类型、病变部位、持续时间、遗留何种功能障碍，以及家族史、脑电图及各项影像学特征，做出综合分析，制定个性化的康复护理方案，实施康复护理。

1. 恢复早期康复护理策略

1）药物治疗的康复护理原则：恢复早期一旦确诊为癫痫，应合理的使用药物来控制癫痫的发作。如表5-2选择药物时应考虑到儿童的年龄、药物不良反应，以及儿童有无过敏反应。为了避免药物的副作用，尽量采用单药进行治疗，如无效才可采取联合用药治疗原则，用药时应从小剂量开始，逐渐增加药物剂量，并定期复查儿童的血常规、尿常规、肝功能及肾功能。

表5-2 合理选择抗癫痫药物

发作类型	传统抗癫痫药物	抗癫痫的新药
局灶性发作	卡马西平、丙戊酸、苯巴比妥	奥卡西平、托吡酯、唑尼沙胺、拉莫三嗪
强直-阵挛发作	卡马西平、丙戊酸、苯巴比妥	奥卡西平、托吡酯、唑尼沙胺、拉莫三嗪、左乙拉西坦
失神发作	丙戊酸、乙琥胺	拉莫三嗪、唑尼沙胺、托吡酯
肌阵挛、失张力发作	丙戊酸、氯硝西泮、硝西泮	托吡酯、拉莫三嗪、唑尼沙胺、左乙拉西坦
强直发作	卡马西平、苯巴比妥、硝西泮	托吡酯、拉莫三嗪、唑尼沙胺、左乙拉西坦
West综合征	促肾上腺皮质激素释放激素、丙戊酸、卡马西平	氨乙烯酸、托吡酯、左乙拉西坦、唑尼沙胺
LGS	丙戊酸、氯硝西泮、硝西泮	拉莫三嗪、托吡酯、氨己烯酸、唑尼沙胺

2）保护安全原则：癫痫发作时，应取平卧位或侧卧位，头偏一侧，清理口鼻分泌物，保持呼吸道通畅。有条件者立即给予氧气吸入，防止脑损伤，监测生命体征给予对症处理，保护儿童的安全，防止受伤和自伤的行为发生。

3）心理护理原则：儿童一旦确诊癫痫，儿童及家长都会产生恐惧心理，从而导致精神过度紧张,应告知其癫痫并非不治之症,只要通过合理的药物治疗和精心护理,就能达到控制其病情发作,不会对日常工作和生活产生太多的影响。

4)预防发作原则:癫痫的发作会造成不同程度的脑损伤,导致儿童各种功能障碍的发生,在日常生活中应按医嘱服用抗癫痫药物,随时观察儿童的反应,避免儿童情绪起伏过大,防止感染、外伤、过饱、过饥,应保持合理的营养和睡眠,保持心情愉快等,总之,要防止一切诱发癫痫发作的相关因素。

2. 恢复中期康复护理策略

1)手术治疗原则:有 20%~25% 的癫痫儿童,经过合理规范的抗癫痫的药物治疗后,其治疗效果不佳,属于难治性癫痫,对于这类儿童根据其病情特点,可以考虑手术治疗。在手术之前做好术前的各项功能与指征的评估工作。确保手术的顺利进行,在术后要做好疾病的护理,防治各种并发症的产生,遵医嘱服用相关药物,定期复查脑电图及各项影像学检查,根据病情进行康复治疗。

2)药物观察原则:经过一定时期的药物治疗,癫痫儿童的发病率有了明显的改善,要随时评估儿童的各项功能与反应,以此来判定儿童是否发生药物的副作用,对于产生副作用的儿童进行对症处理及药物的调整。通过药物治疗已经控制癫痫发作的儿童,切不可因为癫痫未发作就擅自减量服用或停药,动态脑电图 2~5 年完全正常后,方可考虑减量或停药。

3)病情观察原则:癫痫儿童经过一段时间的治疗后,会因为病情与病变部位的不同,而产生相应的功能障碍,对此我们要细心观察儿童是否存在认知功能、运动功能、心理及精神方面,以及行为方式的异常,要根据其所产生的问题,实施对症的康复护理策略。

3. 恢复末期康复护理策略

1)对症处理原则:针对儿童产生的功能障碍,进行护理评估,提出护理诊断,制定相应的康复护理目标,实施康复护理措施。

2)家庭康复原则:癫痫儿童经过一定时期的治疗以后,往往都会回归家庭与社会,指导家长癫痫发作时的处理原则及方法,切不可因为疾病的原因,对儿童过于溺爱而采取替代方式的育儿方法,应让其最大程度的恢复其功能,融入社会达到生活自理的目的。

(二) 不同临床表现下的康复护理处理策略

1. 局灶性发作　病情观察阶段儿童由于发作的部位不同,所产生的临床表现也不相同,在日常生活中要仔细观察儿童的病情变化,有无异常的情况发生。在发作前期往往伴随着发热、头痛、腹痛、睡眠障碍、情绪变化、哭闹不安、易激惹,因其年龄较小不善于表达,只能通过细心的观察和护理来判定儿童的异常,必要时可以根据动态脑电图等辅助检查来判定病情的发生和发展,从而采取必要的措施,有的儿童发作的时间短,仅为几秒到几分钟不等,往往难以鉴别,应综合分析慎重排查。

(1)药物治疗的护理策略:根据儿童的自身情况和临床表现,对症采取相应治疗方法。对于初次发病,无明显诱因、病情较轻、脑电无异常者,可暂不用药,密切观察病情变化,及时复查脑电图。如有再次发作,根据发作的时间、频率、病情的轻重来采取用药方式。而发病年龄小、有明显的诱因和遗传代谢病的儿童,则应根据病情和发作频率合理采用药物控制发作。在采用药物治疗的同时，要考虑药物的作用机制、儿童的年龄、肝肾功能，以及药物的副作用，慎重选择，不断观察用药的疗效及反应。

（2）心理护理康复护理策略：儿童往往年龄较小，家长或看护者对儿童的病情没有充分的认识，整日处在极度焦虑的过程中，对儿童过度保护，抑制了儿童的生长发育，对儿童往往产生不良的影响，护理人员应该告知其，只要通过合理有效的治疗和精心护理，儿童是能够像正常人一样学习和生活的，应减轻其心理压力与负担，让儿童享受快乐的童年生活。

2. 全身性发作

（1）家长的健康教育：癫痫儿童往往病情较长，指导家长日常生活中必要的注意事项，每天按时服药，切不可因为近一段时间内没有发作就擅自减量或停服药物，并熟知抗癫痫药物的副作用，及时复查脑电图，随时观察儿童的病情及情绪的变化，尽量不要让儿童单独外出，随时和医护人员进行沟通。

（2）癫痫发作时的急救护理：此类型的儿童往往病情复杂，发作持续时间长，不容易控制，并伴有意识的丧失、肌肉的强直，极易发生外伤等意外事故。癫痫一旦发生，应立即给予平卧，头偏向一侧，解开衣领和裤带，避免用强力阻止儿童抽动，注意保护儿童的头部，家中要常备牙垫等急救物品，必要时马上送医。

（3）病情平稳期的护理策略：对于经过一段时期的治疗病情已趋于平稳的儿童，应合理安排儿童的生活和学习，切忌过度保护儿童，让儿童与外界脱离联系，以至于产生自卑的心理。只要坚持药物治疗，保证心情愉悦和充足的睡眠，避免一些诱发因素，儿童是可以融入集体生活中的，这对他的身心健康是非常有益的。

3. 癫痫综合征

（1）伴中央颞区棘波的儿童良性癫痫：此病的发作和睡眠与遗传有关，护理人员应密切观察儿童入睡时和睡醒前的状态，如果儿童有入睡困难，烦躁、哭闹不安，或者有遗传性疾病应该加以细心观察，定期复查动态脑电图，观察其动态脑电图中的睡眠纺锤波、背景波，以及中央区和颞区，深睡眠和浅睡眠的背景活动。以便于随时发现病情变化，合理采取相应的治疗措施。本病有少数病例有变异型，儿童易发生认知障碍，影响其预后，对此类儿童应针对其认知障碍的问题，采取相应的治疗与护理。

（2）婴儿痉挛（infantile spasm）：又称 West 综合征。本病的儿童常伴有脑发育的异常，常表现为精神、运动的发育落后和智力低下。婴幼儿早期的时候，会有喂养困难、烦躁、易激惹、睡眠障碍。婴儿时期的哭闹往往为尖叫声，这种尖叫声可在睡眠中突然出现，表现为婴儿头后仰，双臂向后伸展，肌肉强直。对有这种表现的儿童应尽早发现，及时使用抗癫痫药物控制其发作，以免病情的过度发展。刚刚确诊的儿童，往往家长对疾病难以接受，并对药物产生抗拒和侥幸心理，护理人员必须告知其药物治疗和基础护理的重要性，避免儿童病情的发生发展和并发症的发生。

（3）Lennox-Gastaut 综合征：本病是儿童时期一种常见的难治性的癫痫综合征，约有25% 的儿童有婴儿痉挛症的病史，癫痫发作频繁，是较难控制的癫痫类型，发作形式也是多种多样的，以强制性发作为多见，也有不典型失神、肌阵挛的发作，还有强直 - 阵挛、局灶性的发作。家长往往对疾病的治疗失去信心,精神压力较大,同时儿童还伴有智力和运动的倒退现象,给家庭和社会造成比较大的负担。首先要通过药物控制癫痫的发作,必要时可以采用联合用药来控制病情。药物治疗时要根据幼儿的生长发育和发作频率及时进行调整,不可私自停药和减量。同时,要不断观察儿童的智力发育和运动发育的状况,有无智力和运动的落后和倒退的现象,以便采取相应的康复治疗。

(三) 心理护理策略

1. 建立和谐护患关系 应积极主动同儿童及家长进行沟通和交流,以和蔼可亲的态度和通俗易懂的语言对儿童及家长进行指导,取得儿童及家长的信任。在沟通过程中要告知癫痫疾病不同于以往疾病的特殊性,需要长期的治疗过程,这就需要儿童及家长知道并了解疾病的相关知识,以及预防和减少癫痫发作的重要性。同时告知家长在治疗过程中的重要作用。消除儿童及家长的心理负担,减轻其对疾病的恐慌心理,指导儿童及家长进行自我心理情绪调节,增强其治疗信心,组织脑瘫儿童参加团体活动。缓解其恐惧、紧张及羞涩心理,从而积极主动接受治疗。为癫痫儿童应营造良好的心理环境,嘱咐家长保持乐观的心态,避免过度紧张给儿童造成不必要心理负担,鼓励家长对儿童存在的心理问题多多给予关注,并采取积极的态度,良好地进行解决。

2. 心理评估 儿童的心理具有鲜明的年龄特征,由于疾病和长期的功能异常的变化容易引起机体器质性的病理变化,致使儿童和家长长期一直以来生活在极度恐慌中,严重的心理障碍往往会演变成儿童疾病的诱发因素。

3. 心理咨询 心理咨询已经是现阶段一个重要的研究方向,心理咨询在国内得到了蓬勃的发展,它的目的在于帮助儿童及家长因对疾病所产生的心理问题及情绪反应增加其适应社会的能力,提高其生活质量。

在进行心理咨询时,护理人员一定要有严谨的科学态度,要热情、诚恳、乐于助人,善于倾听儿童及其家长的疾苦,设身处地为儿童及家长着想,并注意保护他们的隐私,这样才能使儿童及家长愿意进行沟通和交流,把心里所存在的问题和他们的真实想法表达出来。也就是说,只有这样心理咨询才能具有针对性,才能取得良好的咨询效果,只有解决了他们的心理问题,才能使儿童及家长更好地配合治疗,达到满意的治疗效果,让儿童及其家长早日摆脱病痛的折磨,减轻他们的经济负担。

4. 巩固咨询的效果 在治疗初期由于儿童和家长的配合,心理咨询取得了良好的效果,但是由于疾病的不可逆性,一旦疾病的再次复发,就会使儿童及其家长产生悲观、失望的心理,所以要不断地与儿童及其家长进行沟通和交流,树立其正确的信念,消除负面情绪,减轻对疾病的焦虑心理。因为密切观察儿童及其家长的心理变化,也是心理咨询的一个范畴,不间断地进行心理调适也是治疗的一部分。

(四) 康复护理目标

短期目标一般设定为4~8周,长期目标一般设定为3~6个月或更长时间。

1. 短期目标 向儿童和家长讲解疾病的相关知识,日常生活中的注意事项和护理要点,药物治疗的重要性。如果病情需要采取手术治疗,术前、术后的护理要点也是非常重要的。家中要有急救箱,主要是一些急救用品和药物,在癫痫发作的时候,可使用急救物品进行急救。

2. **长期目标**　癫痫儿童和家长会因为病情长而产生一系列的精神与心理问题,要及时采取有效的沟通方式,进行心理疏导,给予精神安慰,使其不发生心理与行为的异常。提高癫痫儿童的生理自理能力,使其能够融入社会,正常进行学习和生活。

五、常用康复及护理方法

1. **药物治疗的护理**　一般癫痫发作超过两次就开始使用药物治疗,治疗时先以单药治疗为主,如疗效不明显再考虑联合用药,并注意儿童的年龄以及药物的副作用,必要时进行药代动力学监测,按规律服药。避免擅自停药及自行调整药量。定期复查身体的各项指标与脑电图的改变。

2. **心理护理**　及时对儿童和家长进行心理疏导,保持其情绪稳定,多参加户外活动,多同小朋友一起做游戏、听音乐,适当运动,参与集体生活,保持乐观积极的心态。

3. **安全护理**　儿童应尽量避免单独外出,去户外游玩或参与集体生活时,应常备急救药物,照顾者要掌握一定的急救知识,避免癫痫发作导致儿童的病情加重和外伤的事故发生。平时要远离一些危险性的物品和障碍物,禁止攀爬和做一些危险系数高的活动。

4. **生活护理**　在日常生活中注意保暖,根据天气变化及时增减衣物,给予合理的喂养和辅食添加,保证儿童的营养需求,增强其抗病能力。合理安排休息与睡眠时间,做到生活规律,适当进行户外活动和集体活动,保证情绪稳定。

5. **功能障碍的护理**　癫痫儿童由于疾病的原因,往往会产生与之相关的功能障碍,要根据所产生的功能障碍的类型,采取相应的护理方法。

6. **发作时的护理**　癫痫发作时首先要保证儿童的呼吸道通畅,应取平卧位或侧卧位,头偏一侧,解开衣领,及时清理口鼻腔分泌物,以利于呼吸道通畅。应立即在儿童上下磨牙之间放置开口器或其他物品,防止舌头咬伤,必要时用舌钳将舌拖出,防止舌后坠阻塞呼吸道。发作时不可强行给儿童喂药、喂食。及时合理给氧。密切观察病情变化,注意儿童神志、呼吸、发绀、痰液性状等情况,了解双肺呼吸音的变化,及时发现和正确判断儿童有无发生窒息的可能,准备好抢救物品如吸痰器、鼻导管、气管插管和气管切开包。若儿童突然出现烦躁不安或神志不清、面色严重发绀或突然变为苍白,出冷汗,咽喉部明显的痰鸣音,应警惕窒息发生,应及时通知医生,积极配合抢救。

六、康复护理措施

1. **建立个人的档案**　记录儿童的病情,诱发因素,营养状态,首次的发作时间,发作频率与时间,伴随的症状,睡眠的状态,情绪的变化,有无家族史,使用药物治疗的情况及副作用,有无并发症和引起的功能障碍,脑电图的情况与变化。

2. **认知障碍的护理**　对于有认知功能损害的儿童,首先要进行护理评估,评估其认知障碍的产生的诱因,评估认知障碍的类型并根据情况,制定护理目标,实施护理。

（1）改善记忆力：饮食上要多食用一些坚果、维生素含量高的水果及牛奶等增强记忆力，还可以通过拼图、游戏、穿珠子、投篮等方式来增强专注力。在日常生活中，利用图片和实物相结合的方法来巩固和加深记忆，不停地重复与回顾是增强记忆力的最好方法。

（2）增强理解力：所有事物的发展规律往往都是从简单到复杂、从低级到高级的过程，要根据儿童的认知能力与水平，设定学习内容，并把所学的知识进行分解成若干个步骤来完成，通过循序渐进的方法，提高理解能力和水平。

（3）提高语言交流能力：语言是人类所特有的一种功能，包括口头语言、书面语言和手势语言。我们要结合儿童的自身特点，通过手势、图片、实物相结合的方法循序渐进地进行训练其功能。训练时要从儿童的喜好为切入点，例如儿童喜欢吃苹果，就从苹果学起，先要认识苹果然后延伸到苹果是一种水果，它的味道是甜的，它的颜色是红色的，逐渐强化。

3. 睡眠障碍的护理　癫痫儿童的睡眠情况和病情的发生和发展息息相关，脑电图往往显示高峰失律，高睡眠纺锤波，这类儿童神经异常的兴奋，在婴幼儿时期就有入睡困难哭闹不止的现象，对于这类儿童，首先要找到其哭闹的诱因，有无饥饿、发热、头痛、腹痛、腹泻等原因，并对其采取对症治疗和护理。其次，要保持儿童的情绪稳定，不要给予过多的刺激，睡前尽量保持室内安静、光线适中，适当听一些舒缓的音乐，选择音乐治疗时，切勿听一些欢快的儿歌而导致其神经兴奋，音乐的音量控制在 30~40dB 之间，最好选择催眠曲或瑜伽曲，也可以和儿童进行目光对视，用柔和的语言同儿童说话，使其身心放松利于睡眠。对于睡眠时间短暂，睡后不久又清醒的儿童，婴儿期应提倡母乳喂养，增加其安全感缓解不安的情绪，还可以通过抚触疗法、被动体操、肢体按摩等方法，给予感觉输入。幼儿期可以进行多感官的刺激，视觉上利用色彩鲜艳、有声响、光亮的玩具吸引其注意力，锻炼其视觉追踪和定位的能力。听觉上可以让儿童从不同的位置寻找声源，锻炼其反应。触觉上可以通过触觉刷在其后背，手心、脚心等敏感部位给予刺激，促进其触觉功能的发育，改善情绪促进睡眠。另外，还可以通过一些运动体操促进大脑功能的发育，从而改善睡眠状态。

4. 行为异常的护理　癫痫儿童因疾病的原因，常伴有一些异常行为，例如打人、咬人、自伤等。对于这些行为，家长切不可因为其患有疾病，从不加以指责，任由其发生发展，也不可过度关注增加其心理负担。我们可以通过转移注意力和忽视的方式，让儿童选择遗忘，越关注其异常行为反而会越演越烈，形成恶性循环。我们应观察儿童，一旦发现其即将产生异常行为时，就可以通过儿童喜欢的玩具、游戏转移其注意力，去淡化异常行为，久而久之减少异常行为的发生。

5. 精神心理障碍的护理　儿童由于常年有病，不能经常到户外玩耍，不能参与到集体活动中，也可因家长过于溺爱，使儿童产生自卑、焦虑、抑郁等心理。护理人员要多同儿童进行交流，建立伙伴关系，倾听儿童的心声，并适当的同儿童进行一些游戏与互动，鼓励其他的小朋友同他一起玩耍，把他当成好朋友，而不是怪人。儿童家长也应让儿童去幼儿园或学校受教育，让他像正常儿童一样学习和生活，不可害怕癫痫发作而禁锢儿童，使其失去自由，而产生一系列的精神、心理问题。

6. 运动障碍的护理　癫痫儿童常伴有运动发育的迟缓，对于这类儿童可以采用功能锻炼的方法,改善其运动功能,在进行功能锻炼的时候,要考虑儿童的训练强度和身体承受能力,切不可过于疲劳因体力消耗过大而诱发癫痫。

7. ADL指导　根据儿童的病情,评估其各项功能,制定护理计划,让其独立完成进食、穿衣、如厕等生理功能。为儿童能够回归社会做准备,嘱家长不可因疾病过于溺爱儿童,生活上完全替代而丧失其原有的功能。

七、健康教育

(一) 常见并发症预防与护理

癫痫儿童的病情复杂,往往会合并脑性瘫痪、孤独症谱系障碍、智力发育迟缓等并发症。应根据其所患的疾病,给予相应的护理。在选择药物治疗时,要考虑药物是否会对其基础疾病产生副作用而加重病情的发展。

(二) 居家指导

儿童居家时,应与所在社区进行沟通,交代儿童的病情、治疗方法、存在的问题,建立档案,随时追踪。家中要常备急救箱,准备常用药品和用物,家长要掌握病情的相关知识,药物的给药方法,不可擅自停药。每3个月定期复查,根据病情调整药物与剂量。

(三) 随访

护理人员应定期进行家庭随访,观察儿童的身体状况、病情的转归、有无并发症及伴随的功能障碍,儿童和家长有无精神、心理、行为的异常,做到心中有数。给予儿童和家长合理化的建议,让儿童可以参与幼儿园或学校的生活,使其能够健康的成长,提高其生活自理能力。

(刘　盈)

第三节　脑　积　水

一、概述

脑积水(hydrocephalus)是脑室和脑池及蛛网膜下腔内脑脊液总量增多,颅内压(intracranial pressure,ICP)增高,继而引起脑室扩张及脑池、脑沟、脑裂等处的蛛网膜下腔增宽。单纯的脑室扩大者称为脑内积水,单纯的颅内蛛网膜下腔扩大者称为脑外积水。儿童脑积水的发病率约为1%,如在颅缝融合之前发生,则头颅增大非常显著。

脑积水不是一种单一的疾病改变,而是由许多病理原因引起的脑脊液循环障碍。能导致脑积水的多数情况对胎儿、婴儿及儿童均有影响,但一些轻微的脑积水儿童仅需要观察,而一些病例则无须治疗可自行痊愈。要理解并且正确治疗,需要对脑积水儿童进行个体化评定及个体化治疗。

国际上,后天性脑积水的发病率不详,发达国家每年约进行 1 万例分流术。婴儿期是小儿脑积水发生的高峰,与各种形式的先天畸形有关。通常男女两性的脑积水发病率相当。但 Bickers-Adams 综合征例外,这是一种 X 染色体连锁性脑积水,女性携带,但在男性中显现。

(一)婴幼儿脑积水的临床表现

1. **头围增大**　婴儿出生后数周或数月内头颅进行性增大,前囟也随之扩大和膨隆。头颅的外形与脑脊液循环的阻塞部位紧密相关。如中脑导水管阻塞时,头颅的穹窿扩张而颅后窝窄小,蛛网膜下腔阻塞时整个头颅对称性增大,第四脑室的出口阻塞,常引起颅后窝的选择性扩大。头颅与躯干的生长比例失调,如头颅过大过重而垂落在胸前,头颅与脸面不相称,头大而面小,前额突出,下颌尖细,颅骨菲薄,同时还伴有头皮浅静脉怒张,头皮发亮光泽性增强。

2. **前囟扩大、张力增高**　竖抱儿童安静,前囟门仍呈膨隆状而不凹陷,也看不到正常搏动,则表示颅内压力增高。随着脑积水的进行性发展,颅内压力增高症状的逐渐出现,尽管儿童颅缝囟门具有缓冲颅内压力的作用,但仍是有限的,婴儿期颅内压力增高的主要表现是呕吐。

3. **破罐音(Macewen 征)**　对脑积水儿童进行头部叩诊时(额颞顶叶交界处),其声如同叩破罐或熟了的西瓜样。

4. **落日目现象**　脑积水的进一步发展,可使第三脑室后部的松果体隐窝显著扩张,压迫中脑顶盖部或由于脑干的轴性移位,产生类似 Parinaud 眼肌麻痹综合征,即向上凝视麻痹现象,使婴儿的眼球不能上视,出现所谓的落日征。

5. **头颅照透性**　重度脑积水脑组织(皮质、白质)厚度不足 1cm 时,用强光手电筒直接接触头皮,可照透对侧,如照透有亮度则为阳性,如正常脑组织则为阴性(无透亮度)。本方法可用于鉴别蛛网膜囊肿和硬膜下积液。

6. **视神经乳头萎缩**　婴幼儿脑积水以原发性视神经萎缩多见,即使有颅内压增高也看不到视神经乳头水肿。

7. **神经功能失调**　第六对脑神经的麻痹常使婴儿的眼球不能外展。

8. **其他**　脑积水儿童常伴有其他的畸形,如脊柱隐裂、脊柱裂、眼球内斜(展神经麻痹所致)、肢体肌张力增高、腱发射亢进、发育迟缓或伴有较严重的营养不良。

(二)年长儿童脑积水的临床表现

由于年长儿童的骨缝已闭合,因此,年长儿童与婴幼儿脑积水有所不同。

1. **急性脑积水**　临床一般表现为头痛、恶心、呕吐、视力障碍等。

2. **慢性脑积水**　临床表现以慢性颅内压增高为主要特征,可出现双侧颞部或全头颅的疼痛、恶心、呕吐、视神经乳头水肿或视神经萎缩、智力发育、肢体功能障碍。

3. **正常颅压脑积水**　属于慢性脑积水的一种状态。

4. **静止性脑积水**　临床表现类似于正常颅压脑积水,脑室容积保持稳定或缩小,未再出现新的神经功能损害,精神运动、智力发育随着年龄的增长而不断改善。

二、主要功能障碍

1. **运动障碍** 步态不稳,运动障碍程度不一,从走路缓慢、步态不稳、平衡失调到不能行走,最终卧床不起;精神障碍为较早出现的症状之一,初期可出现记忆减退、迟钝、失神,重者出现痴呆等,个别还可出现大小便失禁。儿童可见头围在正常值的范围或略大于正常值,精神运动发育迟缓,智力下降,学习能力差,运动功能障碍等。

2. **认知障碍** 由于脑室系统的进行性扩大,使多数病例出现明显的脑萎缩。在早期尚能保持完善的神经功能,到了晚期则可出现锥形束征、痉挛性瘫痪、去大脑强直等。智力发育亦明显低于正常的同龄儿童。

3. **行为改变** 由于婴儿不会说话,无表达能力,常以抓头、摇头、哭闹等表示头部不适和头痛,病情加重时可出现嗜睡或昏睡。随着年龄增长会出现存在不同程度的行为异常。这些异常行为主要表现为性格的改变、固执、社交退缩行为、强迫行为等。

三、康复护理评估方法

1. **一般情况评估**

(1)病史采集:详尽而完整的病史采集,对脑积水的诊断治疗有着十分重要的作用。病史采集时,一定要重点突出,主次分明,切不可主观臆断,粗心大意。首先,需要询问脑积水儿童母亲的妊娠史、分娩史,儿童的生长发育史,父母性质,个人嗜好与习惯,与现病史相关的既往史。其次,询问以下病史:①儿童父母是否健康,是否近亲结婚,是否孕期服药;②分娩时是否难产,是否下产钳、胎头吸引器等;③产后有无窒息、黄疸、颅内出血与颅内感染史等,有无外伤史;④有无感染发热史;⑤有无家族史,因中脑血管狭窄所致的脑积水可能具有遗传因素。要询问儿童的常见症状,是否有喂食情况差、易激怒、活动减少和呕吐情况。

(2)体格检查

1)生命体征:对于病急、病情差,病情变化快,体征变化多端者,应先注意血压、呼吸、体格发育指标的变化。

2)头面部:①头部:若出生后1年中的任何1个月内,头围增长的速度超过2cm者,应高度怀疑脑积水。脑积水的特点是头颅均匀性增大,呈圆形,面孔小,眼球被压向下移,因此上睑下露出一段眼白,称为落日目;颅缝裂开,囟门隆起,头皮静脉怒张;头部叩诊有破壶音(Macewen征),头颅透光试验有广泛的透光区。②面部:假性延髓性麻痹时常伴有强哭、强笑。颜面部血管症常是颅内血管畸形的旁证。面部充血、鼾声等,往往预示着是脑出血。眼球外凸或眼部明显的静脉迂曲,或见及一般不能见及的小静脉,提示颅内压增高。眼睑和球结膜的明显水肿,为海绵窦引流不畅的表现。脑积水常出现"落日目"征,是脑积水的特有体征。

3)形态:注意皮肤及肌肉的营养情况。观察肌肉有无萎缩或肥大,如有则确定其分布与范围,应比较两侧。触摸肌肉的软硬度,注意有无触痛及对叩诊的反应。用皮尺测量肢体的周径。

4)其他:患者常有抽动,或有反复惊厥发作。另外,可见脑神经麻痹、肢体瘫痪、肌张力高或共济失调等体征。

2. 专科评估

(1)神经系统检查:主要进行运动检查,包括自主运动和可自由运动的观察、肌张力检查及步态。①自主运动和可自由运动的观察:检查肌肉的状态,观察有无舞蹈样动作、手足徐动症、静止性或动作性震颤、抽搐、肌阵挛。若有,则详细记录下自由运动的种类、部位、程度、频率等。②肌张力的变化:是否存在肌张力低下或肌张力增强,肌张力增强是折刀样肌张力增强,还是铅管样或齿轮样肌张力增强。③步态:检查步态时让脑瘫儿童呼吸及闭眼向前走,并令其突然转弯、停步,再开始行走,观察行走时步态有无异常,是否为痉挛性偏瘫步态或共济失调步态等。

(2)辅助检查:辅助检查的项目较多,是确诊脑积水的重要手段。正常新生儿头围33~35cm,第3及第4年共增加约2cm(49~51cm),其后6年只增加1.5cm。头围包括周径、前后径(自眉间沿上矢状线至枕外隆凸)及耳间径。后囟出生后约6周闭合,前囟9~18个月之间闭合。如头围明显超出正常范围,前、后囟扩大饱满且时间延缓,应高度怀疑脑积水的可能。为了确定诊断可做下列检查和试验。

1)CT检查:可了解阻塞的部位、原因、脑室扩大的程度及皮层的厚度,还能确诊是否合并畸形,是目前诊断脑积水的主要辅助检查手段和客观指标。

2)磁共振检查:是目前理想的检查方法。除具备CT检查的一切优点和功能外,更能清晰地显示颅内结构,可查出病因与梗阻的部位,可以显示出三维清晰图像。

3)头颅平片:婴儿脑积水,除头颅增大、头面比例不相称外,可见颅腔变大,颅骨变薄,颅缝分离,前、后囟延缓闭合或扩大等。

4)颅脑超声检查:中线波多无移位,侧脑室波>1.5cm,侧脑室波距中线距离>2cm提示脑积水。此外,对鉴别硬脑膜下血肿有意义。

5)放射性核素检查:对了解脑室系统及蛛网膜下腔有无阻塞极有帮助。常用做胎儿、新生儿及婴儿脑室筛查。

6)酚红试验:于儿童前囟侧角穿刺,接压力管,测脑室脑脊液压力(正常婴儿50~60mmH$_2$O)及脑皮层厚度。同时做腰椎穿刺,接压力管并测腰池蛛网膜下腔脑脊液压力。然后将床头先抬高30°,再放低30°,分别记录两管压力,并注意其水柱平面高低是否保持同一水平。当脑室和蛛网膜下腔相通时,两管可迅速达到同一水平,部分阻塞时变化缓慢,完全阻塞者两管水平面高低不一。再将中性酚红1ml(6mg)注入脑室内,观察酚红在腰池出现的时间,正常人或交通性脑积水者2~12分钟出现,若超过20分钟不出现者,表明有梗阻性脑积水。注入酚红后分别收集2和12小时内尿液,测定酚红排出量,亦有助于鉴别脑室系统内或外梗阻。

四、康复护理策略与目标

(一)康复护理策略

1. 术前护理策略

(1)心理护理:脑积水儿童病程长,并常伴有偏瘫、视力下降等症状,易产生严重的心理障碍,对手术普遍存在恐惧心理,担心手术的治疗效果。耐心地对儿童做好心理疏导工作,帮助建立战胜疾病的信心。使儿童了解手术的意义、方法、疾病的转归和手术后恢复过程中的注意事项,明白该手术成功的典型病例,使儿童和家属对手术有充分的心理准备,消除顾虑及紧张情绪,积极主动配合各项治疗和护理。

(2)增加营养:脑积水儿童术前大多有头痛、呕吐现象。在护理过程中应注意观察其营养的状况,如有软弱无力、脱水等症状,根据检查的结果,加强营养。术前给予儿童高蛋白、高热量、高维生素的饮食,或遵医嘱给予静脉补充营养药物和电解质,增强机体的抵抗力。矫正电解质的紊乱,以提高手术耐受能力。

(3)术前准备:术前查血常规、出凝血时间、肝肾功能、心电图、胸片等以了解全身各脏器的功能;脑 CT 和 MRI 检查了解脑室扩大的程度,判断脑积水的病因。腰椎穿刺测定颅内压作为选择不同规格分流管的标准。术前 1 天按开颅常规剃头,彻底清洁头部,备皮范围包括头部、颈部、胸部及腹部的皮肤,并注意脐部的清洁。配合医生做好头皮切口,分流管皮下隧道的皮肤标记。术前 8~10 小时禁食水,术前晚给予镇静剂以保证睡眠。

2. 术后护理

(1)体位:全身麻醉未清醒者取去枕平卧位,头偏向一侧,保持呼吸道的通畅,以防呕吐误吸,全身麻醉清醒后床头抬高 15°~30° 以利引流,减轻脑水肿反应。

(2)病情观察:术后应严密观察儿童意识、瞳孔、生命体征及肢体活动情况,及时记录在护理记录单上,如儿童出现头痛、呕吐、恶心、视力障碍及烦躁不安等症状,应立即通知医生,静脉快速滴注 20% 的甘露醇 250ml,密切观察意识状态的改变,警惕颅内血肿及脑疝的发生。

(3)保持分流管的通畅:生命体征稳定后抬高床头 15~20cm 以利于头部静脉回流,术后 2 天可适时按压分流泵以保持分流管的通畅。如果儿童出现意识障碍、血压升高、一侧的瞳孔进行性扩大、恶心、呕吐,应立即行 CT 检查,以排除颅内血肿,还应按压分流泵冲洗堵塞的分流管。

(4)切口的护理:颅内感染是分流手术最危险的并发症之一,一般认为是术野皮肤感染或细菌穿过肠壁污染分流管导致颅内逆行性感染。因此,术后尤其要保持切口敷料干燥清洁,更换切口敷料时检查局部有关感染的征兆,密切观察体温的变化,每天测体温 4 次,并加强营养,促进伤口的愈合。

(二)康复护理目标

1. 短期目标

(1)保持伤口清洁干燥,敷料及时更换,并注意观察伤口渗血情况、有无感染。

(2)早期进行语言、认知功能的康复护理指导及心理护理,避免失用综合征及误用综合征的发生。

2. 长期目标
最大程度恢复儿童身体、心理、社会等方面功能,提高其生活自理能力,帮助其回归家庭、回归社会。

五、常用康复及护理方法

(一) 康复治疗

对于生命体征平稳的脑积水儿童,无论其是否已经手术,如果存在运动障碍、认知障碍、行为改变,均可进行康复治疗。

1. 运动障碍的康复

(1)神经促进技术:通过中枢性反射、周围皮肤感觉和本体感觉易化等不同途径,实现高级神经中枢对神经肌肉功能的重新支配,从而起到调整肌张力、抑制痉挛模式,建立正确姿势和功能活动模式作用。如 Bobath 技术、PNF 技术、Rod 技术等。

(2)改善肌力训练:①肌力 0~1 级时,主要采取被动活动、辅助按摩和低频电刺激,并指导儿童强化运动意念;②肌力 2~3 级时,除被动运动和按摩外,增加肌电生物反馈电刺激疗法,刺激肌肉收缩,带动关节活动;③肌力 4 级时,主要依靠自身肌肉主动收缩来增强肌力,包括等张收缩、等长收缩和等速收缩训练。

(3)肌肉牵张训练:通过对不同部位的关节和肌肉的缓慢或快速牵拉来改善肌张力及关节活动度。

(4)拮抗肌肉痉挛训练:在舒适稳定的体位下做肢体延伸下垂、旋转或摆动。注意避免加重肌肉痉挛。

(5)平衡功能训练:学会改变重心,自主改变肢位,保持动态配合。分为 1 级静态平衡、2 级自动态平衡及 3 级他动态平衡。

(6)日常生活能力训练:包括穿衣、吃饭、大小便能力训练等。

(7)精细运动功能训练:改善手的协调、控制及精细活动能力。

2. 语言与认知障碍的康复

(1)失语症训练:包括听理解训练、语音训练、命名训练、复述训练、自发口语训练、阅读理解训练等。

(2)构音障碍训练:包括呼吸训练、发音训练、共鸣训练、发音节奏和语调训练、手势和交流手册的使用训练等。

(3)记忆力训练:包括 PQRST 法、头词记忆法、编故事法、提示递减法、环境辅助记忆法等。

(4)注意力训练:包括挑选训练和猜测训练等。

(5)思维能力训练:包括物品分类法和数字排序法等。

3. 心理障碍的康复　主要为支持性心理治疗方法,如倾听、解释、安慰、鼓励、保证、指导、暗示等。以儿童的情绪为焦点,依据儿童的心理发展特点设计干预程序。

(二) 术后康复护理

本病的治疗以手术为主,尤其是病情进展快的脑积水,更应考虑手术治疗。包括针对病因的手术,如导水管狭窄所致脑积水可行导管扩张术或置管术;第四脑室正中孔粘连可行粘连松懈、切开成形术等,还可采用脑脊液分流术;如阻塞部位在第三、四脑室,可用导管连接侧脑室和小脑延髓池,也有采用脑室矢状窦分流术,还可用导管将脑脊液由侧脑室引流到腹腔、右心房或胸腔。

对于术后儿童的康复,应遵循几个指导原则:一是由多学科康复小组提供全面的功能评定和治疗措施;二是康复小组的工作目标应该是追求功能的改善,而不仅只是治疗疾病的症状,要做到这一点,康复小组成员必须对创伤给儿童在身体、情感、认知和社会关系方面造成的影响有清楚的认识;三是康复干预开始得越早越好,尤其是脑积水术后儿童的康复,应在医学情况稳定后就立即开始。昏迷不是康复干预实施的禁忌证,早期康复干预的作用在于限制异常运动模式的形成,预防并发症,营养支持也是早期康复措施重要的组成部分。

(三) 用药指导

包括碳酸酐酶抑制剂、袢利尿药、甘露醇、地塞米松,促进脑细胞发育、改善脑细胞功能的药物等。

(四) 中医护理

中医治疗脑积水历史悠久,通过内服、外敷药物、针灸疗法,取得了不少成果。内服药物分为辨证分型和专注专方两类。下面以辨证分型的内服药物方法为代表简介中医治疗这一顽症的成果。中医将先天性脑积水辨证分为虚、实两型。实证辨为阳热奎结,阻塞窍络,脑水受阻,治以清热通络,化瘀利水,药用鱼枕骨、抽葫芦、茯苓皮、土鳖虫、决明子、石菖蒲等;虚证辨为先天禀赋不足,脾肾虚弱,治以益脾肾,调缺血,药用山萸肉、枸杞子、黑桑葚、茯苓、薏苡仁等。也有的中医将脑积水分为四型:阴虚型、阳虚型、阴阳两虚型、毒热型,以杞菊地黄丸加川牛膝为主方。随症加减:阴虚者加龟板胶、五味子、知母、黄柏、阿胶;伴龟背者加鳖甲(胶);阳虚者加鹿角胶,轻用龟板胶;阴阳两虚者三胶合用;缺血不足加人参、鹿茸粉(冲服);脾虚加党参、白术、砂仁;便稀加车前子(包),并增大泽泻、茯苓等、山药用量,减地黄用量;惊悸加朱砂、琥珀粉;伴毒热者加山栀、黄芪、黄连、大黄;高热惊厥加牛黄安宫散;毒热炽盛或纯毒热型可暂停主方,用化毒丹加味组方图。

六、康复护理措施

1. **婴儿外部性脑积水的早期康复护理**　外部性脑积水是 1917 年 Dandy 首先提出来的,是非梗阻性脑积水的一种特殊类型。既往,婴儿外部性脑积水被认为是一种良性自限性疾病,可待其自行消失,无须治疗。近年来发现婴儿外部性脑积水的预后并不像以前报道的那么乐观,部分可遗留不同程度的神经精神障碍和发育障碍。所以,国内多位学者对婴儿外部性脑积水儿童进行了早期干预,并取得了较好的效果。早期干预的具体方法:无临床表现或临床表现轻者以家庭训练为主,小于 3 个月的儿童予以耳闻目睹、鼻嗅体触、抚触训练;大于 3 个月的儿童按照神经发育规律训练,主要有抬头、翻身、坐位、爬行、站立、行走训练,兼顾精细动作、语言、智力、日常生活、社交训练等。

2. **脑积水合并脑瘫、智力低下的康复护理**　详见本章第一节。

3. **慢性脑积水脑瘫儿童的早期康复护理**　早期康复护理对脑功能的恢复至关重要。脑瘫儿童昏迷过程中的早期的预防性康复护理,意识状态恢复后的主动性的康复护理,早期的语言、认知功能的训练及心理状态的调整均至关重要。否则,脑瘫儿童清醒后,可能出现明显的失用综合征及误用综合征而严重影响康复治疗的效果。

密切观察肌张力的情况,如果肌张力(特别是抗重力肌)增高就要立即调整肢位,进行抗痉挛的肢位摆放,严格防止痉挛的出现。出现踝阵挛时,要立即持续牵拉腓肠肌使阵挛停止,并摆放相应下肢成屈膝、踝背屈肢位。长期肌张力低下的肌肉组(如左上、下肢),要通过各种方法促使肌张力提高,包括针灸、按摩、电刺激、本体感神经肌肉促进疗法等。一旦肌张力增高后,也要摆放到抗痉挛的肢位下,预防痉挛的发生。但注意一对拮抗肌的张力要基本平衡。如果脑瘫儿童清醒,肢体康复训练应尽可能地减少被动成分,以脑瘫儿童主动的运动为主。利用神经生理学方法诱发主要肌肉组的主动性运动,如上肢伸肌群、下肢屈肌群及内收肌群;诱发颈肌群的各向主动活动等。

早期主动吞咽功能的诱发,适当喂冰水练习,尽可能诱发主动吞咽动作,对于脑瘫儿童也是一种主动的康复训练。主动吞咽的刺激对脑瘫儿童的意识觉醒有帮助,并有利于早日拔除胃管和气管插管。但应高度重视训练的循序渐进性,防止过早给予脑瘫儿童流质或半流质食物引起误吸,造成肺部感染,甚至窒息,所以脑瘫儿童清醒后应及时评估吞咽和咀嚼功能,并予以适当的康复性训练。

左侧脑损伤脑瘫儿童常伴有语言障碍,右侧脑损伤脑瘫儿童常伴有认知障碍,这些均与脑瘫儿童今后的社会参与活动密切相关,治疗应与肢体训练同步进行,才能达到最佳的恢复状态。总之,通过全面的康复使脑瘫儿童不仅在肢体功能方面,还可以在日常活动、社会参与方面都达到最大程度地恢复。

七、健康教育

(一) 预防脑积水的发生

预防脑积水发生的关键是消除胎儿形成前的危险因素和胎儿期、围产期的构成因素,对预防脑积水发生具有重要意义。

1. 消除和改善遗传因素与环境因素　脑积水畸胎的病因较为复杂,迄今尚不十分清楚,但根据其流行病学分布特征和遗传学特点,提示本病是由遗传因素和环境因素共同作用所致的多因子疾病,有些病例通过家族调查提示,可能属于 X 连锁伴性遗传。另外,早孕期放射线、放射元素、微机、手机等辐射因素与脑积水的形成有一定的关系。为了提高人口健康素质,除应采取病因研究外,还应进行婚前检查严禁近亲婚配,开展遗传咨询。

2. 加强产前早期诊断及早终止妊娠,预防脑积水儿的出生　脑积水儿的产前早期诊断是预防脑积水儿出生的重要途径。明显的脑积水,在孕 12~18 周即可通过 B 超检查查出,可加强 B 超检查在产前诊断中的应用,及早终止妊娠,预防脑积水儿的出生,降低先天性脑积水的出生率。

3. 宣传优生知识,减少胎次　资料表明,胎儿患脑积水的危险度可因孕妇产次增加而升高,两胎以上者脑积水发生率明显上升。因此,宣传优生知识,减少胎次,是防止脑积水儿发生的重要途径。

4. 提倡适当年龄生育　脑积水畸胎的发生率有随孕妇年龄增加而递增的趋势。30 岁以后发生率就有递增趋势。因此,提倡适当年龄生育,对预防脑积水儿的发生有一定意义。

5. 加强优生教育,提高人口文化素质　脑积水儿的发生与孕妇文化程度有关,孕妇文化程度越低发生率越高,文盲与半文盲者后代的患病率最高。所以要提高人口的健康素质,首先应提高人口的文化素质,以增强群众对优生教育的接受能力和自我保健意识。

6. 安全生产,谨防窒息、产伤　孕妇生产时,要在环境条件较好的医院生产,在生产过程中不要拖延产程,谨防围产儿窒息,防止产伤。这是预防围产期脑积水儿发生的重要环节。

（刘　盈,宋福祥）

第四节　脊　髓　炎

一、概述

脊髓炎(myelitis)是指由于各种生物源性感染如病毒、细菌、螺旋体、立克次体、寄生虫、原虫、支原体等,或感染后、接种后所诱发的脊髓灰质和 / 或白质的炎性病变。根据病因,可以将脊髓炎分成感染性脊髓炎、感染后脊髓炎和接种后脊髓炎、原因不明性脊髓炎。根据起病的情况,可以将脊髓炎分成急性脊髓炎(acute myelitis, AM) (1 周内病情达高峰)、亚急性脊髓炎(2~6 周)和慢性脊髓炎(超过 6 周)。

脊髓炎各型中,临床最常见的是急性非特异性脊髓炎(acute nonspecific myelitis, ANM),指原因不明的急性或亚急性脊髓横贯性炎性损害,发病机制尚不清楚。ANM 临床特征为病损平面及以下肢体瘫痪、传导束型感觉障碍和直肠膀胱功能障碍,包括急性横贯性脊髓炎、急性上升性脊髓炎和急性播散性脑脊髓炎。根据脊髓损害的严重程度及双侧肢体神经功能损害是否对称又可将急性横贯性脊髓炎分为急性完全横贯性脊髓炎和急性部分性横贯性脊髓炎。脊髓磁共振成像(MRI)检查若显示脊髓受累长度超过 3 个或更多椎体节段者被定义为长节段性横贯性脊髓炎,儿童急性非特异性脊髓炎多表现为此。

ATM 是非特异性炎症引起的脊髓白质脱髓鞘病变或坏死,导致急性横贯性脊髓损害,多发生在感染之后,炎症常累及几个脊髓节段的灰白质及其周围的脊膜,并以胸髓尤其是胸 3~ 胸 5 节段最易受侵。ATM 可发病于任何年龄,青壮年较常见,儿童较少见。ATM 发病无性别差异,散在发病,以冬末春初或秋末冬初多发。病前数日或 1~4 周常有发热、全身不适或上呼吸道感染症状,可有过劳、外伤及受凉等诱因。本病呈急性起病,首发症状为先感觉肢体麻木或疼痛,数小时后出现肢体无力;或以肢体无力起病,1~2 天症状达高峰;ATM 少数可呈卒中型发病,即突然出现肢体无力瘫倒,症状很快达高峰;也偶有起病较缓,1~2 周症状达高峰。约 1/2ATM 儿童有发热,约 1/3 儿童有颈抵抗。

二、主要功能障碍

1. 运动障碍

（1）运动障碍特点：几乎与感觉障碍同时出现，主要为上运动神经元瘫痪，肢体瘫痪程度因病损程度而不同，完全性横贯性损害者肌力为 0 级。早期除肢体无力外，还可出现肌张力降低、腱反射消失、病理反射阴性，呈弛缓性瘫痪（下运动神经元瘫痪）样表现，这种现象称为脊髓休克。脊髓休克期持续时间长短不一，可为数天至数周不等，一般为 1~2 周，少数可达数周。病情严重或有感染、压疮等并发症者，脊髓休克期可长达 1~2 个月或更长。脊髓休克期过后，瘫痪肢体逐步出现部分肌力恢复、肌张力增高、腱反射亢进、病理反射阳性，呈痉挛性瘫痪（上运动神经元瘫痪）。肌力恢复从肢体远端开始，1~3 周可有半数以上儿童恢复行走能力。极少数儿童肢体长期处于弛缓性瘫痪状态，可能与脊髓软化或脊髓血供障碍有关。

（2）肢体瘫痪根据受累脊髓部位不同而表现各异：①高颈段（颈 1~4）病变上下肢均呈上运动神经元瘫痪，因呼吸肌麻痹伴发呼吸困难；②颈膨大（颈 5~ 胸 2）病变双上肢呈下运动神经元瘫痪，双下肢呈上运动神经元瘫痪；③颈 8 和胸 1 节段侧角细胞受累出现 Horner 综合征（同侧面部潮红无汗、瞳孔缩小、上睑下垂、眼球内陷）；④胸段（胸 3~12）病变双下肢呈上运动神经元瘫痪；⑤胸腰段脊髓炎者，出现下肢瘫痪；⑥腰膨大（腰 1~ 骶 2）病变双下肢呈下运动神经元瘫痪；⑦骶段病变者，出现马鞍会阴区感觉障碍、肛门反射和提睾反射消失，无明显肢体运动障碍和锥体束征；⑧脊髓圆锥病变无肢体瘫痪。

2. 感觉障碍

感觉障碍为传导束型感觉障碍，受损平面以下所有感觉消失。年龄小的儿童因表达能力差，有时难以查出感觉障碍平面。少数儿童在感觉消失区上缘和正常感觉区之间有 1~2 个节段感觉过敏区或束带样感觉异常，是因后根受刺激所致。一般儿童罹患 ATM 者感觉障碍恢复早于运动障碍多数 1~2 周、少数 3~4 周恢复正常，这与成人感觉障碍恢复较运动障碍恢复慢不同。

3. 自主神经功能障碍

（1）括约肌功能障碍：2/3 儿童的括约肌功能障碍晚于运动障碍出现，其恢复也比较慢。脊髓休克期因膀胱逼尿肌松弛，膀胱无充盈感，出现尿潴留，呈无张力性神经源性膀胱；当其过度充盈超过膀胱括约肌承受压力时，尿液自动流出，称为充盈性尿失禁。当脊髓休克期过后，因骶髓排尿中枢失去大脑的抑制性控制，排尿反射亢进，膀胱内的少量尿液即可引起逼尿肌收缩和不自主排尿，称之反射性失禁。如病变继续好转，可逐步恢复随意排尿能力，多于 2~3 周恢复正常。脊髓休克期由于肛门括约肌松弛，可出现大便失禁；亦可因结肠蠕动和直肠活动减弱而出现大便潴留或便秘。随着脊髓功能恢复，大便功能可逐渐恢复正常。

（2）其他表现：脊髓休克期可出现受累节段以下皮肤干燥、苍白、脱屑、躯体少汗或无汗、指 / 趾甲脆裂、立毛肌不能收缩等自主神经损害症状。病变水平以上可有发作性出汗过度、皮肤潮红、反射性心动过缓等自主神经反射异常。脊髓病变后，性功能也会出现不同程度障碍。上升性脊髓炎是 ANM 的危重型，起病急骤，感觉障碍平面常于数小时或 1~2 天内上升至高颈段，瘫痪由下肢迅速波及上肢及延髓支配肌群，出现呼吸困难、吞咽困难、构音不清等,可死于呼吸衰竭。

三、康复护理评估方法

(一) 一般情况评估

1. **询问病史**　各种生物源性感染如病毒、细菌、螺旋体、立克次体、寄生虫、原虫、支原体等感染史,或感染后、接种后所诱发的脊髓灰质和/或白质的炎性病变。

2. 评估儿童意识状态、生命体征、营养状况、胃肠道功能、睡眠行为评定等内容。

3. **家庭及社会支持状况评估**　家庭成员中对儿童的疾病预后是否了解,以及病程迁延的照顾者的精力状况如何。

(二) 专科评估

脊髓炎为脊髓损伤的常见类型,选用脊髓损伤的评定工具对其评定。

1. **神经受损情况的评定**

(1) 脊髓神经受损水平的确定:常用美国脊髓损伤学会(American Spinal Injury Association, ASIA)制定的受损水平确定表(表 5-3)对脊髓神经受损水平进行确定。需注意,确定受损水平时该平面关键性肌肉的肌力必须为 ≥3 级,该平面以上关键性肌肉的肌力必须 ≥4 级,评定时需同时检查身体两侧的运动损伤平面和感觉损伤平面,并分别进行记录,只有胸 2~腰 1 节段因运动损伤平面难以确定,主要以感觉受损平面来确定受损水平。

表 5-3　脊髓神经受损水平的确定

运动(3 级及以上的肌力)水平	感觉水平(针刺、轻触)
C_2	枕骨粗隆
C_3	锁骨上窝
C_4	肩锁关节顶部
C_5 曲肘肌(肱二头肌和肱桡肌)	前肘窝外侧
C_6 伸腕肌(桡侧伸腕肌)	拇指
C_7 伸肘肌(肱三头肌)	中指
C_8 中指末节指屈肌(指深屈肌)	小指
T_1 小指外展肌(指深屈肌)	前肘窝内侧
T_2	肘窝顶部
T_3	第 3 肋间锁骨中线
T_4	第 4 肋间锁骨中线
T_5	第 5 肋间锁骨中线
T_6	剑突水平
T_7	第 7 肋间锁骨中线

续表

运动(3级及以上的肌力)水平	感觉水平(针刺、轻触)
T_8	第8肋间锁骨中线
T_9	第9肋间锁骨中线
T_{10}	脐
T_{11}	第11肋间(在$T_{10~12}$之间)锁骨中线
T_{12}	腹股沟韧带中点
L_1	$T_{12}~L_2$距离的一半(L_2在股前中点上)
L_2 屈髋肌(髂腰肌)	股前面中点
L_3 伸膝肌(股四头肌)	股内踝
L_4 踝背伸肌(胫前肌)	内踝
L_5 趾长伸肌(踇长伸肌)	足背第3跖趾关节处
S_1 踝跖屈肌(腓肠肌与比目鱼肌)	外踝
S_2	腘窝中点
S_3	坐骨结节
S_4	肛周区

注:①膈肌以有无自主呼吸运动为准。②运动项目检查以徒手肌力检查法0~5级评定打分。③感觉项目主要检查针刺觉和轻触觉,并按3个等级打分:0分缺失、1分障碍(感觉减退或感觉过敏)、2分正常;NT为无法检查。用一次性针头查针刺觉,用棉签查轻触觉,在针刺觉检查时,不能区别钝性和锐性刺激时应评为0分。

(2)脊髓炎神经病损程度的评定:按照ASIA的损伤分级(表5-4)或AI Deeb神经功能缺损评分系统(AI Deeb deficit scoring system)(表5-5)进行评定。

表5-4　脊髓炎 ASIA 损伤分级

损伤程度	临床表现
A:完全损伤	$S_4~S_5$无感觉和运动功能
B:不完全损伤	损伤水平以下,包括$S_4~S_5$,有感觉功能但无运动功能
C:不完全损伤	损伤水平以下,运动功能存在,大多数关键肌肌力<3级
D:不完全损伤	损伤水平以下,运动功能存在,大多数关键肌肌力≥3级
E:正常	感觉和运动功能正常

注:完全性脊髓损伤,$S_4~S_5$既无感觉也无运动功能,可有部分保留区,但不超过3个节段;不完全性脊髓损伤,$S_4~S_5$有感觉或运动功能,部分保留区超过3个节段。

表 5-5　**AI Deeb 神经功能缺损评分系统**

神经功能检查	完全缺失	减弱	正常
单个肢体	0		
脊髓后柱感觉	0	0.5	1
脊髓丘脑束感觉	0	0.5	1
肌力	0	0.5~1.5	2
所有肢体	0		16
括约肌控制	0		4

注：MRC 肌力等价评分：4 级 =1.50,3 级 =1.00,2 级 =0.75,1 级 =0.50,0 级 =0。

（3）脊髓休克的评定：球海绵体反射是判断脊髓休克是否结束的指征之一,此反射的消失为休克期,反射的再出现表示脊髓休克结束。但需注意的是,正常人有 15%~30% 不出现该反射,圆锥损伤时也不出现该反射。具体检查方法：用戴手套的示指插入肛门,另一手刺激龟头（女性刺激阴蒂）,阳性时手指可以明显感觉肛门外括约肌的收缩。脊髓休克结束的另一指征是损伤水平以下出现任何感觉运动或肌肉张力升高和痉挛。

2. 运动功能的评定　主要包括肌力的评定和肌张力的评定。其中肌力的评定常用的为 SCI 学会提出的运动评分法或称运动指数评分（motor score,MS）,最高分左侧 50 分,右侧 50 分,共 100 分,评分越高肌肉功能越佳,据此可评定运动功能；肌张力的评定主要有神经科分级、Ashworth 分级、Penn（按自发性肌痉挛发作频度评分）及 Clonus 分级（按踝阵挛持续时间）等,目前临床上多采用改良的 Ashworth 量表评定。

3. 感觉功能的评定　采用 ASIA 的感觉指数评分（sensory index score,SIS）评定感觉功能（详见表 5-3 中感觉水平的确定）,每种感觉一侧最高得分为 56 分,左右两侧为 $2 \times 56=112$ 分,两种感觉得分之和最高可达 224 分,分数越高表示感觉越接近正常。

4. 反射的评定　包括球海绵体反射及其他神经反射和病理反射。

5. 日常生活活动能力的评定　常用截瘫改良巴氏指数评定表及四肢瘫功能指数（QIF）评定表来评定儿童的日常生活活动能力（ADL）,用功能独立性评定量表（functional independence measure,FIM）来评定儿童的独立生活能力。

四、康复护理策略与目标

（一）康复护理策略

脊髓炎的康复护理主要是为了促进肢体功能的康复,对于生命体征平稳的儿童,建议早期即行康复介入,能较好地改善预后。早期宜进行瘫痪肢体被动运动,并配合推拿按摩、理疗、针灸等。应保持瘫痪肢体于功能位,防止屈曲挛缩。当肌力开始部分恢复时,应鼓励儿童进行肢体主动运动,促进肌力恢复。

（二）康复护理目标

1. 短期目标

（1）脊髓炎脑瘫儿童应注意合理用药和饮食调整,增强机体抵抗力。

(2)及时进行康复治疗,帮助瘫痪肢体的恢复。

2. 长期目标

(1)提高生活自理能力,回归家庭、回归社会。

(2)最大程度恢复身体、心理、社会等方面功能。

五、常用康复及护理方法

根据脊髓受损水平进行康复训练计划制订。

(一) 颈 4 横贯性脊髓炎

常用的康复护理方法包括加强呼吸功能的训练、口部肌肉力量及灵活性的训练、站立训练及被动关节活动等。

(二) 颈 5 横贯性脊髓炎

常用的康复护理方法包括增强肱二头肌(屈肘肌)的肌力、学习使用低靠背轮椅并在平地上自己驱动、学会使用固定于轮椅靠背扶手上的套索前倾减压或利用双肘支撑轮椅扶手减压、练习自己进食、呼吸功能训练、站立训练及被动关节活动等。

(三) 颈 6 横贯性脊髓炎

常用的康复护理方法包括驱动轮椅的训练、单侧交替地给臀部减压、坐起训练、站立训练、呼吸训练、被动关节活动、增强肱二头肌(屈肘)和桡侧伸腕肌(伸腕)的肌力。

(四) 颈 7 横贯性脊髓炎

常用的康复护理方法包括上肢残存肌力增强训练、双手撑在轮椅扶手上进行臀部减压训练、床 - 轮椅及轮椅 - 浴盆转移训练、呼吸训练及被动关节活动等。

(五) 颈 8~ 胸 2 横贯性脊髓炎

常用的康复护理方法包括加强上肢肌肉强度和耐力的训练、坐位撑起减压训练、轮椅技巧练习、转移训练及职业训练等。

(六) 胸 3~ 胸 12 横贯性脊髓炎

常用的康复护理方法包括治疗性步行训练、下肢负重训练及站立训练等。

(七) 腰 1~ 腰 2 横贯性脊髓炎

常用的康复护理方法包括四点步态行走训练、从轮椅上独自站起训练、上下楼梯训练、安全的跌倒和重新爬起训练、下肢负重训练及站立训练等。

(八) 腰 3~ 腰 3 以下横贯性脊髓炎

常用的康复护理方法包括双下肢残存肌力训练、四点步态行走训练、从轮椅上独自站起训练、上下楼梯训练、安全的跌倒和重新爬起训练、下肢负重训练及站立训练等。

六、康复护理措施

(一) 急性期康复护理

急性期康复护理主要采用床边训练的方法,防止失用综合征,为以后康复创造条件。应注意康复训练需视儿童病情给予适当强度,防止运动过度,影响病情。具体内容包括:①保持良好的体位;②防止压疮;③坐起训练;④站立训练;⑤关节被动活动训练;⑥主动运动训练;⑦物理因子治疗;⑧其他如中医针灸、按摩等。

(二)恢复期康复治疗

恢复期时儿童的感染症状已基本消失,遗留各种功能障碍,应根据评定结果制订康复计划,具体内容包括:①肌力训练;②垫上训练;③坐位训练;④转移训练;⑤轮椅训练;⑥站立、步行训练;⑦物理因子治疗;⑧其他如中医针灸、按摩推拿、神经肌肉电刺激及中频电刺激等。

(三)家庭康复治疗

在完成医院的康复护理计划后,应坚持儿童在家中的延续康复护理,定期随访,必要时与感染科、呼吸科、神经外科及骨科等多学科联合会诊以制订康复随访计划。在家庭康复护理计划的制订中,除了在亚急性和慢性阶段进行的练习外,还应包括:①肌力训练;②腕关节的完全外展和屈曲功能的锻炼;③腹斜肌的抗阻训练;④呼吸功能的训练;⑤适当的心血管耐力练习。

(四)辅助器具的应用

辅助器具的应用是脊髓炎后康复治疗的重要组成部分。脊髓炎神经病变的水平不同,其康复目标不同,所需要的辅助器具也不完全相同。脊髓神经病损程度不同,其残存的肌肉力量不同,所需要的辅助器具也不完全相同。此外,儿童的年龄、体质及生活环境和经济条件也是影响选择辅助器具的重要因素,应根据儿童的整体情况作出适当的选择。

七、健康教育

儿童急性脊髓炎神经功能缺损更严重,但预后相对较好。文献报道 56% 的 ANM 儿童能够完全康复,44% 的儿童有不同程度的后遗症发生。10% 左右儿童可能复发或出现视神经损害而衍化为视神经脊髓炎或多发性硬化。本病预后与病情严重程度、有无并发症及治疗和护理措施是否得当有关。预后不良的高危因素:①首发症状是背痛,病情急剧发展,24小时内达高峰;②病初有发热症状;③极期 ≥ 12 天:④极期神经功能缺损评分低;⑤双下肢呈完全性瘫痪,感觉障碍平面上升至颈髓皮节;⑥发生脊髓休克,脊髓休克期超过 2 周;⑦肢体长期处于弛缓性瘫痪状态;⑧弥漫性脊髓损害和上升性脊髓炎:并发压疮、肺部和泌尿系感染者。

脊髓炎儿童康复护理尤为重要,促进其运动功能、呼吸功能等的全面发展。出院时,家长应详细了解延续护理的重要性及其护理方法。健康指导内容包括:治疗性体位的保持,日常生活活动能力指导及心理护理。如洗漱、进食、穿衣、如厕、做家务及社会融入活动等,同时预防并发症。

(刘　盈,宋银萍)

第六章

儿童常见神经发育障碍性疾病的康复护理

儿童神经发育障碍性疾病（neuro developmental disabilities，NDDs）是由于多种遗传性或者获得性病因影响大脑多能区，包括认知、运动、社会适应能力、行为等的慢性发育性脑功能障碍性疾病。疾病主要包括全面性发育迟缓/智力障碍（GDD/ID）、孤独症谱系疾病（ASD）、癫痫（epilepsy）和注意力缺陷多动障碍（ADHD）。NDDs 发病机制尚不明确，表现为发病率及致残率均较高，临床表型异质性强、病因复杂。以上特点导致该疾病早期诊断、早期护理干预困难。迄今尚无有效治愈方法，严重影响婴幼儿身心健康、儿童健康水平，以及人均期望寿命的提高。

NDDs 的康复护理应在 ICF-CY 框架下进行，在医疗机构内进行的康复护理需要为患儿制订个性化的康复护理计划，由接受过专业培训、掌握康复护理评估相关知识的康复护理人员对 NDDs 儿童进行治疗。

第一节　孤独症谱系障碍

一、概述

孤独症谱系障碍（autism spectrum disorder，ASD）是以交互性社交交流和社交活动的持续性损害和受限的、重复的行为、兴趣或活动模式为基本特征的一种神经发育障碍性疾病。

该疾病通常起病于 3 岁前，其中约 2/3 的患儿出生后逐渐起病，约 1/3 的患儿经历了 1~2 年正常发育后退行性起病。我国孤独症超过 1 000 万，其中 0~14 岁孤独症儿童超过 200 万。孤独症谱系障碍以男性居多，男女比例约为 4~8∶1，这是由性别基因和激素水平差异导致。ASD 儿童共患病及并发症状多见，多数 ASD 患儿在 8 岁前存在睡眠障碍，80% 以上的 ASD 患儿共患注意缺陷多动障碍（ADHD）、焦虑、行为障碍、抑郁，45.0%~74.5% 的患儿伴有发育迟缓，30% 以上的患儿合并神经功能障碍和癫痫，36%~48% 的患儿存在过度活动，6.5%~8.1% 的患儿伴有抽动秽语综合征，4%~42% 的患儿伴有癫痫，2.9% 的患儿伴有脑性瘫痪，4.6% 的患儿存在感觉系统的损害，17.3% 的患儿存在巨头症。

世界卫生组织(WHO)指出：ASD 是目前全球患病人数增长最快的严重疾病之一,已成为严重影响生存质量,影响人口健康的重大公共卫生问题之一。

二、主要功能障碍

社会交往障碍、交流障碍、行为方式异常是孤独症谱系障碍最主要的三项临床表现,部分儿童存在感知觉异常、智力和认知缺陷等临床表现。

1. 社会交往障碍 是最典型、最核心的临床表现。表现为生长发育各阶段均存在回避目光接触,对他人的呼唤及逗弄缺少兴趣和反应,没有期待拥抱的姿势或拥抱时身体僵硬,不愿与人贴近,缺少社交性微笑,不观察和模仿他人的简单动作。进入学龄期后随着年龄增长和病情的改善,部分孤独症谱系障碍儿童对父母、同胞变得友好而有感情,但仍然不同程度地缺乏与他人主动交往的兴趣和行为或交往方式和技巧依然存在问题。

2. 交流障碍 表现为言语发育迟缓或不发育,言语理解能力受损,言语形式及内容异常,语调、语速、节律、重音等异常。言语运用能力受损为孤独症谱系障碍儿童言语交流障碍主要方面。同时,孤独症谱系障碍儿童还存在点头、摇头,以及各种手势动作表达想法行为缺失,与人交往时表情缺乏变化等非言语交流障碍。

3. 行为方式异常 表现为兴趣范围狭窄,感兴趣的事物常与众不同,部分患儿可能专注于文字、数字、日期、时间表的推算、地图、绘画、乐器演奏等,并可表现出独特的能力。

4. 行为方式刻板 表现为行为重复,常坚持用同一种方式做事,拒绝日常生活规律或环境的变化。对非生命物的非正常依恋,如瓶、盒、绳等都有可能让患儿爱不释手,随时携带。

5. 感知觉异常 表现为感知觉强度过弱、过强或异常,有的儿童对疼痛刺激反应迟钝,对注射或自残没有反应或反应迟钝。有的对声音、光线特别敏感或迟钝。

6. 智力和认知缺陷 大部分的孤独症谱系障碍儿童智力落后。部分孤独症患儿在普遍智力低下的同时可具有某方面的特殊能力。

三、康复护理评估方法

孤独症谱系障碍评估应包括询问病史、一般情况评估、专科评估、心理及社会评估、安全评估、常见共患病评估六方面。

1. 一般情况评估

(1)询问病史:①详细了解儿童的生长发育过程,包括运动、言语、认知能力等的发育;②有无家族史或家族倾向。③孕产史、母孕期及围生期生物学因素和免疫因素影响等;④发病史及既往治疗史。

(2)评估儿童意识状态、生命体征、行为观察(包括语言能力、社交沟通行为、刻板行为、感知觉异常、自伤、共患病及其他问题行为等)、营养状况、胃肠道功能、睡眠行为评定等内容。

（3）护理评估收集中与家长沟通的问题还应该包括

1）与父母和周围人交往能力障碍：如回避眼光接触、依赖行为不佳。缺乏交往活动或不与小朋友建立伙伴关系，对游戏不感兴趣或不主动，不懂游戏规则、行为不规范等。

2）语言和非语言交流能力障碍：不语或模仿别人的言语，只限自己感兴趣的话或事。与别人交谈时，或以词、短句作为情绪表达，而非对话式交流，或不会用代词"你""我""他"等。

3）重复刻板的行为：即行为单调，如来回奔跑、反复蹦跳、拍手、旋转身体等动作。固定的生活习惯，只能用若干种饮料或食物，总穿一样的衣服，看同一本书，玩同样的玩具或游戏。

4）适应能力改变：其对某些物品、玩具或情境依恋，若给予改变时则表现出焦虑不安。

5）感知觉反应障碍：表现为对较强的声音刺激无反应，但对感兴趣的声音，虽然很小也能很敏感。

6）智力发育情况：生活自理能力缺陷，如进食、如厕、穿衣、个人卫生料理，学习或运动技能障碍（分为轻、中、重度）。

7）家庭及社会支持状况评估：家庭成员中对儿童的疾病预后是否了解，以及病程迁延后照顾者的精力状况如何。

2. 专科评估

（1）康复护理相关专科评估：康复护理相关专科评估是指导实施康复护理措施的基础性评估，儿童康复护理工作者应对孤独症谱系障碍儿童相关专科评估有所掌握：

1）发育评估：Gesell 发育量表（GDS）、贝利婴幼儿发展量表（BSID）、丹佛发育筛查测验（DDST）等。

2）行为评估：孤独症行为量表（ABC）、儿童期孤独症评定量表（CARS）等。

3）言语功能评估：语言发育迟缓检查法（S-S 法）、图片词汇测试（PPVT）等。

4）智力评估：韦氏幼儿智力量表（WPPSI）、韦氏儿童智力量表（WISC）等。

5）适应性行为能力评估：婴儿 - 初中生社会生活能力评定等。

（2）ICF-CY 框架下的康复护理专科评估

1）《国际功能、残疾和健康分类》（儿童和青少年版）（ICF-CY），以更广泛的类目编码用于描述儿童和青少年的功能和健康状况以及与其相关的环境因素，康复护理常用推荐项目46 个（表 6-1）。

表 6-1　康复护理常用推荐项目 46 个

评定项目	评定内容
身体结构与功能（13 个）	脑的结构（s110）、智力功能（b117）、注意力功能（b140）、记忆功能（b144）、知觉功能（b156）、认知功能（b163 和 b164）、语言精神功能（b167）、睡眠功能（b134）、社会交往及语言功能（b310、b320、b330）、消化功能（b515）

评定项目	评定内容
活动与参与 （23 个）	清洗自身(d510)、护理身体各部(d520)、如厕(d530)、穿着(d450)、吃(d550)、喝(d560)、照顾个人的健康(d570)、照顾个人的安全(d570)、交流 - 接收 - 口头讯息(d310)、参与游戏(d880)、学校教育(d820)、说(d330)、交谈(d350)、娱乐与休闲(d920)、基本人际关系(d710)、复杂人际关系(d720)、独自玩耍(d880)、口头信息(d3101)、引导握手和拥抱(d335)、到处移动(d455)、自身的行为(d250)、对话能力(d369)、娱乐和休闲(d920)
环境 （10 个）	个人消费用的产品或物质(e110)、个人日常生活用的产品和技术(e115)、教育用的产品和技术(e130)、家庭直系亲属(e310)、大家庭(e315)、直系亲属家庭成员的个人态度(e410)、卫生专业人员个人态度(e455)、熟人、同伴、同事、邻居和社区成员(e325)、卫生的服务、体制和政策(e580)、教育和培训的服务、体制和政策(e585)

2）身体结构和功能评估包括：①步行动作；②躯体控制能力。

3）活动和参与情况评估包括：①个人卫生动作；②进食动作；③更衣动作；④排便动作；⑤器具使用。

4）活动和参与情况评估：①认知交流；②认知理解；③游戏能力。

5）安全评估：安全评估应包括环境安全评估和高风险因素评估。

a. 环境安全评估：0~6 岁儿童家庭养育环境量表（CHNEQ）等。

b. 高风险因素评估：住院儿童高风险筛选量表（HDFS）等。

3. 心理社会评估 针对不同年龄组进行心理、社会认知量表选择。

四、康复护理策略与目标

（一）康复护理策略

康复护理总体原则应包括早期原则、科学原则、个性化原则、系统原则、家庭化原则、综合原则。以儿童的兴趣和活动为目标，进行技能分解，循序渐进，直到儿童学会并固定下来。

1. 恢复早期康复处理策略 恢复早期儿童社会交往能力、交流能力、行为方式问题较重，康复护理应从儿童沟通能力、模仿能力及游戏护理等方面介入，以沟通融入性的方法入手，尤其强调家长的参与。常用康复护理技术包括地板时光、人际关系发展干预、文化游戏介入、Denver 模式。通过早期康复护理干预，建立良好的护士与患儿关系，加强亲子间沟通。

2. 恢复中期康复处理策略 恢复中期儿童各项能力有所提升，与护士及家长有了一定的沟通，并且护士与儿童家长建立了良好的关系，此时的康复护理应指导家长了解应用行为分析法、回合式实验教学法、图片交流系统、结构化教学法等基本内容为主，并针对儿童评估结果进行常用康复护理技术的指导。全面进行患儿的生活自理能力训练、语言能力训练、人际交往能力训练、行为矫正训练等，并与患儿生活相结合。

3. **恢复末期康复护理策略**　恢复末期儿童应以社会融合为主,强调集体性活动的参与。

各阶段的康复护理方法侧重点不同,但没有严格的界限,应联合应用。

(二) 康复护理目标

短期目标一般设定为4~8周,长期目标一般设定为3~6个月或更长时间。

1. **短期目标**

(1)逐渐使患儿能主动注意周围人或事:能理解和运用姿势性语言和表情性动作表达自己的意愿,逐渐提高语言交往能力,改善患儿与父母及周围人的交往。

(2)学会正确的发音:正确模仿常用单词,用句子表达自己的要求和愿望,提高复述和对答能力。

2. **长期目标**

(1)提高生活自理能力,回归家庭、回归社会。

(2)最大程度恢复身体、心理、社会等方面功能,提高社会交往能力。

五、常用康复及护理方法

(一) 地板时光疗法

地板时光(floor time)疗法由美国精神病学家斯坦利·格林斯潘所创,学术化的术语是"基于发展、个别差异和人际关系的模式"(developmental, individual differences.relationship—based model, DIR)。其是通过成人与孩子之间的游戏训练方法增加与孤独症患儿的互动,强调儿童的情感体验和想象力的培养,强调人际关系的互动、个人活力和大量而密集的运动游戏干预。

1. **功能情绪发展阶段**　包括自我调节及对世界产生兴趣阶段、亲密联系阶段、双向沟通阶段、复杂沟通阶段、情绪意念阶段及情绪思考及逻辑思维阶段。

2. **地板时光疗法的目标**

(1)对周围的环境、情境、声音等刺激能有效表达自己的兴趣和感受,具备情绪体验和自我调节的能力。

(2)建立亲密关系。

(3)形成双向沟通能力。

(4)丰富、复杂的表达(表情、动作或言语)能力。

(5)通过想象和游戏产生想象的能力。

(6)发展情感与观念相联系的逻辑智慧。

3. **实施原则**

(1)不受干扰,把所有的注意力放到儿童身上。

(2)保持细心、耐性、轻松愉快的心情。

(3)与孩子的情绪状态保持共情和同步。

(4)能够觉察到自己的情绪感受。

（5）随时调控声调及肢体动作。

（6）紧密跟随患儿的兴趣指向,保持互动的连续性。

（7）灵活调节活动,以适应儿童多层次发展的需要。

（8）避免攻击和伤害。

（二）回合式教学法

回合式教学法（discrete trial training,DTT）又称为分解式操作教学。它是应用行为分析法训练法的核心。在训练中,把每个孩子的训练课题分解成最小,把最简单的元素呈现给孩子,一个步骤一个步骤地教,每个步骤都通过一定的辅助,反复几个回合,循序渐进,逐步完成。

例如:完成穿袜的课题可分解成如下几个小步骤:

第一步:拉开袜口。

第二步:双手拉开袜口,脚伸进去。

第三步:双手把袜子拉过脚跟。

第四步:双手拉着袜口,往上提。

DTT的具体操作过程:

1）吸引孩子的注意力,使孩子能以愉快的心情进入学习。

2）由老师或家长发出口头指令（也叫一个诱发反应的刺激）。

3）观察孩子做出的反应（回答或是其他反应）。

4）对孩子的反应做出反馈,即孩子做出之后的结果。

5）不管反应正确还是错误,每两个回合之间要稍微停顿几秒钟。

（三）感觉统合训练

感觉统合理论由美国南加州大学临床心理学博士爱尔丝（AyresA.J）于1969年首先提出,是指将人体器官各部分感觉信息输入组合起来,经大脑统合作用,完成对身体内外知觉输入做出正确反应。

1. 大滑板上的倒溜滑梯 让儿童俯卧在圆形滑车上,头朝下,由大滑板的高处向下滑行。适用于前庭觉失常,平衡感不足的患儿。头部向下滑动时,在滑下后到达的位置处用软垫保护安全,不要强迫孩子去做,要尽量增加兴趣。每次滑行时间约为30分钟,每周进行3次。配合度较高的患儿在下滑的地方放一些小球、保龄球等,在滑行中让儿童抓球,或将球投入纸箱内。该训练有利于提高患儿手眼协调及运动企划能力。

2. 圆形滑车游戏 让儿童俯卧在圆形车上,用双手的力量往后滑行,或左右旋转。适用于前庭重力感不足,本体感不足的患儿。每天练习10~15分钟。功能较好的患儿可以让其坐在滑车上急旋转,护士扶住儿童的双臂向左或向右旋转儿童。也可以进行集体游戏,传球、接球的比赛等,增加游戏的趣味性。

（四）人际关系发展干预疗法

人际关系发展干预（relationship development intervention,RDI）疗法是由美国临床心理学家Steven Gutstein博士针对孤独症儿童人际交往和适应能力的核心缺陷提出的训练方法。该方法强调父母的"引导式参与",采用系统的方法循序渐进地触发孤独症儿童产生运用社会性技能的动机,进而使其习得的技能得到泛化,最终让患儿发展出与他人分享经验、享受交往乐趣及建立长久友谊关系的能力。

1. RDI 的目标

(1)有正常交互作用的语言。

(2)真正的友谊。

(3)成功的学业和职业生涯。

(4)自信而独立的人生。

2. 正常儿童人际交往技能的发展　分为 6 个阶段(表 6-2)。

表 6-2　儿童人际交往技能的发展阶段

6 级水平及特点	24 个阶段及特点
调适阶段(从出生~6个月):婴儿渐渐能够在掌握互动经验的过程中,充当更加主动的参与者	情感调谐:与成人面对面的情感交流,是此阶段婴儿的注意力中心
	社会参照:观察成人的脸部表情,来取得认同与安全感
	分享兴奋:从父母引进的新奇刺激中获得大量兴奋
	简易游戏:了解与享受简单的社交游戏规则
互动学习阶段(6 个月~1 岁):儿童已具备了担任经验分享互动伙伴的能力	基本架构:喜欢一步步学习经验分享活动的规则与角色
	变化与趣味:此时的幼儿最喜欢大人在社交活动中加入各种有趣的变化
	互动舞步课程:在同步的活动中,扮演搭档的角色
	一起动作:仔细观察,调控自己的动作,配合搭档
即兴变化与共同创造阶段(1 岁~1 岁半):儿童具有了调整自己、避免互动协调失衡的能力,开始理解即兴互动	不断地共同加入变化:在流畅谐调的活动中,喜欢双方共同加入的新奇变化
	流畅的过渡转换:以搭档的角色,享受并参与将一连串的活动转换成流畅的动作流程
	即兴动作:参与活动,与搭档一起不断地调整规则、转换角色,继续保持双方配合的流畅
	共同创造:发展出新的活动,双方一起公平地制订主题、规则
分享外部世界阶段(1 岁半~2 岁半):儿童开始了解不同的人对同一事物有可能有不同的想法,进入了分享内心世界的过渡期	分享知觉:随着共同对某个外在刺激的知觉,喜欢藉着视觉和语言分享情感
	观点取替:主动寻求比较、对照不同的认知
	独特的反应:分享独特的反应成为共同瞩目的经验焦点
	添加想象:分享额外的想象元素,详细说明感受到的事物,成为共同瞩目的经验焦点
分享内心世界阶段(2 岁半~4 岁):儿童能分辨出人们的外部表现可能和内在的真实感受不同,同伴在他们的想象世界中成为重要的合作对象	分享想法:透过与社交搭档间的想法结合,从中获得乐趣
	欣赏差异:社交搭档在游戏或对话中加入不同的想法与主题,增加刺激
	内在与外在世界:能分辨内在与外在反应的不同,以及了解内在的反应比外在的更加重要
	心智的重要性:能了解思考方式、感受与想法是经验分享的重要元素

续表

6 级水平及特点	24 个阶段及特点
连接自己与他人阶段（4 岁以后）：儿童习得了与他人互动的基本技能，初步具有了心理理论能力，开始建构独特的自我概念，对同伴情谊和所属团体产生极大的兴趣	**独特的自我**：为了更清楚地定义出自我的轮廓，将自己与他人做联想 **团体的归属感**：具备不同团体的成员资格成为其自我认同的重要部分 **伙伴与玩伴**：基于共同的兴趣、活动与过去经验，珍惜友伴的情谊 **历久不衰的友谊**：重视建立在相互信任与照顾的亲密友谊

3. 人类文化学习能力　包括社会性趋势、社会性参照、分享式注意力、心智理论、叙事与会话、相互调控、模仿、游戏及意图解读等。

（五）图片交换交流系统

图片交换沟通系统（picture exchange communication system，PECS）是 1985 年由美国德纳瓦州孤独症学习计划的 Bondy 和 Frost 所发展出的沟通训练系统，该系统旨在教导沟通障碍儿童一种有效的沟通方式，通过将其想要的项目的图片传给沟通对象以交换该项物品，来达到沟通互动的目的。

1. PECS 的特点

(1)儿童不需要具备社交技巧如目光接触，也不需要有口语或模仿动作的能力；

(2)最基本的目标是达到由儿童能自发地提出要求；

(3)训练步骤十分着重诱发沟通动机，提高沟通的主动性。

2. 教学分为六个阶段

阶段一："以物换物"，教学生用图卡来交换一个想要的物品。

阶段二："提升主动性"，教学生能主动从沟通板上取下他所要物品的照片交到成人手中以交换所要的物品。

阶段三："辨认图卡"，当学生最喜欢的东西的图片与他不喜欢 / 喜欢的东西的照片并列在一起时，教学生选出他最喜欢的东西照片。

阶段四："组合句子"，教学生以"我要……"的字词应用图卡来造句。

阶段五："回应'你要什么？'的问句"，当学生被问"你想要什么？"时，教学生自己应用图卡造句。

阶段六："能回答评论性问句及表达意念"，教师引进"你看到什么？""你有什么？"以及其他类似的问题，并鼓励学生就他们的环境发表看法。

（六）应用行为分析法

应用行为分析法见本章第二节。

（七）言语治疗

一般来说，孤独症儿童的语言能力很低，接受语言的能力也很差，不能主动接受信息。有些孤独症儿童的视听正常，但没有语言，甚至连发音都不会，这就需要用专门的时间对他们进行一对一的个别语言训练。

(八) 听觉统合训练

听觉统合训练仪器也是感觉统合治疗的一种。该方法通过让受试者聆听经过听觉统合训练仪调制的音乐,即利用训练仪根据患者的听觉测试情况决定是否过滤某个音频或降低音乐中的高频或低频的声音,来矫正受试者听觉系统对声音的处理失调,并刺激脑部活动,从而达到改善受试者语言障碍、交往障碍、情绪失调和行为紊乱的目的。孤独症儿童大多数对音乐产生偏爱,尽管他们对外界的世界漠不关心,有些甚至是没有语言,但他们对音乐大都表现出极大的兴趣,有些孩子甚至具有超凡的音乐感和超强的辨音能力。当声音信号通过听觉器官的神经纤维传导至丘脑和大脑皮质系统,音乐中的音高、音强、音色这些基本元素能够直接通过丘脑等皮下结构,使大脑机体产生自主反应,各种音响以时间为载体,在时间的过程中展示着自身有序的声频律动,而这种声频律动与大自然中一切具有生命的物体产生着异体同构的共鸣,形成起、开、张、合的有序交替与增长的生命律动,音乐中的节奏模式和曲调体系在很大程度上与人体的特征节律有着奇妙的共通。

每个患儿改善的方面和改善的程度不尽相同,治疗后可能改善的症状如下:对听觉刺激注意增强;对言语理解能力增强;说话的平均长度增加;说话声音变大;模仿言语减少;交流兴趣增加;目光接触增加;适当社会行为的增加,接受变化的能力增加;对他人存在的感知或对他人的容忍增加;与他人相互作用的愿望增加;倦怠减轻,坐着看别人减少;刻板行为、自我刺激行为减少;冲动不安减少;发脾气减少;攻击行为减少;对日常信息记忆增强;计算能力增强;不专心减轻;反应时间缩短;触觉防御减轻;独立生活能力增强;对声音的超敏现象减轻。

(九) 孤独症以及相关障碍儿童治疗教育课程

孤独症以及相关障碍儿童治疗教育课程(treatment and education of autistic and related communication handicapped children, TEACCH)是由美国北卡罗来纳大学 Schopler 建立的一套主要针对孤独症儿童的综合教育方法,是现时在欧美国家获得较高评价的孤独症训练课程。该方法主要针对孤独症儿童在语言、交流及感知觉运动等各方面所存在的缺陷有针对性地进行教育,核心是增进孤独症儿童对环境、教育和训练内容的理解和服从。该课程根据孤独症儿童能力和行为的特点设计个体化的训练内容。训练内容包含儿童模仿、粗细运动、知觉能力、认知、手眼协调、语言理解和表达、生活自理、社交及情绪情感等各个方面。强调训练场地或家庭家具的特别布置、玩具及其有关物品的特别摆放;注重训练程序的安排和视觉提示;在教学方法上充分运用语言、身体姿势、提示、标签、图表、文字等各种方法增进儿童对训练内容的理解和掌握;同时运用行为强化原理和其他行为矫正技术帮助儿童克服异常行为,增加良好行为。课程可以在有关机构开展,也可在家庭中进行。

六、康复护理措施

(一) 环境的结构化

社会交往技能的康复护理应该尽量在自然环境中进行,但是由于孤独症儿童在社会交往技能方面具有缺陷,必须作好准备,使自然环境和社会环境有利于孤独症儿童社交活动的开展。

康复护理设立社交活动包括:康复训练环境具有适度感觉刺激;康复训练环境对孤独症儿童有吸引力。选择患儿感兴趣的物品布置环境;康复训练环境要使孩子具有主动模仿力;社会环境要适合孤独症儿童;社会环境中的角色要适合孤独症儿童;在有些环境中,规定孩子做出必要的等候。社交技能训练环境的结构化,还表现在对患儿社会活动的安排上。前提要求活动必须是有趣的和有意义的。孤独症患儿对周围环境认知特点有具体性、固定性和可预测性。

1. 事先澄清社会活动的各个方面,使孩子心中有数,减少焦虑感　选择的地点尽量单一,目标明确,避免不必要的刺激。训练孤独症儿童时,尽量使训练环境"干净",不要出现过多的使患儿分散注意力的物品,以便让患儿更容易集中注意力。可为患儿提供适合其实际发育年龄的玩具,应在没有开始训练前设定预期达到的程度。如果设立在游戏过程中训练患儿社交能力,同伴的选择非常重要。家长在训练过程中起到总设计师的作用,为达到训练目标,需设计整个训练过程的过渡结束时间及下一个安排。

2. 建立活动的常规顺序　在一定的条件下也要培养孩子的灵活性和突发事件的应对能力,这可成为长远训练项目,但孩子应首先学会按常规顺序游戏,既教会患儿常规游戏的规则。

3. 为孩子提供必要的指令、辅助和强化　孤独症儿童的训练是随时随地的贯穿在日常生活的方方面面。当我们期待患儿不断地做出正确反应时,作为家长要时刻注意和遵循发指令的原则。及时、适时,要让孤独症儿童对指令做出反应,在他们注意力集中的瞬间发出指令,对于孤独症儿童听到指令是很有帮助的。多数孤独症儿童在语言的理解上有障碍,因此家长要了解患儿的情况,了解个体的语言理解程度,在基于他们指令时选择最准确的语言和最合适的长度,既指令要简明、扼要。孤独症儿童对于一件事情的连续性和顺序性,在理解、反应和动作连贯上有一定的困难,因此家长要根据患儿对一件事情的理解和操作能力来判断指令的必要性。不必要的指令不仅达不到预期效果,反而会产生负面效果。患儿可以不对指令做出任何反应,下一次不理睬或者作出错误理解。指令同时要具备可实现性,要求家长对患儿反应能力做出正确评估,能做什么、不能做什么,在患儿能力范围内发出指令。

4. 综合训练,积极治疗　综合训练十分重要,不要急于求成,不能因为语言发育不好,则仅仅给予训练语言,对其他方面完全忽视,是十分错误的方法。婴儿从出生那一刻,甚至在母体就一直接受信息,处理信息,通过触觉感知冷暖,通过声音感知母亲,通过嗅觉味觉感知母乳,通过肢体与躯干的活动、哭叫等来逐步表达自己的需求并与外界建立联系。孤独症至今没有可靠的研究证明其病因。但有一点可以肯定,那就是孤独症患儿的大脑不能够正常地接受来自周围的信息,并把收集到的信息加以有效地综合处理,以致出现一些怪异的言行。因此,对患儿的培训必须涉及感知、运动、理解、记忆、注意、语言、社交、行为矫正等方面。当然应根据每个患儿的具体情况制订不同的规划,但一定要是综合训练。

训练的过程患儿体力、脑力均消耗甚大,必须及时给予足够的营养支持,以补充体内的消耗。应根据患儿的年龄、体质等安排合理的食谱,有荤有素,各种肉食、蔬菜、水果等每天均应适当进食,不可偏食挑食。为保证培训的顺利进行,家长必须注意患儿的健康,预防感冒、气管炎、腹泻等问题的发生。

(二) 社会的适应能力护理

对待孤独症的婴儿要指导母亲做出特殊的努力去拥抱他,吻他,抱着他走来走去,同他说话,使他具有正常儿童一样的经历。鼓励母亲去与婴儿说话,即使孩子根本不注意母亲的言语,也要努力地对着他们的耳朵低声说话。婴儿期一过,患儿孤独症的模式就变得明显,此期间要开始帮助患儿去适应家庭、适应社会,这是一个漫长的过程。孤独症儿童的行为训练可改善其对社会的适应能力,帮助患儿自立,可以从以下几方面入手。

1. **训练注意**　用一些患儿感兴趣的教材,要求他注意并正视说话人的脸,主动注视其目光,并逐渐延长注视时间,反复多次,并及时给予强化使患儿在"一对一"情况下,对对方的存在、言语、目光等有所注意。

2. **模仿动作**　让患儿模仿动作,如广播操等,使他们意识到别人的存在。

3. **姿势性语言的学习和表情动作的理解**　帮助患儿学习姿势性语言如点头、摇头等,给患儿做出示范,要求其模仿,然后反复训练,直到能理解为止。此后,可利用实际动作或画片训练患儿理解身体动作及表情,并对患儿的正确回答及时予以强化,逐渐减少提示,直到能正确辨别和理解为止。

4. **提高语言交往能力**　可利用情景或利用患儿提出要求时进行,反复训练使患儿在想满足某种要求时,能用语言表达自己的愿望。可让患儿进行传话训练,传话开始宜短,之后逐渐延长,如此训练将使患儿能主动与他人建立关系,改善交往。

5. **利用游戏改善交往**　首先要与患儿建立亲密关系,要观察和关心他的兴趣、爱好,做他感兴趣的事给他看。以后逐步扩大患儿交往范围,待患儿能参加集体游戏时,游戏内容要逐渐注入购物、乘车等日常活动,让患儿扮演不同角色,掌握各种角色的行为方式,学习各种社会规范,使他们逐渐学会如何与人进行交往,完成日常活动,为成年后的自立打好基础。

(三) 个人社会技能的护理训练

1. **与他人接触和建立关系**　提高患儿对人存在的意识,在患儿面前活动来吸引他们注意,或按患儿的喜好进行游戏,以引发他们的兴趣和反应;引导患儿目光接触,迁就他们的视线水平,或触碰他们的身体,令他们与人有目光接触。一旦接触他们的目光,便立即跟他们说话或做表情、动作来逗引响应;制造机会令患儿说话,如将他喜欢的玩具放在他们拿不到的地方,或突然中止他们感兴趣的活动,诱发他们示意要取玩具或继续进行活动,从而掌握向人求助的技巧。

2. **学习一般的社交常规、社交礼仪和社交语言**　如说早晨好、请、再见、对不起、谢谢等,特别强调说话时,要与人保持目光接触;遵守简单规则,如聆听、安坐、等候、守秩序、当别人交谈时不插嘴等;学习与人分享,合作完成活动,如分享食物、玩集体游戏等;学会恰当的社交响应,如响应别人的要求;学习主动与人交往,如主动与人打招呼;扩展生活圈子,安排机会让儿童与不同的人接触,增强和训练他们的社交能力,以适应不同的社交场合。

3. 运用示范法　计划患儿完成的事情,设计好动作、流程,分解步骤后给患儿做示范动作。这种方法的特点是把抽象的事物具体化,以生动具体的典型形象、动作影响孤独症患儿,使训练过程有很强的吸引力、说服力和感染力。

4. 以认知为基础的训练　孤独症儿童的认知训练应以认知发育规律为依据选择训练内容,借助图形、数字、符号及文字等训练材料,培养与提高孤独症儿童的多项认知能力。

5. 同伴参与　对孤独症患儿进行同伴合作的训练。整个过程中,同伴的挑选很重要,需要与患儿年龄相仿、有相似兴趣、熟悉对方的小朋友。告知同伴与患儿游戏或参与的目的,以及过程中的注意事项。应向患儿及同伴示范恰当的交往方法,与同伴进行事先排练。患儿与同伴相处时观察双方交往,做出必要协助。

(四) 游戏护理

通过游戏激发儿童兴趣,有利于发展儿童感觉、知觉、观察力、注意力、记忆力及创造思维能力。游戏中,需要孤独症儿童遵守规则。

0~1 岁:探索自己身体部位;用手触、碰、挤、拍、敲、打等动作玩耍;利用敲击等动作弄出声响;模仿大人的简单动作;探索玩具的操作方式。

1~2 岁:参与简单并与人沟通的游戏;与成人玩简单的轮流作转的游戏;适当地玩简单玩具,并运用玩具配件;利用仿实物玩具模仿简单的生活动作游戏。

2~3 岁:多为平行游戏,可与一名伙伴进行简单的合作游戏;简单的象征性游戏,模仿家长做家务游戏;喜欢踢球、跑、涂鸦等游戏活动。

3~4 岁:进行简单的角色假扮游戏,可扮演生活中常见角色;与 3~4 名伙伴进行较复杂的合作游戏;在大人口头提示下遵守简单的游戏规则。

4~5 岁:与其他伙伴进行较复杂的角色扮演游戏,可扮演故事中或虚构的角色,有分工与合作;常将学习、劳动任务当作游戏来完成;可进行竞赛类游戏。

5~6 岁:在假想游戏中表现解决难题能力;按游戏规则接受胜负结果;在无监督下玩较复杂的桌上和地下游戏。

孤独症儿童康复护理过程中,应注意渗透社交游戏的应用。在经过前期训练的基础上,渗透社交游戏,巩固强化社交技能。透过各类游戏活动使儿童能获得轮流、分享和合作等社会技巧,以及发展了解他人想法、知识、情绪的能力。

为了提高孩子的社会交往技能还必须教之游戏技能。游戏从易到难分为独立性游戏、社会性游戏、戏剧性游戏。具体选择视患儿情况而定。设立目的要有利于语言、认知能力的发展,为社会性游戏做准备,有助于他们减少问题行为。包括玩积木、用彩笔画画、开玩具火车、做蛋糕等。训练步骤设立合理,家长先观察孤独症患儿,根据患儿具体情况,确定相应游戏技能。依据患儿功能,将游戏技能步骤分解,逐一练习。家长可以选择辅助的方法,帮助患儿掌握规则、技能。患儿做出正确行为时,及时给予夸张的强化物。训练游戏技巧,提高基础学习能力提供多类玩具,示范玩玩具的方法,如推车、搭积木等,避免患儿只用某种单一方式玩同一样玩具;训练专注力,如观察他人如何活动或玩玩具等;训练模仿力,如模仿别人的说话或举动;带引儿童参与集体游戏,使其学会遵从简单的游戏规则,如轮候、合作等;

增强假想能力,如扮教师、医生、小丑等;建立赏罚制度,帮助儿童明白输赢的规则,学习面对胜负。

(五) 语言障碍护理

孤独症患儿没有言语用来表达他的要求,有时用尖叫和发脾气来表达,为防止这种情况,不要在患儿尖叫或发脾气时满足他的要求。与孤独症患儿谈话时尽量使用简单明确的言语。语言障碍将影响患儿的社会适应能力因此要尽力去训练,从以下几方面入手。

1. **呼吸训练**　在行为中加入由口吐气的动作,这样才能顺利进行发声训练。在训练中要反复示范及时给予正性强化,如赞扬、给糖果等。

2. **口型和发音训练**　让患儿很快学会模仿口型和发音较为困难,可先从让他模仿一些身体大动作开始,逐步过渡到口型发音的模仿。对患儿来经特别训练之前的偶然发音要立即给予鼓励,以增加自动发音的频率。

3. **单词训练**　从模仿说出实际物品的名称开始,物品最好选择患儿感兴趣的食品或玩具,待能说出实物名称时可过渡到卡片。对一些动词,可通过动作去学习。

4. **说句子训练**　可利用患儿的一些要求进行,句子开始要简短,之后逐渐延长,最后加入一些表示礼貌和客套的词。

5. **复述和对答能力的训练**　可训练患儿听训练者念句子或文章,然后正确加以模仿和复述,在患儿能复述 20 字以上后,可利用画书或日常情景训练他的对答能力。

6. **朗读文章及表达能力训练**　对于已经入学或认识一些文字的患儿,可让他朗读一些有简单文字说明的画书或配有一定图解的故事,然后请他复述故事并针对故事内容进行提问。

7. **语言理解能力训练**　在单词训练阶段即可开始语言理解训练,如利用让患儿从若干卡片中选择出要求的卡片来进行。

8. **文字训练**　用文字卡来进行训练,目的是使患儿除了认识文字外还会将文字与读音结合起来。训练应按照计划逐步进行,训练的内容要因儿童的具体情况来选定,一般包括语言前期训练、发音训练、语言训练。

9. **语言前期训练**　为儿童发音说话而做的准备训练或者叫作语言相关能力训练。

(1)注视物与人的训练:选择儿童感兴趣的物品件数(最好有发声物品),在"一对一"训练中将物品置于儿童的前、后、左、右方位移动,旋转,掉落,以引起儿童的注视、追视或伸手抓取。注意避免使用儿童最感兴趣的物品,应准备数个能够转移注意力的物品轮番使用。要始终提醒儿童看"目标",把球、苹果、帽子(或别的几样东西)分别放在房间里显而易见的地方,指导者坐在孩子旁边,要求儿童"去拿球"(如果他还不懂语言,则拿着另一个相同的球给他看),执行了命令则给予奖励。开始练习时可以有辅助,有另一个家长领他到放物品的地方,扶着他的手去拿球,交给发命令的人。以后辅助逐渐减少,要反复练习,直到最后完全没有辅助,一听到指令就能自动去拿物品。用泡泡、气球、手电筒、球来训练追视物体的能力,及视觉的转移能力。要求儿童"看着东西"再开始行动。指导家长要和儿童一起游戏,使气氛轻松、愉快。过程中始终要提醒儿童去注意看物品,奖励要及时跟上,赞扬他做得好。

用布或其他东西覆盖住物品,让儿童揭开覆盖物去取物品。把某种物品(小球、积木等)放入瓶内、盒子内再取出来。在其他项目的练习中,比如:拼图、穿珠、垒积木等,始终要贯穿注视物品的训练,随时提醒儿童看着手中的物品。在"一对一"的训练中,用玩具或食品来吸引儿童,提醒儿童既看物品,也看护士,然后给他玩具或食品。护士坐在儿童对面,指着鼻子说:"看着我"。如果儿童不看,则用手轻轻托他的下巴,或另一个护士在儿童背后端正他的头,只要儿童看了一眼就马上给予奖励。在日常生活中,每次给儿童食品、玩具,都要告诉他"看着我",看了再给他东西,或者让他执行把东西"给××"的指令,让他看着对方。还可通过练习指对方的眼、耳、口、鼻、嘴来训练注视人。和孩子碰头和碰鼻子后,让他看着你。对于较重患儿,可以双手扶其双耳部辅助。做各类亲子游戏或给孩子念儿歌、讲故事,提醒孩子看着你。做此项训练时,护士一定要用有趣的动作、悦耳动听的声音、亲切的眼光和笑容、儿童喜欢的活动来吸引孩子注意;注意人的训练还要延伸到平时的活动及其他项目的训练中;要坚持长期训练。

(2)听指令:先从在指定的地方拿取儿童感兴趣的东西(食品、玩具)练起,拿了则把食物给他吃,把玩具给他玩;指示把某物交给某人。听指令的训练应建立在儿童与护士有良好的相互信赖关系的基础上,使儿童能听你的命令。指令内容要简洁,前后始终保持一致,以便儿童能听得懂。注意儿童对指令的反应,如果他没有做出反应,则要考虑是听懂了不愿意执行,还是没有听懂。如果是前者则要想办法坚持让他执行,如果是后者则要帮助他完成(做示范、手把手地教他)。训练必须在有了积极的结果(部分或全部执行)时才结束。无论儿童怎样恼火或哭闹都不重要,重要的是必须让儿童做成一件事(也可以作一点妥协或训练者加以辅助)才能终结训练。

(3)动作模仿:动作模仿应先由儿童看的见自己的动作(拍手等)练起,再进到自己看不见的动作(指自己的鼻子)。训练让儿童注意并模仿简单的手部动作(拍手、挥手、握拳),模仿指五官,掌握一项再进行下一项;让儿童跟着护士绕房间走,并做走、跑、蹲下、站起来、跳等动作;按护士的方式玩同一积木或拼图;有趣的模仿动物的行走方式,如学兔子跳、学小鸟飞;模仿特殊的事物,如飞机、手枪、剪刀;模仿日常生活的一些简单动作,如刷牙、洗脸、漱口。动作模仿开始需另一个护士给儿童一点帮助,协助他完成。动作模仿训练要在愉快的气氛中进行,可跟着音乐做模仿也可伴着儿歌做模仿,单个的动作较熟练之后,才可模仿连贯的动作,如摸头→肩膀→膝盖→脚。一定要将动作和语言结合起来,不断地夸奖孩子做得好,以增强他的信心。

(4)培养交流愿望:孤独症儿童大多缺乏与人交往的兴趣和愿望,缺乏通过他人获得某种物品或者获得快乐的动机。他们宁可保持沉默和独处而不去找人要什么或干什么。动机是一种内在的动力,是在需要的基础上产生的,而对物和人有认识,有兴趣才会产生某种需要,从而引发一种动机。因此培养儿童对物、对人、对活动的兴趣,使其产生某种需要,引发满足需要的动机是培养孤独症儿童交往愿望的主要策略。我们可以引导儿童玩各种玩具(积木、玩具车、滑梯等),缩短对物的距离,增加对物的兴趣。通过集体游戏、亲子游戏缩小与人的距离,接纳身体的接触,接纳别人的亲近。安排丰富多彩的活动,如外出游览、参观、玩水、玩沙、爬山、玩滑板等,培养儿童去参加各种活动的兴趣。恰当运用各种奖励手段去培养儿童为获得奖励去完成他人指令的动机。培养儿童对物、对人的兴趣,重在"引导"。一定要采用儿童喜欢接受的方式,使自己变成儿童可依赖,并能给他带来快乐的"玩伴"。要刻意营造儿童喜欢的环境,引发他主动与人沟通。例如:在玩儿童喜欢的"摇动游戏"中,当儿童玩得兴奋时突然停止,等他提出要求后才继续摇动;把儿童喜欢的食物或玩具放在很难打开的盒子或瓶中,让他要求别人协助。帮助他学习沟通的方法(用手势表达要求),克服因沟通障碍带来的不良行为(以哭闹来达到目的)。

(5)手势记号的掌握:在孤独症儿童不能用言语来做沟通之前,借用手势来做表达不仅是一种过渡,还是一种准备。借助手势来帮助孤独症儿童沟通能较快地发展与他人沟通的正确方式。基本的方法就是通过示范,让儿童模仿,并要求他使用。首先教儿童用手势表达"我""要"这两个词,以后再把两个动作连起来,构成"我要××"的句型。教一些表示动作和状态的手势也很重要,如"吃""睡觉""出去"等。训练者使用的手势动作要固定下来,用手势表达时一定要和嘴形、声音结合起来。

(6)理解物品名称:使儿童理解并记住。让儿童拿一个与你手中相同的物品配对,把经过反复认识的物品和一个不认识的物品放在一起,问儿童:"哪一个是××?"或者"××在哪儿?",让儿童去拿或指认。当儿童已能把一个认识的物品从不认识的物品中指认出来,接着就可以把两个都认识的(但不能太相似)物品放在一起,让儿童指认其中的一个。根据物品的特点把相同(颜色、形状、同一类)的东西归成一类。一定要一个一个地教最普通、最常用的物品名称,不能一次教好几个。在教新物品名称时,对已认识的物品仍要反复做指认和辨别练习。如果发生混淆则还要从头来教。认识了一定数量的实物后,就可以用图卡来进行配对练习。其程序为实物→实物,实物→图卡,图卡→实物,图卡→图卡(图卡最好是图下面有文字、背面有文字的那种)。在儿童能说出单词之前,起码应该理解30~50个单词。先用实物,反复告诉此物的名称。

(7)生活训练:生活训练的目的在于利用日常生活中的大量时间,促成儿童行为的有序化、规则化,并把语言训练的内容渗透其中,以期沟通行为的产生。生活训练的内容包括生活习惯、游戏和与家人的交往等。具体从以下几方面去做:①建立正确的生活习惯:儿童睡眠、饮食和排泄应该有规律且行为方式要正确,口语及手势的提示要跟上,并按照一定的动作顺序,协助儿童完成这些行为。比如排泄,以固定的间隔时间带儿童到卫生间,边给声音提示"尿尿",边拍打儿童的手或其他部位(手势提示),再带到卫生间帮助他大小便。生活训练中伴随儿童的动作和行为所提示的声音和手势,在今后的语言表达训练中,将成为形成这些行为的预期性诱发信号。②结构化的环境:安排固定的场所、固定的事物,如固定的吃饭场所或学习的场所,以及固定的用品、用具等。并且尽量利用视觉线索,如彩纸、图画、文字符号来帮助儿童辨别,记住景象和事物,所提供的声音及手势将形成日后语言表达的预期行为。③生活即学习:协助儿童完成一些自理项目,如洗手、穿脱衣裤、吃饭等。并要不断地和儿童说话,告诉他事物和动作的名称。④亲子游戏:每天应安排与儿童游戏的时间,家长要愉快地与儿童游戏,并不断地加进新的内容,变换玩的方式,使儿童始终保持有兴趣玩。生活训练内容一定要与声音及手势的提示同步。即做什么就告诉儿童什么。对于儿童有可能发出的音要有重点地练,要反复模仿儿童发出的音,要反复用各种方式重复这个音。选儿童感兴趣的儿歌来配合日常生活内容,比如"刷牙""穿衣"类的儿歌。

10. 发音训练　语音发展是语言发展的前提。任何儿童要获得有声语言,首先要进行发音练习。孤独症儿童由于他们个体差异极大,所以在发音训练中呈现的状况差别极大。有的儿童能在较短的时间内突破语音关,较快地进入语言发展阶段,而有的儿童则存在较大的发音障碍。我们可以观察到部分儿童在吮吸、吞咽、咀嚼动作和吸气、呼气及唇、舌活动方面有较大问题,还有部分儿童经过医生的检查,并未发现他们的发音器官结构异常,那么他们的问题就可能是发音功能发育不成熟。听觉系统、神经中枢的发展与成熟也是语音发展的必要条件。发音器官的功能包括呼吸器官(气管、支气管和肺)的呼吸功能,语音一般在呼气时发出;发音体(喉头和声带)的振动功能,气流经过声门而引起声带振动时就会发出声音;口腔、鼻腔和咽腔的共鸣功能,其中作用最大的是口腔。它包括舌、唇、上下颚等部分。正是由于嘴的自由开合;舌的自由升降、伸缩;唇的自由展开或撮圆,使口腔形成不同形状的共鸣器,使气流通过时发出不同的声音。因此,运用各种感觉的手法使孤独症儿童记住自己的嘴巴是非常重要的。脸颊运动训练也属于感觉训练的一种。这种训练就是用手轻拍双颊、下巴、嘴唇,并且力图发出声音来,还可以紧闭嘴唇吹气使脸颊鼓起来,还可以做出各式各样可以牵动脸颊肌肉的鬼脸,后两种做法可能对孤独症儿童会有较大困难。在训练者发音说话时,让孤独症儿童用手去感觉气流、声带的振动,下巴的下降与抬高,两颊肌肉的活动情况是非常有必要的。发音训练的目的就是要让孤独症儿童充分感觉多种形式的发音动作,帮助他们体会发音要领,掌握发音技巧,培养正确的语音习惯,促使孤独症儿童发音器官功能的发展与成熟,学会发音。发音训练包括:呼吸训练;舌部训练;口部训练;鼻音训练;嗓音训练;四声训练。鉴于孤独症儿童感觉发展的特殊性(本体感觉发展不足),发音训练还应该包括被动发音训练。训练一定要在儿童已开始对声音感兴趣的基础上加大力度,反复练习。训练中要注意保持轻松愉快的情绪。强制、威胁会使儿童更紧张,甚至拒绝发音。

11. 语言训练　语言训练的内容应该包括理解性语言的培养,表达性语言的培养这两个层面。在语言训练中,不应急于要求儿童很快地增加表达性的词汇,而应先为儿童创造一个能多看多听的语言环境,使孤独症儿童通过大量的看、大量的听来理解身边的事物,理解语言的含义。理解是表达的基础,只有理解了语言,才能更好地表达。理解性语言的培养有两方面的事情需要我们去做:一是要给孤独症儿童丰富的语言刺激;二是要帮助孤独症儿童积累基本词汇。对于学习语言困难的孤独症儿童来说,需要比普通儿童有更多的闻、听机会。这就要求我们要在日常生活训练中,在其他项目训练中,在游戏活动中及其他一切能利用的时间段中不断地给他们讲身边的事物,正在发生的事情和正在进行的活动。通过反复讲、反复说,使他们能辨别和记住不同的声音所代表的不同意义。给孤独症儿童丰富的语言刺激内容有以下几方面。

(1)对着儿童感兴趣的人物和事物说话,告诉他"这是谁""这是什么";对着成人及儿童进行的活动说话,告诉他"在做什么";对着现实的情境说话,告诉他"看见什么""这里有什么""正在发生什么事"。

(2)给简单指令,让儿童执行,要求他"做什么";给儿童讲小画册、卡片上的内容,告诉他"这上面有什么";给儿童说儿歌、歌谣,使其对语言有兴趣并记住部分内容;唱好听的歌曲给他听,用动听的声音吸引他;说给儿童听的语言要简而精,说出中心词,少加修饰。

(3)当儿童看着你时再说话,做任何事,先叫他的名字,等他注意你在叫他时再对他说话,不注意你的时候对他说话没有效果;多重复,一个语言内容在不同的时间段里重复讲、重复说,而在同一个时间则是重复几次就可以了;应有重点,每一个阶段都应确定出重点内容,无关的内容不作强调;要通过给儿童念好听的儿歌、讲小画册、说歌谣的方式来维持儿童"听"的注意力,使之能坐下来听"一段"时间。

积累基本词汇当儿童能说出第一批有意义的词语时,他起码应该理解了几十乃至上百个词语。儿童首先掌握的词语均属人物(动物)、食品、玩具等几大范畴,以后逐渐扩大至人体器官、衣物、日常生活用品、交通工具等方面,而且大多是名词,也有少数动词。理解性词汇的积累是语言发展的基础。对于理解语言有巨大困难的儿童来说,如何帮助他们积累理解性的基本词汇,选择哪些词汇都是非常重要的问题。

12. 表达性语言训练　表达性语言的培养通过理解性语言的培养,儿童逐渐地能听懂一些话语,明白了每样物品,每个动作都有一个名称,都由相应的词来代表,同时也开始理解别人对他说的话是有意义的。他们会不断地试着用掌握的词来表达他们的愿望,会在不经意间说出一些有意义的词来,这时要抓紧对他们进行表达性语言培养。培养表达性语言首先要教孤独症儿童用单词来表达。和普通儿童一样,孤独症儿童也会经历一个"单词句"阶段。由用单词表达过渡到用完整句作表达,对于孤独症儿童来说又是一个巨大的障碍,他们学起来很慢,而且不能灵活运用。他们缺乏把词恰当地排列起来、组成句子的语言能力,因此,必须一点一点地教他们如何造句,如何表达,学了的句子要反复用,用错了要及时纠正。

表达性语言发展的阶段,孤独症儿童表达性语言的建立是指由最初听见词语能做出相应的反应,到能主动表达这一过程。这一过程的长短因儿童所具备的条件和教育训练的方法、策略不同而有很大的差距。不管这一过程长还是短,但都要经过以下几个阶段:

(1)理解反应阶段:在这个阶段中,通过多听、多接触事物、多看、多参加活动,让儿童大量地接受语言信息,并用相应的方法去行动,比如让儿童"去拿球",他应该注意听指导者的命令,而且注视球,然后走过去拿球。

(2)模仿阶段:这一阶段儿童开始试图模仿成人的语言,对指导者的面部表情、声音及唇部活动感兴趣(这一点非常重要),并且能模仿发出声音,模仿的顺序是声音模仿→音节模仿→单词模仿→短语模仿→句子模仿。

(3)提示阶段:这一阶段孤独症儿童已经开始发音、说话,有了一定的经验,但仍有一些困难,需要指导者的提示、帮助和鼓励。

(六) 行为矫正训练

1. 孤独症儿童因为社会交往能力的发育受到障碍,常表现出旁人难以理解和难以接受的行为现象。

(1)自我刺激行为:一是手部或身体其他部位出现重复、刻板的动作,如摆手、摇晃身体、玩手指、拍手、用脚尖走路、无目的地跑来跑去;二是用奇特的方式对待物品,如重复地触摸、敲打、摩擦或用嘴唇碰触、用舌头舔等。发生这些行为时往往并没有明显的环境诱因,通常和外界刺激没有关系,而是因为内在刺激而发生的。换句话说,是孤独症儿童因为内在生理需求而寻找刺激的表现。

依不同感觉器官得到的刺激进行分类,可以细分为:①视觉刺激行为:表现为头部或眼睛的重复、固定动作上,如将手及某种物品反复在视觉范围内晃动,旋转自己的身体或盯住旋转的物品看。②听觉刺激行为:表现在重复、固定地制造出某种声音,如拍打物品、开关录音机、电视机;玩弄自己的声音,如重复无意义的语言,发出噪声,无端地笑、尖叫或喊叫等。③味觉刺激行为:表现为将不能吃的东西放在嘴里咀嚼,如自己的衣服、手指或身体某一部位,玩口水等。④嗅觉刺激行为:表现为固执地闻周围的某种物体,如手上的物品、身边的人等。

(2)暴躁性行为:暴躁性行为的特征是制造麻烦,以吸引别人的注意。常见的表现有大声叫喊、哭闹、呜咽、抽泣,有的患儿也会让自己突然摔倒在地、跺脚。

(3)攻击行为:用手、脚或头部攻击周围的人,骂人或说难听的话;或用虐待无生命物体的方式发泄情绪,有时身体呈紧张状。

(4)自我伤害行为:击打自己、咬自己、踢自己、撞头、撕扯自己、抓伤自己等,直接或间接地对自己身体造成伤害。

(5)抗拒性行为:一是拒绝做出与指令相符的事情,如拒绝完成有能力做的事,拒绝回答能够回答的问题,拒绝说能够说的话等;二是做出与指令完全相逆的事情,表现出除了正确的反应,什么错误的反应都可能出现的倾向。例如不去厕所、偏在有人的地方当众撒尿等。有的孩子面对称赞和责备时都无动于衷,实际上却在察言观色,欣赏家人束手无策的表情。

2. 消除妨碍训练行为的方法

(1)消退法:是消除妨碍训练的行为最有效、最简单的方法。你要假装什么都没看见,根本没有注意他,要让他知道他这种行为对你没有任何影响。不要看他,也不要终止你训练的项目。孩子意识到这种行为对他没有好处时会停下来。孩子经常是很聪明的,知道什么行为对你有影响。他闹时,如果你犹豫、退缩或拖延了操作,都可能强化他继续闹。

不过,消退法只能进行在比较轻的妨碍学习的行为上。对一个咬你或打坏家具的孩子毫不理睬是不可能的。这时要考虑几种方法,但是一旦他发脾气减少,要回到退缩法。

(2)隔离:隔离也是对比较轻的妨碍学习的行为有效的方法。儿童开始表现这种行为时,转身,不让他注意到你的脸表情,一直等到他停止这个行为。不说话,也一定要保持镇静。如果这样还不行,则把孩子带到旁边,让他对着空墙壁站着或坐下(一定是一个他看不到你和别人的地方),直到他可以学习了。他在那儿安静下来时,不要骂他。

儿童这样隔离时,不要给他任何注意。一般来说,隔离的时间5分钟左右有效。隔离儿童到他5~10秒钟很安静就可能够了。他安静到可以继续训练时,先表扬他的安静行为,再镇静地给他介绍刚才做的任务。如果再开始时,孩子马上又开始闹,则重复刚才的隔离方法。让孩子知道他表现不好得不到你的注意,另外他得继续做训练任务。

隔离法不应该跟经常自我刺激的孩子使用,这种孩子可能喜欢隔离时间,因为你不理他时,他可以玩手、挥动手等,刻板地自我刺激。对那些发脾气回避你的要求的孩子也不宜使用隔离法,因为这将强化他,使他的行为更坏。

(3)用"不",同时继续进行训练:如果不能采取消退法而隔离法不合适或不行,可以试继续进行训练的同时坚定地告诉孩子"不"。

孩子一开始妨碍学习行为时,要立即和坚定地告诉他"不"。不要停止你给他的任务,因为这可能强化他,使你说的"不"起不到作用。有时候你在说"不"的同时加一个像拍桌子的动作或很响地击掌的动作也会有帮助。一般来说,这指令要说清楚不好的行为,比方说"不要尖叫"或"不要笑",这样孩子听到你不要他做的行为,指令一定要短,所以,如果你几个字解释不了他不应该做的事(比方说,他把练习的材料扔到了地上),还是简单地说"不"。这样做,孩子会出现以下反应:①他可能会停止不好的行为,如果这样,表扬他("真乖"或"坐得好"),然后继续刚才的任务;②孩子可能会闹得更厉害(声音更大,更凶),以至到无法继续学习的地步(像他把训练材料扔到地上),这时,你要增加"不"的厌恶程度(声音更响加上拍打桌子动作等),不停地重复,使他厌恶,宁可改变表现也不要再听到你说他;③孩子的吵闹可能会减少,以至可以继续学习的地步,他可能不尖叫了,只是"哀求"了。在这样的情况下,继续训练,好像就没有发生过一切问题似的,这就是采用了"消退法",孩子表现好时一定要表扬他。这样你强化了好的行为也不理了不好的行为。

孩子可能在你一旦开始训练时就再次开始闹。所以,还要重复上面的过程,使孩子必须得完成任务,使他明白他的"捣乱行为"不会减少对他的任务要求。跟大部分小孩子说"不"就足以使他不快,在有必要时还可拍腿,这些"厌恶法"可能很快可以解决孩子吵闹的问题,使可能继续训练。

有时,并不会向以上说的过程那么简单。这是孩子自己很消极,甚至你"发脾气"、"惩罚"他反而会强化他的行为。你越是"惩罚",他表现得越闹。一般来说在这种情况下,你如果"发很大的脾气",最终可能制止这种行为。但是可能要用好几个星期到几个月,对你心理和身体健康有害。可能最好是回到消退法。或者一种矫枉过正法。它强调一个人表现不好会有不快乐的后果,但是那后果不见得包括体罚。比方说,如果孩子几次把牛奶杯摔在地上,你可以不但叫他自己擦地上和桌子上的牛奶,也可以让他拖房间的地。另外,还可以教他练拿牛奶杯子。这些任务直接与他做的坏事有关,又是不好玩的任务,但是也不是打或体罚。

用厌恶法时,也要注意一点,用久了,孩子可能会习惯它们,所以用了 10~20 次后,应该告一段落(结果)。

(4)角落行为法:这是注意隔离加躯体控制的方法。有时孩子表现妨碍训练行为时是很邪恶的,他们踢、打、咬或抓以便得到注意或回避学习。只有你的孩子是攻击性的或在隔离时坐或/站不住时才应该用角落行为法。孩子一旦发生这种行为,马上迫使他到屋子的角落。让他对着角落,胳膊放在他后面。把他的手或胳膊压在墙上。如果他还踢,也尽量把他的腿靠墙挤住。这样抱着他直到孩子平静下来为止。这样站着很不舒服,孩子不肯这样站的时间太久。孩子一旦安静了,不再打、踢、抓了,马上放开他,并表扬他,再返回到正在进行的任务,如果他再有攻击行为,马上又回到角落位置。

只要有必要这样做,就再用这个方法。让他认识到损害别人是不可以的,另外你在这个问题上一定要坚持下去。每次都要回到训练操作去,直到你认为完成得好了。

树立正确的行为观,必须进行行为调控。而进行行为调控必须对行为、行为与个体的关系等问题有一定的正确认识,这是取得好的调控效果的保障,在某种意义上比掌握具体方法更重要,但需注意以下几个要点。

(1)任何行为都有功能,几乎都有沟通的功能:注意了解行为的功能,有些在家长、教师看来无意义的行为可能隐含着其特殊的意义和功能,一定要认真观察、了解,忽视其功能的调控不可能进行彻底。

(2)行为是后天获得的,可以改变和塑造,塑造是头等重要的:行为既然是后天形成的就肯定可以改变,要有信心。同时,对不同行为表现的改变策略和方法都可能有差异。塑造比改变更重要,因为俗话说"江山易改,本性难移",从这个角度看,改变比塑造更困难,因此积极构筑儿童良好行为是行为调控的头等大事,而不是只着眼于矫正不良行为。控制好环境也能抵制不良行为的形成。总之,行为调控的功能有建立新的良好行为;加强或维持已有的受欢迎的行为;消除或减弱已有的不良行为。要处理好建立正常行为和矫正不良行为的关系,以建立正常行为为基础或前提。

(3)不适当的行为不能随便进行矫正,要进行过程分析,即 ABC 分析:一个行为的产生不是孤立的,一定有前因后果。行为调控前要进行 ABC 分析。这里 A 表示前兆、B 表示过程、C 表示结果。应当分析出这三者并认清它们之间的因果联系,这样才能更好地找到切入点和对策,即任何行为调控都要分清解决什么问题、为什么会出现这个问题、出现的诱因是什么,可能或已经存在的后果是什么,可能与最佳的解决策略是什么等。不分析就调控或想当然式地粗略分析都会干扰调控的顺利进行。

(4)对结果的反应不当则导致强化或维持不良行为,必要时矫正者应先矫正自己的行为:许多不良行为是由教育者造成的,例如最常见的"以哭闹或吐口水提要求的行为(如哭着要吃的)"就是见证。当儿童的要求得不到满足时,往往以哭闹来表达不高兴,教育者禁不住这种哭闹就满足了他的要求,实际上是无意中用食物等奖励了哭闹行为,这样下次儿童还用同样方式或更强烈的哭闹提要求,几次过后就形成了不良习惯。因此,矫正者必须自己信念坚定,对行为因果有正确认识。

(5)各方应一致地采取措施、密切配合:行为调控中虽然也需要"红脸、黑脸"的配合,但他们必须是合作的、方向或目的应一致,否则"一会儿向东、一会儿向西"式的调控对儿童极其有害。

(七) 安全护理

孤独症儿童在陌生的环境中,对原有的异常行为会表现得更加明显,他们拒绝他人的肢体接触、语言安慰,排斥原有生活环境里的人。护士要与患儿建立良好的护患关系,取得患儿的信任,以帮助患儿能够早日接受除家长及老师以外的陌生人,为下一步的诊疗活动打下基础。

1. 创建安全病室环境　孤独症患者有时候会有自虐和攻击他人的过激行为,破坏性极大,但是这种行为的背后,可能只是因为恐惧、不安或者需求没有得到满足。所以为了避免发生意外,应先将病室环境进行改造,把窗户安装隐形护栏,既可满足了病室通风要求,又可杜绝了患者发生越窗坠楼事件;另外,患者一般都会表现出这样或那样的刻板行为或刻板动作,例如转圈、双手舞动、来回奔走等。为了避免患者在活动中受伤,我们尽可能为患者提供较宽敞的病房环境,尽量安排单人房间居住,将一切对患者安全存在隐患的物品全部搬离病房,如饮水设备、床旁餐板等,以防止患者情绪激动时发生自虐、自残及伤人行为。

2. 治疗时的安全护理　孤独症儿童有较强的排他性,尤其是对于医护人员在进行各项操作时,表现出强烈的抗拒,所以我们在进行护理操作前,都要先评估患者的心理状态,先与患儿沟通、互动,取得其配合与信任后才进行操作;但是对于一些年龄较大,脾气暴躁,攻击性较强的患儿,我们通常需要多名医护人员与家属共同协助,给予必要的约束,才能保证患者的治疗顺利完成。在约束前,与患儿家属充分沟通,取得理解与配合;给予约束后护士要定时巡视并评估约束部位皮肤的情况,防止发生管道滑脱、非计划性拔管、皮肤损害等不良事件。

3. 饮食安全护理宣教　孤独症患儿在饮食上有强烈的偏好,尤其是对于年龄较小且伴有语言功能障碍的患者,当个人的愿望未被理解、满足时,会突然抓起食品往嘴里塞,所以指导家属不要将整块、坚硬、黏稠、不易下咽的食品放置在患儿易于拿取的地方,避免发生呛咳、误吸等意外事件。

大多数孤独症患儿都伴有语言交流障碍,不仅影响说话,还影响孩子的智力,所以很多日常行为的不安全因素增加了对患儿的危险性。在患者治疗期间,我们除了要按时完成患者的诊疗计划,还要注意保护好患儿的安全;同时指导家属进行必要的家居改造,在日常生活中多观察患儿的异常行为,提早进行防范。

(八) 情绪和行为管理康复护理技术

常用的护理干预方法有忽视法、转移注意力法、阳性强化法、阴性强化法、系统脱敏、作业疗法等,步骤由简单到复杂,方法要形象、具体、直观、生动。

1. 情绪行为干预　尽快找出原因,可用忽视法或转移注意力法,也可带儿童离开原环境,待儿童自己平息后要立即给予关心和爱抚,对自动终止行为给予正强化。

2. 攻击行为、自伤行为、破坏行为干预　应立即给予制止,如抓住儿童的手,或给儿童戴手套或帽子,也可要求儿童学习"把手放在桌上"等行为,以减少自伤行为。增加儿童刺激输入,减少自伤行为的发生。

3. 自我刺激行为、重复刻板行为干预　不要一味迁就,经常在儿童日常生活中有意识地做一些小的变动,培养儿童正常合理的兴趣,积极从事一些建设性的活动。

孤独行为矫正熟悉儿童的喜好和需求,尽量融入他们的生活。让儿童逐步接受大人的帮助,同时配合言语能力和社会交往能力的训练,提供更多社会融合机会。

(九) 延伸康复护理技术(医教融合、社会融合)

1. **延伸护理** 制定出院计划、转诊,患者回归家庭或社区后的持续随访与指导。利用信息化工具,通过信函、电话、家庭随访等方式进行延伸式、开放式健康教育形式。

2. **医教融合教育** 在融合教育理念下,立足于医教学状况和学龄期孤独症儿童的身心特点,开展教育康复研究,构建教学评估、教育环境、教育安置、课程设置、课程类型等多重融合的校本模式。

3. **社会融合**

(1)社会融合教育: 核心目标是通过家庭融合、社区融合、幼儿园融合、学校融合的教育过程,重点改善自孤独症谱系障碍儿童的社会功能,提高其社会适应能力。推荐进行学校中的随班就读,家庭生活、医疗环境中的融合教育,社区活动中的融合教育。

(2)社会融合教育的康复护理内容:康复护士围绕改善孤独症谱系障碍儿童社会功能这个核心目标构建丰富的康复护理内容,包括生活自理能力康复护理干预、认知能力康复护理干预、自我意识教育、语言应用康复护理干预、社会交往康复护理干预、行为规范培养等。

七、健康教育

(一) 常见并发症预防与处理

1. **自伤行为** 社会技能、认知活动和交流能力发育的迟缓及发育导致孤独症谱系障碍儿童使用自伤行为等方式来补偿外界刺激缺乏。因此,增强儿童各项能力,多感觉刺激的输入可减少自伤行为的发生。当自伤行为发生时,应立即将儿童安置在安静的环境中,给予适当的指导,转移儿童注意力,安抚儿童情绪。

2. **癫痫的康复护理** 避免劳累和刺激、规律用药是预防癫痫发生的首选康复护理方法。当癫痫发生时,立即采用安全措施,发作期儿童平卧,头偏向一侧,防止咬伤等伤害发生,癫痫发作间歇期,应针对儿童心理问题进行处理,为家长进行正确的疾病相关知识讲解,使其配合相关护理工作。

(二) 居家指导

1. **环境指导** 指导家长为儿童提供安全、整洁的居室及活动场所,室内严禁存放危险物品。

2. **家长角色指导** 家长要承担起教育者的重担,对于孩子来说,家长一生兼有医生、护士、老师、父母四大角色。这就要求家长耐心、细致地了解孩子的病症,培养孩子的基本生活本领,安排好孩子的饮食起居,关注孩子的每一点细微进步。在家里尽可能保持有规律的日常生活;保持教育方法的一致性;及时奖励规范行为;留意端倪,努力使不规范行为在发生之前化解;要扬长避短,尽展其长;要培养个人的兴趣、爱好。

3. **家庭支持指导** 家庭成员不仅要及时交流有效的教育方法,更重要的是分享感情,如果大家能够宽容相待,分享感情,就能一起克服困难。团结、温馨、和睦的家庭会给孤独症谱系障碍儿童带来健康和快乐。

4. **家长心理指导** 家庭为中心的早期康复护理教育是孤独症谱系障碍儿童首选方案,

父母及家庭在治疗过程中始终起着至关重要的作用,父母的心理状况对患儿的康复有直接影响。

5. 安全指导　孤独症谱系障碍儿童跌倒/坠床、烫伤、交通伤、外部伤害、刀割伤、锐器伤、碰伤、中毒、误食、骨折、触电、走失和自伤等发生率较高,特别是跌倒/坠床、外部伤害、碰伤、走失和自伤,故应指导家长针对以上方面进行防护。

6. 感染控制　部分儿童因饮食/营养、胃肠道问题导致机体抵抗能力差,应指导家长对儿童居住环境保持干净、整洁、定时通风。对住院儿童,加强感染控制防护,防止院内感染的发生;对居家环境下儿童加强季节性传染病预防,高发季节应减少到人员密集场合次数。

7. 预后指导　孤独症谱系障碍预后的好坏与病情、婴幼儿时期语言发育状况、智商高低及干预状况相关性高。大约2/3者预后较差,家庭和儿童互相适应是长期而艰巨的任务。

(三) 随访

孤独症谱系障碍儿童出院后应定时进行线下家庭随访及线上回访。护理人员要将训练方法、注意事项教给家长,使家长能够独立操作,对儿童进行长期不懈的康复护理。线下家庭随访应每3个月内进行一次,以儿童日常生活活动能力、家庭设施改善、社区环境与社区卫生机构联系等为随访主要内容,线上回访应每周联系1次,每次30分钟。

(王金凤,郭岚敏)

第二节　智力发育障碍

一、概述

(一) 概念

智力发育障碍是儿童较常见的一种发育障碍,该术语是在DSM-5中才进行使用,在早期的ICD-10中将该疾病称为精神发育迟滞。本病是指在发育时期内,即神经系统发育成熟(18岁)以前,一般智力功能明显低于同龄儿童(智商在70以下或低于同人群均值2个标准差),伴有适应性行为缺陷的一组疾病,该概念强调智力低下由智力功能和适应性行为两方面决定。

其社会适应性能力包括个人生活能力和践行社会职责能力两个方面,社会适应能力低下者表现认知、语言、感知、意志和社会化等方面能力显著落后于同龄儿童,该疾病儿童也可以同时伴有其他精神症状和躯体疾病。

智力发育障碍的病因广泛而复杂,多数还无法明确病因。以目前的现代医学检查技术,58%~78%的轻度智力发育障碍、23%~43%的重度智力发育障碍患者都难以发现和确认具体的病因。智商50以下的智力发育障碍儿童几乎都有中枢神经系统某种器质性缺陷,轻度者器质性损害较少,多与社会文化因素影响有较大关系。

(二) 病因

1. 遗传及先天因素

(1)染色体异常。

(2)基因异常。

(3)先天性颅脑畸形：如家族性小脑畸形、先天性脑积水、神经管闭合不全等疾病。

2. 围产期有害因素

(1)感染：孕期各种病毒、细菌、病原体、寄生虫等感染。

(2)药物及毒物：母体所在环境、所食用食物和水被有害物质污染，使用某些中枢神经系统、内分泌系统药物。

(3)放射线和电磁波。

(4)妊娠期疾病和并发症：孕妇糖尿病、重度贫血、肾脏病、甲状腺病、先兆流产、妊娠高血压、先兆子痫、多胎妊娠等。

(5)分娩期并发症：前置胎盘、脐带绕颈、产程过长、产伤、早产等。

(6)其他危险因素：母亲年龄偏大、营养不良、抽烟、饮酒，以及长期心理应激产生的抑郁、焦虑等情绪。

3. 出生后不良因素

(1)新生儿疾病：未成熟儿、低出生体重儿、母婴血型不合所致黄疸、新生儿肝炎、新生儿败血症、胎儿颅缝早闭等。

(2)儿童期疾病：脑炎、脑膜炎等中枢神经系统感染，颅内出血、脑外伤、脑缺氧、甲状腺低下、重度营养不良、特殊感官缺陷所致听觉或视觉障碍。

(3)环境因素：缺乏受教育机会、与社会隔离等因素使儿童得不到新知识、缺乏人际交往的机会，影响智力发育。

二、主要临床表现

(一) 早期表现

智力发育障碍的儿童早期往往就存在一定的表现，主要有：

1. **喂养困难**　吸吮能力差，咀嚼晚，吃固体食物容易出现吞咽困难和呕吐。
2. **睡眠过多**　不易唤醒，不爱哭闹，显得很乖。
3. **哭声异常**　哭声尖锐或尖叫，也有表现为哭声无力。
4. **3~4 个月后才会笑**　对外界刺激缺乏反应，表情呆滞。
5. 注视手和玩手的动作在 6 个月后还持续存在。
6. 对周围事物缺乏兴趣或兴趣短暂，反应迟钝，注意力不集中，无目的地多动，不喜欢与人交往，无依恋情感；似乎听力、视力异常，但客观检查无异常。
7. 精细动作和大动作较正常儿童落后 2~3 个月以上。
8. 语言发育落后，发音不清，1.5 岁还不会说出有意义的词。
9. 部分相关疾病导致的智力发育障碍儿童具有特殊的外貌，如眼距过宽等。

（二）主要临床表现

精神发育迟滞的主要临床症状是智力低下,社会适应能力差,可伴有一些精神症状和躯体疾病。但是,不同类型主要表现为不同程度的智力低下和日常适应能力缺陷,根据 DSM-5 和 ICD-10 中智力低下程度和日常社会适应能力缺陷将智力发育障碍分为四个等级。

1. 轻度 智商为 50~69,在全部智力发育障碍中占 85%。患者在幼儿期即可表现出智能发育较同龄儿童迟缓,如言语发育延迟,词汇不丰富,理解能力和分析能力差,抽象思维不发达。能完全独立自主生活,如进食、穿衣、洗漱、大小便控制及简单家务劳动。学习困难,成绩经常不够理想。

儿童可以进行日常的语交流,但对语言的理解和使用能力差。通过职业训练后能从事简单非技术性工作,获得简单生存技能和生活能力,大多可独立生活,但社会适应能力低,难以应对环境复杂的变化。成年后智力水平相当于 9~12 岁儿童。

2. 中度 智商为 35~49,在全部智力发育障碍中占 10%,患者从幼年开始智力和运动发育都明显比正常儿童迟缓,言语发育差,表现为发音含糊不清,虽然能掌握日常生活用语,但词语贫乏以致不能完整表达意思。计算能力为个位数加减法的水平。不能适应普通小学的就读。规范的特殊教育与训练可学会自理简单生活,完成简单体力劳动,但质量差效率低,处于半独立生活状态。成年以后智力水平相当于 6~9 岁儿童。

3. 重度 智商为 20~34,在全部智力发育障碍中占 3%~4%,患者在出生后即可出现明显的发育延迟,经过训练能学会简单语句,但不能进行有效语言交流。不会计数,不能就读于普通学校。患者动作笨拙、不灵活,经过长期的反复训练,可学会自己进食或简单的生活习惯,但日常生活需人照料。常伴随显的运动功能损害,身体畸形,并可出现癫痫、脑瘫等神经系统疾病。情感反应不协调,易冲动。患者不具有社会行为的能力,经过反复训练可在监管下从事极为简单的体力劳动。成年以后智力水平相当于 3~6 岁儿童。

4. 极重度 智商在 20 以下,在全部智力发育障碍中占 1%~2%。完全没有语言能力,对危险不会躲避,不认识亲人及周围环境,毫无防御和自卫能力,以原始性的情绪,如哭闹、尖叫等表达需求。生活不能自理,大小便失禁。完全依赖他人帮助才能生存。常合并严重神经系统发育障碍和躯体畸形。成年以后仅达到有 3 岁以下正常儿童的智力水平。

部分智力障碍患者可共患其他精神障碍,常见是注意缺陷多动障碍,其他如重性抑郁、双相(情感)障碍、焦虑障碍、孤独症谱系障碍等。此外,智力发育障碍患者也可伴有幻觉、妄想等精神病性症状,情绪易激惹,出现攻击行为和破坏行为,或刻板行为、强迫行为和自伤行为等症状。

三、康复护理评估方法

智力发育障碍评估应包括询问病史、一般情况评估、专科评估、心理及社会评估、安全评估五方面。

1. 一般情况评估

(1)询问病史:①孕产史、母孕期及围生期影响因素等,例如胎次、母亲妊娠时年龄、出生时情况等;②详细了解儿童的生长发育过程,包括运动、言语、认知能力等的发育,特别注意发育标志,如何时开始微笑、招手、坐、爬等,眼神交流,被抱着时候的情绪及躯体反应;③有无家族史或家族倾向;④发病史及既往治疗史,儿童有无高热惊厥、昏迷和头部外伤史等,有无核黄疸等病史。

(2)评估儿童意识状态、生命体征、行为观察(包括语言能力、社交能力、认知水平等)等内容。

1)精神检查。

2)体格发育检查。

3)智力发育情况检查。

4)家庭及社会支持状况评估:家庭成员中对儿童的疾病预后是否了解,以及病程迁延的照顾者的精力状况如何。

2. 专科评估

(1)新生儿认知功能发育评定量表:新生儿期是婴儿期比较特殊的一个时期,是儿童认知产生和发育的最初时期,是儿童发育史的第一页。新生儿行为评定量表(neonatal behavioral assessment scale,NBAs)是目前年龄最小婴儿使用的行为量表之一。适用于出生0~30 天的新生儿,目的是诊断和预测新生儿的发育水平和状况。该量表简便易学,实用有效,在我国已被广泛接受。

(2)婴幼儿认知功能发育评定量表:测试种类较多,从测试目的来看,可以分为筛查性测试、诊断性测试两大类。临床工作中有多种测量工具用于评价幼儿认知功能发育,如格塞尔发育诊断量表、丹佛发育筛查测验、贝利婴儿发育量表、西南儿童智能体格测定表等。

1)格塞尔发育诊断量表:主要是以正常行为模式为标准来鉴定观察到的行为模式,以年龄来表示,然后与实际年龄相比,算出发育商数 DQ,此量表用来判断小儿神经系统的完善和功能的成熟,不是测量其智商。格塞尔发育诊断量表规定出生后 4 周、16 周、28 周、40 周、52 周、18 个月、24 个月、36 个月为婴幼儿发育的 8 个关键年龄。测试内容包括适应性行为、大运动、精细动作、语言和个人 - 社会性行为五个方面。DQ 在 85 以下,表明可能有某些器质性损伤;DQ 在 75 以下,表明有发育的落后。每次测验约需 60 分钟。

2)丹佛预筛发育问卷(Denver pre-screening developmental questionnaire,DO)适用于0~6 岁的儿童,按从易到难、从低级到高级顺序排列。

个人 - 社交能区:与人交流和生活自理能力,如微笑、认生人、用杯喝水、穿衣等。

精神动作 - 适应性能区:眼与手的协调能力、握物、捏小丸、搭积木等。

语言能区:测查听声音、发音、牙牙学语、理解大人的指示、用语言表达自己的要求等。

大运动能区:姿势、平衡、坐、爬、立、走、跑、跳的能力。

(3)绘人智能测验:是一种能引起儿童兴趣的简便易行的智能测验方法,在美国、日本等国应用较为广泛。可以测定儿童的智能成熟程度,儿童可以在绘人作品中表现出注意力、记忆力、观察力、想象力和创造力,以及空间知觉和方位知觉,体现出儿童智能由具体形象思维向抽象逻辑思维的发展,亦可以看出儿童绘画的技能和手眼协调等精细动作的发育。适用于 4~12 岁的儿童。

具体测验方法如下：

1）绘人智能测验：可以采用个人测验和集体测验两种方法。个人测验可以了解受试儿童绘画时的情况、意图、感情及其对事物的认识能力。集体测验节省人力和时间，可做大面积筛查用。

2）用具：一张 16 开白纸，一支铅笔和一块橡皮。

3）沟通：在测验前要和儿童搞好关系，尽量消除儿童的紧张情绪，争取合作，使儿童在轻松愉快的环境中完成测验。

4）绘人测验的要求：主试者对儿童说："我要求你画一个全身的人，可以画任何一种人，但必须是全身的""可以画男人也可画女人，男孩或者女孩，随你便"。

（4）心理行为状况的评估：主要有 Achenbach 儿童行为量表（CBCL）、Rutter 儿童行为量表等。

四、常用康复及护理方法

智力发育障碍的儿童应采用综合治疗，应用医学、教育、社会和职业训练等综合措施，使儿童的社会生活能力得到发展。进行多面的协作，加强儿童家长、学校老师、心理工作者、社会服务人员的密切合作，是有效开展综合治疗的前提。

（一）认知功能训练的康复护理

1. 记忆训练　记忆是大脑对信息的接受、贮存及提取的过程。在进行记忆功能训练时，注意进度要慢，训练由简单到复杂，将记忆作业化整为零，然后逐步串接。每次训练的时间要短，开始要求记忆的信息量要少，信息呈现的时间要长，以后逐步增加信息量。当儿童取得成功时，要及时鼓励，增强其信心。

针对性进行即刻记忆训练、短时记忆训练和长时记忆训练。

（1）即刻记忆训练：训练环境要安静，康复护士读出一串随机动物或者植物的名称，让儿童复述，从少到多，若能正确复述，就逐渐增加动物或者植物的名称，训练时间不宜太长，以免儿童出现情绪异常，不配合训练。

（2）短时记忆训练：让儿童看几件物品或图片，记忆后回忆，也可以用积木摆一些图案给儿童看，弄乱再让儿童按原样摆好。

（3）长时记忆训练：康复护士训练时结合儿童日常生活功能，通过故事回忆等活动，鼓励儿童回忆，帮助儿童认识目前生活中的真实人物和时间，以恢复记忆并减少错误判断。

2. 注意训练　注意是心理活动对一定事物的指向和集中。智力发育障碍的儿童往往不能注意或者不能集中足够的时间去处理一项活动任务，容易受到外界环境因素的干扰而分散精力，常用的训练方法有：

（1）猜测游戏：取一个玻璃球和两个透明玻璃杯，康复护士在儿童的注视下将一杯扣在玻璃球上，让儿童指出有球的杯子，反复进行无误后，改用不透明的杯子重复上述过程。

（2）删除游戏：在纸上写几个大写的汉语拼音字母如 A、O、E、Y、W、U，让儿童指出指定的字母如 Y,成功之后改变字母的顺序再删除规定的字母,成功之后将字母写小些或增加字母的行数,或用更多的字母再进行删除。

(3)时间感:给予年长的智力发育障碍轻度儿童一个秒表,要求按口令启动秒表,并于 10 停止,然后不让儿童看表,启动秒表后 10 秒停止,以后将时间逐渐延长,到 2 分钟停止。

3. 思维训练　思维是心理活动最复杂的形式,是认知过程的最高阶段,涉及推理分析结合、比较、抽象、概括等认知过程,这些过程往往在人们解决问题中有所表现。

常用的方法有:

(1)说出故事中的信息:给予儿童情节简单的具有插图的故事书,为儿童讲解后,根据讲解内容提问相关信息,回答无误后进行扩展,逐渐深入。

(2)排列数字:给儿童 3 张数字卡片,让其由高到低按顺序排列好,然后每次给其一张数字卡片,让其根据数字大小插进已排好的 3 张卡片之间,正确无误后再给其另外几张数字卡片,问他其中有什么共同之处,如有些都是奇数或偶数、有些互为倍数等。

(3)分类:给儿童一张列有物品名称的清单,要求按照物品的共性分类,如食物、衣服书籍等,若不能进行可给予帮助。训练成功后,可要求更细的分类,如将食物细分为肉制品、奶制品等,逐渐增加分类的难度。

4. 定向能力训练　康复护士可以在与儿童接触时反复讲解一些生活的基本知识,并要求儿童讲述日期、时间、上下午、地点、天气等,使儿童逐渐形成时间概念;帮助儿童认识目前生活中的真实人物;在病房或卧室设置易懂、醒目的标志,认识病房或卧室、厕所位置。

5. 言语功能训练的康复护理　智力发育障碍的儿童中一部分同时存在言语障碍,言语障碍的训练应尽可能早开始。

6. 应用行为分析法(applied behaviour analysis,ABA)　应用行为分析法是将目标任务(即教学的知识、技能、行为、习惯等)按照一定的方式和顺序分解成一系列较小的或者相互相对独立的步骤,然后采用适当的强化方法,按照任务分解确定的顺序逐步训练,直到儿童掌握所有步骤,最终独立完成任务,并在其他情况下功能可以得到泛化。它以操作制约的原理和方法,按儿童的学习目标,设计情境和选定可影响该目标行为的增强物,并以他们自发的反应行为,建立新的适应行为,消除或改善因孤独症症状而引致的不当行为。

(1)情境设计:训练时,环境刺激少、相对固定。房间布置要尽量简单,以暗色调为主,光线充足,周围不要有可以吸引儿童注意力的物品;教学中可以根据需要增加指导者从旁协助教学;根据课程设计需要,室内可置必要的教材教具。

(2)训练方法

1)一对一训练:是主要形式,适用于参与能力、模仿、语言、认知和精细动作等项目的训练,生活自理、指令练习、粗大动作等项目。训练时一定要选准可以影响儿童行为能力发展的增强物;随着儿童在一对一的个别训练中行为的获得和儿童能力的发展状况,逐步将儿童带入小组或团体中做泛化指导,使得个别指导中所习得的行为得以在团体或生活实际中发展。

2)以活动为基础的教学:适用于教儿童同他人游戏、交往、语言理解和语言表达等项目。

3）偶发事件中的教学：在生活（家庭、社会等）中，尤其是社会交往、社会适应等活动，抓住机会促使儿童运用已会的知识、技能和展示已养成的行为和习惯；抓住机会自然地教给儿童知识、技能、培养儿童良好的行为和习惯。

（二）日常生活活动能力康复护理

智力发育障碍儿童应根据其发育商尽早开始相应的 ADL 能力训练，以提高儿童的自理能力。

（三）心理护理

智力障碍儿童往往需要他人照顾，心理面临巨大的打击和压力，常出现消沉、抑郁、悲观和焦虑等异常情绪。因此，应与患者多沟通交流，注意安慰、开导患者，向他们解释病情，使其能面对现实，逐步消除恐惧、焦虑，稳定其心理状态和情绪，更好地取得患者的合作，促使各项功能恢复。

1. 陪伴、关心　鼓励家人多陪伴儿童，给予各方面必要的帮助，减少其孤独、寂寞感，使之感到家庭的温馨和生活的快乐。

2. 安慰、支持、鼓励　患儿有悲观情绪时，应耐心询问原因，予以解释，播放一些轻松愉快的音乐以活跃情绪。

3. 维护自尊　外出时保持儿童仪表清洁整齐，不当众呵斥、指责患儿。提供辅助用具，鼓励其自理行为，维护儿童的自尊。

（四）安全护理

1. 提供较为固定的生活环境　当儿童要到一个新地方时最好能有人陪同，直至其熟悉新的环境和路途。

2. 佩戴卫星定位装置或标志　儿童外出时最好有人陪同或佩戴带有卫星定位装置的手镯或手表，携带写有其姓名和电话的卡片，以助于迷路时被路人送回。

3. 中重度智力发育障碍儿童外出必须有人陪同，必要时给予约束，防止意外发生。

五、康复护理指导

（一）预防

预防是降低智力发育障碍患病率的最根本措施。1981 年联合国儿童基金会提出了智力发育障碍的三级预防概念，其核心思想是将预防、治疗和服务紧密结合起来。智力发育障碍预防的根本途径是不断加深对智力发育障碍病因学的研究，只有针对病因采取措施，才能使预防更加有效。

1. 一级预防

（1）政府、社会可采取的措施

1）有效处理工业废水和有机物。

2）控制食品卫生，严格控制食品添加剂的使用。

3）控制药品安全。

4）严格控制玩具染料中的铅含量。

5)禁止近亲结婚。

(2)产前医疗保健机构可采取的措施

1)产妇的卫生教育和营养指导。

2)产前和围产期保健(高危妊娠管理、新生儿监护、劝阻孕妇饮酒吸烟、避免或停用对胎儿不利影响的药物)。

3)产前诊断、羊水检查(染色体病、神经管畸形、代谢疾病)。

4)传染病管理(病毒、细菌、原虫)的免疫接种。

5)遗传代谢检查及咨询(避免近亲婚姻、发现携带者、避免高龄生育、孕早期避免辐射)。

(3)其他

1)加强安全宣教,减少颅脑外伤及意外事故的发生。

2)定期体格检查,进行预防接种。

3)合理用药,正确治疗脑部疾病,控制癫痫发作。

4)加强学前教育和早期训练

5)禁止对小儿忽视和虐待。

2. 二级预防　目的在于早期发现,早期诊断,从而开展早期干预及相关治疗,以减少智力发育障碍的发生或降低智力发育障碍的障碍程度。

预防措施:

(1)遗传病产前筛查。

(2)新生儿期进行代谢疾病(如甲状腺功能减退、苯丙酮酸尿症)筛查,出生后缺陷监测。

(3)早期进行视觉、听觉及神经心理等方面的检查。

(4)对高危新生儿进行随访,早期发现疾病,给予治疗,尤其应注意早期营养(蛋白质和铁、锌等微量元素)供应和适当的环境刺激对智力发育有良好作用。

3. 三级预防　因各种原因已经发生智力发育障碍,目的在于采取综合措施提高儿童的智力功能水平、社会适应能力,减轻受限的程度。

(二) 家庭支持

智力发育障碍对环境安全和照护者有特殊依赖,家庭成员要定期商讨,如何承担照护任务,营造轻松愉快的家庭氛围,保持环境稳定安全。分担主要照护者的压力,对儿童的主要照护者给予心理、经济和健康支持。

(郭岚敏,王金凤)

第三节　注意缺陷多动障碍

注意缺陷多动障碍又称为多动症,是儿童期常见的一类心理障碍,表现为与年龄和发育水平不相称的注意力不集中和注意时间短暂、活动过度和冲动,常伴有学习困难、品行障碍和适应不良。该症于学龄前起病,呈慢性过程。该症不仅影响儿童的学校、家庭和校外生活,还容易导致儿童持久的学习困难、行为问题和自尊心低,此类患儿在家庭及学校均难与人相处。

一、概述

(一) 定义

注意缺陷多动障碍(attention deficit hyperactivity disorder,ADHD)是以注意力不集中、活动过度、冲动、任性、品行障碍、适应不良和伴有学习困难为特征的一组综合征。国外报道发病率占学龄儿童的 3%~7%,国内报道为 1.5%~12%,男女比为 4~9:1。部分患儿成年后仍有症状,明显影响学业、身心健康,以及成年后的家庭生活和社交能力。

(二) 病因与发病机制

注意缺陷多动障碍的病因和发病机制尚不确定。目前认为本病是由多种生物因素、心理因素和社会因素相互作用所致。

1. **遗传** ADHD 确切的病因虽尚不明确,但目前公认遗传因素在发病过程中占重要地位,ADHD 的平均遗传率约为 76%,同卵双生儿中多动症的发病率较异卵双生儿明显增高,多动症同胞比半同胞(同母异父、异母同父)的患病率高,而且也高于一般孩子,这均提示遗传因素与多动症关系密切,并且已发现多个基因与该病的发生有密切的联系。

2. **神经递质** 神经生化和精神药理学研究发现,大脑内神经化学递质失衡,如患儿血和尿中多巴胺和去甲肾上腺素功能低下,5-HT 功能下降。脑内神经递质浓度降低,可降低中枢神经系统的抑制活动,使孩子动作增多。

3. **神经解剖和神经生理** 大约 85% 的患儿结构磁共振成像(MRI)显示额叶发育异常和双侧尾状核头端不对称。功能 MRI 还发现 ADHD 患者存在脑功能的缺陷,如额叶功能低下,在额叶特别是前额叶、基底节区、前扣带回皮质、小脑等部位功能异常激活。

4. **环境因素** 包括产前、围生期和出生后因素。其中与妊娠和分娩相关的危险因素包括 ADHD 患儿母亲吸烟和饮酒、患儿早产、产后出现缺血缺氧性脑病及甲状腺功能障碍。与 ADHD 发生有关的儿童期疾病包括病毒感染、脑膜炎、脑炎、头部损伤、癫痫、毒素和药物。

5. **父母教养方式** 全国 22 个城市协作调查组研究报道,父母教育方式是对儿童行为问题最具影响力的因素之一。父母打骂、溺爱等不良教养方式和母亲吸烟、饮酒等不良行为与儿童 ADHD 的发生有密切的关系。家长抚养态度和教育方式在儿童个性的最初形成中有决定性作用,如果父母经常对孩子发脾气、打骂或父母双方对孩子的态度不一致,孩子的个性就不稳定,则产生是非混淆,易形成不诚实、两面讨好的性格;另外,家庭气氛也对儿童个性形成有明显的影响。

6. **饮食习惯** 人体内微量元素如铅、锰、锌、铜、铁、钙等含量的变化与 ADHD 的关系,逐渐被人们所认识,国外有研究显示 ADHD 与一些维生素也密切相关,如叶酸及维生素 B_6,

两者在儿童的神经系统发育过程中起至关重要的作用,研究显示补充维生素 B_6 对于治疗 ADHD 患儿有明显效果。多动症还与儿童饮食中含有的氨基酸多少有关,儿童摄入含有过多酪氨酸或色氨酸的食物,如驴肉、鱼片、干贝、奶酪、鸭掌、猪肉松、腐竹、豆腐皮等,都可能诱发多动症。具有 ADHD 倾向的儿童平时易挑食、厌食,不喜吃肉、蔬菜、水果,爱吃零食、爆米花、松花蛋的孩子,患多动症的概率明显高于其他儿童。ADHD 儿童的摄取含食物添加剂的饮料或食物、膨化类食品、碳酸饮料、味精、白糖和锰、钙等的量明显高于正常儿童。

7. 教育因素 近年来,许多独生子女家长由于教育方法不当及早期智力开发过量、学习负担过重,造成外界环境的压力远远超过了孩子的能力承受范围,这也是当前造成儿童多动症(注意力涣散、多动)的原因之一。

8. 家庭和心理社会因素 父母关系不和,家庭结构松散、矛盾冲突多,父母养育孩子的方式偏于拒绝、过度保护,父母性格不良,母亲患抑郁症,父亲有冲动、反社会行为或物质成瘾,家庭经济困难,住房拥挤,童年与父母分离、受虐待,学校的教育方法不当等不良因素均可能作为发病诱因或症状持续存在的原因。

二、主要临床表现

通常情况下,ADHD 儿童常伴有其他儿童青少年时期的神经精神障碍,即共病症,如对立违抗障碍(oppositional defiant disorder,ODD)、品行障碍(conduct disorder,CD)、抽动障碍(tic disorder,TD)、学习障碍(learning disabilities,LD)、情绪障碍(emotional disorder)或非器质性遗尿症(non-organic enuresis)障碍等。

1. 活动过多 是多动症最常见的临床表现,也是许多孩子就医的原因。在婴儿期表现为不安宁、好哭闹;幼儿时表现为到处乱翻乱动,上桌上窗,打翻东西;上学后表现为上课时不能安静,扭来扭去,手脚不停或与人讲话,平时走路急促,爱奔跑,轮流活动时迫不及待,经常无目的地乱闯、乱跑,手脚不停而又不听劝阻;他们常常胆子很大,不避危险,尤其在情绪激动时,可能出现不良行为,如说谎、偷窃、斗殴、逃学、玩火等;喜争吵打骂,喜欢玩危险游戏,常称王称霸。

2. 注意力障碍 目前认为 ADHD 的核心症状是注意缺陷,它所导致的直接结果是不能有效学习。其特点如下:

(1)主动注意不足,被动注意占优势:上课时注意力不集中,不能认真听讲,有意注意涣散、选择注意短暂,多有"充耳不闻,视而不见"的现象;易被无关刺激吸引或好做"白日梦",对课堂讲授和布置的作业很少注意,以致答非所问,丢三忘四,遗漏作业,或做作业不能全神贯注,胡乱应付,成绩不良。

(2)注意强度弱、维持时间短:易受环境影响而注意力分散,注意时间短暂。如 10~12 岁学生应能保持 40 分钟的专心听课时间,但 ADHD 患儿却难以做到,极易疲劳和注意分散。

(3)注意范围狭窄、注意分配能力差:不善于抓住注意对象的要点和重点,注意范围狭窄,注意分配能力差。如做作业容易漏题、串行、马虎潦草、计算出现不应有的低级错误、难以按时完成作业等。

3. 冲动行为　患儿情绪不稳、波动性大、易激惹冲动、行动多先于思维。不经考虑就行动，行为具有突然性。集体活动或游戏不能守秩序，不能耐心等待。如参加游戏活动要么先插队，要么弃而不做；要什么必须立刻满足，否则吵闹或破坏东西；对别人开的玩笑做出过激反应；对玩具、文具等任意拆散丢失，毫不爱惜，满不在乎；喜欢翻越栏杆；在行驶的车辆前会突然横穿马路；不会游泳却任意下水等。

多动症孩子由于缺乏自控能力，不服管束，常对一些不愉快刺激做出过分反应，以致在冲动之下伤人或破坏东西，易发生意外事故。当玩得高兴时，又唱又跳，情不自禁，得意忘形；当不顺心时，容易激怒，好发脾气。这种喜怒无常，冲动任性，常使同学和伙伴害怕他，讨厌他，对他敬而远之。多动症儿童也常因此而不易合群，久而久之可能造成其反抗心理，常发生自伤与伤人行为。

4. 品行障碍　注意缺陷多动障碍和品行障碍的共病率高达 30%~58%。大多数多动症儿童有各种不良行为，如打架、顶嘴、不服从、倔强、违抗、恃强欺弱、好发脾气、难以忍受挫折、破坏物品、虐待他人和动物、性攻击、抢劫等，或一些不符合道德规范及社会准则的行为，如说谎、逃学、离家出走、纵火、偷盗等。

5. 学习困难　ADHD 患儿智力水平大都正常或接近正常，然而由于以上症状，仍给学习带来一定困难。部分患儿存在综合分析障碍，如临摹图画时，往往分不清主体与背景关系，不能分析图形的组合，也不能将图形中各部分综合成一个整体；有些患儿将"5"读成"9"，或把"d"读成"b"，辨别上下、左右方位困难，即空间位置感觉障碍；还可有诵读、拼音或语言表达困难，视 - 运动障碍、视 - 听转换困难、精细协调动作笨拙等。ADHD 儿童的学习困难有以下特点：

(1)学习成绩的波动性：在老师、家长的严格帮助下，成绩能提高，但稍一放松学习成绩又会明显下降，成绩不稳定，好坏相差悬殊。

(2)学习随升入高年级而逐渐下降：在低年级时学习成绩尚可，学习困难症状不明显，当升入高年级后，学习内容难度加大，由于症状的持续存在就难以收到好的学习效果，成绩会逐渐下降，并涉及所有科目。

(3)学习或考试时常出现不应该出现的低级错误，如漏题等。

(4)药物与心理行为治疗可提高学习成绩。

6. 神经体征　ADHD 患儿神经系统检查大多完全正常，部分患儿可出现下列体征：

(1)神经系统体征：约有 57.5% 的 ADHD 患儿可有 1~2 种神经系统体征阳性，可作为诊断的参考指标。常用的有指鼻试验、指指试验、对指试验、翻手试验等。

(2)轻微共济运动障碍：扣纽扣、穿珠子、系鞋带等精细动作缓慢而不灵巧；走路呈 S 形，易摔跤；画圈、折纸、用剪刀等动作显得笨拙等。

三、诊断标准

ADHD 的诊断缺少特异性的诊断指标，没有排他性的实验室辅助诊断手段。所以，对于 ADHD 诊断是综合性的，需要根据从父母亲那得到的主述，结合对患者的观察，并加上从老师那得到的信息进行诊断。在世界范围内目前比较常用的是美国精神病协会精神障碍的诊断和统计手册，即 DSM-Ⅳ。欧洲等许多国家采用的是 ICD-10。目前国内采用的主要还是DSM-Ⅳ。

1．DSM-Ⅳ诊断标准

（1）症状学标准：诊断 ADHD 首先要符合症状学的标准，即注意缺陷、多动与冲动两方面症状。

（2）起病与病程：在 7 岁以前出现症状，而且至少要持续 6 个月以上。症状若是出现时间非常短，则不能加以诊断。

（3）症状造成的损害至少在两种场合出现：症状所造成的精神或者神经行为的损伤，至少要在两种以上的场合出现，例如在学校和家里同时出现。如果仅是在某个特定的场合出现，不能够做出诊断，有可能是存在一些其他问题。

（4）严重程度：具有明显的临床损害证据，体现在社交、学业或成年后职业功能等方面。如果只是轻微的波动，或短暂性的注意力缺陷，不能诊断 ADHD。

（5）排除其他疾患：需排除的疾患主要包括精神发育迟滞、广泛性发育障碍、重症精神疾病、特殊学习技能发育障碍，以及各种器质性疾患或药物所致的多动症状。例如甲亢也会有很明显的多动，若根据症状诊断为 ADHD，将可能延误比较严重的器质性病变的诊断和治疗。

2．ADHD 诊断的症状学标准

（1）注意缺陷症状：目前注意缺陷症状诊断共有 9 项标准，符合至少 6 项，持续至少 6 个月达到适应不良的程度，并与发育水平不相称即可诊断。

1）在学习、游戏或其他活动中，经常不注意细节，出现粗心所致的错误。

2）在学习或游戏活动时，难以保持注意力。

3）注意力不集中（说话时心不在焉，似听非听等）。

4）不能遵嘱完成作业、家务或工作（不是由于对抗行为或不理解）。

5）难以完成有条理、有顺序的任务或其他类似活动。

6）不喜欢或不愿意做需要精力持久的事情（作业或家务），常设法逃避。

7）经常丢失学习、活动所必需的东西（玩具、书本、铅笔或工具等）。

8）较容易受外界刺激而分心。

9）在日常活动中常常丢三落四。

（2）多动、冲动的症状：多动、冲动的症状诊断共有 9 项标准，符合至少 6 项，持续至少 6个月达到适应不良的程度，并与发育水平不相称即可诊断。

1）手脚动个不停，或在座位上扭来扭去。

2）在教室或其他要求坐好的场合，擅自离开座位。

3）在不适当的场合奔来奔去或爬上爬下（在青少年或成人可能只有坐立不安的主观感受）。

4）不能安静地游戏或参加业余活动。

5）一刻不停地活动。

6）话多。

7）别人问话未完即抢着回答。

8）在活动中不能耐心地排队等待轮换上场。

9）打断或干扰他人（别人讲话时插嘴或干扰他人游戏）。

四、康复护理

（一）护理评估

1. 健康史

（1）一般资料：收集患者的年龄、性别、母孕期间所有信息及患儿的行为表现。

（2）行为：注意力是否集中，有无多动、冲动、粗心犯错难以保持持续注意力，看起来不专心听，不能完成任务，难以达到条理有序，回避需要持续注意力的任务，丢东西，易分散注意力，遗忘，坐立不安、不能在座位上坐好，难以安静地专注娱乐活动，说话太多，问题未完就脱口回答，难以按次序等待行为障碍。

（3）情感：如焦虑、抑郁、对立违抗。

2. 身体状况

（1）过度活动：表现为儿童不分场合、无目的的显著多动。患儿无论是在学校上课、下课时间还是在家里，都表现为明显的多动，例如上课时坐姿不稳，喜欢玩橡皮擦文具盒等小动作，滋扰邻座同学，在家看电视也是东倒西歪，坐卧不安、扭动不停，常喜欢多嘴插话，不顾场合高声喧哗或攀爬跑跳、追逐打闹。

（2）冲动行为：ADHD 儿童通常情绪不稳，高兴时容易过度兴奋，而不开心时易发脾气，平时遇小事容易受激惹而表现冲动，容易与人滋事争吵打架，缺乏耐性，在需要轮流进行的游戏或活动中不能等候。

（3）学习障碍：ADHD 儿童由于注意障碍可以导致学习成绩落后，同时也可以合并特异性学习障碍。

（4）情绪障碍、问题行为和品行障碍：多为继发性，ADHD 儿童可能经常受到老师批评和家长的打骂，患儿往往缺乏自信和自尊，容易继发情绪障碍，包括焦虑（约 25%）和心境障碍（20%）。各种问题行为的发生率也较高，尤其是违拗性障碍发生率可达 50%，重者出现品行障碍（30%~50%），患儿早期表现为行为幼稚、违拗、与同学相处不良、而与学校成绩不好的同学聚在一起，或是退缩、孤独，继而撒谎、偷窃、离家出走，乃至犯罪。

（二）常见护理诊断/问题

1. 社交障碍　与观察到所使用的互动行为不成功有关。

2. 语言沟通障碍　与缺乏眼神接触或难以选择性注意有关。

3. 不依从行为　与不听从指令难以执行有关。

4. 照顾者情绪紧张　与照顾者长期性、复杂性的因素有关。

（三）护理计划与实施

1. 一般护理

（1）环境与休息：创造一个空气清新，舒适的环境，保持病房清洁，无异味，环境安静，避免嘈杂的噪声。病室光线柔和,避免强光照射,以稳定患儿情绪。护理人员要帮助患儿熟悉环境,耐心地讲解病房的规章制度和纪律要求,诱导患儿遵守纪律。帮助患儿结识新的朋友,让患儿掌握作息时间,主动交谈,掌握病情及性格特点,交谈时要做到语言通俗易懂,态度诚恳温和,树立良好的护士形象,让患儿感到护士可亲、可敬、可信,有言即从,以便于管理。

(2)睡眠指导:大多数多动症患儿晚间不愿入睡,另外中枢兴奋剂的治疗也可引起患儿不安及失眠,再加上活动过多,体力消耗较大,因此要保证患儿有充分的休息。评估睡眠形态紊乱程度,睡觉前可听轻音乐,用温水泡脚,睡前可饮热牛奶,关闭门窗,拉好窗帘,创造睡眠环境。

(3)饮食指导:近年来研究表明,儿童多动症与饮食有一定的关系。缺锌、缺铁、缺维生素都可能是引起儿童多动症的诱因。食品中色素、添加剂、防腐剂等过多,可能诱发儿童多动症或使其加重。所以,在孩子接受治疗过程中,注意孩子的饮食,不要给孩子吃一些过于油腻的食物,更不能吃辛辣、膨化的食品,要避免孩子吃街边或小商店里的零食。要以清淡为主,多吃些新鲜蔬菜、水果、牛奶及瘦肉,多饮白开水。注意营养膳食,适当的补充孩子机体所需的营养。可以喝一些甘麦大枣汤,对调节患儿的心神功能失调效果较好。

(4)健康教育:在住院期间还可以指导患儿进行学习。每天给患儿安排学习时间,学习时环境安静,尽量减少外界因素的干扰,以免分散患儿的注意力。学习内容以新奇有趣,由易到难为出发点,以增强患儿对学习的信心。讲课时多例举一些生动、具体的例子,以吸引患儿的注意力。在课后我们给患儿留有少量的作业,并强调作业完成的时间和质量,对完成好的给予表扬鼓励,对学习确有困难的患儿,应给予启发和耐心的帮助,使患儿增强学习的兴趣和克服困难的信心,集中患儿的注意力。同时,不能过分地迁就孩子,以免使其变得更加任性好斗。对打架伤人等,要严格制止,不可袒护。总之,对于多动症儿童的心理护理,强调医务人员、老师、家长及儿童的密切配合。

2. 康复护理

(1)行为干预:行为干预(behavior intervention)包括在心理学家指导下进行的心理教育、自我调整、认知行为干预、家庭干预、学校干预和社会技能训练等。行为干预不仅可改善儿童的视听觉注意水平,增加注意的稳定性和持久性,还可减少多动冲动行为,提高学习成绩。但与精神兴奋剂治疗相比,行为干预的短期效果相对不明显,且不易实施。在一般情况下,行为干预作为其他治疗方法的基础,同时与其他治疗方法联合应用。从短期效果来看,行为干预与药物治疗具有协同作用,而从长期效果来看,行为干预可减小药物治疗的剂量。

(2)心理教育:给 ADHD 儿童、家长和教师提供 ADHD 的相关信息,包括发病机制、症状、治疗方法、预后、行为管理的基本原则等。心理教育(psychological education)是所有其他治疗方法的基础,应贯穿整个治疗。

重视强化心理教育,以多理解及鼓励为主,鼓励患儿参加有规则的活动,按时作息,保证充足睡眠和合理营养。学校和家庭训练都要有统一的纪律要求。引导患儿开展正当的文体活动,培养患儿集中注意力,克服冲动行为。如做手工训练,看小人书、动画片,画画,角色扮演等活动。

年龄小的孩子,采取讲故事、做游戏的方法培养静坐及集中注意力的习惯,并逐步延长注意时间,达到一定时间后逐步培养专心习惯。不刻意纠正其眨眼、耸肩等怪异动作,慢慢改善和矫正患儿行为问题。稳定患儿情绪,耐心指导患儿做好每一件事,如遇急躁情绪时,应给予正确指导,不要激动。父母和老师对患儿要有耐心,避免打骂、呵斥等行为,发现患儿优点,给予表扬,以提高患儿的自信心。适当安排躯体训练项目,释放其过多的精力,如做健美操、游泳、打球、跑步、棋类等活动,还可以欣赏轻音乐、旅游。培养患儿社会适应能力,多让患儿与他人接触,体验正常儿童的情感,纠正其不良行为可采用儿童剧、打扑克、做游戏、做模型等形式,直接表现同伴之间的互相爱护,互相帮助,互相尊重的精神,激发儿童情感,控制冲动,提高社交技能和团队合作精神。对学习困难的儿童,要采取特殊训练方法。孩子成绩不好,常有自卑、不自信等心理,老师和家长要帮助患儿树立自信心,尊重孩子,家长与老师保持沟通。

(3)自我调整:自我调整的方法很多,例如中国气功、瑜伽、大脑体操等,可促进整个大脑的多感官综合练习。大脑体操就是通过综合左右大脑半球功能,以提高阅读、写作、语言及记忆功能,返回自然学习的兴趣。

(4)认知行为干预:运用认知重建的方法,纠正 ADHD 儿童歪曲的信念,传授改善行为的技能。认知行为干预(cognitive-behavioral intervention)包括自我监督、自我评估、自我加强和解决问题策略等。如在阅读方面,选择学生感兴趣的材料,可提高 ADHD 儿童的注意力。

(5)家庭干预:针对家庭功能缺陷、婚姻问题或父母本身的精神障碍,以家庭为整体进行系统的干预。在家庭干预中,父母起着关键作用。父母应采用强化正性作用(对适宜行为给予奖励)、弱化负性行为(对不适行为加以惩罚),逐步矫正 ADHD 儿童行为问题,奖励与惩罚须保持一致。家庭干预(family intervention)方法包括代币奖励系统、罚时出局和反应代价等。

(6)学校干预:采用斯金纳发展的操作条件反射技术,通过强化操作条件反射控制 ADHD 儿童的行为问题。学校干预的方法包括代币奖励系统、课堂纪律、罚时出局、反应代价和每天汇报卡等。代币法是一种改善学生不良行为较为有效的方法。代币是一种象征性的强化物。在教育上常用的有小红旗、小红花、五角星等。当学生的代币积累到一定数量,便可以换到自己想要的物品或奖励。应用代币法的目的是以代币作为强化物,当学生出现良好行为时,则给予代币,当学生出现不良行为时,则扣减代币,以强化良好行为,减少不良行为。

(7)社会技能康复护理:ADHD 儿童面临严重的社会发展问题,影响他们与家庭成员、老师和朋友的关系。建立由儿童、父母、老师和医生组成的团队,能改善 ADHD 儿童与同伴的关系,传授与同伴相处的技能。社会技能训练包括演讲、角色扮演和观看视频等。

(8)行为矫正康复护理:行为治疗法被广泛应用于矫正儿童不良行为,行为矫正康复护理以应答性条件反射理论、操作性条件反射理论、认知行为矫正理论及社会学习理论为基础,鉴于儿童认知能力有限,在康复护理时多数不采用认知行为治疗。

矫正异常行为,建立正常行为。及时肯定成绩,并给予一定奖赏,以利于强化,如先培养能静坐、集中注意力的习惯,可从听故事、看图书或看电视培养起,逐步延长时间,达到一定时间后就逐步培养一心不可二用的习惯,如吃饭时不看书报,到休息时间就再看电视,按时作息。训练应有足够趣味性和感觉刺激力。

1)突出奖励,如对幼小患儿的身体亲昵、特别的食物,对年长儿的奖励物与处罚法、消退法等合并使用。

2)康复护理前需确定何种因素对患儿不良行为起着强化作用,再对其进行消除。患儿上课时坐不住,不停扭动身体的行为过于关注,就会使这一行为动作次数增多。在不影响训练的情况下,如老师予以漠视,久之因失去注意而得不到巩固就会逐渐消失。

3)处罚法有助于减少或消除患儿的不良行为。但对于患儿的不良行为要避免开始就进行严厉的处罚,要坚持先鼓励后处罚的原则。处罚可采用暂时隔离法,使其明白行为的不适宜性,轻微处罚应与鼓励相结合。药物结合行为矫治疗效比单独应用药物的效果显著。

(9)社交技能康复护理训练:可采用直接指导、模仿、反馈等方式,也可采用儿童剧及游戏等形式,直接表现同伴之间互相爱护、互相帮助、互相尊重的精神,以激发儿童强烈的情感,控制冲动,提高社交技能和团队合作精神。

(10)认知康复护理训练:训练 ADHD 患儿的自我控制、自我制导、多加思考和提高解决问题的能力。训练目的在于患儿养成"三思而后行"及在活动中养成"停下来,看一看,听一听,想一想"的习惯,加强自我调节。由成人指导患儿用雪花片搭一栋房子,要求认真按步骤做,并且每次选择雪花片的数量和颜色都大声讲出来,训练患儿按图纸操作,按部就班,耐心操作。通过语言的自我指导、自我奖赏和自我表扬的方法,改善和矫正患儿的行为问题。一般 10~15 次为一疗程,每次 1 小时。

(11)感觉统合训练:感觉统合失调(sensory integrative dysfunction)是指进入大脑的各种感觉刺激信息不能在中枢神经系统内形成有效的组合而产生的一种缺陷。在感觉统合失调的儿童中,大约 11.0% 的儿童伴有注意缺陷、多动及学习困难,而在 ADHD 儿童中,高达 84.3% 伴有感觉统合失调,执行功能损害是儿童 ADHD 的核心症状。针对 ADHD 患儿的感觉统合失调,如前庭功能不全、触觉防御不当、本体感不足以致整个身体协调不良等进行感觉统合强化训练,是建立及恢复其健康和正常的运动模式的较好方法。感觉统合训练(sensory integration training)不仅能改善 ADHD 儿童注意力、多动和运动协调能力,还能提高其言语能力、记忆能力、推理能力和学习成绩。国内一项研究表明,经 40~60 次感觉统合训练,ADHD 儿童注意力集中的总改善率超过 95.0%,情绪稳定的总改善率超过 87.0%,学习成绩的总提高率为 56.0%,说明感觉统合训练是治疗儿童 ADHD 的有效方法。在一般情况下,感觉统合训练可单独使用,也可与其他治疗方法联合应用。基本的感觉统合训练包括:触觉训练、触觉与身体协调训练、前庭感觉训练、手眼协调训练、站立摇动训练、趴或半跪的训练,以及运动企划能力训练等。

(12)特殊教育项目：目的是要解决患儿在学校较易发生的损伤和缺少学习动机问题。特殊教育并不是给患儿贴上落后或学习迟滞的标签，而是使其教育环境和方法适于患儿；合并用一些药物，促使患儿在学业中发掘自己的潜力，帮助他们提高学习成绩，使其学业水平与其智力水平保持一致。

(13)自我控制康复护理：这一训练的主要任务是通过一些简单、固定的自我命令让患儿学会自我行为控制。例如出一道简单的题目让患儿解答，要求患儿命令自己在回答之前完成以下四个动作：停——停止其他活动，保持安静；看——看清题目；听——听清要求，最后才开口回答。这一方法还可以用来控制患儿的一些冲动性行为。例如带孩子过马路时，要求在过马路之前完成停、看、听等一系列动作。由于在训练中，动作命令是来自于患儿内心，所以一旦动作定形，患儿的自制力就能大大提高。在进行自我控制训练中要注意训练顺序，任务内容应由简到繁，任务完成时间应由短到长，自我命令也应由少到多。

(14)放松康复护理：用这一方法来治疗儿童的多动行为是近年来的一种新尝试，效果颇佳。由于多动症患儿的身体各部位总是长时间处于紧张状态，如果能让他们的肌肉放松下来，多动现象就会有所好转。放松训练可采用一般的放松法，或使用在有关医生指导下的生物反馈法。训练时间要集中，可以一连几天，从早上一直训练到晚上，其间除了患儿吃饭、休息外，其余时间都按计划进行训练。在施行放松训练时，每小时放松 15 分钟，患儿一达到放松要求就给予物质奖励。其余 45 分钟可安排患儿感兴趣的游戏，但一到放松时间就必须结束游戏。

(15)支持疗法：这一疗法单独使用效果并不明显，主要是与其他治疗相结合，用来帮助患儿解脱受挫折以后的情绪抑郁和由学习困难而导致的自尊心不足。在实施过程中，父母和教师要对患儿进行鼓励，帮助他们树立信心，一旦病情有所好转，就给予奖励。

(16)其他：其他治疗方法，如针灸、中药等，均对 ADHD 儿童改善症状起到一定的治疗效果，但仍需进一步证实。对待多动症患儿，除了实施药物治疗和专门脑心理训练外，还要做到以下几点：

1)明确疾病性质：克服对患儿粗暴、冷淡、歧视的态度，做到相互协作，耐心而有计划地进行教育。

2)要求适当：一开始对患儿的要求不能与一般孩子一样，只能要求将他们的行动控制在一定范围内，随后再慢慢提高要求。

3)满足患儿的活动需要，对他们过多的精力要给予宣泄的机会　：可指导他们参加跑步、踢球等有系统程序的体育训练，同时要劝止一些攻击性行为。

4)做到生活规律化：家长、教师督促患儿遵守作息制度。在儿童吃饭、做作业时，家长要控制环境，不要主动去分散他们的注意，以培养患儿一心不二用的好习惯。

五、健康指导

1. 健康教育　向患者及家属介绍病因和诱因、早治疗的重要性以及通过接受康复治疗的方法及注意事项等。

2. 生活指导 为改善患者病情,家长要建立每天计划,以之前病情作为基础,如果发现过去或新的问题时,将行为具体纪录,并记录自己对该问题的做法,定期复查。

(赵 晶,张 欣)

第四节 发育性语言障碍

发育性语言障碍(developmental language disorder)有表达性和感受性语言障碍两种,前者能理解语言但不能表达,后者对语言的理解和表达均受限制。表达性语言障碍的儿童说话往往很迟,不灵活,错误很多,让人难以理解。在学龄期后往往也会产生学习困难及情绪和行为问题。感受性语言障碍是一种特定的言语和语言发育障碍,属于精神发育迟滞与童年和少年期心理发育障碍类别。该症患儿对语言的理解能力远低于同龄的其他孩子所应有的水平,这也让患儿的语言表达显著受损,并可能存在语音发音异常。

一、概述

(一)发育性语言障碍的定义

发育性语言障碍(developmental language disorder)是指由于发育延迟而引起的语言障碍,而非因听力障碍、中枢神经系统器质性损害及严重的精神发育迟缓造成的。

1. 表达性语言障碍 表达性语言障碍是指一种特定的语言发育障碍,患儿表达性口语应用能力显著低于其智力年龄的应有水平,但语言理解力在正常范围内,发音异常可有可无。

该疾病病因尚无定论,可能与脑组织的某些感知觉功能,特别是听觉分辨能力损伤有关。也有人认为是听觉知觉、听觉记忆、听觉整合、听觉理解和表达等脑功能缺陷所致。

2. 感受性语言障碍 感受性语言障碍是指一种特定的语言发育障碍,患儿对语言的理解低于其智龄所应有的水平,几乎所有患儿的语言表达都显著受损,也常见语言发育异常。感受性语言障碍是一种特定的言语和语言发育障碍,属于精神发育迟滞与童年和少年期心理发育障碍类别。该症患儿对语言的理解能力远低于同龄的其他孩子所应有的水平,这也让患儿的语言表达显著受损,并可能存在语音发音异常。

(二)病因及发病机制

1. 发育性语言障碍病因 目前病因尚无定论,可能与脑组织的某些感知觉功能,特别是精细的听觉分辨能力损伤有关。更有人提出,可能是由于听觉知觉、听觉记忆、听觉整合、听觉理解及听觉表达等脑功能不足所致。

2. 发育性语言障碍发病机制

(1)听力障碍:听觉是语言感受的一个重要的渠道,当小儿听力受损害后,不管是传导性的还是感觉神经性的,都不能正确地察觉声音信号,产生程度不等的语言发育迟缓,其迟缓的严重度受多种因素的影响,诸如听力损害的程度、发生的年龄、矫治听力的年龄、矫治的合适性等。传导性听力障碍伴有反复和长期的中耳炎,同时有渗出,这对早期言语和语言发育可产生不良的影响。虽然传导性听力障碍一般不超过20~30dB,最大可在50dB左右,但明显影响小儿言语的辨认。长期中耳渗出在儿童早期可引起语言表达延迟,在学龄初期出现语言问题。此外,也有研究听知觉和听觉辨认对语言的影响,表明中枢性的听觉信息处理问题使小儿对听觉刺激的辨认、分析和储存出现困难,特别在有相似音时更觉困难。

(2)智能迟缓:语言发育迟缓的最常见原因是智能迟缓。虽然语言发育进程是按照正常儿童的顺序,但其速度比正常儿童慢,当环境对儿童语言的要求增加时,语言的问题就更为明显了。某些染色体和遗传性疾病伴有语言障碍,例如21-三体综合征的儿童有程度不等的语言障碍,脆性X综合征儿童的语言障碍在韵律和语言内容上有特别的形式。

(3)孤独症:孤独症的一个重要特征即交流障碍,并伴有交往障碍和刻板的重复性动作。孤独症儿童的语言障碍可表现为完全不理解,没有语言,或言语过于刻板、学究式的,并有夸张的韵律。语言应用也出现问题,出现回声样语言或非言语的交流,几乎没有眼神交往,面部表情和姿势也很有限。

(4)神经系统疾病:脑性瘫痪儿童因神经运动通路的障碍而影响说话,常出现构音障碍,他们对语言的感受能力比表达好得多。儿童左侧大脑的病变对语言、阅读、书写的影响较右侧大脑病变的影响更大,临床上一些左脑病变的儿童往往保存了原有的语言能力,因为右脑代替了左脑的功能,这说明右脑具有可塑性的功能。大脑的损伤或肿瘤使儿童产生获得性失语症,即在儿童发展了说话成句的语言能力后,因为大脑的病灶致使语言损害。临床上出现不同类型的失语症,例如,儿童听觉理解障碍但言语流利的称为感觉性失语症;对目标物不能命名的称为命名性失语症;难以找到适当词语表达的称为表达性失语症;言语不流利且费力的称为运动性失语症。近年来,一些少见的神经学因素引起的语言障碍引起人们的关注,就是获得性失语综合征伴抽搐障碍,或称为Landau-Kleffer综合征。这个综合征使原来语言能力正常的患儿出现语言感受和/或表达的倒退现象,其严重度可达到完全的听觉失认,即不能辨认环境的声音。患儿脑电图表现异常,有两侧的尖慢波,至少2/3患儿有各种类型的癫痫。有些患儿的语言能力可恢复,但50%的患儿有严重语言缺陷。有些脑积水的小儿在语言发育方面可表现的特征是使用长的复合句,词汇较老练,但没有实质性内容。

(5)行为障碍:语言障碍和行为问题之间有密切的关系,两者可以互为因果。从原因方面来看,明显的情绪创伤或心理社会的不良因素可影响儿童语言发育或引起语言障碍。例如选择性缄默症是一种较少的语言障碍,通常在5岁前发病,患儿在某些特定的情境中如学校等不说话。这些小儿一般语言正常,但可能因为交流障碍所致,常需数月的治疗。

(6)环境剥夺　儿童的语言发展与环境有关。父母在和孩子交往中所使用的词汇量,在言语交流中如何重复和扩展词汇直接关系到儿童词汇量的增长和语言发展的速度,儿童语言能力的良好发展并非来自电视或广播。如果儿童生活在缺乏语言刺激的环境中,则可造成语言发育迟缓,而当这些儿童给予治疗性干预后,其语言功能可出现明显的改善。

二、主要功能障碍

语言发育迟滞为最重要的表现。1岁时不会叫"爸爸""妈妈",2岁时还不能组词,常借手势、眼神及其动作来表达自己的感情或需要。发育性语言障碍的患儿开始学语时,语言缺陷即显现出来,小儿可发出一些音节,但不能组成词汇,记不住普通的名词,词汇十分贫乏,不能用完整的句子去描述他需要的东西,因此语句十分生涩难懂。患儿对语言的学习速度很慢。有表达性语言障碍的患者,语言理解尚好,但表达能力差,1岁半左右时可理解他人给他的简单命令,例如让他指出或去拿某种常见的物体时,小儿都可以理解并付之以行动。而感受性语言障碍的患儿则不能理解简单的指令,不能根据语言要求指出或拿到某种物体。这类患儿能听到声音,但对言语却无反应,包括父母的言语。但如给以手势、表情,或看电视时则有情绪反应。听力检查虽有轻度的听力减退,但与临床上所见到的对语言的毫无反应却极不相符。电测听检查的听力曲线常很不稳定,波动大。因而患儿平时似乎有点聋,有时又显得不聋。入学后有明显学习困难,主要是阅读困难,其中感受性语言障碍患儿阅读能力更差,并伴有计算困难,常需要接受特殊教育,表达性语言障碍者可在普通学校进行学习。

1. **感受性语言障碍** 患儿能听到声音,但对言语常无反应,不能理解简单的命令,不能根据他人的语言要求去行动。表达性语言障碍者,语言理解尚好,仅表达能力差。

2. **入学后发育性语言障碍** 患儿常有明显的学习困难,主要是阅读困难,特别是感觉性语言障碍患儿的阅读能力较差,且常伴有计算困难,常需要接受特殊教育。

3. **行为问题** 该类患儿到学龄期后常因学习困难及与同学交往时语言表达困难,而出现焦虑、退缩、注意短暂、多动或违拗等行为问题。这些患儿的智力正常,视觉感受及视觉、空间知觉正常,内在的语言发育正常,在完成一些带有创意的游戏、绘画、音乐方面与正常儿童一致。

4. **听力减退** 感受性语言障碍患儿常有轻度的听力减退,电测听检查的听力曲线常很不稳定,波动大。

三、诊断标准

(一) CCMD-3 关于表达性语言障碍的诊断标准(F80.1)

1. 言语表达能力明显低于实际年龄。2岁时不会说单词,3岁不能讲两个单词的短句,稍大后仍有词汇量少、讲话过短、句法错误等,其严重程度超过同龄儿童的变异范围。

2. 语言的理解能力正常。

3. 标准化测验总智商正常(韦氏儿童智力测验、操作智商及总智商 ≥ 70)。

4. 不是由于听力缺陷、口腔疾病、神经系统疾病、精神发育迟滞或广泛发育障碍所致。

(二) CCMD-3 关于感受性语言障碍的诊断标准(F80.2)

1. 言语理解能力低于实际年龄。1岁时对熟悉的名称无反应,2岁时仍不能听从日常生活简单的口令,以后又出现不能理解语法结构,不了解别人的语调、手势等意义,其严重程度超过同龄儿童的变异范围。

2. 有语言表达能力和发音异常。

3. 非言语智力测验智商在正常水平(韦氏儿童智力测验、操作智商≥70)。

4. 不是由于听力缺陷、口腔疾病、神经系统疾病、精神发育迟滞或广泛发育障碍所致。

(三) 发育性语言障碍的鉴别诊断

1. 精神发育迟滞　该病主要特点是智能低下,操作智商也明显降低。

2. 聋哑病　早期即表现出听不到任何声音,无法学习讲话造成聋哑,听力检查可以确诊。

3. 婴儿孤独症　患儿语言少,表达困难或讲的生词使人无法理解。但孤独症患儿常有明显的精神症状,如孤僻、对周围环境不感兴趣、不用眼神与人交流感情、有刻板的仪式性行为动作,且有内在的语言丧失。还应与选择性缄默症、发育性语言不清相鉴别。

四、康复护理

(一) 护理评估

1. 健康史　标准语言评估包括语言理解和表达两部分,通过日常生活能力量表进行评估,询问家长患儿自孕期到目前所有的症状及表现,所得结果会与同龄孩子的语言能力做比较。观察小孩与家人的沟通模式、发音的表现、社交和玩耍能力等,以进一步了解他们的沟通技巧。语言治疗融合于日常生活儿童发展语言的关键期是 0~5 岁。1~1.5 岁能够理解简单的句子,如"好了吗?""没有了吗?"等。能够开口说简单的话,如爸爸、妈妈、再见等。2 岁能够认识并且指出两种以上的颜色。能够认识并指出物品和身体部位等。能够说动宾结构的由三个字组成的句子,如在哪里、在这里、在那里等。3 岁能够理解性别(这点根据不同的孩子略有不同)。能够使用表达时间的词,如过去、现在和将来等。能够说自己的姓名。会讲述简单的经历。3 岁半掌握了一定的连词和关系词,能够使用"而且""因为""所以"等。4 岁能够理解各种方位,如上、下、前、后、左、右等。能够认识抽象名词的概念,如动物、水果等简单抽象名词,并会进行归类。基本能够发出母语中所有的音。能够模仿句子,并且说长句子。4 岁半能够认识名字和名称。5 岁能够理解反义词,如冷和热等。能够比较自主地表达他想好的事情,自如地表达自己的想法。会朗读句子。幼儿如果被诊断有语言的问题,便应该在这个关键时间接受治疗。幼儿越早得到合适的语言治疗,对他们日后的语言发展帮助越大。根据儿童的语言问题及其严重程度、年龄、现有能力及家长期望等因素,订立适合患儿的护理目标。

2. 身体评估　评估患儿母孕期间是否有服用药物,有无特殊检查,儿童是否足月出生和顺产,出生过程中有无其他不良事件发生,如产程过长、产伤、缺氧,是否有黄疸史等,他们有没有先天性疾病及其病历和家族病史,及他们过往的语言表现等。

3. 辅助检查

(1)体格检查:检查外耳道、咽喉、声带部位有无畸形,口腔检查有无腭裂等。

(2)韦氏儿童智力测验:评估患儿的智力水平,语言智商、操作智商及总智商低于 70 分。

(3)听力测试:检查患儿有无听力下降。

(4)CT、脑电图、磁共振检查:检查有无器质性病变。

(二)常见护理诊断 / 问题

1. 语言发育迟缓　与智力低下、理解能力差有关。

2. 语言沟通障碍　与拒绝讲话、对接受、处理、传递和应用信号能力减弱有关。

3. 焦虑　与病情治愈差、与人交流差、家长有焦虑情绪有关。

4. 知识缺乏　与缺乏控制诱发因素及疾病康复的知识有关。

(三)护理计划与实施

1. 一般护理

(1)环境:改善养育环境中可能存在的不利因素,如改变环境、室内宽敞明亮、适合学习、无杂物及影响儿童学习分散注意力的物品,需要为儿童营造一个温馨的语言环境,帮助其顺利渡过这一时期。

(2)教材:准备适合患儿康复护理的辅助器具及教具。

(3)家庭的支持与配合:积极开展家庭内的康复护理指导,父母和主要抚养者在儿童语言发育和语言治疗中起着至关重要的作用,护理人员将康复护理内容及方法教会家长,家长要配合护理人员开展康复护理工作。

(4)观察:同时需注意多动、注意缺陷、焦虑等伴发问题的处理。

2. 药物治疗与护理　药物治疗对于合并情绪障碍或行为问题较严重者,可给予相应的药物治疗。医生会根据辅助检查项目判断是否用药,如需药物治疗护理人员要向儿童家属详细讲解药物种类、剂量、给药时间及方法,教会观察药物的不良反应。

3. 康复护理　康复护理内容主要是对语言进行特殊训练,在准确评估语音、语言发展及智能发展的基础上制订个体化的训练方案。对于特定性言语构音障碍的儿童,首先确定护理目标,一般选择其错误音中正常儿童最早出现的音(最容易发的音)为目标音,通过感知、对比、模仿、最大接近、练习等方法进行音素的学习,然后根据患儿的语言发育水平进行合适的音节、单词、句子水平的学习。对于感受性或表达性语言障碍的患儿,以"最接近发育水平"的理论为原则制订训练计划,以行为塑造的原理为训练方法。表达性语言障碍者预后一般良好,不经治疗也可随年龄的增长而逐渐获得语言能力,感受性语言障碍重点是训练患儿模仿别人讲话,最好父母也参加训练争取家庭的支持与配合,积极开展家庭内的康复护理训练,父母和主要抚养者在儿童语言发育和语言治疗中起着至关重要的作用,建议家长采取以下方法。

(1)表达性语言障碍护理

1)表达性语言障碍是一种特定语言发育障碍,患儿表达性口语应用能力显著低于其智龄的应有水平,但言语理解力在正常范围内。康复护理活动中对该类患儿实施"个别化"教育。首先个别化教育并非单纯是个别教育,相对于模式化、统一化、课堂式的集体教育而言,它是根据每个患儿现有的发展水平寻找最近发展区,创造条件使患儿获得主动发展的教育。

对该类患儿应做到：

①集体活动中时尽量让患儿坐在家长或老师的身边，结合肢体语言及时给予孩子鼓励的眼神、抚摸和拥抱等。

②和该类患儿交流语速一定要慢，声音要让患儿听清楚，指示内容清楚、简单，不要让他们同时完成两个指令。

③和该类患儿交流时语言要多重复，让患儿慢慢理解。

④活动中多尊重该类患儿的兴趣、需求和能力，因材施教。

⑤多在集体面前鼓励和表扬该类患儿，给予其自信。表达性语言障碍的患儿倾听能力会比较弱。可利用座位的摆放、语言速度放慢、用肢体动作表扬等一些方法，有效使患儿融入集体当中，在宽松、愉快的氛围中培养患儿的倾听能力和自信心，为下一步开口说话起到牵引作用。

2)表达性语言障碍的患儿在遇到困难时，不会及时表达求助的语言和信号，这时就要对该类的患儿生活环节多加照顾，及时发现患儿的困境并给予及时的关注和帮助。指导患儿进行自理能力和日常用语的练习。利用感兴趣的事物进行"及时性"的教育。

①利用动画片引发表达的兴趣。患儿对画面生动、色彩鲜艳的动画片非常感兴趣，生活环节中，家长可带领患儿观看动画片，让动画片引起幼儿语言表达的兴趣。

②利用故事唤起语言表达的欲望。针对患儿喜欢的故事，多创设一些语言交流的环境，让故事创设的环境引发患儿的表达。如可利用组合故事的方法，你一句我一句的引导患儿，和孩子一起随心所欲地口头编造故事。

③玩具是孩子的"语言教具"，可运用玩具创造交流的机会。孩子和孩子之间交流容易进行，家长要让孩子多与混龄儿童做游戏，让孩子们在相互玩玩具中，提高患儿语言交流的次数和机会，发展患儿的口语表达能力。混龄活动中进行"补助式"方法。一般情况下偏重同龄患儿间的交往与语言的交流，而异龄患儿之间的语言交流比较忽视，为弥补这方面的不足，让表达能力强的孩子带领表达能力弱的孩子，发挥同伴示范作用，因此混龄式方法也可以适当的进行补助。

3)在语言发展的因素中，环境因素的影响也是至关重要的。环境因素是指家庭因素，因为家庭是孩子所接触的第一环境，也是主要环境。家庭中一个良好的语言环境，需要家长和患儿共同构建，因此家庭需要配合进行的教育有：

①要了解患儿的内心想法。家庭是心灵的港湾，很多不愿表达的患儿往往在家里的时候是最放松、最活跃的。了解孩子家庭中的表现与其发展的特点，及时与家长进行交流和制定下一步的护理计划。

②引导家庭创造积极交流的氛围。对表达性语言障碍的患儿，重点在于激发起语言交流的兴趣。家庭中父母双方都应积极主动地参与交流，给孩子专一的语言环境，在孩子最初接触语言学习时，需要一个相对专一的语言环境，在入园前应着重训练孩子的普通话。此外，在和幼儿语言交流的过程中，要尽量使用规范语言，不要用儿童语言，如"吃饭饭""买糖糖"等。

③利用"兴趣物"训练幼儿发音。可以借助讲故事、看动画片等形式反复教孩子和训练孩子发音,让他们慢慢地理解、记住这些词并学会使用这些词。需要注意的是:很多时候,孩子说的几个简单的词里面也许包含着很多的内容,如孩子说:"小猫? 画画",这时候需要及时根据孩子发音的意思,帮助孩子把相关的语言内容补充完整,给孩子一个完整的语言示范。内容可以是围绕孩子在学习与生活,谈一些符合孩子语言特点的孩子比较感兴趣的话题,让孩子乐于说、乐于讲,同时应注意用规范的语言来与患儿进行日常交谈。

④正确的选择阅读材料,促进孩子语言的全面发展。在现在的商业社会中,很多低幼读物都变了味,这就要我们在选择幼儿读物的同时多加留意和判断。3岁时期的儿童在为其选择图书时应找一些不带文字的图片书,让宝宝练习看图说话。可为其选一个舒适安静的地点,在那里大家可以共同阅读、讨论一本书。根据该类儿童的语言表达速度来逐渐提高阅读能力。不要强迫该类幼儿看书,以免拔苗助长。

⑤充分调动语言表达的积极性。现如今,很多家庭父母双方都是高学历,工作压力大,无暇顾及孩子,与孩子交流次数少,容易诱发孩子表达性语言障碍。碰到孩子说话晚、不流利、吐字不清楚、不说话的时候往往会单纯的认为孩子"奶声奶气"或情绪不好等。碰到以上情况家长应密切关注孩子的语言发展。让孩子开口说话的最有效办法是父母创设一个谈话和交流的氛围,利用任何可能的机会不停地和他说话、用他能听得懂的语言为其讲故事,即便在绝大多数情况下只是父母一个人在讲话,孩子注意力易分散,也要坚持。同时和孩子说话时要多使用重复语言,让孩子感受语言,利用启发、诱导、提问,设法让孩子表达自己的想法,并及时加以鼓励,使他得到语言表达的满足感。

⑥激发和培养患儿的表达兴趣要注意循序渐进,切勿操之过急。和患儿交流时要密切关注其情绪变化,达成相互交流的情景,掌握培养的时间,不要刻意的或强制性的教孩子说话,这样会引起患儿的反感,失去学习语言的兴趣。对于孩子忽然冒出的"新词"要加以鼓励和表扬,在愉快的情绪下,更有利于患儿语言潜能的开发。

⑦利用日常活动进行训练。可以根据日常生活中的每一个环节多和幼儿交流,如早上起床、穿衣、刷牙、洗脸等时间和孩子交流一些日常用语。还可以根据幼儿的反应及时给予一些回应和指导,潜移默化的指导幼儿发音。另外,还要带孩子去公园、商店、动物园等多种场合,不仅认识了社会和自然,并从中观察和体验,了解、丰富了行业语言,在鼓励患儿叙述所见所闻时,增加了幼儿学习语言和表达的愿望。

总之,改变这类儿童的现状在于早期发现,早期干预,重点在于通过多种教育形式激发患儿表达的欲望,训练患儿模仿别人讲话。家庭中父母能积极参与语言交流训练。只要家长留心,生活中处处有语言,也处处存在着发展语言的机会,即使是患儿自言自语非交流性的语言,家长仍然可以和他一起对话交流,另外这类患儿一般创造能力强,并有良好的音乐感受能力及绘画能力,可因材施教,多方面增强孩子的自信心,促使语言表达能力快速达到正常儿童的水平。

(2)感受性语言障碍护理:对于感受性语言障碍的治疗,目前尚未有明确的治疗方法,临床上主要是对语言进行特殊训练,训练患儿对语音的理解、听觉记忆及听觉知觉等,如果患儿出现了表达障碍,则需同时训练患儿的模仿讲话能力,让他们能够尽量减少与正常孩子的语言能力差距。

1)语音训练:语音是有声语言的基础,要想使孩子学会说话必须要进行发音训练。发音训练能帮助孩子体会发音要领,掌握发音技巧,培养正确的语音习惯,为清楚、流利地说出每一个字打下坚实的基础。

①呼吸训练方法:可借助蜡烛、薄纸片、气球、羽毛、吹泡泡来练习吸气及呼气的方法,以此来锻炼吸气、呼气肌肉群的力量。例如:点燃数根小蜡烛,让孩子来吹,看一口气能吹灭多少根,也可以一根一根地吹。

②口舌操的训练:由于儿童言语障碍,舌头运动少,舌肌得不到应有的锻炼,很不灵活,肌肉僵硬,如果舌头的动作跟不上语言节拍的速度,有的音就发不出来或是发得不准确,因此,锻炼孩子的舌头十分重要。

③发音功能的训练:家长可以让孩子伸舌头,然后舔上下嘴唇进行练习转圈,模仿孩子熟悉的动物发出声音。平时多注意进行咀嚼训练,食物不要切得过于细碎。

④发音器官协调能力训练:可以通过吹泡泡、亲吻等动作,来提升面部肌肉的协调能力,使孩子语言表达能力更加清淅。

⑤听觉训练:可以在不同位置叫孩子的名字,或用带声响的玩具逗引,也可以拍拍手,观察孩子的反应,随着训练次数的增多,听觉也会越来越敏锐,有助于语言发育。

2)视觉训练:指出自己和孩子的身体部位,让孩子说出来,每天重复若干次。家长应当每天发指令,让孩子去拿东西,逐渐能够良好的接受指令,熟悉指令,这个训练可以对听力、视觉、语言能力、触觉注意力、记忆力进行综合的训练。

3)眼神接触训练:在语言训练的时候,应面对孩子坐好,保持眼神接触,让孩子能够看到我们的嘴型,方便孩子进行模仿发音。这样我们也能看到孩子的表情,留意到孩子正注视着的东西,听到孩子发出的声音,方便作出回应。

感受性语言障碍一般治疗效果不理想,因为这类患儿经常会出现心理及情绪问题,所以必须进行心理护理,尤其要重视培养他们的自我照料能力和社会交往的技巧。对这类儿童的父母进行心理咨询也是很有帮助的,家庭内尽量只使用一种语言,取得孩子注意力以后再说话,在训练时,应当让孩子看到自己的嘴型,主要抚养人使用语言时尽量大声、简单、清晰、重复,并且多给孩子营造说话的机会,耐心地听孩子说话,多跟孩子互动,这样才能提高孩子的语言能力。

五、健康指导

1. **健康教育**　根据患者家属的文化程度,接受能力和知识需求对疾病相关知识选择不同的教育内容。告知患儿发育性语言障碍的原因,主要的临床表现及症状、实验室检查结果及意义,使家属明确患儿疾病类型及严重程度。

2. **生活指导**　改变语言环境保证治疗效果,指导患儿家属正确护理患儿的方法及注意事项,避免一切不利因素。

3. 康复指导　对发育性语言障碍患儿可在全面护理评估的基础上，结合自身情况，有针对性地制订康复护理计划，实施要循序渐进。住院期间康复护理训练和日常活动须在指导下和监护下进行。家长需掌握康复护理方法并能够正确运用在家庭康复训练中。

（赵　晶）

第五节　抽 动 障 碍

一、概述

（一）抽动

抽动（tic）通常分为运动性抽动（motor tics）和发声性抽动（vocal tics）两种形式，每种抽动形式又根据复杂的程度分为简单的和复杂的两种类型。

1. 运动性抽动　简单运动性抽动是指突然、迅速、孤立和无意义的运动，如眨眼、挤眉、皱额、吸鼻、张口、伸脖、摇头、耸肩等；复杂性运动抽动表现为突然的、似有目的的复杂的行为动作，如"做鬼脸"、眼球转动、拍手、弯腰、扭动躯干、踩脚等，复杂运动性抽动还包括模仿行为、猥亵行为等。

2. 发声性抽动　简单发声性抽动表现为反复发出不自主的、无意义的、单调的声音，如"嗯""啊"等，或者类似动物的叫声、清嗓声、吸鼻声等；复杂发声性抽动是指反复发出似有意义的语词声，包括单词、词组、短句、秽语、模仿性语言和重复性语言等。

（二）抽动障碍

抽动障碍（tic disorders）是一种起病于儿童和青少年时期，具有明显遗传倾向的神经精神性障碍，也有人称之为神经行为性障碍。主要表现为不自主的反复的快速的一个部位或多部位肌肉运动抽动和发声抽动，并可伴有注意力不集中、多动、强迫性动作和思维或其他行为症状。抽动障碍病程不一，可呈短暂性或慢性，甚至持续终身。抽动通常以眼部、面部或头部的运动抽动为首发症状，而后向颈、肩、肢体或躯干发展，常由简单发展到复杂。以眼部抽动为首发症状者占38%~59%，发声抽动为首发症状者占12%~37%。各种形式的抽动可受意志控制片刻，在睡眠时消失，而在情绪紧张、激动或疲劳时加重。有部分患者在运动或发声抽动之前有躯体不适感，如压迫感、痒感、冷热感等。

抽动障碍按临床特征和病程特征可分为短暂性抽动障碍、慢性运动或发声抽动障碍、发声和多种运动联合抽动障碍（抽动-秽语综合征）三种类型。

以上三种类型，不是绝对地划分，一般认为三种类型可有连续性。短暂性抽动障碍可能随着病程的发展成为慢性运动或发声抽动障碍，抽动-秽语综合征中约有半数患儿首发症状为简单运动性抽动或简单发声性抽动。

二、主要功能障碍

1. 短暂性抽动障碍 短暂性抽动障碍又称暂时性抽动障碍,是儿童期一种最常见的抽动障碍类型。临床表现为突然的重复的刻板的一种或多种运动性抽动和 / 或发声性抽动。大多数表现为简单性运动抽动,少数表现为单纯的发声性抽动。病程持续不超过 1 年。

短暂性抽动障碍首发症状大多数为简单性运动抽动,较为局限。简单运动性抽动都局限于某一组肌肉,一般以眼、面肌抽动为多见,在数周或数月内症状波动或部位转移,可向颈部或上下肢发展,常见表现为眨眼、挤眉、翻眼、皱额、咬唇、露齿、张口、点头、摇头、伸脖、耸肩等动作。少数可出现简单发声性抽动,如发出类似呼噜声、犬吠声、吸气声、清嗓子、咳嗽等声音或噪声。抽动症状频率和症状严重程度不一,常表现为此起彼伏。大多对患儿日常学习和适应环境无明显影响,甚至有些患儿没有意识到自己的抽动症状或者已经将症状合理化,如认为自己眨眼是因为眼睛“发炎”。躯体检查包括神经系统检查,但通常无异常发现。在 ICD-10 和 CCMD-3 中指出症状至少持续 2 周,不超过 1 年,而 DSM-Ⅳ 中则限定症状至少持续 4 周,不超过 1 年。

(1)起病于童年或少年早期,以 4~5 岁儿童最常见。

(2)有复发性、不自主、重复、快速、无目的的单一或多部位运动抽动,或发声抽动,以眨眼、扮鬼脸或头部抽动较常见。

(3)抽动能受意志克制短暂时间(数分钟至数小时),入睡后消失,检查未能发现神经系统障碍。

(4)抽动症状一日内出现多次,几乎日日如此,至少持续 2 周,但持续不超过 1 年。

2. 慢性运动或发声抽动障碍 慢性运动或发声抽动障碍表现为简单或复杂的运动或发声抽动,但运动和发声两种症状不同时存在,一般以运动抽动为多见。慢性运动或发声抽动障碍以病程长,症状往往持久、刻板不变为特点。病程至少持续 1 年以上,有些患者症状甚至可持续终身。

(1)反复性、不自主、重复、快速、无目的抽动,任何次抽动不超过三组肌肉。

(2)在病程中,曾有运动抽动或发声抽动,但两者不同时存在;在数周或数月内,抽动的强度不改变。

(3)能受意志克制抽动症状数分钟至数小时;病期至少持续 1 年以上。

3. 发声与多种运动联合抽动障碍 该类型最高发的年龄段是 5~8 岁。通常起病多是从眼、面肌开始抽动,如眨眼、歪嘴动作,而后逐步向肢体近端发展,而涉及全身多部位肌肉抽动,从简单性运动抽动发展为复杂性运动抽动。一般多从头面部发展至颈、肩、上肢、躯干及下肢。抽动形式可能改变,可从一种形式转变为另一种形式。首发症状运动抽动或发声抽动可先后出现或同时出现。

(1)运动

1)简单性运动抽动表现为迅速、突然、反复、无意运动抽动。

2)复杂性运动抽动发作缓慢,可表现为似有什么目的,包括猥亵行为和模仿行为。

（2）发声

1）简单发声，抽动，发出快而无意义的声音，反复发声。

2）复杂的发声抽动言语似有意义，发声如词句，如重复言语、猥亵言语、模仿言语。

（3）行为和发育：包括 ADHD、OCD、情绪不稳定、易激惹、冲动攻击行为、自伤行为、各种学习能力障碍。

（4）其他：部分儿童可伴有以下其他表现：

1）强迫障碍：可表现为反复检查核对、仪式动作、嗅舔、反复洗擦、重复无目的动作，如强迫性触摸、对称性放置物品、强迫计数、重复写字、怕脏、怕细菌、怕自己会突然做出不正当的事等，自身无法克制这些不必要的强迫观念和动作，从而日常活动和学习受到严重干扰。

2）注意缺陷多动障碍：通常开始于 4~5 岁，在抽动症状出现前的 2~3 年前就开始。

3）心理障碍：常伴发焦虑、抑郁心理。

4）自伤行为：自伤行为多种多样，如撞头咬指、挖破皮肤等，严重者导致永久性自残损害自伤行为与疾病严重程度呈正相关。

三、常用康复及护理技术

（一）康复方法

1. 心理行为治疗　是改善抽动症状、干预共患病和改善社会功能的重要手段。轻症 TD 患儿多数采用单纯心理行为治疗即可奏效。对患儿和家长进行心理咨询，调适其心理状态，消除病耻感。采用健康教育指导患儿、家长、老师正确认识本病，淡化患儿的抽动症状。同时可给予行为治疗，包括习惯逆转训练、效应预防暴露、放松训练、阳性强化、自我监察、消退练习、认知行为治疗等。习惯逆转训练和效应预防暴露是一线行为治疗。

2. 教育干预　在对儿童进行积极药物治疗的同时，对儿童的学习问题、社会适应能力和自尊心等方面予以教育干预。策略涉及家庭、学校和社会。鼓励患儿多参加文体活动等放松训练，避免接触不良刺激，如打电玩游戏、看惊险恐怖片等。

3. 生物反馈疗法　利用现代生理科学仪器，通过人体内生理或病理信息的自身反馈，使儿童经过特殊训练后，进行有意识的"意念"控制和心理训练，通过内脏学习达到随意调节自身躯体功能，从而消除病理过程，恢复身心健康。

（二）康复护理方法

1. 保证安全的康复护理方法　护理人员要密切观察患儿的症状表现，必要时专人护理，控制其活动范围。注意活动的空间有无危险因素的存在，观察患儿的情绪变化，保证患儿安全。

2. 心理护理　同情并尊重患儿，取得他们的信任，建立良好关系。鼓励患儿多参加适宜的活动。争取他人的理解以消除患儿的自卑情绪。一方面避免过度紧张疲劳和其他过重的精神负担，另一方面帮助儿童理解和接受症状，减轻由于疾病而带来的羞怯和不安；对于家长，同样要理解和接受症状，同时还要注意避免因其过度关注而强化症状的现象。

3. 药物护理　严格遵照医嘱，按剂量给药，口服时一定要检查口腔，或一次大剂量服用要密切观察患儿服药后的表现。

四、健康宣教

(一) 预后指导

1. **短暂性抽动障碍** 一般预后良好,大多数可自行好转。一般来说,对于抽动症状程度轻、干扰损害少者无须特殊治疗。

2. **慢性运动或发声抽动障碍** 一般无须治疗,尤其是症状长期持久存在已经形成习惯的,如对学习、生活、工作无影响,不需要药物治疗。

3. **发声与多种运动联合抽动障碍** 该类型儿童多需要多种方式联合、长程干预。

(二) 生活及用药指导

1. 遵医嘱严格按照剂量、按时服药,教给家长有关药物知识,特别是药物的不良反应,使家长能及时发现,及时处理。

2. 药物要远离患儿,以免发生危险。

3. 讲授有关疾病知识,使家庭及患儿对疾病有正确的认识。

4. 合理安排患儿作息时间,使其生活有规律性。

5. 生活上多给予关注,注意营养和安全,增加抵抗力,避免自伤情况的发生。如有特殊情况,及时就医。

6. 家长与学校经常取得联系,取得良好的社会性支持,正确对待患儿,消除其心理因素。

（郭岚敏,王金凤）

第七章

儿童常见意外伤害、中毒性疾病的康复护理

意外伤害作为危害人类健康的三大问题之一,一直以来备受关注,尤其是儿童意外伤害对于家庭、学校、社会带来很大影响,据世界卫生组织数据报道,意外伤害已成为全世界范围内威胁儿童安全、造成儿童残疾或死亡的首位原因。儿童损伤与中毒的常见类型包括头部损伤、颈部损伤、胸部损伤、腹部、下背部、腰椎和骨盆损伤、肩与上肢损伤、下肢损伤、身体多部位复合伤、异物进入、烧伤、冻伤、腐蚀伤、中毒、过敏反应、医疗意外并发症等,本章重点介绍常见外伤与中毒疾病的康复护理。

第一节 概 述

儿童意外伤害是一个严重的公共卫生问题,近年来,儿童因溺水、中毒、车祸等意外事件死亡的案例多有发生,儿童外伤和中毒事件越来越受到社会的关注,儿童意外伤害已成为21 世纪威胁儿童生命及生存质量的主要健康问题之一。儿童正处于生长发育的关键时期,各个系统器官发育还不成熟,加之缺乏生活经验,安全防范意识和做我保卫能力欠缺,部分家长照护不当,诸多因素造成儿童极易发生意外伤害。伤害后的致残、致死等严重后果影响着儿童身心发展,给家庭和社会带来长期的负担。作为护理人员要全面了解外伤儿童的生理、心理和社会状况,积极探索提高外伤儿童生命质量的有效方法,切实预防儿童意外伤害的发生,提高儿童的身心健康水平。

一、儿童意外伤害的定义

意外伤害是指外来的、突发的、非本意的、非疾病的使身体受到伤害的客观事件。构成意外伤害必须具有三个条件:一是外来性,指身体外部原因造成的事故,如食物中毒、失足落水;二是突然性,是指意外伤害在极短时间内发生,来不及预防,如行人被汽车突然撞倒;三是意外性,即非能预料到的和非故意的事故,如飞机坠毁,车祸的发生。外伤是指身体由于外界物体的打击、碰撞或化学物质的侵蚀等造成的外部损伤,诸如扭伤、挫伤、骨折、脱臼、震荡等。儿童意外伤害事件中多伴发外伤出现。

二、儿童意外伤害的类型

1. **跌倒和坠落**　意外跌倒是儿童意外伤害的常见表现,小年龄段儿童常发生坠床、从婴儿车中爬出摔倒、走路时跌倒等意外事件,从而造成皮肤擦伤、肌肉钝挫伤和拉伤、关节活动受限、骨折等外伤,1~3岁为高发群体,婴幼儿一般从1岁后具备独立行走的能力,活动范围扩大,探索欲望增强,在楼梯、床、椅子、窗台等场所攀爬、翻滚时容易发生意外跌落,再加上其无自我防护意识、辨别能力差,易于发生意外。较大年龄段的儿童常常发生在校园内从器械上摔落、在游戏中摔倒、在跳绳、跑步等体育运动时摔倒等意外事件,造成如开放性肱骨骨折、股骨骨折等严重伤害。

2. **意外中毒**　0~1岁婴儿以误服药物、牛奶蛋白过敏、暴露于电池、杀虫剂等有害物质为主。0~1岁婴儿好奇心强,对于药品、电池等颗粒状、瓶状物品感兴趣,且处于口欲期,如家长对于此类物品保管不当,容易直接导致婴幼儿中毒的发生。较大儿童由于活动范围增大,除了家庭生活外,还要接触校园、餐厅、野餐、夏令营等场所和活动,由于儿童自我监管能力弱,可能发生食物中毒事件。同时,由于儿童接触的环境影响,可能发生吸入性中毒和接触性中毒,如甲醛中毒、水银中毒、化学实验试剂中毒等。

3. **误吸和误咽引起的梗阻**　儿童发生误吸和误咽意外事件主要引起呼吸道或食管梗阻,是耳鼻喉科常见的致死病症之一,小年龄组的婴幼儿发生率较高,多为进食瓜子、花生果仁、核桃、板栗等颗粒状坚硬食物导致。婴幼儿食管、呼吸道发育尚不成熟,不适合的食物类型以及喂养方式容易导致食物吸入气管,造成气喘、呛咳,甚至窒息导致意识丧失、死亡等严重后果。

4. **冻伤、烫伤和腐蚀伤**　随着儿童的成长,活动范围逐渐扩大,当儿童暴露在寒冷、高温、强酸、强碱的环境下,可能发生冻伤、烫伤和腐蚀伤,对身体造成意外伤害。

5. **锐器伤**　儿童因接触尖锐器具,发生意外损伤,造成皮肤破损、出血、溃疡等意外伤害。

6. **交通事故伤**　随着机动车辆的增加和儿童活动区域范围的扩展,儿童因乘坐各类交通工具,发生交通意外而导致外伤,如颅脑外伤、内脏破裂伤、肢体骨折等严重外伤,交通事故所导致的儿童肢体损伤较为严重且多伴发大量失血,可能对儿童的身体造成残疾或后遗症,影响生活质量。

7. **眼外伤**　儿童由于活泼好动,且缺乏足够的自我保护意识,因此常发生眼外伤。如,儿童在燃放烟花爆竹时,因操作不当造成眼外伤。眼外伤对儿童的视力有严重影响,甚至会引起致盲、致残的严重后果,严重影响患儿的身心健康。

8. **咬伤**　儿童在接触动物或野外活动时,由于防范意识不强,户外活动经验不足,可导致被动物咬伤。

9. **其他外伤**　儿童由于好奇心强,身体平衡能力尚在发育之中,心理防范意识薄弱,易于发生各类意外事件,如乘坐电梯时被电梯门夹伤肢体、攀爬栏杆时被栏杆卡住头部、吃饭时被尖锐形状的餐具扎伤口腔等。

三、儿童意外伤害发生的原因

6 岁以下儿童意外伤害的发生率相对较大,主要由于其年龄小、好动、好奇心强等生理、行为特点,同时,还与其所处的生长发育环境、家长的育儿观念和养育方式有关。儿童外伤发生的原因可分为内部原因和外部原因,内部原因主要与其自身的内部生理、心理特征有关,外部原因主要与其生活的环境和家长的认知方式有关。

1. **内部原因**　儿童具有发育不成熟、身体协调性欠佳、运动功能不完善、平衡性欠佳等生理特点,易造成跌倒、坠落等意外发生。儿童尤其是幼儿牙齿未发育完全、咀嚼能力较差且吞咽机制不协调或饮食习惯不当,导致在进食时误吸的可能性增大,容易造成异物吸入;儿童的好奇心理导致对周围事物具有强烈的探索欲望,对危险意识没有防范,导致发生触电、烫伤、溺水等意外发生。

2. **外部原因**

(1)家庭环境存在安全隐患:家庭环境布局不合理、设施配备不足、家庭参与程度低等原因均可造成儿童意外伤害,如家庭的装修疏于安全设置,未设置儿童座椅,墙角处未设置防撞软装饰,卫生间地面不够防滑等因素造成儿童跌倒、坠床、脑外伤等。

(2)学校安全教育体制的不完善:学校缺乏足够的安全教育,学生在校园内发生触电、溺水、踩踏等事件,部分校园安全设施不齐备、安全教育不深入,造成群体校园中毒事件发生。

(3)儿童游戏场所安全措施不健全:儿童游戏场所是儿童专门的活动场所,如"淘气堡""游乐园""水上乐园"等场所,由于场地内的安全设施不足,未设置适当的栏杆、扶手、软垫等装置,导致儿童发生跌倒、坠落、溺水等意外事件发生。

四、儿童意外伤害的康复护理策略

1. **颅脑外伤导致语言和智力损伤的康复护理**　儿童处于智力和身体发育的重要阶段,颅脑外伤对智力发育影响较大。儿童一旦发生颅脑外伤应及时救治,尽早实施康复护理干预。发病早期应采取积极的对症护理措施,针对外伤性的出血、感染、体温升高等临床症状给予对症支持治疗;患儿病情稳定、生命体征平稳后,主要针对患儿的身体功能障碍采取康复护理措施,如正确的体位摆放、按摩、翻身、拍背、关节被动活动等康复护理;针对较大年龄组的患儿,颅脑外伤可引起言语和智力功能障碍,如 3 岁以上儿童可出现言语功能减退,一般左侧颅脑损伤、右侧颅脑损伤患儿的总智商、言语智商和操作智商均低于弥漫性颅脑损伤的患儿,应采取韦氏儿童智力测验法对患儿实施护理评估,评估结果按照《中国精神障碍分类与诊断标准》评定智商等级,并针对颅脑损伤后儿童的言语智商能力,给予个体化的智力和语言康复护理措施,如认知训练、言语训练。

2. **肢体外伤导致运动功能障碍的康复护理**　儿童肢体外伤常导致骨折和肌肉拉伤,受伤后患儿肢体运动功能受限,下肢功能受限的患儿较上肢功能障碍的患儿更限制活动范围,根据患儿的运动功能障碍程度,制定个体化 ADL 康复护理措施。例如,对于上肢尺桡骨骨折、肩关节活动受限等患儿,给予被动肢体活动和按摩,促进血液循环,促进功能恢复;对于下肢活动受限的患儿采取适宜的代偿,移乘工具拐杖、助行架、轮椅等,必要时给予自制辅助器具。

3. 眼外伤的康复护理 眼外伤患儿需要及时治疗,但多数患儿对治疗和护理的依从性较差,造成治疗时间延误,影响治疗效果。第一时间进行急救护理:护理人员迅速对患儿伤情进行检查,眼睛贯通伤应取平卧位,以减少眼睛内液体流出;眼周皮肤裂伤或出血,应用给予消毒擦拭及包扎处置;眼球灼伤应用大量的清水进行冲洗;眼球存在局部肿胀、疼痛等症状,应用冷毛巾湿敷消肿处置。待病情稳定后进行预防并发症护理:指导家长正确使用滴眼药液和擦拭患儿眼睛的方法,并嘱患儿尽量卧床休息,减少其头部运动,以免眼部伤口开裂。

4. 窒息和异物吸入的康复护理 异物吸入后临床表现的严重程度取决于吸入异物的性质、大小、异物滞留位置,以及气道阻塞的程度和持续时间。异物进入气道后,对局部黏膜产生刺激,引起反应性的呛咳,因此,误吸常见的临床表现为咳嗽、喘鸣、憋气、呼吸困难,听诊可闻及哨鸣音或拍击音。严重者可出现神志不清、呼吸困难、面色发绀、口唇青紫等症状,应立即采取急救措施:当患儿在家中出现气管异物而窒息时,家长应在第一时间采取拍背法或迫挤胃部法将异物取出,若情况紧急,应立即将患儿送至医院解除气道梗阻。同时,做好预防和健康宣教,3 岁以下儿童食用花生、核桃等坚果时应有大人陪同,或将其压碎后再进食;进食时避免让孩子打闹或讲话;避免孩子含着食物睡觉或躺在床上吃东西。

5. 烧伤的康复护理 儿童严重烧伤引起的代谢反应会持续数月或数年,与骨骼肌萎缩、骨折发生率增加及营养不良有关。因此,营养支持对功能表现和整体康复尤为重要。

6. 心理护理 控制情绪,伤害后的儿童情绪烦躁、哭闹、睡眠欠佳,家长应儿童的情绪问题进行正面引导而不是强制镇压,对儿童的正确、积极的行为及时予以表扬和鼓励。

7. 环境护理 护理人员要保持患儿病房内有适宜的光线、温度与湿度,温度应保持在22~24℃之间,湿度应保持在 55%~65% 之间。同时,要保持病房内的安静,禁止在病房内大声喧哗吵闹。

五、儿童意外伤害的预防

WHO 认为"伤害"是可以被认知、预测的,采用流行病学、统计学、卫生学技术进行干预与控制,可以有效促进安全、减少伤亡、降低损失。调动家庭、社会、政府的力量,共同关注、广泛协作,就能提高防范能力。

1. 增加儿童防护设施 如防撞条、发泡棉、柜门锁、儿童床围、软地垫、儿童专用餐具、防摔倒背带式玩偶等。

2. 改变儿童生活环境的布局 将危险物品放在儿童够不到的地方。特别是刀、剪、电源电池、火柴火机、药品、有毒有害制剂、塑胶袋、丝线等。

3. 提高家长的育儿认知 教会家长在婴幼儿的食物选择、生活习惯、喂养方式、行为规范上养成良好习惯,降低意外伤害的发生概率,儿童戏水、游泳时,一定要在成人的陪护下进行,妥善放置家庭中的开水、热油、热汤、电器、锐气、药品等。

4. 加强儿童的安全教育 家庭、学校和幼教机构均应该提高儿童安全防范意识,加强对儿童的安全教育,定期举行安全讲座,开展安全演练,提高儿童的自我防范能力。

(陈 雨)

第二节　常见疾病的康复护理

一、臂丛神经损伤患儿的康复护理

神经损伤是儿童常见的致残性疾病之一,其损伤一般不会危及生命,但可引起严重的功能障碍,影响患儿的生活自理能力,给家庭和社会带来负担。臂丛神经损伤是儿童常见的神经损伤疾病之一。臂丛的解剖可概括为"五根、三干、六股、三束、五支"。五根即臂丛神经由颈5~8和胸1神经根的前支组成,位于斜角肌间隙内;三干由颈5~6合成上干,颈7单独为中干,颈8、胸1合成下干,位于锁骨之上和第一肋骨表面;六股的上、中、下干各自分为前、后两股,位于锁骨后;三束个上、中干前股组成外侧束,下干前股组成内侧束,三干的后股组成后束;五支指各股在喙突平面分成神经支,即上肢五大神经:腋神经、肌皮神经、桡神经、正中神经、尺神经。

近年来,伴随医疗技术水平的不断提高,神经学专家对周围神经解剖、生理及代谢的研究不断深入,神经修复方法不断改进,神经的修复效果也更为理想,这给臂丛神经损伤儿童的康复带来机会,因此,早期明确诊断,采取积极有效的治疗方案,配合适当康复措施,才能最大程度地恢复臂丛神经损伤患者的功能,使其回归家庭,回归社会。

(一) 概述

1. **病因**　臂丛神经损伤多为直接暴力或间接暴力造成头与肩关节损伤所致。儿童臂丛神经损伤常见于产伤、摔倒、车祸、运动时牵拉伤,也见于药物、手术、放射线损伤等。

(1)直接原因:①产伤,胎儿难产分娩时,暴力使婴儿头与肩部分离。这种暴力最常引起臂丛神经上干损伤,若暴力较重或持续时间较长尚可累及中干,严重时,可累及整个臂丛神经。②牵拉伤,水平位或向上的肢体持续性牵拉伤,如患肢被皮带或运输带卷入,造成 C_8、T_1 神经根或下干损伤,牵拉力量严重或持续时间长可累及中干及上干,造成中干或全臂丛根性撕脱性损伤;当上臂在身体侧方,暴力持续向下牵引时,肢体又同时内旋致使腋神经和桡神经张力增加易发生撕裂伤;当上臂外展90°,再外旋时肌皮神经受到牵拉易发生撕裂。③对撞伤,高速运动中的头或肩部被撞击,或爆炸后的重物由高处跌下而撞击头或肩部,均可引起臂丛神经损伤。④挤压伤,如锁骨骨折或肩锁部被挤压。⑤枪弹伤,见于肩颈部枪弹、弹片等火器性贯通伤。

(2)间接原因:①药物性损伤,静脉滴注阿奇霉素等药物时会引起局部疼痛、炎症,个别患儿出现过敏反应导致血管神经性水肿,引起臂丛神经损伤。②放射性损伤,乳腺癌等疾病的放射治疗可造成臂丛神经损伤。③手术误伤,手术不当造成臂丛神经误伤,如腋动脉造影、肱动脉手术、内侧胸骨切开术、颈动脉搭桥术、颈静脉血透治疗过程中造成的损害。④特发性臂丛神经病,又称神经痛性肌萎缩或痛性臂丛神经炎,也叫 Parsonage-Turner 综合征。这种患者常有病毒感染、注射、外伤或手术的病史。此外,偶尔也可发生 Lyme 病或立克次体感染。最近有人报道,由 Ebrlicbia 细菌引起的一种蜱传播疾病也可发生臂丛损害。⑤胸廓出口综合征(TOS),各种不同的颈椎畸形可以损及臂丛神经根、丛及血管。可以是单侧的,也可以是双侧的。由于紧拉的颈椎纤维环从第 1 肋延伸至残余的颈肋或变长的第 7 颈椎横突,从而导致 C_8 和 T_1 前支或臂丛下干中神经纤维受到损害。⑥家族性臂丛神经病,本病在急性期与痛性臂丛神经炎很难鉴别。有家族史,其遗传特点是单基因常染色体显性遗传,发病年龄较早。有时可并发脑神经受损(如失音),以及腰骶丛神经和自主神经受损。如果有家族性嵌压性神经病的表现,则可以通过神经电生理发现多个周围神经受累。腓肠神经活检可以发现神经纤维轻度脱失,有奇异的肿胀,髓鞘呈现香肠样增厚。⑦恶性肿瘤的浸润,常见于肺、胸部的肿瘤,导致进行性加重的臂丛损害,以下臂丛多见,多伴有 Horner 综合征。⑧其他,绳索捆绑或过度约束可造成臂丛神经损伤。

综合上述病因,随着肢体位置、暴力方向及持续时间的不同,造成损伤部位也不同,除了上述直接暴力与间接暴力外,临床较常见为混合暴力所致,如在肩关节脱位或骨折中,臂丛神经不仅受到牵拉,还受脱位的肱骨头或骨折片直接压迫或损伤,康复治疗及护理过程中,应仔细分析损伤的原因,判断损伤部位,从而实施有效的康复护理干预。

2. 分类　根据臂丛神经根、干、束、支的神经损伤部位分类,可分为四类:臂丛神经根损伤、臂丛神经干损伤、臂丛神经束损伤、全臂丛神经损伤。

(二) 主要功能障碍

1. 运动功能障碍

(1)姿势异常:患手手掌和手臂内旋,难以自然屈曲,肩关节活动受限,不能外展与上举,导致爪状手畸形、垂腕畸形、方肩畸形等。

(2)肌力下降:由于臂丛神经损伤导致肌力减退或完全丧失,很少看见患儿患手主动活动,抓握东西也很困难。

(3)肌腱和关节挛缩:由于肌肉长期缺乏活动,造成挛缩。

(4)行走功能减退:表现为行走时躯体稳定性下降,受伤侧肩不能正常摆动,破坏立位平衡,造成行走困难,容易跌倒。

2. 感觉减弱或消失　用丝巾或纸巾轻擦患手手臂时,反应明显减低或消失,上肢伸面感觉大部分丧失,肌肉萎缩以三角肌、肱二头肌为显著。

3. 日常生活活动障碍　由于肌力减弱、感觉减退及关节活动受限,严重影响患儿的日常生活活动,吃饭、穿衣服、沐浴等都可能需要别人协助。

4. 心理社交受影响　在幼儿园或学校里患儿因不能参加很多活动而感到不开心,甚至被同学嘲笑,形成自卑心态。

5. 疼痛　臂丛神经撕脱伤后可即刻或迟发性地导致疼痛,表现为压榨性、挤压性及烧灼样绞痛,自发性疼痛、触诱发痛及痛觉过敏同时存在,是一种慢性顽固性神经病理性疼痛。

6. 自主神经紊乱 周围神经包括交感神经纤维,伤后在受伤的神经分布区内,即能检查到由于汗腺分泌中止,血管舒缩作用失常等一系列自主神经紊乱征象,如患侧肢体无缺汗或多汗,指甲变厚脆,呈黄色或褐色,并有明显的纵嵴,生长缓慢,新旧指甲之间常有一明显的界限。

7. 皮肤改变 皮肤在早期干燥,脱屑;晚期则变薄而光滑细腻。皮肤溃疡较少见,偶见于足底,手部。偶因无感觉而被烧伤。经过手术治疗的患儿皮肤可见局部伤口或瘢痕。

8. 肿胀 患肢下垂时肤色常出现微紫或微红,并伴有轻微肿胀。色泽红润者常是神经部分损伤的一种表现。

(三) 治疗方法

1. 手术治疗 对于开放性损伤患者,建议手术治疗,首选的手术方案是神经移位。对于全臂丛神经撕脱伤的常见手术方式包括膈神经移位于肌皮神经,副神经移位于肩胛上神经,肋间神经移位于胸背神经与桡神经三头肌肌支,健侧 C7 神经通过患侧尺神经桥接移位于正中神经。而对于臂丛神经不全损伤的治疗,更多地运用丛内移位的方法,例如对于单纯上(中)干根性损伤的患者,利用 Oberlin 手术来恢复屈肘功能,对于下干撕脱伤的治疗,采取肱肌肌支移位于前骨间神经以及旋后肌肌支移位于后骨间神经进行治疗。必要时,进行上臂截肢、肩关节融合、安装假肢等。

2. 药物及辅助治疗 应用维生素 B_1、维生素 B_6、维生素 B_{12},以及地巴唑等血管神经营养药物,进行对症处理。

3. 康复治疗 急性期患儿的康复治疗以保持功能位,预防关节痉挛变形为原则,可采用被动运动和按摩,以促进淋巴血液循环,维持肌张力及关节活动度,当患者出现主动运动时,应积极进行主动活动。恢复期患儿的康复治疗重点在于促进神经再生,保持肌肉质量,增强肌力和促进感觉功能恢复。

(1)运动疗法:损伤早期保持功能位,预防关节痉挛变形;在无痛范围内或关节正常活动范围内进行活动,不能过度牵拉瘫痪肌肉;出现主动运动时,应积极进行主动活动。

(2)作业疗法:根据功能障碍的部位及程度、肌力和耐力,进行有关的作业治疗。比如 ADL、编织、泥塑、文艺和娱乐活动等。

(3)心理治疗:患者常伴有心理问题,表现为急躁、焦虑、狂躁等,可由心理治疗师采用心理疏导的方式来减轻或消除患者的心理障碍,使其发挥积极主动性,积极参与康复治疗。

(4)矫形器:早期将关节固定于功能位。恢复期主要用于矫正畸形和助动训练,防止肌肉挛缩。

(5)传统中医疗法:中医手法推拿、针灸等方法。

(6)感觉刺激再训练:如患儿存在感觉功能障碍可采取感觉刺激再训练。如用毛巾、豆子、毛刷等不同质地的物体接触患肢以训练感觉功能。

(7)其他:水疗、理疗、蜡疗、神经肌肉电刺激等。

(四) 康复护理评估的方法

应用护理程序对患儿实施整体护理,可通过交谈、观察、体格检查等方式,从患儿、家长、其他医务人员等处收集到患儿的一般资料,实施全面的护理评估,明确护理问题,制定切实可行的护理措施,做好患儿的一般护理和家长的健康教育,及时评价护理效果。

1. **一般情况评估**　一般护理评估内容包括生理、心理、社会三个层面,如患儿的生命体征、身长、体重、营养情况,疾病导致的心理变化,以及家庭成员社会支持系统情况。

2. **专科评估**

(1)运动功能评估:①肌力评定,对肢体耐力、速度、肌张力予以评价;②关节活动范围评定,重点测量上肢各个关节活动的方向和范围,并与健侧对比;③患肢周径的测量,观察患肢有无畸形、肌肉萎缩、肿胀等情况,并用卷尺测量周径,与健侧肢体对比判断患肢受损情况。

(2)感觉功能评估:感觉功能评定应注意患侧肢体同健侧的对比,各项检查一定要两侧同时检查,以判定感觉功能障碍情况。另外,因为臂丛神经损伤的儿童多为产伤造成,患儿的年龄较小,有的甚至是不到1岁的婴儿,语言表达能力差,很难对感觉检查情况作出准确的描述性回答,因此,儿童感觉功能评定较为困难,护理人员应凭借多年的儿童临床护理经验和不同年龄段儿童特点,观察判断患儿的感觉功能障碍情况。

1)触觉评定:护士手持棉签,轻轻滑擦患肢及健肢皮肤,询问患儿感觉或观察患儿反应。

2)痛觉评定:护士用大头针轻轻刺激患儿皮肤,询问患儿有无疼痛感觉,两侧对比检查,并记录障碍类型(过敏、减退或消失)与范围。

3)温度觉评定:用两支试管分别装上冷水(5℃)、热水(40℃),交替刺激患者皮肤,让其辨别出冷、热感觉。

4)深感觉与复合感觉评定:较难进行,对于年长儿可以尝试用 Weber 两点辨别觉试验、手指皮肤褶皱试验、皮肤定位觉、皮肤图形辨别觉、实体觉、运动觉和位置觉试验、Tinel 征检查等方法进行评估。

(五)康复护理诊断

1. **慢性疼痛**　与肢体肌肉萎缩有关。

2. **有皮肤完整性受损的危险**　与疾病所致患儿肢体感觉缺失有关。

3. **焦虑**　与社会活动减少有关。

4. **有感染的危险**　与术后伤口有关。

5. **有跌倒的危险**　与躯体平衡功能差导致活动障碍有关。

6. **潜在并发症**　失用综合征。

7. **单侧身体忽视**　与感觉功能障碍有关。

8. **卫生自理缺陷,不能擦洗面部及后背**　与患肢活动受限有关。

9. **穿着自理缺陷,不能系扣子**　与患手精细动作能力下降有关。

10. **感知觉紊乱(触觉)**　与感觉功能障碍有关。

11. **躯体活动障碍**　与躯体平衡功能差导致活动障碍有关。

12. **进食自理缺陷,不能端碗**　与患手精细动作能力下降有关。

13. **如厕自理缺陷,不能清洁**　与患手精细动作能力下降有关。

14. **体像紊乱**　与长期不主动触碰患肢有关。

(六) 康复护理策略与目标

1. 康复护理策略 以促进患儿生长发育、保证营养供应、促进舒适为原则,按照儿童生长发育规律,给予相应护理措施,给予高热量、高蛋白、丰富维生素饮食,促进儿童身心成长;病室环境空气新鲜,光线充足;病室每天开窗通风 2 次,每次 15~30 分钟;室温以 18~22℃为宜,相对温度以 55%~65% 为宜;保持大便通畅,3 天无大小便者,按医嘱给予泻药,并记录;保持患儿皮肤、口腔、被褥、衣服整洁,定期淋浴,修剪指甲;每天清洗外阴和肛门,保持清洁干燥,预防臀红及泌尿道感染;危重抢救患儿应用翻身卡,防止压疮及并发症;患儿用品中应注意不能带有剪刀、刀等锐利的可能导致伤害性的用品,注意安全,防止坠床。注意患儿安全,随时固定好床栏,以免坠床。根据不同年龄和病情,做好患儿心理护理,密切护士与患儿的关系,增强患儿的信任感与安全感。保持与患儿父母的密切联系,做父母与患儿之间的桥梁。

2. 护理目标

(1) 近期目标:及早消除炎症、水肿,促进神经再生,防止肢体发生痉挛畸形。在神经损伤的恢复期,促进神经再生,增强肌力和促进感觉功能恢复,矫正畸形。

(2) 远期目标:最大程度地恢复原有功能,使患者恢复正常的日常生活和社会活动,重返社会,提高生活质量。

(七) 康复护理措施

1. 手指屈伸训练 术后第 2 天开始指导患者进行手指关节活动,从远端指关节开始,逐渐进行近端指关节、掌指间关节屈伸活动,按照关节活动范围进行被动活动。逐渐过渡到主动活动。利用毛巾卷、体操棒、毛绒玩具等柱状物体练习抓握,提高手指力量。

2. 对掌功能训练 3~5 天后指导患者做对掌功能练习,重点训练拇指功能,指导患者完成拇指分别与其余四指对捏,即使最初不能达到指定位置,也要循序渐进坚持练习。对于儿童,可以在手指上贴上图案或画上色彩,引导其完成"手指对对碰"游戏,通过游戏达到训练的目的。

3. 腕关节功能训练 5~6 天在做对掌功能训练的基础上,可让患者通过抓物件,开始做腕关节功能训练,如将前臂固定于桌面上完成翻书页、7~10 天可适当增加活动量及记数。

4. 肘关节活动 14~21 天指导患者进行肘关节活动,在平面上完成小角度的擦桌子活动,练习摸嘴、摸颈到后来摸腰部,健手带动患手,在整体训练过程中,对尚未开始训练的关节进行严格的制动,对没有恢复主动活动功能不合作患者,采用被动练习的方法进行训练。

5. 深吸气练习 针对膈神经移位至肩胛上神经患者,加强膈神经的作用,使膈神经桥接肩胛上神经所支配的冈上肌,能恢复并完成肩外展动作。

6. 肩部练习 健手带动患手,行肩关节被动外展、外旋、前举、后伸、耸肩、画表盘、爬墙、背拉毛巾、钟摆等运动。

7. 想象训练 嘱患者一边做供区神经的辅助动作,一边想象并被动完成受区神经的目标动作,直至患肢可主动完成目标动作。如副神经移位至肩胛上神经,功能锻炼的方法为一边做耸肩动作,一边想象患肢肩外展并被动完成这一动作。

8. 感觉训练　手的感觉恢复顺序是痛觉、温觉、33Hz 振动觉、移动性触觉、恒定性触觉、256Hz 振动觉、辨别觉。神经损伤后早期可进行痛觉、温觉等保护觉及振动觉训练，后期可进行移动性及恒定性触觉、形状觉、辨别觉训练，另外还应进行刺激定位觉训练。

（1）痛觉、温觉、压觉训练：痛觉、温觉、压觉训练是一种保护觉的训练，使用针刺、冷热、深压，让患者去体会每一种感觉的特点，进而辨别各种感觉刺激，按闭眼 - 睁眼 - 闭眼的程序，反复强化练习，通过训练要使患者重新建立感觉信息处理系统，在日常生活中用面巾纸、软毛巾、棉花等轻扫患儿手臂皮肤，提高他对患手的存在意识及触觉，除轻扫外，也可以震动和按摩患手，以增加皮肤的触觉。

（2）本体感觉训练：支撑动作可提高本体感觉，比如，让患儿撑在滚筒上，患手撑在地上，维持 15~30 秒，休息 1 分钟，反复进行，每 5 次为一组，或者让患儿坐在地上，以患手支撑在地上，以负荷体重，健手玩玩具。

（3）辨别觉训练：使用铅笔的橡胶头或钝头的别针压在手掌上或来回移动，训练时嘱咐患者注视压点以视觉来协助判断压点位置，然后闭眼感受压点的触感，如此反复练习，并利用不同质地材料的物品反复摩擦皮肤来增加分辨觉能力，可以从形状辨别或循序渐进地训练患者分辨不同大小和形状的物品，由大至小、由厚至薄、由粗糙到软滑；给予不同质地和形状的物品进行训练，如金属、玻璃、笔、纸张和衣物等来训练手的实体感觉，提高辨认能力。

（4）脱敏训练：皮肤感觉过敏是神经再生的常见现象，它可能是由于不成熟的神经末梢的敏感度增加以及感觉器容易受刺激引起的。神经损伤后常出现感觉过敏，脱敏疗法将患手置于细纱粒中，反复抽出、插入，进行摩擦，至皮肤麻木无感觉，适应了上述刺激后，增加刺激的强度，可将手放入粗一些的沙粒中摩擦，进而放入芝麻 - 大米 - 绿（赤）豆 - 黄豆 - 花生米（蚕豆），按照小弱至大强的顺序进行脱敏治疗，可以取得比较好的疗效。

9. 疼痛护理　用脊髓电刺激（spinal cord stimulation, SCS）神经调控方法缓解臂丛疼痛患者，另外经皮神经电刺激疗法亦有镇痛效果，刺激频率上限接近 100Hz，波宽 40~500 秒单向或双向不对称方波或被单方向波调制的中频电流治疗时，电极置于触发点或相关穴位或运动点或病灶相应神经节段，频率选择多以患者感到能缓解症状为宜，镇痛效果佳。

10. 心理护理　儿童臂丛神经损伤多为意外伤害、产伤等造成，其疾病的发生与照顾者有着密切联系，因此，对于患儿家长的心理造成巨大压力，导致家长产生不同程度的内疚自责、盲目消极、焦虑抑郁、担忧等心理变化和负面情绪；对于大龄患儿，则会产生自卑、胆小、孤僻等消极心理或暴躁、性格古怪、易于激惹等性格特点。所以，护理人员应主动与患者家长进行交流，了解其内心的恐惧，给予相应的心理疏导，使其保持良好的心态，去迎接治疗和护理。

（1）病例分享：将疾病的相关知识及手术治疗的必要性告知患者，增强其对手术治疗和护理的依从性。也可将成功救治病例告知患者，增强其战胜疾病的信心。

（2）关注心理因素：康复训练过程中，患者肢体功能的改善一定程度上也取决于患者固有的康复潜力，在心理和精神因素中占有很大的比例。由于患者过去曾有不愉快的经验，或存在心理抑郁，都会在康复训练中使神经肌肉的兴奋过程受到抑制，不利于康复体疗的发挥；而当患者处于良好的训练情绪或经有效的心理干预后，大脑皮质觉醒水平得到提高，运动神经元能充分募集，神经肌肉的抑制解除，出现神经异化过程，神经调节和肌力都能得到发挥和进展，所以，护理人员应仔细观察患儿的心理反映，及时发现心理变化，关注影响疾病康复的心理因素。

（3）心理干预：采取心理疏导和松弛训练等措施，使体内的心理 - 神经、心理 - 神经 - 大脑皮质、心理 - 大脑皮质 - 肢体功能等三方面的调节达到平衡；另外，还将患者过分集中于自身症状的注意力转移，切断心理障碍与躯体症状之间的恶性循环。

（4）家长的心理指导：臂丛神经损伤的康复护理是一个长期、系统的过程，同时由于临床症状改善缓慢或不明显，住院费用高。许多家长对治疗时间长不能理解，对疾病的治愈有急于求成的心理，因此要向患儿家长讲解神经恢复的过程及时间，定期进行肌电检查及临床体征检查了解神经恢复情况，以决定治疗的方向。针对患儿不同损伤方式及不同手术方式选用不同的理疗康复方法，帮助家长掌握必要的康复知识，达到了满意效果，使得康复工作更加具有针对性和专业性。使家长有充分的思想准备，增强康复的信心，使家长看到希望，主动配合治疗。

（5）创造温馨的康复环境：病房环境设计适合儿童生长发育的光线、色彩，可利用美学原理，为儿童住院治疗提供温馨的康复环境，从而利于心理发育。

（6）组织儿童集体活动：增加患儿社会交往性活动，如亲子运动会、儿童节活动等，提高患儿的自信心。

（7）对新生儿功能锻炼：手法要轻柔，通过拥抱、抚摸等方式与患儿进行情感交流，以增加患儿的依恋感和安全感。

11. 损伤肢体的保护　臂丛神经损伤时伴随感觉功能障碍，患侧肢体由于感觉障碍的存在而容易受到意外的碰伤或烫伤。而皮肤损伤后，由于失去神经的支配而导致皮损的修复较缓慢，因此，要注意避免患侧肢体皮肤的烫伤、压伤等意外情况的发生。可伴有交感神经功能障碍，失神经支配的肢体其基础体温降低，应注意肢体保暖，必要时将患儿放入暖箱保暖。

（1）加强基础护理：保持床单位平整、清洁，防止肢体发送压疮、溃疡；保持患手皮肤卫生，因为患手紧贴身体躯干，活动减少，容易引发汗斑和皮肤过敏等问题，所以每天要慢慢张开患者手臂，擦洗腋窝，洗澡后可擦上爽身粉，保持皮肤干爽。

（2）避免尖锐之物刺伤皮肤：床单位整洁，避免尖锐之物刺伤皮肤。并经常检查患手的皮肤有没有破损。

（3）衣服宽松舒适：穿宽松袖口衣服，避免因袖口过紧，造成局部血管缺血，影响血液和营养的供应而发生溃烂，科室可以自己设计儿童康复护理服装，有利于功能康复。

（4）保持良好的肢体位置：切忌患肢长时间压于身体下，睡卧时将患肢吊于身前有利于局部血液的改善。

12. 日常生活活动护理　应鼓励患儿参与日常生活自理活动，如吃饭、穿衣等，根据患儿肌力，给予适当的协助。

(1)进食护理:首先评价儿童如何使用筷子、勺子、抓食物及把食物送入口中,评价要在实际生活场景中,比如病房、食堂等训练室以外的场所。评价过程中要考虑桌子的高度是否合适,餐具是否容易抓握。同时还要评定一些整体状况,比如进食所需时间、感受饥饱程度等,特别是有半侧忽略的孩子还要检查食物残留情况。个别的孩子在进食动作评价时还要评定关节活动范围。

进食动作训练时,让患儿取稳定的体位,可以利用带有餐桌的轮椅或椅子,根据患儿上肢功能选择筷子、勺子或用手抓食。责任护士给予适当协助,轻托起患儿手腕,令手腕伸开抓握餐具,也可固定患儿手肘,协助肢体向前活动舀取食物,功能较好的患儿只需固定患儿肩胛带,让患儿自由旋转手臂完成进食动作。

(2)更衣护理:就寝、起床时及入浴时都要进行更衣动作练习。衣服的种类有裤子、上衣、鞋、袜子等,即使对于每天躺在床上完全需要他人照顾的孩子,也必须有更衣动作。更衣动作通常在立位下完成,但是臂丛神经损伤的患儿由于平衡功能不好,可以选择在卧位或坐位下完成,穿衣时先穿患侧,脱衣时先脱健侧,使患侧有宽大的活动空间,促进穿衣动作的顺利完成。更衣动作能否顺利完成还取决于衣服的种类(开衫、套头衫、松紧带裤子等)、衣服的材质(弹性、摩擦力大小、厚度等)、自助具的介入和穿脱衣裤的步骤。近年来,很多衣服的扣子都采取尼龙搭扣,使穿着衣服简化,康复护士要在日常生活中指导患儿自己独立完成更衣动作。

(3)修饰护理:修饰动作包括洗脸、刷牙、整理头发、化妆等,这些动作也是生活中必需的动作,成功地完成这些动作可以提高生活质量。修饰动作是否能顺利完成取决于上肢的肌力和关节活动度,以及杯子的形状、牙刷的形状、牙膏的材质(粉状、膏状、液体)等,修饰动作的自立度随着修饰体位、周围环境的变化而变化。臂丛神经损伤的患儿可通过应用自助具,以及对动作步骤简化改良来提高患者修饰动作能力。

(4)排便护理:患儿排便困难主要是由于患儿身体平衡功能差,不能很好地完成下蹲动作,因上肢功能障碍,不能完成清洁和穿脱裤子的动作。护理人员可进行动作分解,让患儿逐项练习下蹲、清洁,以及穿脱裤子的动作。儿童坐便盆的选择应有利于体位稳定,大小适合,材质温和,如使用冲水马桶,还应教会患儿使用冲水按钮;也有一些学校和幼儿园使用蹲式马桶,对于平衡能力较好的患儿指导去其使用蹲式坐便,另外排便动作受环境影响很大,患儿应该在轻松的环境下进行排便训练。

(5)洗浴护理:入浴动作可以分解为居室转移动作、更衣动作、洗澡动作(洗头、洗身体),是基本日常生活活动中最难的一项动作。儿童皮肤非常娇嫩,容易受汗水、大小便、眼泪、奶汁、灰尘等刺激,尤其是皮肤皱褶处,如耳后、颈项、腋下、腹股沟等处,容易发生皮肤溃烂;而且脱落的皮屑与汗水皮脂结合,易堵塞毛孔,夏天易生痱子、疖子;小儿的皮肤也很易受到感染。所以,要经常给小儿洗澡,清洁皮肤,这样可减少各种皮肤感染,能使周身血液循环增加,促进新陈代谢。

洗浴方式选择:洗浴方式可分为盆浴和淋浴,臂丛神经损伤的患儿可选择盆浴,以利于沐浴安全,减少疲劳。洗浴房间设置:洗浴房间应宽敞、明亮、温暖,墙面有扶手,地面防滑,必要时可以使用带有吸盘椅脚的洗澡椅,更为安全。洗浴动作指导:对于较小婴幼儿指导其家长采取正确的方式为患儿洗浴,每次洗澡时间,最好在哺乳前1小时左右进行,洗澡的时间不宜过长,洗澡时动作要轻柔,自上而下洗,注意避免脏水进入小儿的眼、耳、鼻等处。水温要适中,加热水时要把小儿抱起,以免烫伤。洗澡时无论遇到什么事情,都不能让小儿独自浸在盆内。洗毕,立刻用吸水性好的棉布或浴巾轻裹吸干。在小儿的皮肤皱褶处,可洒些滑石粉,但不宜过多,注意不要过度牵拉患侧肢体,防止损伤。

对于较大年龄的患儿应鼓励其自己完成洗浴动作,护士或家长可给予适当的辅助,但是不要过度替代。洗浴过程注意安全,防止跌倒、烫伤等意外发生。如果患儿在沐浴的过程中出现哭闹、烦躁不安、呼气急促、脉搏明显增快等异常现象,应及时停止沐浴。

13. 康复体操 根据损伤部位和功能障碍程度设计康复体操。

（八）健康教育

1. 常见并发症预防与处理

（1）预防挛缩畸形:由于肿胀使受累肌和拮抗肌之间失去平衡,出现肌腱挛缩,在保护神经不受损的前提下尽早进行手部运动,除采取预防肿胀的措施外,还可采用连续被动运动肢体等方法来预防挛缩及粘连,在做被动活动前要轻轻按摩患手,让肌肉放松,然后将患儿的手肘慢慢伸直再将前臂旋后,护士用一只手固定患儿肩胛骨,另一只手慢慢将患儿手臂抬高,直至贴近耳朵,维持该位置5秒,轻轻加压,再慢慢回到原来的位置,重复做同样的动作,每10次为一组,每天坚持做2~3组。此外,可根据患儿的不同情况来选择卧位、坐位、站位下的被动活动。注意动作缓慢轻柔,范围逐渐加大,切忌粗暴,以免引起新的损伤,当抬起患儿手臂时,如感觉有较大阻力,则保持在该位置,停止关节范围活动,不要再行加压。

（2）自主活动与游戏护理:正常儿童能顺利地完成双手活动,如向不同方向举高手、手臂旋后等动作,但是,臂丛神经损伤患儿需要协助和鼓励才能完成,所以照顾者要通过游戏来鼓励患儿用患手或双手,对于年龄小的患儿可以玩手贴面的游戏,或者将玩具放在远处引导他伸手去拿,而年龄较大患儿,可要求他向前向外举高手臂,前臂旋后,张开手掌,双手握拳或推球,趴在妈妈腿上做"小飞机"也能训练肩向前伸。

（3）肿胀的护理:患侧肢体由于臂丛神经的损伤,使得损伤的上肢产生运动功能障碍,同时对患侧肢体静脉的挤压回流作用减弱,故容易引起患肢的肿胀,特别是患肢处于下垂位和关节极度屈曲位时肿胀更明显,护理人员应加强护理。

1)温水热敷:温水热敷可以有效缓解肿胀,注意水温不可过高,热敷过程中观察皮肤情况,防止烫伤。

2)被动运动:同时要经常进行患侧肢体的被动运动,应注意经常改变患侧关节的位置。在进行被动运动时应注意做到动作缓慢,切忌粗暴,以免引起新的损伤。

3)避免肢体下垂:臂丛损伤的患肢在肌肉失去运动功能的同时也失去对肢体的挤压回流作用,特别是肢体处于下垂或关节极度屈曲时肿胀更明显,避免加重水肿的姿势或动作。也可用医用绷带将患肢吊于胸前,抬高患肢,有利于改善局部血液及淋巴回流,缓解症状。

4)向心按摩:患肢徒手轻柔地向心性按摩常规将患肢抬高,向心按摩每天2次,每次15

分钟,分疗程进行,14 天为 1 疗程,疗程之间应间隔 10 天左右。

5)用药护理:按医嘱应用地塞米松静脉推注等方法改善局部血液循环,促进组织吸收,注意患肢禁做肌内注射和静脉输液。

6)密切观察:每天测量患肢周径,同对侧肢体同一部位周径进行比较,观察水肿吸收情况。

2. 居家指导　本病住院时间平均 90 天,大部分的功能训练要在家中完成,所以每一位出院患儿都应由责任护士根据其损伤神经、恢复程度的不同对家长做出详细的居家指导,利用家庭环境和条件,有计划、有目的地进行康复训练。

(1)告知患儿家长继续坚持功能训练的意义:自主功能训练有利于患儿的神经功能恢复,促进神经再生,提高治疗的远期疗效,提高患儿的日常生活活动能力,为生活自理打下基础。

(2)告知患儿家长家庭疗育的内容及注意事项:充分利用家庭的自然环境实施家庭康复训练,在肢体功能锻炼的同时增加写字、编织毛衣、系扣、点钞等相对较为精细的活动练习。注意循序渐进,逐渐增加运动频率和运动力度。

(3)告知患儿家长定期复诊:告知患儿家属,每 3 个月定期复查一次肌电图,及时掌握神经再生和恢复情况,以便指导下一步的治疗和功能训练。

二、病毒性脑炎患儿的康复护理

(一) 概述

1. 定义　病毒性脑炎(viral meningitis)是指病毒直接侵犯中枢神经系统引起的脑实质的炎症。是儿童时期比较常见的中枢神经系统感染性疾病,当病毒感染仅累及脑膜时称为病毒性脑膜炎,当感染仅累及脑实质时称为病毒性脑炎,而脑膜和脑实质同时受累时称为病毒性脑膜脑炎。不同的患者病情轻重不等,轻者可自行缓解,预后良好,重者可遗留神经系统后遗症,甚至死亡。

2. 病因　引起本病的病毒中肠道病毒最为常见,80% 以上的中枢神经系统病毒感染是由肠道病毒引起的,包括柯萨奇病毒、埃可病毒、脊髓灰质炎病毒等。病毒自呼吸道、消化道或经蚊虫叮咬侵入人体后,在淋巴系统繁殖,通过血液循环感染各种脏器,在脏器中繁殖的大量病毒可进一步扩散至全身,产生病毒血症,在入侵中枢神经系统前即可有发热等全身症状。

(二) 主要功能障碍

病毒性脑炎的基本特征是急性起病,病程相对较短,一般为数日至 2 周,预后大多良好,病情轻重与脑损伤的部位及程度有关,主要表现为意识障碍、颅内压增高、惊厥、精神情绪异常、肢体运动障碍等。

1. 发热与意识改变　患儿在疾病早期可有发热症状,伴有不同程度的嗜睡、昏睡、昏迷、深度昏迷等意识改变。

2. 颅内压增高　表现为呕吐、头痛等。

3. 反复惊厥发作 惊厥大多呈全身发作,也可见局灶性发作,严重者呈惊厥持续状态。

4. 精神情绪异常 躁狂、幻觉、失语,以及定向力、记忆力障碍等表现。

5. 运动功能障碍 出现偏瘫、单瘫、四肢瘫或各种不自主运动表现。

6. 其他 神经系统以外的伴随症状常可表现为腮腺及颌下腺肿痛、皮疹、肝脾和淋巴结肿大等症状,为病原学诊断提供线索。

(三) 治疗要点

早期退热、维持水电解质平衡,保证营养供给,密切观察患儿的病情变化,注意监测患儿的生命体征。对病毒性脑炎急性期过后留有神经系统后遗症者,应给予康复治疗。常规治疗方法包括:供氧、激素治疗、抗病毒治疗、营养脑细胞、降颅压、降温及镇痛等处理,以及常规的治疗。患者度过危险期之后,尽可能早的对患者实施运动疗法、穴位点按法和高压氧治疗等综合康复治疗干预。

(四) 康复护理策略

康复护理的目的是促进意识障碍的恢复,预防痉挛、关节挛缩、变形和姿势异常,预防并发症。

康复护理的策略选择需根据脑损伤的部位、功能障碍的程度和临床表现而定。从功能恢复的角度看,病毒性脑炎的康复可以划分为以下几个时期,应针对不同时期的问题和影响因素,制定相应的康复护理策略。

1. 超早期康复护理 一般指损伤后 72 小时内。此期是抢救生命的重要时期,护理措施着重强调对症护理和生命体征监测。

2. 早期康复护理 发病 3 天至 2 个月期间,包括急性期(损伤 2 周内)和恢复早期(损伤 1~2 个月)。应实施临床对症护理及功能康复护理,对功能障碍进行评定,选择针对性的干预和康复治疗。

(1)急性期处理:体位摆放应处于功能位,结合被动运动及床上体位变换指导,给予褥疮预防及尿便排泄护理。肢体按摩,促进血液淋巴回流,减轻水肿。

(2)恢复早期处理:肢体被动运动、各关节全范围的被动运动,维持肌张力和关节活动度;被动运动床上体位变换与转移,障碍肢体主动运动训练。日常生活能力(ADL)评价与自我护理指导;站立与步行训练,手功能训练。

(3)抗痉挛体位护理:仰卧位时肩稍上抬前屈,上臂外旋稍外展,肘腕关节伸展,掌心向上,手指伸展并分开;下肢骨盆转后、髋部伸展,大腿稍向内收并稍内旋,膝关节垫起微屈,踝关节保持 90°,足尖向上。

(4)感觉刺激:触觉(按摩)、听觉(音乐)、视觉刺激(不同色彩光刺激)、言语刺激等。可辅助帮助意识的恢复或言语功能以及认知功能的康复治疗和训练。

(5)其他疗法:可酌情使用热疗、电刺激、按摩、振动等物理治疗。针灸、穴位刺激等传统医学技术也可用于促进意识的恢复、瘫痪肢体的功能恢复或言语功能的康复。需注意的是,有抽搐发作的患儿在使用感觉刺激和传统医学技术时应慎重。

3. 中、后期的康复 从 2 个月开始至 1 年,其中损伤后 2~6 个月为恢复中期,6 个月至

1年为恢复后期。此期患儿可能会遗留不同程度的功能障碍,如重者有植物人状态、运动障碍、智力低下、癫痫、失语、听觉与视力障碍、严重精神障碍等,轻者有精神异常、学习困难、多动障碍、注意力缺乏、运动技能障碍等。其中运动障碍和智力低下是最常见的功能障碍。正确和全面的综合康复以及环境、心理、社会因素的影响格外重要,特别是有目的、有计划的社区和家庭康复治疗,对功能恢复的作用日益显露。治疗目的是进一步恢复神经功能,争取恢复患病前的运动能力。康复内容包括:精细动作训练(如手功能训练,手眼协调); ADL 训练的高级复杂技能部分(大龄患儿),姿势、体位转移,步行训练,如厕、洗澡、用具使用,语言训练,认知训练等。

从中、后期始,患儿的康复目标和内容需根据患儿的年龄、智能发育水平、病情和功能障碍情况经康复评定后制定。对运动障碍的年幼儿,主要运用神经发育疗法和神经生理学疗法,进一步促进患者的功能康复。对于小龄患儿也可根据运动发育的顺序对患儿进行运动、姿势、感觉的再教育。

4. 后遗症期的康复　通常是指患病 1 年以后,直至终身。患儿可能会遗留不同程度的功能障碍。在此期,对病毒性脑炎所致中枢神经系统损害的儿童,其康复的目的为:

(1)对儿童的现有能力进行鉴定和训练,使其达到最佳水平。

(2)确定使儿童的功能达到最佳状态的处理条件,包括对患儿的现有能力及残疾情况进行评定,如运动功能、行为、语言能力,以及认知能力等,也包括对患者的亲属、家庭的经济和需求,所在社区的学校及医疗情况作出评定,康复的长期目标是在其正常的整个人生中达到自理、独立生活、接受教育并具备谋生手段。

对运动功能障碍的年长儿,康复的训练要从注重训练失能躯体的功能转向训练健全躯体的代偿或辅助支具、器具的应用,以及家居环境的改造。具体的康复措施主要包括以下几个方面:

(1)肢体按摩,以促进血液、淋巴回流,减轻水肿。

(2)各关节全范围的被动运动,维持肌张力和关节活动度,预防关节挛缩、变形。

(3)体位处理:抗痉挛体位的摆放,如仰卧位时上肢采取肩稍上抬前屈,上臂外旋稍外展,肘腕伸展,掌心向上,手指伸展并分开;下肢采取骨盆和髋前挺,大腿稍向内收并稍内旋(防止下肢外旋),膝关节垫起微屈,踝关节保持90°,足尖向上。

(4)体位转换:翻身可以改变血管内压,促进血液循环,预防褥疮、关节挛缩及静脉血栓形成,也可改善呼吸功能,有利于呼吸道分泌物的排出。长时间卧床的瘫痪患者,日间每2小时翻身1次,夜间可延长至3~4小时1次。在病情允许的情况下,应训练患儿自己翻身。

(五)康复护理措施

1. 运动障碍的康复护理　应树立患儿自我康复意识。在整个康复过程,唤起、强化康复对象的自我康复意识是极其重要的任务。进行体育疗法和功能训练,和康复师配合进行按摩、针灸、理疗和高压氧等康复治疗配合康复护理,在治疗中减少意外的发生。主要运用神经发育疗法和神经生理学疗法,进一步促进患儿的功能康复。对于小龄患儿也可根据运动发育的顺序对患儿进行运动、姿势、感觉的再教育。训练内容如下:

（1）卧位：包括头部的控制；双上肢前方伸展及在中线部位的控制；翻身及翻身起坐；骨盆的控制；双下肢的屈曲、伸展、外展、内收的控制；踝关节的控制。

（2）俯卧位：包括双肘双手的支撑和头部的控制；匍匐；躯干的控制和上肢保护性伸展反应的诱发；膝手位姿势的保持和爬行训练。

（3）坐位：利用翻正反应进行头、躯干、骨盆的控制与强化训练；上肢的保护性伸展的诱发与强化；长坐位、横坐位、椅坐位的保持与平衡训练；躯干的旋转及上肢活动范围扩大性训练；坐位到立位借助站起等训练。

（4）跪立位和立位：包括跪立位姿势的对线与保持，以及平衡的训练；单腿的跪立位保持；立位的保持及立位的平衡训练。

（5）步行训练：包括借助性步行及独立步行训练。

（6）物理因子治疗：冷疗、热疗、电刺激、按摩、振动及夹板等。

2. ADL 训练　对年长儿有运动和智力低下者，需重视 ADL 训练，例如排便训练、进食训练、穿脱衣训练、梳洗训练等。对有严重运动障碍者，需借助辅助支器完成。

3. 膀胱功能训练　对中枢性和周围性排尿障碍者，可试用针灸、按摩和电刺激方法帮助排尿，必要时用导尿术。

（1）置导尿管持续导尿：如果没有尿管周围漏尿，应采取钳住尿管定时放尿法以训练膀胱，开放时间间隔视每次排出尿量而定，以每次放尿 450ml 为宜。如患儿清醒，放尿时应嘱患儿思想意念排尿，同时使用腹压，放松会阴部肌肉和指导患儿用 Crede 手法（用手在下腹部向耻骨联合后下方施加压力）帮助排尿。

（2）间歇导尿：间隔 4~6 小时在无菌操作下插导尿管 1 次，排尿后立即拔管。需配合使用膀胱训练法间歇排尿。

4. 排便功能训练　对中枢性和周围性排便障碍者，也可试用针灸、按摩和电刺激方法帮助排便，必要时用人工排便术。

（1）肛门括约肌痉挛：饭后 30 分钟，戴手套把肛门口的大便挖出，手指放在肛门外括约肌做环状肛门轻柔按摩，隔 15 分钟后再挖大便。上述方法无效，则于饭前 15~20 分钟给予助排便栓剂，饭后 30 分钟再做指尖环状按摩。

（2）肛门括约肌松弛：饭后利用腹部压力使大便排出，无效则配合环状肛门刺激法或放栓剂后做环状肛门刺激。常需戴手套用手指扩张肛门括约肌来刺激直肠以协助排便。

（3）规律排便时间（可间隔 2~3 小时）。

（4）运动：仰卧起坐；按摩（右下腹—右上腹—左上腹—左下腹）。

（5）饮食：摄入足够的水分，吃含纤维素较多的食物。

5. 语言障碍的护理　原有语言能力的丧失或脑炎可导致语言发展迟缓。不管何种原因所致，治疗均应尽早开始。对语言障碍的患儿，在家长的配合下进行语言训练，使其逐步恢复语言的功能。采用言语再训练或言语再学习方法，主要目的是提高患儿的言语理解和 / 或表达能力，措施如下：

（1）口语表达能力的康复训练：先进行舌肌、面肌、软腭和声带运动的训练，以使语言肌肉的功能得以恢复。发音训练最简单的方法是结合日常生活指导患儿与人交谈。

(2)听力理解障碍的康复办法：是教患儿看训练者发音时的口唇动作与声音的联系，并配以物或图，以达到理解目的。

(3)文字理解力的康复训练：让患儿看物或画，或以指字复述的方式进行朗读训练。

(4)书写的康复训练：应从写患儿的姓名开始，渐至抄写词句，直至写短文，先用健手写。

(5)经 2~6 个月的训练：失语症状可不同程度地恢复，但只要语言未完全恢复，仍应坚持康复训练。

(6)语言康复训练最好在安静环境进行：因患儿的社会及文化背景各异，故语言康复训练应一对一进行，训练方法和内容个体化，效果更佳。此外，理疗、超声波治疗、针灸及促进神经代谢药物治疗等均可同时采用，以利患儿其他功能的综合康复。另外，患儿语言和运动功能康复训练的效果与家庭成员的关心程度有很大关系，所以家长的帮助和鼓励也是非常重要的。

6. 认知功能的评定　对病毒性脑炎所致精神发育迟滞的患儿需进行定期评定智力水平和社会适应能力。评价方法的采用原则是对临床上无明显智力低下表现者可采用筛查性测试，如当今使用最广泛的、简单、快速的筛查性测试工具—丹佛发育筛查表，测定 4 个领域：个人—社会；精细运动—适应性；语言；大运动。适用范围为 0~6 岁。对异常和可疑异常的儿童则需做进一步的诊断性测试。对临床上有明显智力低下表现者，可采用诊断性测试量表，以明确该儿童是否确实有发育迟缓，发育迟缓的程度，以及发育迟缓主要表现在哪些方面。对婴幼儿可应用 Gesell 儿童发育量表、Boyley 婴幼儿发育量表等。Gesell 儿童发育量表适用范围 0~6 岁，测定适应性、大运动、精细运动、语言和个人—社会 5 大功能区。Boyley 婴幼儿发育量表的适用年龄为 0~2.5 岁，分智力量表(感知、记忆和学习能力)、运动量表(评价儿童坐、立、爬、行走等粗大运动以及手和手指的精细运动的发育)和婴幼儿行为记录(对在智力和运动测查期间儿童的行为特征进行定性描述，包括目标定向、注意力、适应性、动力性、耐力和一般情绪基调)等 3 部分。上述发育量表对有严重肢体残疾、语言障碍或多重障碍的儿童如重度瘫痪患儿来说，就不能真实地反映其认知水平。Lagen 婴儿智力测查适合于严重肢体残疾儿童的认知检查方法，适用年龄为 6~12 个月。Mullen 婴幼儿早期学习量表，应用范围 0~3.5 岁，除了对单个领域进行测查外，还对接受和表达能力领域内的功能进行评价，包括视觉接受能力(视空间能力、视觉辨别和视觉记忆)；视觉表达能力(眼—手协调、精细运动)；语言接受能力和语言表达能力等。对学龄前和学龄期儿童，主要有 stanford-binet 智力量表、韦式学龄前和学龄期儿童智力量表、kanfman 成套儿童评价量表等。对智力低下的儿童的综合评价还应包括社会适应能力的评价，主要有日常生活自理能力和个人社交技能，对于学龄儿童还应扩展到学习能力方面。对社会适应能力的测查可使用适应行为量表，也可通过与家长的面谈及直接观察儿童的行为了解其社会生活能力的情况。

7. 癫痫护理　主要采用抗癫痫药物治疗及心理康复护理手段相结合，并进行健康教育。

8. 心理康复　应根据每个患儿的个体差异，采用各种不同的心理干预手段。可采用支持疗法、认知治疗、行为矫正和家庭疗法等心理治疗方法。由于年长儿后遗症期常有一定的精神障碍,害怕学习跟不上,害怕不能完全康复,常有自责、烦躁,应采用心理治疗方法使家长及患儿树立战胜疾病的信心,使他们能自觉配合我们进行康复治疗护理,达到康复治疗的目的。

（陈　雨,吴姣妍）

第八章

儿童常见心肺疾病的康复护理

儿童时期的心血管系统疾病以先天性心脏病最常见,先天性心脏病的发病率为7‰~8‰,是我国婴儿死亡的主要原因之一。关于先天性心脏病的治疗是一个"系统工程"。患儿在术后要维持良好的心脏结构和心血管循环功能,并达到与正常人群相仿的生活质量和预期寿命,就必须要做到"一朝手术,终身维护",这个理念客观反映出患者对终身随访和终身治疗的需求,也对从事婴幼儿和成人心血管专业的医护人员提出了全年龄段医疗服务的要求。

支气管哮喘是儿科常见的呼吸系统疾病,具有病程长、易反复等特点。患儿主要表现为呼吸困难、发作性喘息、胸闷、咳嗽等症状,晨起或夜间较为严重。目前,常规的对症治疗已无法满足支气管哮喘患儿的治疗需求。对于哮喘,不仅要注重对急性发作期的处理,还须进行缓解期的管理。同时,需注重疾病相关知识教育工作,为其提供更好的自护管理方案。

第一节　先天性心脏病

一、概述

先天性心脏病(congenital heart disease,CHD)是胎儿时期心脏血管发育异常而致的心血管畸形,是儿童最常见的心脏病,发病率为活产婴儿的7‰~8‰左右,而在早产儿中的发生率约为成熟儿的2~3倍,在死胎中的发生率为活产儿的10倍。世界卫生组织统计显示,全球每年约有150万儿童出生时患有先天性心脏病,而在我国先天性心脏病在出生缺陷中居首位,每年新增15万~20万例。近30年多来,随着新的介入材料、技术和治疗理念的出现,介入治疗的病种、范围及操作技术有所突破,术后监护技术随之提高,许多常见的先天性心脏病得到准确的诊断,多数患儿获得彻底根治,先天性心脏病的预后已大为改观,死亡率在逐渐下降。后续关注的焦点已经从手术死亡率转移至CHD的术后康复上。

二、主要功能障碍

先天性心脏病根据左右心腔或大血管间有无直接分流和临床有无青紫可分为三类:左

向右分流型(潜伏青紫型),常见的有室间隔缺损、房间隔缺损和动脉导管未闭等;右向左分流型(青紫型)为先天性心脏病中最严重的一类,常见的有法洛四联症和大动脉错位等;无分流型(无青紫型),如主动脉缩窄和肺动脉狭窄等。临床最常见的先天性心脏病是室间隔缺损。研究发现,CHD 患儿普遍存在生长发育和智力水平的异常,精神和运动发育迟缓,性情淡漠,认知、语言和社会适应能力等获得困难或者获得后进行性下降,肢体运动障碍等,给患儿和家庭带来了沉重的经济压力和心理负担。对 CHD 患儿进行康复,了解患儿发育水平,分析可能会出现的问题,及时进行干预,对促进患儿发育及社会适应能力具有重要意义。

三、康复护理评定方法

1. 一般情况评估

(1)询问病史:①了解母亲妊娠史,尤其妊娠初期 2~3 个月内有无感染史、放射线史、用药史、吸烟史及饮酒史;母亲是否患有代谢性疾病,家族中是否有先天性心脏病患者。②了解发病的时间,详细询问有无青紫、出现青紫的时间;儿童发育的情况,体重的增加情况,与同龄儿相比活动耐力是否下降,有无喂养困难、声音嘶哑、苍白多汗、反复呼吸道感染,是否喜欢蹲踞、是否有阵发性呼吸困难或突然昏厥发作。

(2)营养状况评估:①体格测量包括身高 / 身长、体重、头围、中上臂围及皮褶厚度等;实验室指标包括总蛋白、前白蛋白、视黄醇结合蛋白、C 反应蛋白、血红蛋白、电解质。必要时监测微量元素、叶酸、维生素 B_{12} 等。②评估工具:推荐采用世界卫生组织儿童生长标准曲线,早产儿则推荐采用 Fenton 2013。③评估人员:经过统一标准培训的相关专业人员。

(3)身心状况评估:体检注意患儿精神状态、生长发育的情况,黏膜有无发绀及其程度,有无周围血管征,检查有无呼吸急促、心率加快、鼻翼扇动,以及肺部啰音、肝脏增大等心力衰竭的表现;有无杵状指 / 趾,胸廓有无畸形,有无震颤,听诊心脏杂音位置、时间、性质和程度,特别注意肺动脉瓣区第二心音是增强还是减弱,是否有分裂。

2. 专科评估

(1)超声心动图评定:能够准确评估心腔大小、心室壁厚度、心室功能、瓣膜解剖和大小。

(2)心脏负荷运动试验:包括极量、亚极量和症状限制性运动负荷试验。在心血管疾病康复方面已被广泛使用。主要包括平板试验、踏车试验、二级梯运动试验、6 分钟步行试验等方法。研究证明 6 分钟步行不仅能反映心脏功能,还可反映患儿日常活动能力,是经济、方便和实用的评估心功能的有效方法之一。

(3)心肺运动试验:是在单纯运动试验的基础上加入了对运动过程中机体气体交换的分析,在心力衰竭、肺动脉高压、运动康复治疗、心脏移植等心血管领域有广泛的应用价值。

(4)肺功能评定:包括主观症状和客观检查,主观症状以有无出现气短、气促为标准。采用六级制,即按日常生活中出现气短、气促症状,分为六级。0 级:虽存在不同程度的呼吸功能减退,但活动如正常人一样,并不过早出现气短气促;1 级:一般劳动时出现气短,但日常活动时无气短;2 级:平地步行不气短,速度过快或登楼、上坡时,同行的同龄健康人不感到气短而自己有气短;3 级:慢走不及百步就会出现气短;4 级:讲话或穿衣等轻微动作时有气短；5级：安静时也有气短，无法平卧。客观检查主要是肺容量测定。

(5)有氧运动能力和耐力评估：6分钟步行试验是一项简便、安全的亚极量运动试验，让患儿进行自如的步行，最大距离行走，观察是否出现胸闷、乏力、呼吸短促、头晕等。

(6)康复评估：若CHD患儿出现运动、智力、日常生活能力的落后，可采用运动功能的评定如粗大运动功能分级系统、粗大运动功能评定、手功能分级系统、精细运动能力测试等进行评定，还可以采取智力评定量表进行评定。另外，也可以进行日常生活能力的评定和综合能力评定。

(7)心理 - 社会状况：评估患儿是否因患先天性心脏病生长发育落后，正常活动、游戏、学习受到不同程度的限制和影响而出现抑郁、焦虑、自卑、恐惧等心理。了解家长是否因本病的检查和治疗比较复杂、风险较大、预后难于预测、费用高而出现焦虑和恐惧等。

四、康复护理策略与目标

(一)康复护理策略

康复护理总体原则应包括早期原则、科学原则、个性化原则、系统原则、家庭化原则、综合原则。以儿童的兴趣和活动为目标，进行技能分解，循序渐进，直到家长与儿童掌握并泛化到生活中。

1. 不同恢复阶段的康复护理策略

(1)CHD患儿术后监护及康复：手术或介入治疗后的术后监护及康复，此阶段患儿合并并发症的概率最高，处于重点监护状态。病情允许的情况下，可通过适当活动，减少或消除绝对卧床休息所带来的不良影响。此期可通过呼吸训练改善肺部换气功能。可通过患儿可耐受的有氧运动及抗阻力训练改善心肌收缩功能。对于术后转至常规看护病房的大龄儿童，该期可优先考虑物理治疗及护理以实现早期康复。

(2)CHD患儿转出重症监护室的护理：术后监护稳定后立即康复。一般这一阶段先天性心脏病患儿各项生命体征平稳、心肺功能恢复良好后，转入普通病房。这一阶段可根据康复评估进行适当综合康复。要求患儿保持一定强度的体力活动，逐步适应常规的室内外活动，为术后的长期康复锻炼做准备。

(3)CHD患儿的家庭康复：先天性心脏病术后儿童的长期康复，该阶段需要儿童心外科医师、内科医师及家庭医生和护士提供长期门诊医疗，心理医师的心理指导，学校教师及周围人群的适当帮扶。通过康复治疗，改善全身各器官功能状态，提高心脏功能，控制引起心衰的危险因素。

2. 不同临床表现下的康复护理策略

(1)疼痛：CHD患儿经外科手术治疗后由于组织修复和损伤会导致心理和生理反应发生，使患儿疼痛感增加，循环系统、免疫功能发生异常，影响术后康复。护理人员应根据患儿情况评估其疼痛程度，以评估结果制定护理计划。如果患儿忽然间疼痛加剧，迅速分析原因是否为生命体征发生变化所致，一旦发生异常，要及时寻找原因，首先考虑是否有并发症发生，如切口感染等；一旦患儿呈现烦躁、兴奋等情绪波动，在评估疼痛的基础上，要对胃食管反流进行排除,多关心患儿,将噪声尽量减少,合理控制病房中的光线、湿度和温度,防止患儿受到外界刺激,导致伤害产生。另外,护理人员要与患儿家长加强交流,将相关知识告知家属,对止痛方案进行合理制定。可以指导家长对患儿实施安抚护理,形式可以为襁褓包、摇晃、抚慰等,对疼痛进行缓解。也可以利用音乐疗法或讲故事等方式转移患儿注意力。

(2)营养不良:CHD 患儿术后营养不良的发生原因,可能与患儿围手术期的相关诊治措施,使得体内代谢增强,同时能量消耗也明显增多,使人体一直处在高分解状态,因此导致体内蛋白质、碳水化合物及脂肪代谢出现异常,增加了蛋白质的储存和消耗,而机体供给明显不足,加重了患儿术后机体营养不良的发生,呈现出恶性循环。CHD 患儿术后呼吸机使用时间一般长于 24 小时,暂时无法经口进食,需管饲流质饮食,营养液温度保持在 38℃左右,过冷易造成腹痛、腹泻,过热易烫伤胃黏膜。应准确掌握营养液温度、浓度,以及速度控制。年龄<6 个月最好选用母乳喂养,有利于肠胃吸收。

(3)体温失衡:婴幼儿体外循环术后,由于术中机器转流、血流降温与复温、全麻致体温调节及中枢功能紊乱等原因,极易导致术后患儿体温不升、反跳性高热等体温异常。低体温患儿应调高室温、包裹小棉被。高热患儿,特别是 39℃以上时,患儿基础代谢率增加,心脏负荷加重,常是术后心动过速的原因,应及时给予物理和/或药物降温,必要时遵医嘱给予镇静剂。

3. 心理护理策略 CHD 患儿与其照顾者常存在不同程度的心理问题,影响康复的实施效果和成功率。通过语言、态度和行为在精神上给予患儿支持和鼓励,加强患儿的心理护理,出院后定期随访和复查,能够改善患儿心理行为状况及社会适应能力。CHD 患儿的心理干预不仅包括对患儿的心理疏导,还应改善家庭成员的心理状况,充分考虑家庭因素对患儿心理及康复的影响。

(二)康复护理目标

1. 短期目标

(1)患儿活动量得到适当的限制,能满足基本生活所需。

(2)患儿得到充足的营养,满足生长发育的需要。

(3)患儿未发生感染。

(4)家长能获得本病的有关知识,患儿和家长得到心理支持,能较好地配合诊断检查和手术治疗。

2. 长期目标 患儿不发生并发症或发生时能被及时发现,得到及时适当的处理。患儿和家长心理健康,树立良好的康复信心,能较好地配合各种诊断检查和手术治疗。

五、常用康复及护理方法

1. 运动疗法 是指患儿依靠自身力量或利用器械,通过某些运动方式(主动或被动运动等),达到调节情绪、改善运动能力、提高心肺功能等目的的训练方法。依据患儿术后血流动力学及病理状态不同而异:①对术前运动耐量正常者,应提高其术后运动极限水平;②对术前运动耐量低于正常者,应使其运动耐量达到正常水平;③对术后仍有明显血流动力学改变者,应提供安全运动处方。

2. 其他器官康复干预 胸部物理治疗(chest physiotherapy,CPT)是几种维护呼吸道卫生、辅助呼吸道内分泌物排出、预防或逆转肺萎陷方法的总称,通常是指通过一系列的咳嗽辅助方式帮助清除肺部黏液的方法。胸部物理治疗包括体位引流、体位变换、拍击震动和超声雾化等。先天性心脏病矫治术后患儿常可继发肺不张或肺部感染,除了必要的呼吸支持治疗和应用适当的抗生素外,胸部物理治疗也是非常有效的治疗方法。

3. 心理干预 CHD 患儿和其照顾者常存在不同程度的心理问题,影响康复的实施效果和成功率。如果缺乏社会或家庭支持系统,则患儿有承受心理压力的风险,家庭因素如凝聚力及适应能力均会影响 CHD 患儿心理状态。

4. 教育干预 围绕先天性心脏病发生原因、机制、危险因素、手术治疗中需要注意的事项、手术方法、手术要点等内容,对患儿家属进行健康教育,提升患儿家属对先天性心脏病、手术的认识程度。

六、康复护理措施

1. 建立合理的生活制度 安排好患儿的作息时间,保证睡眠、休息,根据病情安排适当活动量,减少心脏负担。各项护理措施尽量集中完成,尽量减少搬动和刺激患儿,避免引起情绪激动和大哭大闹。病情严重的患儿应卧床休息。

2. 供给充足营养 注意营养搭配,供给充足能量、蛋白质和维生素,保证营养需要,以增强体质,提高对手术的耐受。对喂养困难的儿童要耐心喂养,可少量多餐,避免呛咳和呼吸困难,必要时让家长陪护;心功能不全时有水钠潴留者,应根据病情,采用无盐饮食或低盐饮食。

3. 预防感染 注意体温变化,根据气温改变及时加减衣服,避免受凉引起呼吸系统感染。注意保护性隔离,以免交叉感染。做各种口腔小手术时,应给予抗生素预防感染,防止感染性心内膜炎发生,一旦发生感染应积极治疗。

4. 运动康复 进行运动康复之前需要通过运动评估预测患儿在运动过程中发生风险的水平,即进行症状限制性运动试验,从而得知患儿的活动水平基线,帮助提供个体化的运动处方。运动处方需涉及几个方面:运动类型、运动强度、运动时间和运动频率。

(1)运动类型:包括有氧运动、抗阻运动、柔韧性运动等,有氧运动是运动处方的主体部分,是指包括大肌肉群参与的全身性运动,运动量依个人情况缓慢增加。有氧运动的推荐形式包括慢跑及步行,这些运动可以很好地锻炼心脏功能。此外,还可选择其他提高耐力的运动项目,如游泳、登山、骑行等。抗阻运动与有氧运动不同,抗阻运动是通过教会患儿用力时呼气、放松时吸气的呼吸方法提高心内膜血供,使骨骼肌的耐力和力量提高,增强运动耐受力。柔韧性运动每周 2~3 次,每次 15 分钟左右,通过每个部位的每次的拉伸在无痛感的基础上牵拉肌肉进行训练。

(2)合理的运动强度:是保证参与心脏康复计划患儿安全性及运动有效性的重要前提,

确定运动强度采用的方法有最大心率计算法、心率储备法、最大摄氧量及自我劳累分级法。

(3)运动时间和运动频率:应遵循公共卫生建议的每天参与 60 分钟或更多适宜、愉悦的体育运动,但具有特殊病变或并发症的患儿需要咨询有关的预防措施和建议。不同康复项目其运动强度、频率、周期差异很大,多数训练项目的周期是 12 周,平均每周 3 次,运动强度则需根据峰值心率百分比制订。研究表明,肌肉力量和运动耐量之间有很强的相关性,因此近期康复项目则采用有氧和阻力训练相结合的方式。运动治疗过程中,要及时观察患儿的病情变化和生命体征,尤其注意其心律及心率的变化,一旦患儿出现不适应及时处理;同时观察患儿康复训练的进度及对康复的需求,根据其病情调整运动处方。

5. 呼吸功能训练 CHD 患儿常合并其他先天性或后天性器官功能障碍,例如限制性或阻塞性肺疾病、膈肌麻痹、反复肺部感染等肺部疾病,可影响患儿运动耐量,60% 心胸手术患者会出现呼吸系统问题。CHD 婴幼儿可通过拍背、振荡、吸痰、体位引流等方法排出肺内分泌物,可根据患儿的兴趣选择提高患儿呼吸状态的方法,进行深呼吸训练维持通气功能。能配合完成综合呼吸功能训练的患儿可采用以下方法:

(1)腹式呼吸法:每天做 6~7 次,每次 10~15 分钟为宜,逐步养成平稳而缓慢的腹式呼吸习惯。需要注意的是,呼吸要深长而缓慢,尽量用鼻而不用口,腹式呼吸有助于增加最大通气量,降低呼吸频率,还可增加咳嗽排痰能力,缓解呼吸困难症状。

(2)缩唇呼气法:以鼻吸气、缩唇呼气,即在呼气时,收缩胸部前倾,口唇呈吹口哨状,使气体通过缩窄的口唇缓缓呼出,吸气与呼气的时间比为 1:2 或 1:3,要尽量做到深吸慢呼,缩唇程度以不感到费力为宜,每分钟 6~8 次,每天锻炼 2 次,每次 10~15 分钟。

(3)呼吸训练器:该训练多为吸气训练,其目的是为了训练患者均匀有力的深吸气,通过训练器的刻度指示和容量设置,患者很容易控制自己深吸气时的速度和容量,从而吸气形成了深、慢的模式,通过呼吸训练器进行吸气训练,可提高潮气量和有效通气量,改善通气/血流比值,提高肺泡摄氧能力。

(4)雾化吸入管理:雾化可稀释气道内黏稠痰液,使其易于咳出。容易哭闹且不能进行语言交流的婴幼儿,可通过有声音或色彩的玩具吸引患儿的注意力,从而避免哭闹影响雾化吸入的效果。对于脾气暴躁外在因素不能安抚情绪的患儿,可以和家属做好沟通,选择睡眠时雾化吸入。若患儿烦躁明显,存在心功能不全的患儿哭闹会加重心脏负担,应暂停雾化吸入,待心功能改善后再进行雾化协助治疗。

6. 饮食护理 母乳是婴儿的最佳食品,应鼓励先天性心脏病的患儿实现母乳喂养。在胃肠功能耐受的情况下,可采用母乳添加剂来增加能量密度。在无法母乳喂养的情况下,可根据患儿的年龄、病情、营养状况、胃肠功能状况选择配方奶粉。术后合并乳糜胸患儿推荐含有链脂肪酸丰富的配方,液体受限的儿童可选择高能量密度的 EN 配方,并采用无菌技术处理和储存。年长儿饮食以清淡为宜,严格控制患儿饮食中盐、高脂肪、高胆固醇食物的摄入量,禁食油腻、生冷、腌制等食物,避免不健康饮食加强心脏负担。增加富含植物蛋白、碳水化合物、维生素及膳食纤维的食物。

7. 用药护理 小儿先天性心脏病患儿需要长期服药治疗。对此,护理人员需要向患儿家长讲解不同药物的药理机制,使用方法及常见不良反应、注意事项等,提高用药的安全性和有效性,控制和改善患儿的病情。

8. 心理护理 通过语言、态度和行为在精神上给予患儿支持和鼓励,加强患儿的心理护理,出院后定期随访和复查,能够改善患儿心理行为状况及社会适应能力。在了解 CHD 患儿家属心理状况及问题的基础上,实施评估,制订合理的小组服务方案,进行心理疏导,提供心理社会支持服务,使家属能够相互支持、相互鼓励,形成社会支持链条,提升家属照顾患儿的能力,最终达到促进患儿康复的目的。

七、健康教育

(一)常见并发症预防与处理

1. 呼吸机相关性肺炎 呼吸机相关性肺炎(ventilator associated pneumonia,VAP)通常是指应用呼吸机进行机械通气持续 48 小时后发生的肺炎,是危重患者进行机械通气支持最常见的并发症之一。一旦出现 VAP 则容易造成撤离呼吸机困难,延长患儿住院时间,增加住院费用,严重者还会威胁生命。因此,先天性心脏病术后只要条件允许,提倡早期撤离呼吸机,对不能迅速拔管的患儿,也应创造条件尽早改用无创机械通气。一旦明确 VAP 后应采取积极有效的治疗措施,治疗原发病,加强患儿的全身营养支持,积极矫正内环境失衡,加强机体免疫防御功能,合理选用抗生素。

2. 神经系统并发症 是婴幼儿体外循环心内直视手术后较为常见且严重的并发症之一。近年来,随着心脏外科、心脏手术麻醉、灌注技术和监测技术的发展,体外循环心脏直视手术后因心脏原因引起的病死率已明显下降,而体外循环后中枢神经系统功能障碍的发生率却居高不下,已成为心脏手术的主要并发症之一。对于发生神经系统并发症的患儿,医护人员应注重对患儿的康复护理。及时请康复科会诊,在病情允许情况下为患儿进行康复训练、针灸理疗等康复治疗,从而使神经系统功能快速恢复,及时有效缓解临床症状,促进患儿早日康复。

3. 肺不张 不同年龄组儿童肺不张的主要病因不同,儿童肺不张以感染最为常见。

(1)有效的胸背叩击震荡可以使痰液松动脱落,易于咳出,改善肺不张。拍背时间选择在两次喂养之间,距离上次喂养至少 1 小时,以避免呕吐误吸。叩击时间 5~10 分钟,叩击时避开脊柱、肾区、心前区。叩击前与家属做好沟通,取得配合,叩击时婴儿会产生哭闹,也能增加患儿肺活量,刺激肺泡膨胀改善肺不张。但对于存在心功能不全患儿,不推荐胸背叩击震荡疗法,应待心功能改善后评估决定。

(2)术后康复护理:帮助患儿术后尽早进行心脏康复运动及下床活动,由家长或医护人员帮助进行慢走等床旁简单运动。

(3)饮食护理:医护人员要叮嘱患儿在日常饮食中,应采取进流食并少食多餐的原则,食物应尽量选取脂肪低、热量低,以及含丰富维生素的食物,忌暴饮暴食,必要时注意观察患儿的实际情况,补充营养液。

(4)注意观察患儿病房内的湿度、温度、空气情况,每天进行定时的通风换气,保持患儿病房内的空气新鲜。

4. 其他常见并发症

(1)溶血：术后密切观察患儿皮肤和尿液颜色，对体温做好记录，一旦发现异常应立即上报医师并及时处置。

(2)皮下血肿和出血：术中使用抗凝剂、按压偏差等均会导致患儿出现皮下血肿和出血点，因此术后护理人员应加强对患儿的观察，密切查看伤口是否存在渗血现象。

(3)血栓：随时测量患儿肢体温度及足背动脉搏动情况，由于穿刺侧的足背动脉搏动较弱，所以当皮肤温度明显较健侧温度低时，则需警惕是否出现血栓栓塞。年龄较大的患儿，护理人员可以通过口头询问等方式主动问询是否存在不适。注意患儿是否出现肢体麻木、气促、发绀、咳嗽、头痛等症状。

(4)尿潴留：麻醉反应、患儿不适应床上排尿等因素均可引发尿潴留，护理人员可采取诱导排尿措施来帮助其排尿。

(二)居家指导

根据患儿疾病的不同阶段、不同的需要给予相应的技术指导，如婴幼儿喂奶的姿势、术后翻身的方法等；居家指导时可采取"讲"和"看"相结合的方式，即在讲述的同时让家长看一些参考资料，如健康教育手册等，图文并茂便于记忆。对一些较难理解的知识点，可采取重复、反问等方法来加强理解。

1. 居家活动和训练　心脏康复运动训练可改善 CHD 儿童和青少年的身体机能和健康相关生活质量，中高强度的家庭运动训练对于先天性心脏病患儿而言是安全可行的，并可以显著改善其生活质量及运动能力。根据患儿的身体状况开展合适的运动疗法，可增加先天性心脏病患儿的远期生存率。居家运动训练时要密切监测心率变化以及时调整训练强度。为达到更有效和安全的训练效果，应选择适合患儿的运动设备。运动训练前应评估运动设备是否满足患儿实际需求，定期监测血压和心率，经常与主治医师或社区卫生服务人员进行沟通和询问。根据患儿的训练进度及对运动负荷的耐受性逐渐增加运动强度。

2. 用药指导　将患儿现用药物的名称、用法、用量、注意事项等以条目罗列形式打印成纸质指导材料并发放给家长，同时辅以口头明细讲解，耐心解答其用药疑问，帮助其提高用药管理能力。

3. 避免诱发因素、预防疾病再发及控制并发症　告知患儿和家长关于本病的发病原因、治疗方式，以及介入治疗后常会出现的并发症等，预防感染。

4. 休息与饮食　向患儿家长进行科学的饮食指导，患儿饮食应清淡、易消化，每天饮食中严格控制盐、脂肪、胆固醇等物质的摄入量，禁止患儿进食生冷、油腻、腌制食物，避免由于饮食不当加重患儿的心脏负担。指导家长给患儿多进食富含维生素、植物蛋白、纤维素和碳水化合物的食物。

5. 定期复查　发放复查指导彩页，详细说明复查频次、复查时间、复查内容、复查时需携带资料等内容。

6. 注意事项　服药的 3 小时内尽量避免剧烈运动；介入术后第 1、3、6、12 个月及以后每年常规随访心电图及心脏超声。

(三) 随访

在"生理 - 心理 - 社会"医学模式的指导下,基于家庭为中心的护理干预可通过对家长进行知识讲解、社会支持、心理情感疏导等降低家长的疾病不确定感,改善家长心理韧性,提高家长生活质量。随访中医护人员应充分与家长共享患儿疾病信息,培训家长的疾病护理知识,培养家长的护理技能,树立危机意识,协同家长展开护理,有利于对患儿术后常见并发症进行有效预防,也有利于及时发现患儿并发症,及时进行处理。同时护理人员也可通过线上途径对家长进行随访及护理指导,可针对院外常见并发症可能的产生原因,为患儿制定相应的护理措施,以达到预防和尽早控制 CHD 患儿术后不良预后的目的。随着家庭随访的深入,对家长进行多方的支持,逐渐提高家长的心理韧性,有利于患儿减轻术后疼痛,降低并发症发生率,促进患儿恢复健康。

(王金凤)

第二节　支气管哮喘

一、概述

支气管哮喘(bronchial asthma)简称哮喘,是由嗜酸性粒细胞、肥大细胞和 T 淋巴细胞等多种细胞参与的气道慢性炎症性疾病。CINA 2014 版对哮喘的定义进行了重要的更新,将哮喘定义为一种以慢性气道炎症为特征的异质性疾病;具有喘息、气促、胸闷和咳嗽的呼吸道症状病史,伴有可变的呼气气流受限,呼吸道症状和强度可随时间而变化。

二、主要功能障碍

哮喘的典型症状是反复喘息、气促、胸闷或咳嗽,呈阵发性反复发作,以夜间和 / 或晨起为重。婴幼儿起病较缓,发病前 1~2 天常有上呼吸道感染;年长儿大多起病较急,且多在夜间发作。发作前常有刺激性干咳、喷嚏、流泪、胸闷等先兆症状,随后出现咳嗽、喘息,接着咳大量白色黏痰、伴有呼气性呼吸困难和喘鸣声。重者烦躁不安,面色苍白,鼻翼扇动,口唇及甲床发绀,呼吸困难,甚至大汗淋漓,被迫采取端坐位。体检可见桶状胸、三凹征,同时颈静脉显著怒张。叩诊如呈鼓音,并有膈肌下移,心浊音界缩小,提示已发生肺气肿;听诊呼吸音减弱,全肺可闻哮鸣音及干性啰音。发作间歇期多数患儿可无任何症状和体征。不典型症状可表现为运动或体力劳动时乏力、气促或胸闷。婴幼儿在哭闹或玩闹后出现喘息或喘鸣音,或仅有夜间和清晨的咳嗽。儿童慢性或反复咳嗽有时可能是支气管哮喘的唯一症状,即咳嗽变异性哮喘(cough variant asthma,CVA),常在夜间和清晨发作,运动可加重咳嗽。哮喘发作一般可自行或用平喘药物后缓解。若哮喘严重发作,经合理应用缓解药物后仍有严重或进行性呼吸困难者,称作哮喘危重状态(哮喘持续状态)。此时,由于通气量减少、两肺几乎听不到呼吸音,称"闭锁肺",是支气管哮喘最危险的体征。随着病情变化,患儿由呼吸严重困难的挣扎状态转为软弱无力,甚至死于急性呼吸衰竭。反复发作者,常伴营养障碍和生长发育落后。

三、康复护理评定方法

1. 一般情况评估

(1)询问病史:了解患儿有无湿疹、变应性鼻炎等其他过敏性疾病病史,或哮喘等过敏性疾病家族史,疾病的诱因及家长是否因担心疾病预后、学习、生活、经济情况等问题而有焦虑和恐惧情绪。根据患儿具体情况,包括了解诱因和以往发作规律,提出并采取一切必要的切实可行的预防措施,包括避免接触变应原、防止哮喘发作、保持病情长期控制和稳定。

(2)营养评估:体格测量包括身高/身长、体重、头围、中上臂围及皮褶厚度等;实验室指标包括总蛋白、前白蛋白、视黄醇结合蛋白、C反应蛋白、血红蛋白、电解质。必要时监测微量元素、叶酸、维生素 B_{12} 等。

(3)身心状况评估:①主要症状:喘息、气急、胸闷和哮喘及伴有哮鸣音的呼气性呼吸困难,夜间及凌晨发作或加重是哮喘的重要临床特征。临床上还存在没有喘息症状的不典型哮喘,患者可表现为发作性咳嗽、胸闷及其他症状。②体征:发作时典型的体征是双肺可闻及广泛的哮鸣音,呼气音延长。但非常严重的哮喘发作,哮鸣音反而减弱,甚至完全消失,表现为"沉默肺",是病情危重的表现。未闻及哮鸣音并不能排除哮喘。

(4)实验室检查:外周血嗜酸性粒细胞可增高在6%以上,直接计数在 $(0.40\sim0.60) \times 10^9/L$。

2. 专科评估

(1)肺功能测定:适用于5岁以上患儿。一秒用力呼气容积占用力肺活量(FEV$_1$/FVC)比值及呼气峰流速(PEF)值均降低。FEV$_1$/FVC正常值:成人>75%,儿童>85%。FEV$_1$/FVC<70%~75%提示气流受限,比值越低受限程度越重。若FEV$_1$/FVC测定有气流受限,吸入支气管扩张剂15~20分钟后FEV$_1$/FVC增加12%或更多,表明可逆性气流受限,是诊断支气管哮喘的有力依据。

(2)胸部X线检查:无合并症的患儿X线大多无特殊表现。重症哮喘或婴幼儿哮喘急性发作可见两肺透亮度增加或肺气肿表现。

(3)特异性过敏原诊断:用变应原做皮肤试验有助于明确过敏原,是诊断变态反应的首要手段。特异性IgE测定可了解患儿的过敏状态。痰或鼻分泌物查找嗜酸细胞可作为哮喘气道炎症指标。

(4)生活质量评估:采用哮喘生活质量问卷(AQLQ)判定,主要包括活动受限、哮喘症状、心理状况、对刺激源的反应、对自身健康的关心等,共包含35条项目,采用7级评分制,总分245分,分值越高代表生活质量越好。

(5)心理评估:①紧张、焦虑:哮喘初次发作时,由于突然发病,病状明显,患儿极度呼吸困难而不能平卧,甚至影响患者饮食、睡眠和正常的语言交流;而且患儿对本病缺乏足够的了解和心理准备,往往产生紧张、焦虑。②烦躁、恐惧:因哮喘多在夜间发作,患儿自觉呼吸困难、胸闷、被迫坐位、张口呼吸、发绀、大量出汗、易疲劳;哮喘持续发作时,支气管舒张剂均无效,致使患儿筋疲力尽,有濒死感。患儿易表现出烦躁、恐惧,对各项检查和治疗缺乏耐心和信心,过于担心疾病预后。

四、康复护理策略与目标

(一) 康复护理策略

1. 不同恢复阶段的康复护理策略

(1)急性期

1)环境与休息:保持室内空气清新,温湿度适宜,避免有害气味及强光的刺激。给患儿提供一个安静、舒适的环境以利于休息,护理操作应尽可能集中进行。

2)维持呼吸道通畅,缓解呼吸困难:①使患儿采取坐位,以利于呼吸;给予鼻导管或面罩吸氧,定时进行血气分析,及时调整氧流量,保持 PaO_2 在 70~90mmHg(93~12.0kPa)。②遵医嘱给予支气管扩张剂和糖皮质激素,观察其效果和副作用。③给予雾化吸入,以促进分泌物的排出;对痰液多而无力咳出者,及时吸痰。④保证患儿摄入足够的水分,以降低分泌物的黏稠度,防止痰栓形成。⑤有感染者,遵医嘱给予抗生素。⑥教会并鼓励患儿作深而慢的呼吸运动。

3)密切观察病情变化:监测生命体征,注意呼吸困难的表现及病情变化。若出现意识障碍、呼吸衰竭等及时给予机械呼吸。若患儿出现发绀、大汗、心率增快、血压下降、呼吸音减弱等表现,及时报告医生并共同抢救。

(2)临床缓解期:①督促患儿家属为其每天规律测量最大呼气流量,并注意监测患儿病情变化;②关注患儿有无胸闷、气促、咳嗽等先兆症状,发现上述症状后应尽快应用应急药物缓解症状;③坚持规范化治疗,并定期对哮喘控制情况进行评估,适时调整用药方案和剂量;④通过了解患儿哮喘发作规律和诱因等制定针对性的预防措施;⑤对变应性鼻炎、鼻窦炎、胃食管反流等合并症状进行治疗,对肥胖患儿制定科学合理的减肥方案,适当增加体育训练等。

(3)慢性持续期:主要是教育患儿及家长掌握哮喘的基本防治知识,提高用药的依从性,症状加重者应避免触发因素、抗炎、降低气道高反应性、防止气道重塑,并做好自我管理。

2. 不同临床表现下的康复护理策略

(1)呼吸困难:维持呼吸道通畅,缓解呼吸困难,协助患儿取坐位或半坐位,以利肺部扩张,改善呼吸困难。遵医嘱给予支气管扩张剂和糖皮质激素,合并感染时给予抗生素,病情许可的情况下行体位引流;痰多而无力咳出者应及时吸出痰液,以保持呼吸道通畅。

(2)喘息、咳嗽、气促、胸闷:为支气管哮喘常见症状。可指导患儿及家长:①了解支气管哮喘的病因及避免触发、诱发哮喘发作的各种因素。②掌握哮喘加重的先兆、发作规律及相应家庭自我处理方法,制定哮喘行动计划;哮喘行动计划以症状或峰流速或两者结合作为判断病情的标准。③自我监测,掌握 PEF 的测定方法,记哮喘日记;应用儿童哮喘控制问卷判定哮喘控制水平,选择合适的治疗方案;掌握哮喘发作的征象、应急措施和急诊指征。④了解药物吸入装置使用方法及药物不良反应的预防和处理对策。

3. **心理护理策略**　做好心理护理,哮喘发作时,守护并安抚患儿将不适及时告诉医护人员,尽量满足患儿合理的要求。允许患儿及家长表达感情;向患儿家长解释哮喘的诱因、治疗过程及预后,指导他们以正确的态度对待患儿,并发挥患儿的主观能动性,采取措施缓解患儿的恐惧心理。

(二) 康复护理目标

1. **短期目标**

(1)有效控制哮喘症状,维持正常的活动能力。

(2)患儿及亲属具有自我控制疾病的能力,预防各种触发因素,及早控制哮喘发作,减少发作次数,减轻发作程度。

(3)预防哮喘急性发作。

2. **长期目标**

(1)患儿肺功能维持或接近正常水平,提高患儿的生活质量,让其参加正常的活动、学习、游戏及体育活动,享受健康生活。

(2)使药物不良反应发生率降至最低。

五、常用康复及护理方法

哮喘控制治疗要坚持长期、持续、规范、个体化治疗原则。治疗包括:急性发作期主要是快速缓解症状,如平喘、抗炎治疗;慢性持续期和临床缓解期主要是防止症状加重和预防复发,如避免触发因素、抗炎、降低气道高反应性、防止气道重塑,并做好自我管理。

1. **指导呼吸运动,以加强呼吸肌的功能**　在执行呼吸运动前,应先清除呼吸道分泌物。①腹部呼吸运动方法:平躺,双手平放在身体两侧,膝弯曲,脚平放;用鼻连续吸气并放松上腹部,但胸部不扩张;缩紧双唇,慢慢吐气直到吐完;重复以上动作10次。②向前弯曲运动方法:坐在椅上,背伸直,头向前向下低至膝部,使腹肌收缩;慢慢上升躯干并由鼻吸气,扩张腹部;胸部保持直立不动,由口将气慢慢吹出。③胸部扩张运动:坐在椅子上,将手掌放在左右两侧的最下肋骨上;吸气,扩张下肋骨,然后由口吐气,收缩上胸部和下胸部;用手掌下压肋骨,可将肺底部的空气排出;重复以上动作10次。

2. **介绍用药方法及预防知识**　指导家长给患儿增加营养,进行户外活动,多晒太阳,增强体质,预防呼吸道感染;指导患儿及家长确认哮喘发作的诱因,避免接触可能的过敏原,去除各种诱发因素(如避免寒冷刺激、避免食入鱼虾等易致过敏的蛋白质等);教会患儿及家长对病情进行监测,辨认哮喘发作的早期征象、发作表现及掌握适当的处理方法;教会患儿及家长选用长期预防与快速缓解的药物,正确、安全用药(特别是吸入技术),掌握不良反应的预防和处理对策;及时就医,以控制哮喘严重发作。

3. **运动康复**　虽然运动本身可诱发哮喘发作,但越来越多的证据表明不合理的运动模式可能会导致哮喘的发生,而合理的运动模式可预防、控制哮喘发作。

(1)有氧运动:主要为游泳、散步及慢跑,最好选择在空气较好的环境,由家长监督及记录,患儿每周训练前检测肺功能,PEF ≥ 预计值 80% 可参加训练,遵循循序渐进的原则,训练过程中若有不良反应,立即停止训练。每次 20~30 分钟,每周 3~5 次。

(2)无氧运动:主要为爬楼梯、蹬自行车、阻力带训练、扩胸运动等。由康复医学科医师根据患儿情况制定训练计划,在医护人员监督下进行,每次 15~20 分钟,每周 3~5 次。

(3)腹式呼吸训练:轻收腹部,开始吸气,注意闭口经鼻吸气,再经口呼气,并发出"呼"的声音,注意缓慢呼气,腹部、肩部、胸廓自然放松,分坐、立、卧式 3 种姿势进行训练,每次 3~5 分钟,每天 3 次。

(4)呼吸操:在腹式呼吸基础上,立正姿势,两臂向上向外展开,吸气同时两手臂向胸前收拢并交叉,缩唇呼气同时收腹,身体前倾并下蹲,重复进行。每次 5~10 分钟,每天 1 次。

六、康复护理措施

1. **环境** 外界环境是导致哮喘发病的重要因素。保持病室环境舒适、整洁、安静,保证患儿充足的休息和睡眠。保持室温 20~22℃,湿度 60%~70%,空气流通,光线柔和,盖被轻柔,远离花粉、动物皮毛、油漆、烟雾等致敏原。治疗护理应集中进行,动作轻柔,保持患儿体位舒适,可取头高位,呼吸困难可取半坐卧位。

2. **饮食** 哮喘发作期间也是对营养的急速消耗时期,同时患儿体内的蛋白质会大量的消耗,在病情的许可的情况下可给予高热量、高维生素食物。临床缓解期和慢性持续期间要结合患儿个体差异进行饮食指导,注意培养青少年儿童的饮食习惯,并合理调配饮食结构,保证各种营养素的合理分配。避免摄入过量盐分,禁止食用刺激气道的辛辣食物,用药期间避免食用海鲜类产品以免诱发过敏反应;嘱家长喂食患儿足量水分,以稀释痰液,同时增加新鲜蔬菜、水果的摄入量,满足机体需求并预防大便干燥;规范患儿饮食,避免暴饮暴食。

3. **用药** 哮喘治疗药物可分为控制药物和缓解药物两大类。可通过吸入、口服或其他肠道外(静脉、透皮等)给药,其中吸入给药直接作用于支气管平滑肌,平喘作用快,通常数分钟内起效,疗效可维持 4~6 小时,是缓解哮喘急性症状的首选药物,适用于所有儿童哮喘。

4. **心理护理** 支气管哮喘具有反复发作的特点,容易引发患儿焦虑、烦躁等负面情绪,这种情绪不利于治疗顺利进行,使患儿病情加重。对此,护理人员与患儿及其家长积极沟通交流,及时了解患儿及其家长的心理变化,给予针对性的心理疏导,并对患儿进行鼓励和安慰,和患儿建立良好的信任关系,提高治疗的依从性。

5. **康复过程中的注意事项**

(1)鼓励患儿坚持每天定时测量 PEF、监测病情变化、记录哮喘日记。

(2)注意有无哮喘发作先兆,如咳嗽、气促、胸闷等,一旦出现应及时使用应急药物以减轻哮喘发作症状。

(3)坚持规范治疗:病情缓解后应继续使用长期控制药物规范治疗,定期评估哮喘控制水平,适时调整治疗方案,直至停药观察。

(4)控制治疗的剂量和疗程:有相当比例的<6 岁哮喘患儿的症状会自然缓解,因此对此年龄儿童的控制治疗方案,每年至少要进行两次评估以决定是否需要继续治疗,经过 3~6 个

月的控制治疗后病情稳定,可以考虑停药观察,但是要重视停药后的管理和随访。如果出现哮喘症状复发,应根据症状发作的强度和频度确定进一步的治疗方案。如仅为偶尔出现轻微喘息症状,对症治疗后可以继续停药观察;非频发的一般性喘息发作,恢复至停药前的治疗方案;当出现严重和 / 或频繁发作,应在停药前方案的基础上升级或越级治疗。一氧化氮(FeNO)检测、气道高反应性(AHR)监测等气道炎症和功能评估,对儿童哮喘药物调整和停药评估,分析治疗效果有一定帮助。应选择合适的时机调整控制药物的剂量和疗程,避免在气候变化、呼吸道感染、旅行等情况下进行。

(5)根据患儿具体情况,包括了解诱因和以往发作规律,与患儿及家长共同研究,提出并采取一切必要的切实可行的预防措施,包括避免接触变应原、防止哮喘发作、保持病情长期控制和稳定。

(6)并存疾病治疗:半数以上哮喘儿童同时患有变应性鼻炎,有的患儿并存鼻窦炎、阻塞性睡眠呼吸障碍、胃食管反流和肥胖等因素。这些共存疾病和因素可影响哮喘的控制,需同时进行相应的治疗。对于肥胖的哮喘儿童,建议适当增加体育锻炼,减轻体重。

七、健康教育

通过有效的哮喘防治教育与管理,建立医患之间的伙伴关系,可以实现哮喘临床控制。许多危险因素可引起哮喘急性加重,被称为"触发因素",包括变应原、病毒感染、污染物、烟草烟雾及药物等。通过临床变应原测定及家长的日常生活观察寻找变应原,尽可能避免或减少接触危险因素,以预防哮喘发病和症状加重。减少患儿对危险因素的接触,可改善哮喘控制并减少治疗药物需求量。

(一)门诊教育

是最重要的基础教育和启蒙教育,是建立医患合作关系的起始点。通过门诊的个体化教育,使患儿及其家属初步了解哮喘的基本知识,学会应用吸入药物。

(二)集中教育

通过座谈、交流会、哮喘学校(俱乐部)、夏(冬)令营和联谊会等进行集中系统的哮喘防治教育。

(三)媒体宣传

通过广播、电视、报纸、科普杂志、书籍等推广哮喘知识。

(四)定点教育

与学校、社区卫生机构合作,有计划开展社区、患儿、公众教育。

(五)居家指导

1. **继续活动、训练项目** 强化体育锻炼,根据患儿具体情况制定有针对性、个性化、人性化的运动方案,选取适当的运动方式,合理安排运动时间,使患儿体质增强。

2. **按需用药** 在儿童哮喘的长期治疗方案中,除每天规则地使用控制治疗药物外,根据病情按需使用缓解药物。吸入型速效 β_2 受体激动剂是目前最有效的缓解药物,是所有年龄儿童急性哮喘的首选治疗药物。

3. **雾化吸入知识教育**　向家属详细介绍雾化吸入的重要性及必要性,讲解雾化吸入的药物、药物机制、临床效果、优缺点。

4. **避免诱发因素、预防疾病再发及控制并发症**　向家长解释哮喘相关知识及诱因、注意事项,帮助患儿养成良好生活习惯,纠正生活方式,指导正确用药,强调药物的有效性、安全性,告知家长每天坚持测量峰流速值,正确写哮喘日记,远离能引起哮喘的诱因。

5. **休息与饮食**　指导家长合理安排患儿饮食,注意营养均衡,告知多食用高维生素、高蛋白、高纤维的食物,提高机体免疫力。

6. **定期复查**　监测病情、指导治疗,有效地控制哮喘的发作。

7. **注意事项**　要坚持长期、持续、规范、个体化治疗原则。

(六) 随访

1. **定期(1~3 个月)随访**　随访内容包括检查哮喘日记,检查吸药技术是否正确,监测肺功能。评估哮喘控制情况,维持用药情况,指导治疗哮喘管理中通过评估、治疗和监测来达到并维持哮喘控制。初始治疗以患儿哮喘的症状为依据,部分患儿可以采用强化初始治疗方案,治疗方案的调整以患儿的哮喘控制水平为依据,包括准确评估哮喘控制、持续治疗以达到哮喘控制,以及定期监测哮喘控制及药物的副作用这样一个持续循环过程,直至停药观察。

2. **电话随访**　询问患儿的基本情况、居住环境、用药意识,解答患儿家长提出的疑惑,提醒患儿家长下次随诊的时间。同时,对于未及时随诊的患儿,要第一时间了解患儿未及时随诊的原因。

（姜明霞,聂婉翎）

第九章

儿童常见遗传代谢病康复护理

遗传代谢病（inborn errors of metabolism，IEM）是遗传性生化代谢缺陷的总称，是由于基因突变，引起蛋白质分子在结构和功能上发生改变，导致酶、受体、载体等的缺陷，使机体的生化反应和代谢出现异常，反应底物或者中间代谢产物在体内大量蓄积，引起一系列临床表现的一大类疾病。

遗传代谢病属少见或罕见疾病，但种类繁多，大多为单基因遗传病，绝大多数为常染色体隐性遗传。这类疾病发病年龄早、缺乏有效的根治方法，病死率和残疾率均较高；此类疾病表现多样、缺乏特异性，全身各器官均可受累，以神经系统及消化系统的表现较为突出，有些有容貌异常，毛发、皮肤色素改变。对儿童神经精神发育危害极大，遗传代谢病以神经系统的智力落后为主要表现，预后较差，给社会和家庭带来沉重负担。

第一节 进行性肌营养不良

一、概述

进行性肌营养不良是一组由遗传性肌肉变性疾病。临床特点为缓慢进行性加重的对称性肌肉无力和萎缩、假性肌肉肥大，最终完全丧失运动功能；可累及肢体和头部肌肉，少数可累及心肌，无感觉障碍；尚无有效的根治方法。

本病可由多种遗传方式引起，但遗传方式各不相同，可分为不同的临床类型：假肥大型肌营养不良、Emery-Dreifuss肌营养不良、肢带型肌营养不良、眼咽型肌营养不良、远端型肌营养不良、强直型肌营养不良、先天性肌营养不良；其中假肥大型肌营养不良又可分为Duchenne型肌营养不良（DMD）、Becker型肌营养不良（BMD）、面肩肱型肌营养不良（FSHD），以Duchenne型肌营养不良最为常见。

假肥大型肌营养不良是最常见的X性连锁隐性遗传性疾病，发病率约为1/3 500活男婴，男孩发病率高，多在3~5岁发病，女孩患病者罕见，女性为基因携带者，部分患儿伴有智力低下；Becker型肌营养不良比DMD少见，具有DMD必有的特征是发病年龄较晚（常在12岁以后），病情进展慢，多不伴有心肌受累或仅轻度受累，预后较好；抗肌萎缩蛋白基因多为整码缺失突变;面肩肱型肌营养不良是最常见的常染色体显性遗传的肌病,有极少数散发。发病年龄自儿童期至中年不等,以青春期为多,儿童少见,首发症状为面肌受累。

进行性肌营养不良多发生于儿童和青少年,随着年龄增长,肌肉逐渐萎缩,行动能力逐渐减退直至完全丧失生活自理能力,随着年龄不同神经系统症状也不同,所以早期诊断、早期干预、早期治疗是本病康复治疗原则。

二、主要功能障碍

临床起病隐匿,有易跌倒、肢体无力、腓肠肌肥大、血清 CK 增高等临床表现。

1. 运动障碍　表现为肢体无力,步行缓慢容易摔倒或绊倒,不能正常跑步,蹲起及上下楼梯困难,由于臀大肌和臀中肌无力,不能支持单腿站立从而行走时出现两侧摇摆,呈现鸭步。肩胛带肌、上臂肌往往同时受累,程度较轻,翼状肩胛。

2. 智力障碍　多为不同程度的智力障碍,包括在思维、社会和实践三大领域中认知功能损害和适应能力缺陷。

3. 心肺功能受损　心肺早期阶段即可受累,但缺乏阳性检查结果。随着病情进展可因心肌受累导致心肌病、心脏扩大,心电图描记显示右心室劳损,心电图表现为窦性心动过速,高 R 波、深的 Q 波和 T 波倒置。晚期患者由于呼吸肌受累,呼吸肌力量减弱,脊柱侧弯引起的胸廓畸形,导致进行性肺功能下降,出现呼吸困难。

4. 日常生活活动能力缺陷　由于受累部位不同,病情发展程度不同,而导致肢体受限程度不同,从而影响进食、穿衣、如厕、洗漱、转移等功能。

三、康复护理评估方法

进行性肌营养不良评估应包括询问病史、专科评估、营养状态的评定、心理评估、安全评估、辅助器具适配评定。

(一) 一般情况评估

1. 询问病史

(1)详细了解儿童的生长发育过程,包括运动、言语、认知能力等的发育。

(2)有无家族史或相关疾病史。

(3)孕产史、母孕期及围生期生物学因素和免疫因素影响等。

(4)发病史及既往治疗史。

2. 评估儿童意识状态、生命体征、安全营养状况等内容。

3. 行为评估　面对特定的环境、人、事物改变时则表现焦虑不安。

4. 感知觉反应障碍　表现为通过客观事物如声、光、温等的感受过程对其做出的行为反应。

5. 家庭及社会支持状况评估　家庭成员中对儿童的疾病预后是否了解,以及病程迁延状况如何。

(二) 专科评估

1. 病史和体格检查　详细了解疾病发展经过和进展情况,重点关注:①受累肌群的对称性、分布情况、肌容积大小萎缩或挛缩等；②体力、耐力和活动受限情况；③神经反射、感觉和运动功能检查；④体格生长指标等。

2. 心肺功能评估定

（1）心脏功能：6 岁以上的 DMD 患者应进行心脏基线评价、心电图和超声心动图检查；10 岁前每 2 年评估一次，10 岁后或出现心脏损害后每年一次。如果非侵入性心脏检查显示异常至少每 6 个月一次，血管紧张素转换酶抑制药（ACEI）可作为一线治疗药物．

（2）肺功能：呼吸肌力量减弱和脊柱侧弯引起的胸廓畸形，导致受限性呼吸困难。自 5 岁开始测呼吸功能，至少每年一次。监测项目包括肺活量（vital capacity，VC）及其占预计值百分率（VC%）、用力肺活量（forced vital capacity，FVC）及其占预计值百分率（FVC%）、第 1 秒用力呼气量（forced expiratory volume in one second，FEV_1）及其占预计值百分率（FEV_1%）。

（3）肌力评定：小儿不同程度局部或全身肌力降低，通过一定的动作姿势，对各肌群作出肌力评定，分级标准为 6 级。

（4）运动功能评定

1）北极星移动评价量表（North Star Ambulatory Assessment，NSAA）：该量表是专门用于具有步行能力的 DMD 患儿的运动功能评估量表。共有 17 个项目，每项得分 0~2 分，其中 2 分为无帮助下达到标准目标，1 分为在他人帮助下或改良方法后达到目标，0 分为不能达到目标。将所有项目得分相加获得总分，满分为 34 分，分值越高表示移动能力越高。<7 岁的儿童，其年龄与 NSAA 量表评分呈正相关，即年龄越大运动能力越强，而>7 岁的患儿其年龄与 NSAA 量表评分呈负相关，即年龄越大运动能力越低，NSAA 量表对于>7 岁且可步行患儿具有更好的敏感性。

2）6 分钟步行实验：是让患者采用徒步运动方式，测试其在 6 分钟内以能承受的最快速度行走的距离。国际上应用 6 分钟步行测试是对中、重度疾病的全身功能状态的综合评价，重点是运动能力，包括心肺功能、骨骼肌肉功能、营养水平。6 分钟步行实验步骤：①患者在试验前 10 分钟到达试验地点，核实患者是否具有试验禁忌证，确认患者穿着适宜的衣服和鞋。测量血压脉搏、血氧饱和度。②让患者站立，应用 Borg 评分对其基础状态下的呼吸困难情况做出评分。③按如下方式指导患者：a. 这个检查的目的是在 6 分钟内尽可能走得远一些，您在这条过道上来回地走。六分钟时间走起来很长，所以您要尽自己的全力，但请不要奔跑或慢跑。b. 您可能会喘不过气来，或者觉得筋疲力尽。您可以放慢行走速度甚至停下来休息。您可以在休息时靠在这面墙上，一旦您觉得体力恢复了，就尽快继续往下走。c. 您需要绕着这两个圆锥形的路标来回走，绕这两个圆锥形路标时您不要有犹豫。d. 您准备好了吗？我们会记录您走过几个来回，您每次转身经过这条起点线时，我都会记录一次。请您牢记，试验需要您在 6 分钟内走出尽可能远的距离。请问您稍做准备后我们开始可以吗？④将患者带领至起点处。测试过程中，操作者始终站在起点线附近。不要跟随患者一同行走。当患者开始出发时，开始计时。⑤患者每次返回到起点线时，在工作表中标记出折返次数，要让患者看到这些行动。用平和的语调对患者讲话：

ⅰ.1 分钟后,对患者说:"您做得不错。您还要走 5 分钟。"

ⅱ.剩余 4 分钟时,对患者说:"不错,坚持下去,您还要走 4 分钟。"

ⅲ.剩余 3 分钟时,对患者说:"您做得很好,您已经走完一半了。"

ⅳ.剩余 2 分钟时,对患者说:"不错,再坚持一会儿,只剩下 2 分钟了。只剩余 1 分钟时,告诉患者:"您做得不错,只剩 1 分钟了。

测试结束只剩下 15 秒时,对患者说:"过一会儿我会让您停下来,当我喊停时,您就停在原地,我会走到您那儿。"

(5)智力评估:应用韦氏评估量表,韦氏是国内外公认的智力发育检查量表;儿童适应行为量表,评定儿童适应性行为发育水平,帮助制定智力低下儿童教育和训练计划。

(6)言语功能评估:对语言发育迟缓儿童采用 S-S 法依照语言行为,从语法规则、语义、语言应用三个方面进行评估和分类。

(7)日常生活活动能力评估:婴儿 - 初中生社会生活能力量表,从衣、食、住、行、认知交流等全面评估,评估者可通过观察儿童的实际操作能力和询问家长来获得信息作出评估。

3.《国际功能、残疾和健康分类》(儿童和青少年版)(ICF-CY)　类目编码与 NSAA、心理活动状态与社会环境相适应,并应重视环境对特殊儿童功能的影响,并积极去除不利因素。

(1)身体结构和功能评估包括:①步行动作;②躯体控制能力。

(2)活动和参与情况评估包括:①个人卫生动作;②进食动作;③更衣动作;④排便动作⑤行走动作;⑥床椅转移动作;⑦上下楼梯动作。

(3)活动和参与情况评估:①认知交流;②认知理解;③游戏能力。

(4)安全评估:安全评估应包括环境安全评估和高风险因素评估。

a.环境安全评估:0~6 岁儿童家庭养育环境量表(CHNEQ)等。

b.高风险因素评估:住院儿童高风险筛选量表(HDFS)等。

4.　心理社会评估　针对不同年龄组进行心理、社会认知量表选择。

四、康复护理策略与目标

(一)康复护理策略

康复护理总体原则应包括早期原则、科学原则、个性化原则、系统原则、家庭化原则、分合原则。以儿童的兴趣和活动为目标,进行技能分解,循序渐进,有助于减缓肌肉萎缩,提高患者的生活质量。

1.　不同恢复阶段的康复护理策略

(1)早期康复护理策略:疾病早期表现肢体无力,活动受限制 DMD 多伴有神经发育落后和智力障碍;采用传统的康复方法,通过语言、运动、智力开发、行为习惯等特殊训练,康复护理首先与患者营造和谐的氛围,建立良好的护患关系,提供安全舒适的环境及了解疾病相关知识。

(2)恢复中期康复护理策略:通过综合康复治疗与护理儿童各项能力有所提高,护士与儿童家长建立起良好的关系以及信任感,此时对儿童进行康复评估,针对评估结果制定系统的康复护理技术指导,每项康复护理技术融入游戏中,调动儿童积极性主动参与其中,特别强调家长也要参与其中。

(3)恢复末期康复护理策略:恢复末期儿童应以社会融合为主,参加力所能及的体育活动。

2. 不同临床表现下的康复护理策略

(1)病情初期:行走缓慢,不能正常跑步,容易跌倒;肌无力自躯干和四肢近端开始缓慢进展,下肢重于上肢;骨盆带肌肉无力,肌张力减低,由于髂腰肌和股四头肌无力,登楼及蹲位站立困难,进而腰椎前凸;Cower 征阳性;因骨盆带肌无力而行走时向两侧摇摆,呈现鸭步;肩胛带肌,上臂肌往往同时受累,程度较轻,翼状肩胛;四肢近端肌萎缩明,双侧腓肠肌假性肥大。进行肌力和耐力训练。

(2)病情进一步加重:走路困难,胸廓畸形,肌萎缩造成关节活动范围减少,采用辅助器具,完成运动功能并做好心理疏导工作,建立正确的人生观;心肌损害、心律不齐,采用药物治疗,定期评估。

(3)晚期:躯干和呼吸肌受累,呼吸肌力量逐渐减弱,出现咳嗽无力、肺部感染、睡眠呼吸暂停综合征,最终发展至呼吸衰竭。感染特别是肺部感染是本病恶化或死亡的主要原因。康复治疗过程中,结合呼吸功能训练,可有效预防肺部感染,提高生活质量,大大提高生存率。

3. 心理护理策略　随着儿童年龄的不断增长,病情的逐渐发展,认知能力的提升,儿童心理发生巨大变化,心理支持尤为重要。向儿童介绍本病的最新治疗进展,帮助儿童创造一个良好的精神环境满足其心理需求,树立战胜疾病的信心。

(二)康复护理目标

1. 短期目标　随着病情的不断发展做好儿童的心理卫生工作,利用手机、电视、计算机等开阔儿童视野,为儿童树立人生美好希望。

2. 长期目标　通过运动增加肌肉力量,促进正常发育,延缓病情进行性加重,预防并发症,提高生活质量。

五、常用康复及护理方法

尚无特效治疗方法,管理目标依据起病年龄而不同。儿童期起病者,特别是生长期,治疗目标是通过牵伸来积极预防和肩胛带挛缩,通过运动提高肌力和耐力,运动治疗过程中,应注意监测肌红蛋白尿、肌酸尿、CK 等,避免出现抽筋。

(一)体重管理

饮食宜清淡,营养均衡,但应适当控制体重,饮食宜高蛋白质、钙、维生素 D、矿物质及各种蔬菜和水果等,少食刺激性食物和生冷不宜消化的食物。

(二)物理治疗

1. 运动疗法　①肌力和耐力训练:可以根据疾病进展情况采取主动的辅助性和抗阻

运动。提供血液动力学稳定性,避免因不运动和心肌病引起的血流动力学失代偿,保持和维持骨盆和肩胛带肌群的肌力,从而预防脊柱过度前屈、骨盆旋前和屈曲外展挛缩等矫形学变形的快速发生。严重 Becker 或肢 - 带型肌营养不良患者,肌力训练配合需氧的抗重力训练,有利于改善下肢肌力。②牵伸训练:针对受累肌群进行和扩大关节活动度的训练,防止关节周围软组织短缩和挛缩。③姿势控制和平衡训练:通过自我姿势调整,保持关节良好对线,进行坐位和站立位平衡训练,或平衡仪治疗。

2. 物理因子治疗　①电刺激疗法:选择股四头肌、臀大肌、三角肌、二头肌等,每块肌肉治疗 5~10 分钟,30 次为 1 个疗程,可以延缓肌肉萎缩,保持肌肉功能。②超声波疗法:对易发生萎缩的髂胫束、股二头肌、腓肠肌采用移动法,剂量为 0.6~1.5W/cm²,每次 6~10 分钟,每天 1 次,10~30 次为 1 个疗程。治疗应避开骨骺部位。

(三) 作业治疗

1. 体位转换能力训练　由于腹肌和髂腰肌无力,DMD 患者有特征性表现 Cower 征。训练仰卧位至坐位、坐位至跪立位、跪立位至站立位的转换。对于丧失步行能力的患儿,训练上下轮椅的转换能力。

2. 上肢功能训练　因肩胛带和上肢肌萎缩,出现上肢功能受累,影响日常生活活动。增加上肢的肌力和活动范围,结合日常生活活动作训练。

3. 日常生活活动能力训练　进食训练、更衣训练、转移训练、如厕训练、洗漱训练,以及家务整理工作等。

(四) 辅助器具的使用

根据功能障碍儿童的特点选用不同辅助器具:有行走能力的患者应配置夜间足矫形器防止足下垂和跟腱挛缩;行走极为困难的患者佩戴膝踝足矫形器可以延长行走时间,已经丧失行走能力者可采用站立器进行治疗,并应持续佩戴踝足矫形器;手指关节挛缩的患者可接受手牵伸器治疗。根据运动功能分级和活动能力受限情况选用不同的轮椅。

(五) 药物治疗

皮质类固醇治疗能够改善 DMD 患者的肌肉力量和功能,可采用间歇口服激素方法来减少不良反应,常用泼尼松对延缓病情进展有一定效果。别嘌呤醇可能由于防止一种供肌肉收缩的高能化合物分解而缓解病情进展。还可采用 ATP、肌苷、肌生注射液、甘氨酸、核苷酸、苯丙酸诺龙及中药治疗。

(六) 呼吸治疗

用于躯干和呼吸肌受累者,特别是 DMD 患儿或其他类型病程晚期。

1. 呼吸监测　由于呼吸肌力量的逐渐减弱,会出现咳嗽无力、肺部感染、睡眠呼吸暂停综合征,最终至呼吸衰竭。因此,需进行肺功能监测,必要时开始辅助通气。在有呼吸困难的 DMD 患者中,白天活动使呼吸肌负荷增加且耐受力随着呼吸逐渐急促而降低,可通过夜间无创正压通气来治疗,对于咳嗽无力者,应通过机械方法帮助排痰。

2. 呼吸训练　通过膈肌呼吸训练、吸气阻力训练、呼气训练、无创呼吸机的使用,预防或减轻儿童肺部感染。

(七) 心脏功能障碍的治疗

当疾病累及心脏时需进行心功能监测和治疗,应及时转介心脏病学专家协助管理,适当运用血管紧张素转化酶抑制剂或血管紧张素Ⅱ受体拮抗剂、β受体拮抗剂治疗。早期服用ACEI类药物能有效地阻止DMD患者左心功能不全的发生,还能降低患者的死亡率。利尿药和正性肌力药物可以减轻患者的后负荷,改善患者的心衰症状。

(八) 其他治疗

基因治疗和干细胞治疗等尚处于试验研究阶段。

六、康复护理措施

游戏是儿童的天性,游戏本身是儿童多种技能的综合表现,可以促进儿童多方面的发展,如运动功能、社交能力、自理技能、交流能力等,并可减少不良行为的出现。

(一) 运动障碍护理

1. 肌力和耐力训练 利用儿童脚踩双踏板滑板车主要作用于增加双下肢肌力,同时也能锻炼上肢力量和平衡协调能力;骑自行车根据肌力等级适当增加阻力(如不给车胎充气太满或在橡胶地面骑车)等;地面粘贴小脚丫引导儿童踩小脚丫(如这是谁的小脚丫呀! 我们踩上去好不好啊! 比比谁的小脚丫大,看看我们谁先踩到,谁踩的多啊! 加油!),可利用儿童喜欢的强化物练习蹲起动作使其积极主动完成。

2. 牵伸训练 当出现肌肉萎缩,关节挛缩时指导家长热敷后进行手法牵拉训练和扩大关节活动度训练。

3. 姿势控制和平衡训练 打篮球是一项体育运动,篮球运动本身就是全身肌肉的运动,可以锻炼到全身各个部位,运动的同时它也锻炼了肢体姿势的控制及双下肢的肌力、耐力、平衡训练,多数儿童都喜欢打篮球这项体育运动,儿童可以通过采用在坐位或站立位等不同体位姿势时投篮,即练习姿势控制和平衡功能,又练习上下肢肌肉力量,还能让孩子在群体活动的同时加强孩子与他人合作协同能力,找到自信体现人生价值获得社会存在感。

(二) 辅助器具使用

1. 轮椅 轮椅种类繁多,主要用于不能步行的重度运动功能障碍的儿童,靠自己残存的功能进行移动运动。可以利用其残存的功能对电动轮椅进行操作,如儿童手功能较差,可设计驱动电钮用腕、肘,甚至下巴等进行驱动。注意将控制板面调整到合适的高度,以及操作时注意安全等。

2. 步行器 主要用来进行小儿步行能力的训练,利用儿童自发的踢、蹬动作促进小儿向前移动运动。儿童胸部的衬垫与座架要方便于前倾时支撑,坐垫及扶手部分可以任意调节。

3. 自助餐具 由于上肢肌群受累影响儿童独立进食,常常需要用自助餐具。自助餐具大多数采用塑料和人造革材料制成。粗柄餐具(匙、叉)便于抓握;弯头匙、勺便于将食物送入口中;不能握住筷子进餐的儿童可选用兼具匙、叉双重作用的餐具;对于抓握能力完全丧失的儿童,可使用带环钩的餐具,环状钩子套在手腕上进食。

（三）呼吸训练

1. 膈肌呼吸训练、重建腹式呼吸模式 儿童取坐位,父母将手放置于腹直肌上,让儿童用鼻缓慢地深吸气,肩部及胸廓保持平静,只有腹部鼓起。将空气有节律地缓慢地排出体外。即呼气时使腹部下陷,吸气时须鼓腹,切勿在吸气时收缩腹肌。重复上述动作 3~4 次后休息,以免导致过度换气。

2. 吸气阻力训练法 患者用手握式阻力训练器吸气,可以改善吸气肌的肌力和耐力,减少吸气肌的疲劳。

3. 呼气训练 腹肌训练时儿童仰卧位,上腹部放置沙袋做挺腹训练(腹部吸气时隆起,呼气时下陷),每次训练 5 分钟,每天训练 3~5 次。

4. 无创呼吸机的使用 若患者呼吸肌不能维持通气功能,应及早使用无创呼吸机,以保证正常的呼吸功能。

（四）心功能护理指导

运动不足是心血管疾病发病的危险因素,也加速了其他慢性疾病的发展。经常进行有氧运动,可以有效改善健康状况。可采用多次重复而运动强度较小的方法,如走、有氧体操、交谊舞、骑自行车等。

（五）日常生活活动能力护理指导

为了满足儿童日常基本生活的基本需要,每项护理都要符合儿童心智,以提高他们主动参与行动的意识,强调儿童"自我护理",鼓励"协同护理"的方法。康复护理主要侧重于"自我护理"通过耐心的引导、鼓励和训练,充分发挥儿童的潜能,使他们尽可能地自我照顾,生活自理;延缓病情发展,达到融入社会的目的。具体如下:

1. 饮食护理 首先,认识餐具。然后让儿童了解进餐流程:①进餐前,先洗手(妈妈或照顾者用温柔或开心的语气说:"宝贝我们要吃饭喽,看看都有什么好吃的呀! 快去洗洗小手,开饭啦! ");②取端坐位;③端起碗,拿起筷子或勺子开始吃饭;④用餐完毕后注意口腔护理,保持牙齿的清洁,减少食物的残渣以免发生蛀牙。最后了解进餐后物品的整理,即收拾碗筷,放入水槽。

2. 穿衣护理 可选择坐位或立位。尽量选择对称的方法,使儿童的姿势保持左右对称:衣物应选择宽松、舒适、前开;穿裤子、鞋、袜时要保持儿童膝关节弯曲,应注意重心左右转移;避免向儿童头部,肩部施加向下的压力。

3. 大小便训练 按照正常的二便发育规律,儿童在 19 月龄就能控制大便,21 月龄能控制小便。要练习排便习惯,定时带领孩子如厕,如厕前先指导其识别标识(男厕、女厕);再行进入,如厕时间不要过久;还应加强局部清洁卫生,培养便后洗手良好生活习惯。

4. 洗漱护理 培养规律的作息习惯如洗漱后方可睡觉,为儿童准备专用的洗漱用具,如儿童牙膏、牙刷,并且定期更换,洗漱过程中避免打闹以免意外发生。

（六）心理护理

由于肢体运动障碍、社会活动受限制、发育落后等原因,常出现情绪异常。建立良好的护患关系,针对儿童的不同心理状态进行相应的心理护理。观察儿童在各种状态下的情绪变化,了解他们心理状况。通过良好的语言、态度、仪表、行为减轻儿童的恐惧感;帮助他们改变异常的心理和行为,认识自我价值;耐心地劝解和疏导,鼓励其参加各种活动。

七、健康教育

该类疾病应注意加强体育运动,要从思想上对运动损伤的预防给予重视,并遵守体育训练的一般原则,同时要全面加强身体锻炼,提高身体对运动的适应能力。

1. 保持身体处于良好的运动状态。
2. 避免运动负荷过大。
3. 运动后应进行放松活动。
4. 创造体育运动的适宜环境。
5. 注意加强全面身体素质的训练。

(王金凤,张 欣)

第二节　进行性脊肌萎缩综合征

一、概述

脊髓性肌萎缩(spinal muscular atrophy,SMA)又称脊肌萎缩症,是由于脊髓前角细胞运动神经元变性,导致的肌无力和肌肉萎缩,进行性、对称性肢体近端肌肉开始的常染色体隐性遗传性疾病,是常见的致死性神经肌肉疾病之一,最终死于呼吸衰竭和严重的肺部感染,无感觉障碍及锥体束症,智力正常。

脊髓性肌萎缩是发生在婴幼儿的一组较为常见的疾病。临床表现为广泛的肌肉萎缩,患者四肢呈进行性弛缓性瘫痪,近端重于远端,下肢重于上肢;血清 CK 正常或轻度增高;肌电活检查为神经源性损害;也可表现为舌肌萎缩和吞咽困难等。男性发病多于女性,SMA 的主要致病基因是位于 5 染色体长臂 7 号和 8 号外显子上的 *MN* 基因,包括一个端粒 *SMN* 基因和丝粒 *SMN* 基因。结合发病年龄和运动功能,脊髓性肌萎缩分为不同临床类型:婴儿型 SMA、中间型 SMA、少年型 SMA。

1. **婴儿型脊髓性肌萎缩**　是最严重的 SMA 亚型。多在生后 6 个月内发病。表现为躯干和肢体肌肉无力和肌张力低,对称性近端为主的肌无力和主动运动减少,双下肢常先受累,近端重于远端,受累肌肉同时发生萎缩,尽管有时会被皮下脂肪所掩盖。吸吮困难,易呛奶引起吸入性肺炎;肋间肌麻痹时可出现严重呼吸困难;舌下神经受累是与吞咽有重要关系的脑神经,在口阶段起主要作用,其推进力也是咽阶段的功能性成分;如舌下神经受累可出现明显的吞咽障碍,口腔内的食物得不到维持而溢出或提前流入咽喉部而出现呛咳;舌下神经支配所有的舌内肌群和舌外附肌群(舌、喉和舌骨运动)。腱反射减弱到消失;感觉功能和括约肌功能不受累。婴儿表情正常,面部肌肉不受累。多在出生后 2~3 个月内起病,发病急,进展快,此型预后较差,存活时间一般不超过 1 年,多在 2 岁以内死于肺部感染。

2. **中间型脊髓性肌萎缩**　又称慢性婴儿型 SMA,是最常见的亚型,6~18 个月起病,缓慢进展的全身肌无力,舌肌震颤和肌肉束颤罕见,肌腱反射消失或减弱,面肌常不受影响,运动发育迟缓,独坐困难即使获得独坐能力也不能站立和行走,随着病情进展晚期可出现脊柱弯曲等骨骼畸形,存活时间一般超过 4 年,甚至达到青少年时期。

3. **少年型脊髓性肌萎缩**　为常染色体隐性遗传,多发生在青少年或儿童期,长于 2~17 岁发病,男性较女性多见。本型起病隐匿、进展缓慢,表现为肢体近端无力和萎缩,当疾病加重时,出现对称性四肢近端肌肉萎缩,呈鸭步、翼状肩等类似肌营养不良症的表现,肌肉活检有助于诊断。

4. **成年发病的脊髓性肌萎缩**　又称为成人慢性近端脊肌萎缩症,遗传方式不定。成年期发病多在 30~60 岁;起病隐匿,进展缓慢,主要表现为进行性上、下肢近端无力或萎缩,肌张力低下,反射减低或消失,有肌肉束颤。预后较好,可至正常寿命。

二、主要功能障碍

(一) 肺功能受损

脊髓性肌萎缩的主要并发症是肺部感染,是 Ⅰ、Ⅱ 型 SMA 的致死原因,反复感染加重肌无力,造成肺实质炎症,呼吸肌无力致难以清除呼吸道分泌物、通气不良、肺活量下降、反复感染和肺不张,夜间出现血氧饱和度下降、夜间低通气、二氧化碳潴留,直至呼吸衰竭。

(二) 吞咽障碍

吸吮能力减弱、吞咽困难、易呛奶合并发生吸入性肺炎。

(三) 运动障碍

表现为严重的全身肌张力低下和肌肉无力,哭声低弱,常见表现为竖头无力,部分患儿不能抬头,下肢不能抬离床面,不能翻身和独坐,最终仅有手足轻微活动;双髋关节屈曲,两腿外展,膝关节屈曲如蛙腿状,患者晚期出现脊柱弯曲等骨骼畸形。

三、康复护理评估方法

(一) 一般评估和体格检查

观察精神状态、呼吸、脉搏、心率和血压。测量身高、体重、头围、胸围和体重指数和营养状况等。

(二) 呼吸功能评估

根据个体情况和疾病进展速度进行呼吸功能评估,原则上为每 3~6 个月 1 次。

1. **呼吸模式**　呼吸频率、节律、有无呼吸费力、有无矛盾呼吸、胸廓的形状,以及皮肤颜色有无发绀或苍白。

2. **咳嗽能力**　咳嗽频率、强度、流速及呼吸压力检查反映患儿咳嗽能力,包括咳嗽峰流速、最大吸气压、最大呼气压。

3. 肺功能 限制性为主的通气功能障碍是脊髓性肌萎缩肺功能障碍的主要表现。用力肺活量、第 1 秒用力呼气量下降表示呼吸肌无力。

4. 血氧监测和睡眠监测 SMA 患儿虽然没有明显的呼吸困难症状也常存在睡眠呼吸紊乱。经皮血氧监则可以判断有无低氧血症,如果氧饱和度低于 94%,应该使用气道清理机,持续多导睡眠监测显示患儿呼吸以及睡眠情况,判断有无睡眠呼吸障碍及是否需要夜间无创通气及压力滴定,呼吸暂停低通气指数、阻塞性呼吸暂停指数、最低血氧饱和度及夜间低通气发生的情况是睡眠监测观察的指标。

(三) 吞咽功能评估

SMA 患儿由于吞咽功能障碍导致呛咳,误吸的风险较大,如果发生急性的呼吸功能恶化和反复肺炎,应该进行 X 线透视下的视频荧光吞钡实验,从而了解患儿的吞咽功能。

(四) 运动功能评定

SMA 脊髓前角运动神经元病变引起的核心症状为进行性肌肉无力和萎缩,SMA 患儿重点应进行肌力评定。应采用徒手肌肉检查法同时关注静止性姿势控制和运动性姿势控制。徒手肌力检查是一种不借助任何器材仅靠检查者徒手对受试者进行测定的方法,受检者按照检查者的指令,在特定的体位下完成标准动作查检查者通过触摸肌腹、观察受检者完成动作以及肌肉对抗肢体自身重力和由检查者施加阻力的能力,评定所测肌肉或肌群最大自主收缩能力的方法。这种方法简便易行,在临床中得到广泛应用。

MMT 肌力分级标准及结果:

(1)检查方法:MMT 检查时,对患儿采取标准规定体位,对该部肌肉做标准测试动作,观察规定动作的完成情况,必要时用手对该处肌肉施加阻力或助力,判断该肌肉的收缩力量。

(2)检查结果及记录:将测定肌肉的力量分为 0、1、2、3、4、5 级。每级的指标是依据患儿肌肉收缩时所产生的肌肉活动、带动的关节活动范围、抵抗重力和阻力的情况而定。

0 级:肌肉无收缩,无关节活动。评定结果为:完全性瘫痪,肌力无肌力。

1 级:肌肉有轻微收缩,但不能引起关节活动。评定结果为:微有收缩,肌力为正常肌力的 10%。

2 级:肌肉收缩能使肢体在去除重力条件下做关节全范围活动。评定结果为:差,肌力为正常肌力的 25%。

3 级:肌肉收缩能使肢体抵抗重力做关节全范围活动,但不能抵抗外加阻力。评定结果为:尚可,肌力为正常肌力的 50%。

4 级:肌肉收缩能使肢体抵抗重力和部分外加阻力。评定结果为:良好,肌力为正常肌力的 75%。

5 级:肌肉收缩能使肢体活动抵抗重力及充分抵抗外加阻力。评定结果为:正常,肌力为正常肌力的 100%。

以上为肌力检查的六级评分法,在检查过程中应注意:①检测时必须做关节最大范围活动。为了解其确切的关节活动范围,可先做被动的关节活动检查以作对照。②运动应始终以平稳的速度进行。③尽可能稳定地固定近端关节,以避免出现替代活动。④固定体位时不能压迫肌肉或肌腱,以免妨碍其正常活动。⑤肌力在4级以上时,检查所加阻力必须连续施加,并保持与运动相反的方向。⑥抗阻检查之阻力必须保持同一强度。⑦抗阻检查不能应用于两个关节以上,即阻力应施加于被测关节肢体的远端。⑧患者一般先做其熟悉的运动,然后再做不熟悉的动作。⑨肌力检查不适用于痉挛性麻痹及各种原因造成关节活动受限的患者。

(五) 肌肉骨骼畸形的评定

SMA因长期肌无力和卧床导致非对称姿势,出现胸廓凹陷、胸廓不对称畸形及桡骨头脱位,继发性脊柱侧弯、髋关节脱位、足外翻等需进行相应的评定。

四、康复护理策略与目标

(一) 不同临床表现下的康复护理策略

1. 对Ⅰ型患儿应注意喂养和护理,吸吮及吞咽困难时可采取代偿方法或鼻饲喂养,呼吸微弱者给予机械辅助通气。

2. Ⅱ型与Ⅲ型患儿主要给予物理治疗和心理护理,有严重脊柱或关节畸形者可考虑手术矫治。理疗、支架及特殊的矫正器材在防止脊柱侧弯与关节挛缩方面可起到一定作用。

(二) 康复护理目标

加强营养摄入,避免呛咳、误吸,降低肺内感染发生率。短期目标:使气体交换达到正常水平,改善夜间通气和睡眠质量;合理喂养,保证营养均衡,防治消化道感染。长期目标:保持气体交换达到正常水平,改善睡眠质量;减少住院能够在家完成护理,减轻疾病造成的负担。

五、康复护理措施和方法

目前支持和对症治疗是本病的主要疗法,尚无治疗本病的特效方法。应加强营养,提高机体抵抗力,积极预防呼吸道感染。配合物理治疗、作业治疗、理疗、针灸、按摩及康复护理等方法,进行运动功能锻炼并防止肢体挛缩、呼吸功能训练预防肺部感染。

(一) 呼吸道管理

呼吸道并发症是SMA患儿首要致死原因。患儿反复呼吸道感染加上咳嗽乏力导致血氧饱和度下降,夜间易窒息,长久患病易引起呼吸衰竭。呼吸训练主要包括放松训练、腹式呼吸训练、缩唇呼吸、局部呼吸法、预防及解除呼吸急促等。

1. **放松训练**　放松训练有利于气急、气短所致的肌肉痉挛和精神紧张症状的缓解,减少体内能量消耗,提高呼吸效率。在进行呼吸训练前,必须先使患者全身放松。

方法:患者可采取卧位、坐位或站立体位,放松全身肌肉。选择一个安静的环境进行静气功练习或借助肌电反馈技术进行前额和肩带肌肉的放松。对肌肉不易松弛的患儿可以教其放松技术,让患儿先充分收缩待放松的肌肉,然后再松紧张的肌肉,达到放松的目的。还可以做肌紧张部位节律性摆动或转动,以利于该部肌群的放松。缓慢地按摩或牵拉也有助于紧张肌肉的放松。

2. 呼吸肌训练　呼吸肌训练是改善呼吸肌肌力和耐力的训练方式,主要强调吸气肌的训练。用于治疗各种急、慢性肺疾病,主要针对吸气肌无力、萎缩或吸气肌无效,特别是横膈及肋间外肌。呼吸肌训练有 3 种形式:横膈肌阻力训练;吸气阻力训练;诱发呼吸训练。

(1)横膈肌阻力训练:患者仰卧位,头稍抬高的姿势。让患儿掌握横膈吸气,在患儿上腹部放置沙袋。让患者深吸气同时保持上胸廓平静,沙袋重量必须不妨碍膈肌活动及上腹部鼓起为宜。逐渐延长患者阻力呼吸时间,当患者可以保持横肌呼吸模式且吸气不会使用到辅助肌约 15 分钟时,则可增加沙袋重量。

(2)吸气阻力训练:特别为吸气阻力训练所设计的呼吸阻力仪器减少吸气肌的疲劳,改善吸气肌的肌力及耐力。

患者经手握式阻力训练器吸气。吸气用力训练器有各种不同直径的管子提供吸气时气流的阻力,气道管径越窄则阻力越大。每天进行阻力吸气数次。每次训练时间逐渐增加到 20 分钟以增加吸气肌耐力。当患者的吸气肌力/耐力有改善时,逐渐将训练器的管子直径减小。

(3)诱发呼吸训练器:是一种低阻力的训练方式,或称为持续最大吸气技巧,强调最大吸气量的维持。

患者尽可能深吸气,呼吸训练器提供患者视觉和听觉反馈。诱发呼吸训练器可增加患者吸气容积以预防术后肺泡陷落,同时也能增强神经肌肉疾病患者的呼吸肌。这种呼吸方式无论使用呼吸训练器与否都可进行训练。

患儿仰卧或半坐卧位,放松舒适姿势。让患儿做 4 次缓慢、轻松的呼吸。让患儿在第 4 次呼吸时做最大呼气。然后将呼吸器放入患者口中,经由呼吸器做最大吸气并且持续吸气数秒钟,每天重复数次,每次练习 5~10 下。

训练中避免任何形式的吸气肌长时间的阻力训练。如果出现颈部肌肉(吸气辅助肌)参与吸气动作,则表明肌疲劳。

3. 腹式呼吸训练　正常呼吸时,膈肌运动占呼吸功的 70%。呼吸困难时,辅助呼吸肌也参与。平静呼吸时肋间肌或辅助呼吸肌也参与,即以胸式呼吸代替,吸气费力时呼气也主动进行,并且呼吸频率加快,重度呼吸肌疲劳时,也可出现错误的呼吸,即吸气时收缩肌,使横膈无法活动,当辅助呼吸肌处于持续紧张状态时,作用相互抵消,呼吸困难不仅不能缓解反而加重,耗氧大大增加。

腹式呼吸也称膈肌呼吸,不是通过提高分钟呼吸量,而是通过增大横膈的活动范围以提高肺的伸缩性来增加通气的。横膈活动增加 1cm,可增加肺通气量 250~300ml,深而慢的呼吸可减少呼吸频率和分钟通气量,增加潮气量和肺泡通气量,提高动脉血氧饱和度。膈肌较薄,活动时耗氧不多,又减少了辅助呼吸肌不必要的使用,因呼吸效率提高,呼吸困难缓解。缓慢膈肌呼吸还可以防止气道过早萎陷,减少空气滞积,减少功能残气量。另外,膈肌呼吸在体外引流时有助于排除肺内分泌物。

方法:患者处于舒适放松姿势,斜躺坐姿位。指导者将手放置于前肋骨下方的腹直肌上。让患儿用鼻缓慢地深吸气,患儿的肩部及胸廓保持平静,只有腹部鼓起。然后让患儿有控制地呼气,将空气缓慢地排除体外,重复上述动作 3~4 次后休息,不要让患儿过度换气,让患儿将手置于腹直肌上,体会腹部的运动,吸气时手上升,呼气时手下降。患儿学会膈肌呼吸后,可用鼻吸气,以口呼气。

4. 缩唇呼吸　也称吹笛式呼吸,可降低呼吸频率,增加潮气量及增强运动耐力。

方法:患儿闭嘴经鼻吸气后,将口唇收拢为吹口哨状,让气体缓慢地通过缩窄的口形徐徐吹出。一般吸气 2 秒,呼气 4~6 秒钟,呼吸频率 <20 次 /min。指导患儿时应避免用力呼气使小气道过早闭合。呼气的时间不必过长,否则会导致过度换气。呼气流量以能使距口唇 15~20cm 处的蜡烛火焰倾斜而不熄灭为度,以后可逐渐延长距离至 90cm,并逐渐延长时间。

5. 预防及解除呼吸急促　适用于正常的呼吸模式被扰乱而产生的呼吸短促。

方法:患儿放松,身体前倾,该体位可刺激膈肌呼吸。按医嘱使用支气管扩张剂。让患儿吹笛式呼气,同时减少呼气速率,呼气时不要用力。每次吹笛式呼气后,以腹式吸气,不要使用辅助肌。让患儿保持正确姿势,并尽可能放松地继续吸气。

(二) 排痰技术

1. 有效咳嗽训练　咳嗽是一种防御性反射,当呼吸道黏膜上的感受器受到刺激时,可引起咳嗽反射。无效的咳嗽只会增加患者的痛苦和消耗体力,加重呼吸困难和支气管痉挛,因此控制无效咳嗽要掌握有效的方法和时机。

有效咳嗽训练方法:将患儿安置于舒适和放松的位置,指导患儿在咳嗽前先缓慢深吸气,吸气后稍屏气片刻,快速打开声门,用力收腹将气体迅速排出,引起咳嗽。一次吸气,可连续咳嗽 3 声,停止咳嗽,并缩唇将余气尽量呼尽。之后平静呼吸片刻,准备再次咳嗽。如深吸气可能诱发咳嗽,可试断续分次吸气,争取肺泡充分膨胀,增加咳嗽频率。咳嗽训练一般不宜长时间进行,可在早晨起床后、晚上睡觉前或餐前半小时进行。

2. 辅助咳嗽技术　辅助咳嗽技术主要适用于腹部肌肉无力,不能引起有效咳嗽的患者。让患者仰于硬板床上或坐在有靠背的椅子上,面对着护士,护士的手置于患儿的肋骨下角处,嘱患者深吸气,并尽量屏住呼吸,当其准备咳嗽时,指导者的手向上向里用力推,帮助患儿快速呼气,引起咳嗽。

3. 体位引流　是依靠重力作用促使各肺叶或肺段气道分泌物的引流至大气管,再配合正确的呼吸和咳痰,将痰液排出的方法。体位引流的原则是将病变位置于高处,使引流支气管的开口方向向下。本法适用于不能有效咳出肺内分泌物者;慢性支气管炎、肺气肿等患者发生急性呼吸道感染及急性肺脓肿痰量多且黏稠并位于气管末端者;潴留分泌物长期不能排清者,如支气管扩张等;某些特殊检查前的准备,如支气管镜、纤维镜、支气管造影等。

方法:向患者解释体位引流的目的、方法,以及如何配合,消除患者的紧张情绪;准备好体位引流用物。借助 X 线直接判定痰液潴留的部位,或者采用听诊、触诊、叩诊等方式判断。根据检查发现的痰液潴留部位,将患者置于正确的引流姿势,即痰液的潴留部位位于高处,使次肺段向主支气管垂直引流,同时观察患者的反应。注意事项包括:①每次引流一个部位,一般 5~10 分钟,如有多个部位,则总时间不要超过 30~45 分钟,以防止造成患儿疲劳;②在体位引流时,联合不同的徒手操作技术如叩击、振动等,同时指导患者做深呼吸,或者有效地咳嗽促进痰液排出；③治疗频率应根据患儿的病情而制订，一般情况下每天上、下午各引流一次，痰量较多时，可增至每天3~4次。

体位引流期间应配合饮水、支气管湿化、化痰、雾化吸入、胸部的扩张练习、呼吸控制等措施增加疗效；因为夜间支气管纤毛运动减弱，分泌物易在睡眠时潴留，宜在早晨清醒后做体位引流；不允许安排在饭后立即进行体位引流，应在饭后1~2小时或饭前1小时进行头低位引流，防止胃食管反流、恶心和呕吐；引流过程中需注意生命体征的变化。

4. 叩击　护士五指并拢，掌心空虚，呈杯状，与患儿呼气时在与肺段相应的特定胸壁部位行有节律的快速叩击（80~100次/min），每一部位叩击2~5分钟，叩击与体位引流相结合可使排痰效果更佳。这种操作不应该引起疼痛或者不适。对敏感的皮肤应防止直接刺激，可以让患儿穿一件薄的柔软舒适的衣服，或者在裸露的身体上放一条舒适轻薄的毛巾，避免在骨突部位或者乳房区做敲打。由于叩击是力量直接作用于胸壁的，因此有凝血障碍、肋骨骨折者禁用此方法。

5. 振动　两只手直接放在患者胸壁的皮肤上并压紧，当患者在呼气的时候给予快速、细小的压力振动，每次0.5~1分钟，每一部位振动5~7次。振动法有助于纤毛系统清除分泌物，常用于叩击之后，禁忌证同叩击法。

6. 吸痰法　吸痰法是指利用机械吸引的方法，经口、鼻腔、人工气道将呼吸道的分泌物吸出，以保证呼吸道通畅的一种治疗方法。临床上主要用于年老体弱、危重、昏迷、麻醉未清醒前、气管切开、不能有效咳嗽、排痰者。临床上常用的吸痰装置有电动吸引器和中心负压吸引装置两种，是用负压吸引原理，连接导管吸出痰液。注射器吸痰法，一般用50ml或100m注射器连接吸痰管进行抽吸，可用于紧急状态下吸痰。

（三）吞咽障碍护理技术

吞咽障碍护理可以改善患者摄食吞咽的功能，改变或恢复经口进食的方式，早日拔除鼻饲管、咽造瘘、食管造瘘、胃或空肠造瘘等；并可预防和减少并发症的发生，改善营养状态，增强康复的信心，有利于其他功能障碍的恢复。神经系统疾病导致的神经源性吞咽障碍，处理包括管饲饮食和经口进食处理。

1. 管饲饮食　管饲饮食能保证意识不清和不能经口进食患者的营养水分供给，避免误吸。2周内的管饲饮食采用鼻胃管和鼻肠管方法；2周以上的管饲饮食采用经皮内镜下胃造瘘术和经皮内镜下空肠造瘘术。对于管饲饮食患者需同时进行康复吞咽训练。

2. 经口进食训练　吞咽困难患儿进行经口进食时，康复处理包括间接训练、直接训练、代偿性训练、电刺激治疗、环咽肌痉挛（失弛缓症）球囊导管扩张术。

（1）间接训练

1）口唇运动：利用单音单字进行康复训练习，方式如吹蜡烛、吹口哨动作，缩唇、微笑等动作也能促进唇的运动，加强唇的力量。此外，用指尖或冰块叩击唇周，短暂的肌肉牵拉和抗阻运动、按摩等，通过张闭口动作可促进口唇肌肉运动。

2）颊肌、喉部运动：颊肌运动：嘱患儿轻张口后闭上，使双颊部充满气体、鼓起腮，随呼气轻轻吐出，也可将手洗净后，作吮手指动作，或模仿吸吮动作，体验吸吮的感觉，借以收缩颊部及轮匝肌肉,每天2遍,每遍重复5次。

喉上提训练方法:患儿头前伸,使颌下肌伸展2~3秒。然后在颌下施加压力,嘱患儿低头,抬高舌背,即舌向上吸抵硬腭或发辅音的发音训练。目的是改善喉入口的闭合能力,扩大咽部的空间,增加食管上括约肌开放的被动牵张力。

3)舌部运动:患儿将舌头向前伸出,然后左右运动摆向口角,再用舌尖舔下唇后转舔上唇,按压硬腭部,重复运动20次。

4)屏气—发声运动:患儿坐在椅子上,双手支撑椅面做推压运动和屏气,此时胸廓固定声门紧闭;然后突然松手,声门大开,呼气发声。此运动不仅可以训练声门的闭锁功能、强化软腭的肌力,还有助于除去残留在咽部的食物。

5)冰刺激:用头端呈球状的不锈钢棒蘸冰水或用冰棉签棒接触咽腭弓为中心的刺激部位,左右相同部位交替刺激,然后嘱患儿做空吞咽动作。冷刺激可以提高软腭和咽部的敏感度,改善吞咽过程中必需的神经肌肉活动,增强吞咽反射,减少唾液腺的分泌。

6)呼吸道保护手法常用手法:①声门上吞咽法:也叫自主气道保护法,先吸气后,在屏气时做吞咽动作,然后立即做咳嗽动作;亦可在吸气后呼出少量气体,再做屏气和吞咽动作及吞咽后咳嗽。②超声门上吞咽法:吸气后屏气,再做加强屏气动作,吞咽后咳出咽部残留物。③门德尔松手法:指示患儿先进食少量食物,然后咀嚼、吞咽,在吞咽的瞬间,用拇指和示指顺势将喉结上推并处于最高阶段,保持这种吞咽状2~3秒,然后完成吞咽,再放松呼气。此手法可帮助提升咽喉以助吞咽功能。

(2)直接训练:进食时采取的措施,包括进食体位、食物入口位置、食物性质(大小、结构、温度、味道)和进食环境等。

1)体位:进食的体位应因人因病情而异。开始训练时应选择既有代偿作用又安全的体位。

对于不能坐位的患儿,一般至少取躯干30°仰卧位,头部前屈,进食时食物不易从口中漏出,有利于食团向舌根运送,还可以减少向鼻腔逆流及误咽的危险。颈部前屈是预防误咽的一种方法。仰时颈部易呈后屈位,使与吞咽活动有关的颈椎前部肌肉紧张、喉头上举困难,从而容易发生误咽。

2)食物的形态:根据吞咽障碍的程度及阶段,遵循着先易后难的原则来选择。容易吞咽的食物特点是密度均匀、黏性适当、不易松散、通过咽和食管时易变形且很少在黏膜上残留。稠的食物安全,因为它能较满意地刺激触觉、压觉和唾液分泌,使吞咽变得容易。此外,要兼顾色、香、味及温度等。不同病变造成的吞咽障碍影响吞咽器官的部位有所不同,对食物的要求亦有所不同,口腔准备期的食物应质地很软,易咀嚼,如菜泥、水果泥和浓汤。必要时还需用长柄勺或长注射器喂饲。口腔期的食物应有内聚黏性,例如很软的食物和浓汤。咽期应选用稠厚的液体,例如果蔬泥和湿润光滑的软食。避免食用有碎屑的糕饼类食物和缺少内聚力的食物。食管期的食物为软食、湿润的食物;避免高黏性和干燥的食物。

根据食物的性状,食物一般分为五类,即稀流质、浓流质、糊状、半固体(如软饭)及固体

(如饼干、坚果)等。临床实践中,应首选糊状食物。

(3)食物在口中位置:食物放在舌后部或颊部,有利于食物的吞咽。

(4)一口量:包括调整进食的一口量和控制速度的一口量,即最适于吞咽的每次摄食入口量正常人约为 20ml,儿童一般为 5~10ml。先以少量试之(2~4ml),然后酌情增加。为防止吞咽时食物误吸入气管,可结合声门上吞咽训练方法。这样在吞咽时可使声带闭合封闭喉部后再吞咽,吞后咳嗽,可除去残留在咽喉部的食物残渣。调整合适的进食速度,前一口吞咽完成后再进食下一口,避免 2 次食物重叠入口的现象,还要注意餐具的选择,应采用边缘钝厚匙柄长、容量约 5~10ml 的勺子为宜。

(5)培养良好的进食习惯:尽量在餐桌上、定时、定量进食,避免躺着进食。

(6)代偿性训练:是进行吞咽时采用的姿势与方法,一般是通过改变食物通过的路径和采用特定的吞咽方法使吞咽变得安全。

1)侧方吞咽:让患者分别左、右侧转头,做侧方吞咽,可除去梨状隐窝部的残留食物。

2)空吞咽与交替吞咽:每次进食吞咽后,反复做几次空吞咽,使食团全部咽下,然后再进食。可除去残留食物防止误咽,亦可每次进食吞咽后饮极少量的水(1~2ml),这样既有利于刺激诱发吞咽反射,又能达到除去咽部残留食物的目的,称为交替吞咽。

3)用力吞咽:让患儿将舌用力向后移动,帮助食物推进通过咽腔,以增大口腔吞咽压,减少食物残留。

4)点头样吞咽:颈部尽量前屈形状似点头,同时做空吞咽动作,可去除会厌谷残留食物。

5)低头吞咽:颈部尽量前屈姿势吞咽,使会厌谷的空间扩大,并让会厌向后移位,避免食物溢漏入喉前庭,更有利于保护气道;收窄气管入口;咽后壁后移,使食物尽量离开气管入口处。

(7)电刺激治疗:包括神经肌肉低频电刺激和肌电反馈技术。

(四)运动障碍护理

鼓励主动运动和活动以维持关节活动度、增加肌肉灵活性,预防挛缩。锻炼不能产生疼痛或疲劳,注意步长和步幅,减少或避免跌倒。预防脊柱变形(如脊柱侧凸)和关节挛缩非常重要。

1. I 型 SMA 主要问题为发病急,进展快,肌肉严重无力,无法抬头,不能坐或走。治疗原则以被动关节活动度训练为主,维持肌肉张力和关节活动度。

2. II 型 SMA 主要问题为能独坐,但不能站立行走。治疗原则为提高躯干及四肢肌力,促进坐位下抗重力伸展,完善坐位平衡,达到坐位下独立活动。可采取以下治疗方法:

(1)核心稳定性训练:①仰卧位拉起:家长或照顾者用双手固定住患儿下肢,分别抓住患儿双手,给予辅助,患儿腹部收缩,使头部离开地面,达到坐位。如患儿头控差,往后仰,照顾者改为支持肩胛带和头部。②悬吊下卧位平板支撑:患儿俯卧位,前臂支撑,窄带置于双大腿远端,使患儿身体伸直。如患儿上肢支撑差,无法保持,可将宽带置于患儿胸下,给予辅助。③悬吊下侧平板支撑:患儿卧位,将宽带置于胸部,窄带置于膝部,高度以患儿手臂(肘)能支撑在地上为宜,保持身体的伸直状态。

（2）坐位平衡训练：①圆滚上坐位训练：患儿骑跨坐于圆滚上，左右摇晃圆滚，保持身体直立抬头。如患儿无法保持身体直立，治疗师可坐于其后方给予支持。②球上坐位训练：患儿坐于球上，指导者或照顾者在其后支持骨盆、腰部，将球前后左右滚动。

3. Ⅲ型 SMA　主要问题为可站立、缓慢行走但肌力弱。治疗原则：加强体位转换能力，提高独走能力，完善立位平衡，达到立位下独立活动。可采取以下治疗：

（1）体位转换训练：①膝立位 - 单膝立位：患儿保持膝立位，治疗师扶持患儿两侧骨盆，使体重负荷到一侧下肢，抬起对侧下肢，完成单膝立位。可轻推患儿，促进平衡。②蹲位—站立：患儿保持蹲位，治疗师扶持双膝，患儿手扶梯背架站起。注意保证起立过程中正确发力。

（2）立位平衡训练：患儿站于平衡气垫上，治疗师给予辅助，患儿前后左右晃动，保持身体平衡。

（3）行走训练：治疗师辅助患儿行走，保持身体正确姿势。可进行一天一次的静态自行车训练和减重下步行训练，促进双下肢分离，增加步行能力。

（五）日常生活活动能力指导

促进肢体功能恢复，改善日常生活活动能力，如进食训练、更衣训练、如厕训练等。

（六）辅助器具的使用

预防脊柱侧凸和关节挛缩非常重要，可以通过佩戴脊柱矫形器踝足矫形器预防畸形和挛缩，根据患者活动后疲劳水平和跌倒频率使用特定的轮椅和辅助性装置。

六、健康教育

该类疾病应早期进行预防。包括三级预防：一级预防也称病因预防，针对疾病发生的生物、物理、化学、心理、社会因素提出综合性预防措施，消除致病因素；二级预防又称临床前期预防，即在疾病尚处于临床前期时做好早期发现、早期诊断和早期治疗的预防措施；三级预防又称临床预防，对患者及时有效地采取治疗措施，防止病情恶化，预防并发症和后遗症，对已丧失劳动能力或残疾者，通过康复医疗，尽量恢复或保留功能。对于遗传代谢病而言，一旦疾病发生，预后往往很差。因此，本类疾病重在一级预防和二级预防，做好一级预防是根本任务，在现有科学及医疗条件下，二级预防是这类疾病的主要预防措施，康复治疗则是三级预防的手段，延长生命，提高生活质量。一级预防主要有遗传咨询、产前检查等；二级预防措施包括普查（筛选）、定期体检、高危人群重点监护等。

（王金凤）

第十章

儿童常见骨科疾病的康复护理

骨骼系统由 206 块骨、600 余块骨骼肌及其韧带、肌腱、软骨等构成。骨的主要功能为支持人体、构成人体基本形态、支持体重并维持体姿；保护各种重要的器官；储存各种矿物质，制造白细胞、红骨髓，生成各种血细胞等。

常见的儿童骨科疾病包括：各种创伤，如骨折、关节脱位；感染性疾病，如骨与关节结核、骨与关节化脓性疾病；非感染性炎性疾病及代谢性骨病，如自身免疫性疾病、代谢性骨病；畸形，如特发性脊柱侧弯、肢体及手足畸形、脑与脊髓疾病后遗症；肿瘤，如骨肿瘤、软骨肿瘤、滑膜肿瘤、瘤样病变、转移瘤等。

本章主要是针对儿童高发的骨折、幼年特发性骨关节炎、特发性脊柱侧弯三种疾病进行康复护理相关阐述。

第一节 骨 折

一、概述

骨折(fracture)是指骨或骨小梁的完整性或连续性发生中断。多见于儿童及老年人，中青年人也时有发生。常为 1 个部位骨折，少数为多发性骨折。骨折后长期制动对机体的影响较大，如引起肌力减退、肌肉萎缩、关节内粘连、韧带退变等肌肉、关节反应及直立性低血压、心肺功能低下、代谢异常、胃肠功能紊乱等全身反应，早期的康复护理有利于运动功能的恢复，并可以有效减少并发症的发生。

(一) 分类

骨折在医学上的分类都是为了指导治疗，从骨折的定义和成因来看，骨折是很复杂的，可根据不同的特征，从不同的角度来进行分类：

1. 稳定性骨折与不稳定性骨折 稳定性骨折是指没有移位或移位很小的骨折，包括裂缝骨折、儿童青枝骨折、嵌插骨折、横形骨折等。不稳定性骨折是指骨折复位后容易再次发生移位，需要采用特殊的方法保持骨折的正常对位，包括斜形骨折、螺旋骨折、粉碎骨折等。股骨干骨折即使是横形骨折，但因受肌肉强大的牵拉力，也不能保持良好的对位关系，因此股骨干的横形骨折亦属于不稳定性骨折。

2. 闭合性骨折与开放性骨折 根据骨折处是否与外界相通来进行分类。应注意的是，开放性骨折是骨折部位的皮肤和黏膜破裂，骨折端直接或间接与外界相通。如骨盆骨折的断端进入直肠或膀胱，应属于开放性骨折。闭合性骨折处皮肤和黏膜完整，不与外界相通，因此闭合性骨折没有来自外部的感染。

3. 完全性骨折与不完全性骨折 完全性骨折是指骨的连续性或完整性全部发生离断，管状骨折后形成远、近两个或两个以上的骨折段，当对位不良时可产生成角、缩短、分离、旋转及侧方移位等情况。不完全性骨折是指骨的完整性或连续性仅有部分中断，如颅骨、肩胛骨及长骨的裂缝骨折及儿童常见的青枝骨折等。不完全性骨折的恢复要远远好于完全性骨折。

4. 外伤性骨折与病理性骨折 各种外伤导致的骨折均可称为外伤性骨折，常见的为直接暴力和间接暴力导致。直接暴力是指暴力直接作用于骨骼某一部位而致该部位骨折，常伴不同程度的组织损伤，如车轮撞击小腿，于撞击处发生胫腓骨干骨折。间接暴力是指间接暴力作用时通过纵向传导、杠杆作用或扭转作用使远处发生骨折，如从高处跌落足部着地时，躯干因重力急剧向前屈曲，胸腰脊柱交界处的椎体发生压缩性或爆裂骨折。病理性骨折是指各种疾病原因破坏骨骼原有的正常结构，导致失去原有的坚固性，在正常或轻度外伤的情况下即发生骨折。

5. 新鲜骨折与陈旧性骨折 2~3周内新发生的骨折和尚未充分地纤维连接，还可以进行复位的骨折称为新鲜骨折，伤后3周以上的骨折称为陈旧性骨折，3周的时限并非恒定，如儿童的肘部骨折，超过10天就很难整复，因此需要注意鉴别。

(二) 临床表现及愈合过程

1. 临床表现 骨折患者的临床表现，包括骨折的特有体征和可能合并的重要组织和器官的损害等两大方面。

(1)骨折的特有体征：①畸形：完全性骨折患者，因移位而造成局部畸形，如四肢骨折常发生成角或短缩畸形；②反常活动：骨折部位发生不正常的假关节活动表现，以四肢骨折最明显；③骨擦音或骨擦感：为骨折两个断端互相摩擦产生的一种感觉，有时可听到声音。

(2)全身表现：①休克：对于多发性骨折、骨盆骨折、股骨骨折、脊柱骨折及严重的开放性骨折，患者常因广泛的软组织损伤，大量出血、剧烈疼痛或并发内脏损伤等而出现休克；②发热：骨折处有大量内出血，血肿吸收时体温略有升高，但一般不超过38℃，开放性骨折体温升高时应考虑感染的可能；③疼痛：骨折合并损伤处疼痛，移动患侧肢体疼痛加剧。

2. 愈合过程 骨折的愈合分为血肿机化期、骨痂形成期、骨性愈合期、塑形期四个阶段。

(1)血肿机化期：骨折后，在骨折断端周围形成血肿。于伤后6小时左右血肿即可开始凝固，血凝块内的血细胞及坏死组织分解破坏后，产生局部的化学刺激，使局部充血及细胞浸润，新生的毛细血管逐渐长入血凝块内，成纤维细胞也开始活跃，形成肉芽组织，经过2~3周后两骨折端为纤维组织所联结。

(2)骨痂形成期:骨折后48小时左右,骨膜的成骨细胞即开始分裂增殖,与新生的毛细血管一起长入血肿内,产生骨样组织。这种骨和纤维相混合的组织称为纤维性骨痂。经过不断的钙化和骨化,新骨组织逐渐增多,骨折间隙为骨痂所填充。此期需4~8周。

(3)骨性愈合期:骨痂内的新生骨小梁逐渐增加,骨折间隙的桥梁骨痂完全骨化。发生在骨折后8~12周。该期X线片上显示骨折线消失,骨密度增加,骨折断端之间已形成骨连接,外力作用时骨折部不再变形,可负重活动。

(4)塑形期:在不断的功能锻炼和日常生活中,新生的骨组织根据生理上的需要,重新进行改造与塑形,承力的部分由成骨细胞不断加强,对功能不需要的部分由破骨细胞将其清除,骨髓腔逐渐通畅,最后在形态和结构上恢复或接近正常骨水平。

(三)辅助检查

1. X线检查　凡疑为骨折者应常规进行X线检查,该检查可快速了解儿童是否发生了骨折,显示临床上难以发现的不完全性骨折、深部骨折、关节内骨折和小的撕脱性骨折。

2. CT检查　对于骨折不明确但又不能排除的脊柱骨折可能合并脊髓神经损伤及复杂骨折,可使用CT检查。

3. MRI检查　应用较为广泛,特别是检查骨折附近的软组织及韧带的损伤,半月板及间盘的损伤时。

二、主要功能障碍

1. 疼痛与压痛　骨折发生后均有不同程度的疼痛与压痛。骨折早期的疼痛为外伤性炎症反应所致。骨折后由于肢体制动,关节活动和肌肉收缩减少,加之卧床引起的血流减慢、血液黏滞性增加、重力影响及固定物的压迫,均可导致肢体血液回流障碍,出现肢体疼痛和肿胀。如果持续性剧烈疼痛,且进行性加重,则是骨筋膜室综合征的早期症状。骨筋膜室综合征是指骨筋膜室内的肌肉和神经因急性缺血、缺氧而产生的一系列早期综合征,又称急性筋膜间室综合征、骨筋膜间隔区综合征。骨筋膜室综合征最多见于前臂掌侧和小腿,导致血液供应减少,易形成缺血 - 水肿 - 缺血的恶性循环。

2. 局部肿胀　骨折时骨组织或周围软组织血管破裂受损,组织出血和体液渗出,使局部肿胀,有时会出现瘀斑。

3. 畸形　由于骨折断端移位较大,可导致受伤肢体外形改变,即畸形,表现为短缩、成角、弯曲等畸形。

4. 活动受限　骨折后由于肢体支架结构发生断裂,关节内和周围组织血肿、渗出液和纤维蛋白沉积吸收不完全,均可导致关节的活动受限。尤其是在康复治疗时,若长时间不恰当地固定,更容易发生关节粘连甚至僵硬,造成肢体功能障碍,如缺血性肌挛缩。严重者可形成下肢深静脉血栓,严重影响肢体的活动。

5. 肌肉萎缩　因骨折长时间固定而产生的肢体失用,易导致肌肉萎缩。在制动早期,肌肉内某些酶的活性迅速降低,致使肌萎缩进展明显,因此,固定的第一周肌肉萎缩最为明显。而后酶的活性回升并达到稳定时,肌萎缩开始减慢。因此,预防肌萎缩应尽早开始,通过早期积极的肌力训练可以改善肌萎缩状况,但若长期严重的肌萎缩则很难纠正,最后肌肉可完全丧失收缩能力。

6. 肢体负重下降　下肢的制动可影响下肢正常的负重功能,骨骼应力负荷减少,同时因骨无机盐的流失,造成骨质疏松,降低了骨强度,常易导致再次骨折的发生。

三、康复护理

(一)康复护理评估

1. 一般状态评估　了解性别、年龄、文化程度、生命体征、精神、睡眠、饮食、疾病史、家族史、过敏史等。

2. 躯体功能评估　如肌力、肌张力、关节活动度等。肌力的评估应将重点放在受累关节周围肌肉,关节活动度的评估包括受累和非受累关节均需要评估。

3. 感觉功能评估　因骨折可造成相应部位的神经损伤,可通过浅感觉检查来评估神经受损情况。

4. 肢体长度及周径评估　通过测量肢体长度可了解肢体有无缩短或延长,在儿童骨折愈合后期是否影响生长发育。周径的测量可帮助了解肢体水肿和肌肉萎缩的程度。

5. 日常生活活动能力评估　对上肢骨折者应重点评估生活能力和学习能力,对下肢骨折者应着重评估步行、负重能力。

6. 心理社会评估　骨折患儿常存在心理障碍,因此,应对患者的性格特点、情绪、心理感受、对疾病知识的掌握程度、自我功能训练的掌握程度进行评估。同时,还要评估患儿家庭对其的影响,如家长照顾角色等。

(二)康复护理诊断

1. 躯体活动障碍或移动能力障碍　与卧床时间延长、肌力下降或完全瘫痪、活动无耐力等因素相关。

2. 疼痛　与骨折、软组织损伤、肌痉挛和水肿有关。

3. 有血管损伤的危险　与骨和软组织损伤、石膏等机械性压迫有关。

4. 有感染的危险　与皮肤缺损、组织损伤等有关。

5. 卫生/穿着/进食/如厕自理缺陷　与截肢/肢体运动障碍有关。

6. 有受伤害的危险　与卧床及制动导致的骨质疏松有关。

7. 有皮肤完整性受损的危险　与躯体活动受限、长期卧床、外科手术有关。

(三)康复护理目标

1. 短期目标

(1)了解移动躯体的技巧,表示有信心在自己的能力范围内移动躯体。

(2)疼痛逐渐减轻。

(3)尽快减轻患肢肿胀,解除不必要的压迫。

(4)保持良好的卫生习惯,保持骨折伤口周围无感染。

(5)能接受他人给予的自理帮助并可发挥自身最大自理能力。

（6）了解导致皮肤完整性受损的因素及预防措施,保持损伤附近的皮肤完整。

2. 长期目标

（1）恢复关节功能,实现最佳功能和独立性,提高生活自理能力,回归家庭,重返学校。

（2）防止各种并发症及继发性损伤的发生,最大程度地恢复身体、心理、社会等方面功能。

（四）康复护理措施

1. 减轻疼痛　应用止痛药物或给予局部冷敷、按摩等,指导自我放松方法,教会儿童转移注意力的方法,如深呼吸练习、联想训练等。

2. 促进神经、循环功能的恢复　鼓励和指导患儿或家长帮助儿童做肌肉舒缩功能锻炼,鼓励患儿主动或被动活动患侧肢体,促进功能恢复,置关节于功能位,防止发生失用性萎缩,帮助患儿移动患侧肢体,必要时按摩,促进血液循环,约束带不能过紧,防止皮肤受损,将有石膏绷带肢体的指端露出,注意观察血运、皮温、色泽及肢体活动情况。儿童皮肤娇嫩,责任护士应及时查看石膏有无变形,防止损伤皮肤,根据病情及时更换体位,去除机械性压伤因素。

3. 感染的预防　评估和记录伤口状况,观察并记录感染的危险,定期测量并记录体温,如体温升高可采用降温措施,如遵医嘱给予抗生素;教育儿童家长做好伤口保护,采取措施预防感染,保持伤口敷料清洁、干燥;遵守无菌原则,加强引流管的管理,防止逆行感染;加强营养,提高机体抵抗力;如无禁忌,每2小时翻身1次,避免拖拉患儿皮肤,轻轻按摩受压部位,促进局部血液循环,预防压疮发生;保持室内空气新鲜、通风良好,紫外线定时消毒,必要时,采取保护性隔离措施。

对于有外固定支架的儿童,应首先评估支架放置的部位是否合理,检查局部皮肤是否结痂、有无分泌物流出等情况。叮嘱照料者尽量为儿童提供宽松开边系带的衣裤,日常注意使用0.9%生理盐水棉球清洁伤口周围皮肤,如果针眼处有感染或分泌物,应使用0.9%生理盐水进行局部冲洗,再用75%乙醇溶液滴于针眼处,嘱咐家长注意儿童保暖和做好安全防护工作,避免二次损伤。

4. 骨折的康复锻炼　骨折急性损伤经骨科处理后2~3天,如果损伤反应开始消退,肿胀和疼痛减轻,康复训练及护理应早期介入。根据各期特点一般将骨折后的康复训练分为三期。

（1）骨折愈合早期（骨折后1~2周）：此期特点是组织肿胀、疼痛、骨折断端不稳定,因此,早期的功能锻炼主要是消除水肿、缓解疼痛和保护骨折部位,预防肌肉的萎缩,功能锻炼主要进行患侧肢体肌肉的等长收缩（即在关节不动的前提下,进行有节奏的肌肉静力收缩和放松）,该方法可防止失用性的肌肉萎缩,如前臂骨折后做握拳和手指的屈伸等动作、反复练习捏球等。

关节活动度的练习,特别是损伤累及关节面时,更易产生关节内粘连,为减轻功能障碍,应在固定2~3周后,尽可能每天短时间取下外固定装置,在保护下进行受累关节不负重的主动运动。通过相应关节的研磨,可促进关节软骨的修复、关节面的塑形并可预防和减少关节内的粘连。

(2)骨折愈合中期(骨折后 3~8 周):此期特点为伤侧肢体的肿胀逐步消退,疼痛减轻,骨折折断端有纤维连接,并逐渐形成骨痂,骨折处日渐稳定。此期功能锻炼的目的是促进骨痂的形成,软化和牵伸挛缩的纤维组织,增加关节活动的范围,增加肌肉的力量,提高肢体活动的能力。

此期除继续进行患侧肢体的肌肉收缩锻炼外,可在责任护士等人员的帮助下,逐渐活动骨折部位近端、远端未被固定关节,并逐渐由被动运动转变为主动抗阻运动,如上肢骨折患者除握拳、活动肩关节外,还可进行一些主动性的关节屈伸动作,如活动腕关节、肘关节。注意动作的增加应先从简单动作开始,每个动作重复多遍,每天 3~5 次,以不引起明显疼痛及肌肉痉挛为宜。

(3)骨折愈合后期(骨折后 8~12 周):此期特点为骨性骨痂逐步形成,X 线片上已经显影,骨骼具有一定的支撑力。此期功能锻炼的目的是增强关节活动范围和肌力,恢复肢体功能、日常生活活动(ADL)、学习能力等。

此期应根据肌力情况选择肌力训练方式,可逐步进行等张抗阻运动,也可进行等速运动。

上肢损伤时重点为手功能的运用,下肢损伤时的重点为负重和行走。骨折从临床愈合到骨性愈合需要的时间较长,因此功能锻炼的强度和时间应该是一个循序渐进的过程。

5. 常见骨折的康复护理

(1)肱骨外科颈骨折:临床上多见外展型和内收型两类,外展型多属稳定型,可用三角巾悬吊 4 周,早期做握拳及腕和肘关节屈伸练习,限制肩关节外展肌力训练;内收型多可用三角巾制动 4~6 周,早期开始功能活动,限制肩关节内收肌力训练,1~2 天嘱患儿做手指探伸拳、屈伸,5~10 次,以后逐步增加到 15~25 次。

(2)肱骨干骨折:因肱骨干中下有桡神经通过,故此处骨折易合并桡神经损伤,因常伤及肱骨滋养动脉,故肱骨中断骨折不愈合率较高,应定期进行 X 线的复查。复位后抬高患肢,保持肘关节屈曲 90°、前臂稍旋前的姿位,多做伸指、握拳活动,并进行上臂肌群的主动等长收缩练习,但禁止做前臂的旋前训练。固定 2~3 周后,在上臂扶持下行肩、肘关节的主动和被动运动,增加关节活动度。6~8 周后可作肩关节的旋转活动,避免患肢在直立位练习肩外展。

(3)尺桡骨双骨折:尺桡骨双骨折常导致复杂的移位,使复位困难,预后差,常引起肘屈伸和前臂旋转功能障碍。术后应抬高患肢,严密观察肢体肿胀程度、感觉、运动功能及血液运行情况,警惕骨筋膜室综合征的发生。

复位固定早期即应进行握拳、伸拳、屈伸拇指、对指、对掌等手部的活动,减少前臂肌群的粘连。但禁忌做前臂旋转活动。4 周开始练习肘、肩关节活动。8~10 周,X 线片显示骨折愈合后,才可进行前臂旋转活动。

(4)股骨颈骨折:骨折不愈合率高,致残率高,儿童患者偶见。早期应注意保持良好的体位,取平卧位,下肢稍外展,两腿之间放一软枕,患肢不宜抬高,手术后第 1 周可开始做趾与踝主动练习、股四头肌和臀大肌的等长收缩。但应禁止髋关节屈曲超过 90°,避免过度内收和旋转。

加压螺纹钉内固定手术者,原则上 1 周后进行髋部肌群的等张练习、髋及膝关节的屈伸运动作应轻柔,强度逐渐增加,避免疼痛。

对有轻度移位的股骨颈骨折,为减少股骨头坏死的发生,应给予患侧股骨头 8~12 周内不负重休息,可扶双拐早期不负重行走。

(5)股骨干骨折:股骨干骨折大部分产生移位,治疗中容易发生各种并发症,对下肢的负重及活动影响较大。应尽早开始股四头肌和膝关节功能练习,预防膝关节粘连,但骨折未愈合前,禁止做直腿抬高运动。

(6)胫腓骨骨折:为儿童较多见的骨折类型,多由直接暴力导致,常合并神经、血管损伤,是骨筋膜室综合征的高危人群。应注意观察足背动脉搏动及足背、足趾的感觉和运动情况。早期应注意保持良好的体位,取平卧位,下肢用软枕稍垫高以利于血液回流。

(7)踝部骨折:是最常见的关节内骨折,易引起顽固性踝关节功能障碍,早期应注意保持良好的体位,取平卧位或健侧卧位,患侧避免受压,用软枕稍垫高患足,高过心脏,以利于血液回流,保持踝关节中立位。

6. ADL 能力训练及工作练习　可采用作业治疗和学前训练,改善动作技能、技巧,增强体能,从而恢复患者的 ADL 能力及学习能力。

(五)康复护理评价

1. 躯体活动能力是否增强,有无失用现象发生。

2. 疼痛是否逐渐减轻或消失,肿胀是否消除;感觉是否恢复。

3. 肢体血运是否良好,有无血管损伤发生。

4. 有无感染的发生,感染发生的可能性。

5. ADL 能力是否改善,对儿童现行学业状态的影响情况。

6. 是否有受伤发生,受伤发生的可能性。

7. 皮肤完整性的受损情况。

四、康复护理指导

(一) 安全护理

进行家庭化设施安全性的评估,如有无影响患儿安全的障碍物,室内物品摆放是否合理。促进患儿家庭化设施改善,方便患儿的使用,减少危险发生的可能性。

(二) 饮食护理

合理饮食对骨折愈合起到积极的促进作用。当儿童骨折伤后 1~2 周,饮食需清淡、易吸收和消化,应多给他们食用一些蔬菜、水果、鱼汤、蛋类、豆制品等,而且应以清蒸或者炖熬为主,少吃香辣、油腻和煎炸的食物;在儿童骨折伤后 2~4 周,食欲和肠胃功能都有所恢复,可适当补充营养,如骨头汤、鱼类、蛋类及动物肝脏等食物,这些食物可满足骨骼生长需要,促进伤口愈合;骨折超过 5 周,儿童应根据年龄适当多吃高营养食物和含钙、锰、铁等微量元素的食物,如动物肝脏、鸡蛋、绿色蔬菜、小麦等含铁比较多,海产品、黄豆等含锌比较多,麦片、蛋黄等含锰较多,该阶段的儿童应适当多选择此类食物。

(三) 自我护理

注意损伤关节保护,保持正确体位,以减轻对某个关节的负重,保持关节正常的对位对线,指导家长学会病情观察的方法。指导儿童或家长日常生活活动的护理方法,鼓励儿童在自身能力范围内及病情允许的情况下积极从事日常生活活动相关的内容。特别是注意清洁卫生护理,避免局部感染的发生,尤其是有外固定的儿童,鉴于儿童表达能力不足,自我护理意识较弱,更应指导家长加强观察。

(四) 运动及休息指导

指导和督促儿童进行关节活动度、肌力的训练,根据损伤部位强调锻炼中的注意事项,避免不恰当锻炼导致的二次损伤。活动的总体原则为活动量由小渐大,训练强度由弱渐强,训练次数也要由少渐多,活动中以不感觉疲劳、未出现明显疼痛为宜。

(王金凤,吕复莉)

第二节　幼年特发性关节炎

一、概述

(一) 概念

幼年特发性关节炎(juvenile idiopathic arthritis,JIA)是儿童时期常见的累及骨骼系统的结缔组织病,以慢性关节炎为其主要特征,并伴有全身多系统、各组织不同程度的受累。

幼年特发性关节炎的定义为16岁以前起病,持续6周或6周以上的单关节炎或多关节炎,表现为关节肿胀/积液,或存在下列体征中的两项或两项以上:①活动受限;②关节触痛;③关节活动时疼痛;④关节表面皮温增高,并除外其他疾病所致。

(二) 主要症状

本病病因不清,较一致的看法为感染诱发易感人群产生异常免疫反应。

1. 全身发病型幼年类风湿关节炎　全身发病型幼年类风湿关节炎(systemic onset juvenile rheumatoid arthritis,Sys-JRA)约20%的JRA患者表现为此型,有突出的关节外症状和关节炎症状,全身症状包括弛张热、皮疹、脾肿大、淋巴结肿大、心包炎、胸膜炎、腹痛、白细胞增多、贫血,偶尔发生弥散性血管内凝血。

(1)发热是全身发病型的突出特征,每天1~2次体温升高,达39~40℃,每天体温可降至正常或接近正常,患儿发热时表现出重病容,热退后玩耍如常,病情呈戏剧性变化。发热可续数周,甚至数月。

（2）皮疹是另一特征，一般在高热时出现，热退后消失，常于夜间明显，次晨消退，不留痕迹，局部加热也可诱发皮疹。皮疹多呈淡红色斑点或环形红斑，见于身体任何部位包括手脚心。偶有瘙痒，可见抓痕。

（3）多数儿童心包炎和胸膜炎病变轻微，偶见大量心包积液，需要减压治疗。肝、脾、淋巴结肿大可很明显，甚至类似恶性疾病。

（4）肝功能试验多数变化较轻，且不会发生慢性肝病变。有肝功异常时要注意鉴别是否因肝毒性药物所致，尤其是非甾体抗炎药和甲氨蝶呤所致。少部分患儿在使用大剂量水杨酸制剂后出现肝区痛，肝酶显著升高和凝血异常等肝毒性症状。

（5）弥散性血管内凝血（disseminated intravascular coagulation，DIC）是全身型 JRA 潜在的致死性并发症，应尽快使用糖皮质激素。有报道用肌内注射金制剂治疗全身型 JRA 患儿曾发生这种综合征。

（6）全身发病型 JRA 可发生严重腹痛，可能是肠系膜淋巴结病变或腹膜炎引起的症状。中枢神经病变可表现为惊厥，行为异常，有时也见脑电图异常。长期疾病反复发作可致发育延迟，其机制还不清楚，可能与活动性炎症影响代谢、营养摄入不足及糖皮质激素应用有关。

（7）本型关节表现可以是典型的关节炎或只有肌痛、关节痛；儿童易受激惹、拒绝站立或移动，看上去似乎像全身性损伤。多数人关节症状在几周内逐渐改善，偶见有些病例在全身症状出现数周，甚至数月或更长时间后也未见明显的关节症状。但统计表明本型多数患儿有关节受累。

全身症状可能复发，其间隔时间难以预测，但到青春期后再发者就较为罕见。本型致死者极少，预后好坏取决于关节炎严重程度。

2. 类风湿因子阴性多关节型幼年特发性关节炎　类风湿因子阴性多关节型 JRA 患者中 20%~30% 儿童在发病的几个月内累及多个关节，而无明显全身性表现，且 RF 检测阴性。病变关节至少 4 个以上，除脊柱关节外几乎所有的关节均可受累，甚至手足掌的小关节、颈椎、髋关节受累也不少见。关节症状多表现为肿胀、疼痛、发热、触痛、活动障碍。指 / 趾关节受累者，呈现典型梭形肿胀；累及颞颌关节表现为张口困难，幼儿可诉耳痛，病程长者可影响局部发育出现小颌畸形；累及喉杓（环状软骨 - 杓状软骨）可致声哑、喉喘鸣和饮食困难。部分患儿早晨的关节活动障碍尤为明显，称为晨僵。关节腔内可有大量渗出，明显骨膜炎症使关节症状非常突出。

本型关节外表现没有全身型 JRA 突出，但在疾病活动期也可有低热、全身不适、激惹、生长滞缓、轻度贫血及很少见的类风湿结节。

本型预后与关节炎严重度、持续时间及关节破坏程度有关。活动性关节炎可持续数月、数年，也可在几乎完全缓解后再发。幸运的是，有 80%~90% 的患儿最终缓解或仅存留轻微慢性病变。偶见发生颌关节炎后导致口腔活动障碍、面部不对称而需要外科手术纠正。

3. 类风湿因子阳性多关节炎型 JRA　类风湿因子阳性多关节炎型 JRA 本型表现为

多关节炎(>4个关节)伴类风湿因子(RF)阳性,占JRA的5%~10%,年龄多在8岁以上,多为女性。在疾病活动时RF常呈高效价阳性,关节病变形式与RF阴性型多关节炎及成人类风湿关节炎类似。本型至少有50%左右的患者发生严重关节炎,且对目前常用的药物治疗反应不佳。本型易发现皮下类风湿结节,与成人类风湿关节炎所见相同,少数人还发生类风湿性血管炎。本型患儿HLA类型与成人类风湿性关节炎有很大程度一致性,如HLA-DR4阳性率均高。全身症状可见低热,不适,体重下降,生长延迟等。

4. **少关节型JRA** 少关节型JRA患者中有50%左右在病初6个月内甚至整个病程中仅限于一个或很少几个(≤4个)关节受累,且通常发生大关节病变,呈不对称分布,这种少于4个关节受累的JRA被定义为少关节型。就关节炎表现而言,少关节型与多关节型并无差别,组织学改变均以滑膜炎症为基础。临床上少关节型可进一步分为2型:

(1)少关节Ⅰ型JRA:本型以幼年女孩多见,几乎占JRA患者的40%~50%,以膝、踝、肘大关节病变多见,手指小关节病变常以不对称形式出现。髋关节受累少见,不会发生骶髂关节炎。关节炎持续时间虽长,但程度一般较轻。其中的80%患儿在整个病程中只有≤4个关节受累,且关节功能始终良好。约20%患儿经数年后发展为多关节受累,并发生关节破坏。受累关节周围的骨组织受刺激后过度增生,导致双腿长度不等而呈跛行,若不注意给予理疗,可能因关节周围组织挛缩,发生屈曲障碍。

本型主要并发症为慢性虹膜睫状体炎。偶尔也见全身型与RF阳性多关节炎患者发生虹膜睫状体炎。病变可以累及单侧或双侧眼睛,若未及时控制病情将发生前房瘢痕、继发性青光眼、白内障,导致严重视力障碍或失明。

(2)少关节炎Ⅱ型JRA:本型男孩居多,年龄多大于8岁,约占JRA总数的15%,属少关节炎Ⅱ型。此型特征包括,常有髋、膝、踝等大关节受累,易现髋关节症状,肌腱附着处病变,HLA-B27抗原阳性及阳性家族史;随着病变的发展,部分患者将累及脊柱,发生强直性脊柱炎,而另一些患者可能仅累及周围关节。因此,国内建议将以下肢关节病变为主、有阳性家族史、HLA-B27阳性伴腰骶部疼痛,但无骶髂关节炎证据的少关节Ⅱ型先拟诊为强直性脊柱炎早期,以利于人们提高警惕,防止漏诊。除强直性脊柱炎外,炎症性肠病和瑞特病等早期均可以出现少关节Ⅱ型JRA的临床表现。

强直性脊柱炎早期难以与少关节Ⅱ型JRA鉴别,在于强直性脊柱炎早期虽有腰、骶部疼痛但普通检查无法早期诊断骶髂关节炎,近年采用MRI技术对此有了更为敏感的检出阳性率。结合病史、HLA鉴定、腰骶疼痛、肌腱附着处炎症、家族史及MRI检查可以对强直性脊柱炎早期与少关节型JRA进行鉴别诊断。

少关节Ⅱ型JRA病程差异较大,在几年的病程中关节症状时轻、时重,最终的结果也多种多样。部分患者有自限的虹膜睫状体炎,但很少发生永久性视力损害。少关节病变若不属于强直性脊柱炎、Reiter病和炎症性肠病的早期表现,则很少伴有其他全身症状。

二、主要功能障碍

1. **疼痛** 疼痛通常是关节受累的最常见的首发症状,也是幼年特发性关节炎儿童就诊的首要原因和主要原因。关节疼痛的起病形式、部位、性质等特点有助于诊断和鉴别诊断。

2. 关节僵硬与活动受限　早期关节活动受限主要由肿胀、疼痛引起,晚期则主要由于关节骨质破坏、纤维骨质粘连和关节半脱位引起,此时关节活动严重障碍,最终逐渐导致功能丧失。

3. 肌力降低　由于关节僵硬与活动受限,患者的活动受限,肌力也会逐渐随之改变。

4. 日常生活活动能力障碍　关节炎患者由于疼痛、关节僵硬与活动受限及肌力改变等多种功能障碍并存,常导致日常生活活动能力严重障碍。

三、康复护理评估

1. 疼痛　较常用的疼痛评估方法:视觉模拟评分法、语言评价量表、数字评价量表、口述描绘评级法等。目前多数人认为视觉模拟评分法较好,其方法简单,是评估疼痛强度较好方法,具体方法:取一直尺,从左端往右端均匀标有 0~10(或 0~100)刻度,告诉患儿刻度 0 处代表无痛,刻度 10(或 10)处代表极痛,也即无法忍受的剧痛。让患儿指出其目前所体验疼痛程度处于标尺的哪一处,记下所在位置的刻度读数,即为目前疼痛的分值。

2. 关节僵硬与活动受限　关节僵硬与活动受限的程度常由关节活动度进行评定。关节活动度(range of motion,ROM)是指关节活动时可以达到的最大弧度,常用通用量角器检查法:通用量角器由一半圆规或全圆规加一条固定臂及一条移动臂构成,使用时先使身体处于检查要求的适宜姿位,使待测关节按待测方向运动到最大幅度,使量角器圆规的中心点准确地放置到代表关节旋转中心的骨性标志点上加固定,固定臂按要求对向一端肢体上的骨性标志或与此端肢体纵轴放置,或处于垂直或水平的标准位置,再将移动臂对向另一端肢体上的骨性标志或与此端肢体纵轴平行放置,然后读出关节所处角度。

3. 肌力降低　可采用徒手肌力评定法。

4. 日常生活活动能力　Barthel 指数评分法为目前常用的 ADL 能力评定方法。根据是否需要帮助及其帮助程度分为 4 个等级,总分为 100 分,得分越高,独立性越强依赖性越小。评分结果:小于 20 分:生活完全需要依赖;20~40 分:生活需要很大帮助;40~60 分:生活需要帮助;大于 60 分:生活基本自理。

5. 疾病活动性　由美国风湿病学会临床协作委员会所制订的疾病活动性标准已被广泛采用。

四、复护理原则与目标

1. 康复护理原则　选择早期合理康复护理时机;制订动态康复护理计划;循序渐进,贯彻始终、综合康复护理要与日常生活活动和健康教育相结合,鼓励患儿及家长主动参与和配合,积极预防并发症。

2. 康复护理目标

(1)短期目标:控制炎症,减轻或消除疼痛,防止畸形,矫正不良姿势,维持和改善肌力、体力及关节活动范围,最大程度恢复患儿正常的生活、学习和社交能力。

(2)长期目标:通过实施物理疗法、作业疗法等综合措施,最大程度地促进患儿功能障碍的恢复,防止失用和误用综合征,争取患儿达到生活自理,回归学校,回归社会。

五、康复护理措施

(一)急性期

急性期以关节疼痛、肿胀为主要临床表现,局部炎症及全身症状较明显,护理的目的是解除疼痛,消除炎症和预防功能障碍。

1. 合理休息及正确体位 急性炎症期伴有发热、乏力等全身症状的患者应卧床休息,但卧床要适度,不可过长,过分的静止休息易造成关节僵硬、肌肉萎缩和体能下降,因此应动静合理安排。卧床时要注意良好体位,白天要采取固定的仰卧姿势,晚上才可头垫枕,枕头不用过高。

2. 夹板治疗 关节疼痛和肿胀严重时,应使关节制动,以减轻疼痛和避免炎症加剧。夹板的作用是保护和固定急性炎性组织,最终目的是保存一个既可活动又具有功能的关节。急性炎症渗出的关节应用夹板制动,医用热塑板材加热后固定关节,比较方便。制动是消肿止痛的有效方法,但关节制动后可能出现关节的强直,因此制动时应将关节置于功能位,夹板应每天去除一次,以施行适度训练,预防关节僵硬的发生。

(二)亚急性期

该期治疗重点是防止疾病加剧及纠正畸形,维持全身健康状况。

1. 适度休息和活动 患儿仍需卧床休息,但时间应逐渐减少。白天要逐步减少夹板固定的时间,直至仅在晚上使用夹板。

2. 保持良好的姿势 不适当体位和姿势常引起肢体挛缩。不适当姿势由不正常关节位置所造成,故站立时,头部应保持中立,下巴微收,肩取自然位、不下垂、不耸肩,腹肌内收,髋关节、膝关节、踝关节均取自然位;坐位时采用硬垫直角靠椅,椅高为双足底平置地面,膝呈 90° 屈曲为宜,保持屈肌力的平衡十分重要。

3. 作业治疗和日常生活活动训练 对日常生活自理能力较差的患者,要鼓励其尽量独立进行日常生活活动训练,如进食、取物、倒水、饮水、梳洗、拧毛巾、穿脱衣裤、解扣、开关抽屉、开关水龙头、坐、站、移动、步行、上下楼梯等。

4. 矫形器及辅助用具的应用 如果已有四肢关节活动功能障碍,影响日常生活,则应训练健肢操作和使用辅助器具,必要时还要调整和改善家居环境,来适应患儿的需要。夹板、轮椅等的应用能减轻关节畸形发展,缓解疼痛,防止因关节不稳定而进一步受损。通常夹板用于腕、掌、指关节及指间关节。固定夹板常用于急性期或手术后,应定期去除并进行关节活动。

如行走困难,可用拐杖或助行器等步行辅助器具,来减轻下肢负荷,可装上把手以减少对手、腕、肘、肩的负重。手指关节严重活动障碍,可用长柄梳、长柄勺等矫形器,补偿关节活动受限所带来的生活困难。

5. 物理治疗 在急性期和亚急性期,均可应用物理疗法。①局部冷疗法;②水疗,包括矿水浴、盐水浴、硫化氢浴等,温度以 38~40℃为宜,有发热者不宜用水疗法;③紫外线红斑量照射,具有消炎和脱敏的作用;④磁疗,有消炎、消肿、镇痛作用;⑤低中频电疗,可改善局部血液循环,促进渗出吸收,缓解肌紧张,达到镇痛作用;⑥蜡疗,能改善循环和缓解挛缩的作用。

(三) 慢性期

慢性期治疗重点应用物理因子治疗来缓解肌痉挛和疼痛,以改善关节及其周围组织的血液与淋巴循环,减轻组织的退行性改变,尽可能增加关节活动范围、肌力、耐力和身体协调平衡能力。

1. 物理治疗 ①全身温热:如湿包裹法、温泉疗法、蒸汽浴、沙浴、泥疗等。②局部温热疗法:如热水袋、温水浴、蜡疗、红外线、高频电疗法,特别是微波,对全身影响较小;每天1~2 次,每次 20~30 分钟。同时结合中草药熏洗,效果更好。③电热手套:对患者进行热疗时手套内温度可达 40℃,每次 30 分钟,每天 2 次,可减轻疼痛,阻止关节破坏。

2. 运动治疗 目的在于增加和保持肌力、耐力,维持关节活动范围,提高日常生活能力,增加骨密度,增强体质。

3. 手法按摩、牵伸 对关节和周围软组织进行按摩,有利于改善循环,减轻炎症、肿胀,放松肌肉,缓解疼痛,解除组织粘连,防止肌肉萎缩,提高关节活动能力。

4. 肌力锻炼 在急性炎症期或关节固定期,虽然关节不宜作运动,但为保持肌力,可进行肌肉静力性收缩训练。恢复期或慢性期,可在关节能耐受的情况下,增加关节的主动运动,适当进行抗阻力练习。

(1)等长收缩:用于保护炎症性关节病变患儿的肌力,此时肌肉产生最大张力面对关节的应力最小,每天只要有数次的最大等长收缩就能保持增加肌力和耐力,因此等长收缩训练对关节炎患儿是简便安全可行的方法。

(2)等张收缩:关节炎症已消失的患儿可进行等张运动。游泳池内或水中均是等张运动的良好环境,由于浮力使作用于关节的应力减少,一定的水温更有助于关节周围肌肉等软组织松弛,因此水中等张运动很适合于关节炎患儿。

(3)关节操:关节操可有效地预防关节僵硬,改善关节活动能力,恢复关节活动范围。在做操前先对受累的关节进行轻柔地按摩或热疗,可防止损伤,提高疗效。做操时用力应缓慢,切忌粗暴,应尽量达到关节最大的活动范围,但不引起关节明显疼痛为度,如有条件在温水中练关节体操则既舒适效果又好。

关节操可由康复护士可先教会家长,由家长带领儿童反复练习。

另外还有行走、跑步、自行车、游泳、划船等运动,应用时根据关节炎症情况和心肺功能程度,常用于关节炎恢复中后期增强心血管功能,提高体质。

5. 关节保护 在日常生活中应重视保护关节,合理使用关节,可以减轻疼痛;减轻关节负担,避免劳损;预防关节损害及变形;减少体能消耗。

(1)姿势正确:休息时要让关节保持良好的姿势,学习及游戏时应采用省力姿势及采取省力动作并常更换姿势或动作,以免关节劳损或损伤。

(2)劳逸结合:学习、游戏与休息合理安排。需长时间保持活动时,应在中间穿插休息,最好能让关节轮流休息。

(3)用力适度:不要过度活动,用力应以不引起关节明显疼痛为度。

(4)以强助弱:多让大关节、强关节为小关节、弱关节代劳,以健全的关节辅助炎症的关节,减轻受累关节的负担。

(5)以物代劳:使用各种辅助器具协助完成日常生活活动,以弥补关节功能缺陷,减轻受累关节的负担。

六、康复护理指导

经过积极正确的康复训练和护理,能够缓解病情,避免残疾,或减轻残疾程度,改善患儿的生活质量。具体从以下几个方面进行指导:

1. 合理用药　关节炎的早期、关节肿胀和疼痛明显时应使用糖皮质激素类、消炎镇痛(非甾体抗炎药)、金制剂及免疫抑制剂,这些药物可有效地减轻肿胀、疼痛和僵硬,控制病情。要注意其副作用的发生,如非甾体抗炎药有胃肠道出血,胰、肝、肾等脏器的损害,指导合理、按时服药,不可随便停药,出院后要定期随诊。

2. 合理指导　指导患儿及家长掌握疾病的相关知识,了解康复治疗和训练的重要性,鼓励儿童建立同疾病作斗争的信心。进行适当的运动锻炼,以维持和改善关节的功能和减少并发症的发生。家长应辅助和督导患儿进行各种功能训练,以保持患儿基本的日常生活活动能力,满足其基本生活需要,并给予鼓励和体贴,根据残疾程度学会应用辅助器具。

3. 锻炼指导　患儿在日常生活中应重视保护关节,合理使用关节,可以减轻关节疼痛,减轻关节负担,避免劳损;预防关节损害及变形;并能减少体能消耗。

(王金凤,吕复莉)

第三节　特发性脊柱侧弯

一、概述

(一) 概念

特发性脊柱侧弯是指原因不明的脊柱一个或数个节段在冠状面上偏离身体中线向侧方弯曲,形成一个带有弧度的脊柱畸形,脊柱出现一个或数个节段向侧方弯曲而形成冠状面上带有弧度的畸形。通常还伴有脊柱的旋转和矢状面上后突或前突的增加或减少,同时还有肋骨左右高低不平等、骨盆的旋转倾斜畸形及椎旁的韧带和肌肉异常,是一种症状或X线体征。特发性脊柱侧弯常见于儿童及青少年,它不仅造成体态畸形、腰背痛、行动不便、心理负担重,更重要的是影响心肺功能。其命名方式为:度数、方向、部位、病因(例:60°、右、胸段、先天性侧凸症)。

弧度大于10°的特发性脊柱侧弯发病率在0.5%~3%,弧度大于30°的为1.5‰~3‰。

(二) 病因

1. 特发因素 结构学说、平衡学说、遗传学说、神经肌肉学说、内分泌学说。

2. 病理因素 感染、肿瘤、创伤等。

(三) 病理

1. 脊椎变形、侧移、旋转。

2. 脊柱弯曲(侧凸)。

3. 胸廓变形,心肺压迫。

(四) 分类

1. 性质 不能通过脊柱活动矫正弯曲,脊椎固定于旋转位为结构性;脊柱结构无内在改变,脊柱活动可矫正弯曲,脊椎未固定于旋转位为非结构性。

2. 形态 单一上段胸椎、胸椎、胸腰椎、腰椎主弧;胸椎双弧;胸腰椎双弧;胸椎、胸腰椎双弧;胸椎主弧、腰椎次弧。

(五) 临床表现

1. 自然直立 双肩、骨盆倾斜;上肢与躯干、肋间距不等;单侧肩胛隆起;后枕中点、臀中沟非同一直线。

2. Adam试验阳性 腰前屈90°双肩胛不等高。

3. 胸廓变形,心肺功能障碍。

4. 脊柱柔软度检查 区分是否为结构性。

5. 神经功能障碍 一般儿童神经功能障碍不明显,严重畸形的儿童可出现由脊髓神经根压迫导致的神经功能障碍。

二、主要功能障碍

(一) 运动障碍

根据损伤部位,特发性脊柱侧弯可表现出下运动神经元损伤或上运动神经元损伤的临床表现。下运动神经元损害导致肌张力减退和肌无力,常使儿童患者不能完成某些动作。严重的脊髓损伤可导致某节段横贯性损害,表现为截瘫或四肢瘫。

(二) 感觉障碍

1. 疼痛 常为脊髓损害的早期症状,可分为根性、传导束性及脊柱性疼痛。①根性疼痛:最常见也最重要,是由后根受刺激所致,可放射至肢体远端,疼痛多很剧烈,常在夜间加重而致疼醒或不能入睡;②传导束性疼痛:比较少见,由脊髓丘脑束受刺激所致,呈弥漫性烧灼样痛或钻痛；③脊柱性疼痛：当病变累及脊柱时，可发生脊柱性疼痛，疼痛多位于脊背深部肌肉，往往与躯干的姿势有关。

2. 感觉异常　可呈麻木、蚁走感、凉感等。可出现于病变部位的神经根支配的皮节，也可出现于病变水平以下的部位。

3. 感觉丧失　感觉丧失不易被察觉，甚至皮肤出现损伤而不感觉疼痛时才引起家长的注意。

4. 感觉分离　在临床以浅感觉分离为常见，大部分表现为痛觉、温度觉障碍，其他深感觉正常。

（三）膀胱和直肠功能障碍

主要表现为尿潴留、尿失禁和排便障碍。

1. 膀胱功能障碍　正常情况下膀胱可以贮尿和排尿，当膀胱内尿液达一定程度即有尿意，尿液再增加时膀胱内压随之增加，当压力足以刺激膀胱的感受器，即产生排尿。特发性脊柱侧弯患者可由于神经压迫，膀胱无充盈感，呈无张力性神经源性膀胱；膀胱充盈过度时出现尿失禁；若膀胱逼尿肌无收缩或不能放松尿道外括约肌，易出现尿潴留。

2. 直肠功能障碍　主要表现为顽固性便秘、大便失禁等。因结肠反射缺乏，导致排便困难，称为神经源性大肠功能障碍；当排便反射破坏，发生大便失禁，称为弛缓性大肠。

三、康复护理原则与目标

1. 康复护理原则　早期应以制动固定、防止脊髓损伤及手术治疗为原则；恢复期以康复治疗为重心，加强姿势控制、平衡、转移及移动能力的训练，提高日常生活活动能力。

2. 康复护理目标　恢复独立生活能力，回归学校，回归社会，开创新生活。

（1）短期目标：早期以固定制动，正确选择手术时机，防止脊髓损伤及并发症的发生为目标。

（2）长期目标：最大程度地恢复独立生活能力及心理适应能力，提高生存质量，并以良好的心态回归家庭、学校与社会，开始新的生活。

四、康复护理措施

（一）康复病区的条件及设施

1. 康复病区应宽敞，病床之间不应小于 1.5m，使轮椅有足够的空间，方便患儿移动及日常活动。病床应选择带有床挡的多功能床，并应备有大小不同的软垫，满足康复需求，床头、走廊、卫生间、淋浴间均应安装呼叫器。

2. 病区地面防滑是保证特发性脊柱侧弯患儿活动安全的重要内容，应使用平整、防滑、有弹性、不易松动的表面材料，保证患儿行走、训练、轮椅使用安全可靠。

3. 卫生间应无台阶、门宽大、安装滑道并侧拉，坐便两侧有扶手；水龙头应安装长柄，淋浴应有软管喷头，方便使用。

4. 病区走廊应宽敞，方便转移；安装扶手，利于行走训练。

（二）手术前的康复护理措施

入院后即应开始指导做一套康复操,简单易学,充分调动患儿的积极性,强化和完善患儿和家长的支持系统,强调家长参与,减轻患儿的紧张与恐惧心理。

康复操第一节:隔墙看戏,首先踮起脚尖,立起脚后跟,躯干拉直,脖子伸长,下巴往上抬。这节操最大的特点就是用自己的力量把自己整个后背的肌肉拉直,相当于把脊柱拉直,做自我牵引,每天3次,每次10分钟。

第二节:十点十分操,当两只手侧平举的时候,在表针上为9:15,这个时候各向上5个刻度,就变成了10:10。每当手臂上下摆动时,可摸一下自己颈部的肌肉,随着这个过程,支撑脖子的肌肉就能得到有效的锻炼。注意手一定放在自己的两侧,往后张开,每天3次,每次3分钟。

第三节:头手对抗操,两只手交叉着放在自己的枕后部,然后保持双眼平视前方,颈椎是自然正常的位置,手向前用力,头向后用力,这样用力、放松,一方面提高颈后肌肉的力量,另一方面能促进颈后的血液循环,对颈椎是非常好的保健动作,可以缓解肌肉的疲劳,特别肌肉在做运动的时候,局部的血液循环量在加大,血液循环量加大以后,局部的营养都会得到改善,这样可以远离一些肌肉的损伤,保证疲劳以后产生的酸性物质,可通过加大循环以后消除。

第四节:旱地划船操,首先双脚叉开,两手前伸,挺胸塌腰向前,这个时候假设两手握住船桨,两手向后划,两手划起来的时候,后背肌肉要使劲,向前伸的时候放松,向后划的时候用力,这节操可每天3次,每次做3分钟,能有效解除后背疼痛。

第五节:大雁飞,对于脊柱侧弯的人有很好的缓解作用,首先向前迈出半步,重心开始移到前边腿上,两手侧平举,这是一个简单的动作,复杂的动作是两手向后飞起来,抬头看房顶,该动作可以使整个脊柱都参与运动。这个动作左边做30秒,右边也做30秒,交替做,这个动作对脊柱侧弯的患儿有很好的缓解作用。

术后康复操大部分可以在床上完成,尽量鼓励患儿做能力范围内的动作,待可以下床时恢复全套。

（三）手术后的康复护理措施

1. 生命体征的观察 是直接了解手术后一般情况的重要指征,术后给予心电监护和低流量氧气吸入,保持呼吸道通畅,全麻取去枕平卧位,头偏向一侧。因手术创伤大,出血量多,需密切观察生命体征,防止低血容量性休克的发生,必要时建立静脉双通道和输血。

2. 脊髓神经功能的观察 特发性脊柱侧弯可能因为术中脊髓神经牵拉或缺血导致神经功能障碍,术后应严密观察双下肢的感觉运动情况,重视患者的主诉,观察踝泵运动、牵拉尿管的反应等。如感觉异常或功能障碍应及时报告医师,特别是术后6小时内,以防止不可逆的神经损伤。如术后出现进行性加重的感觉异常,使用脱水剂效果欠佳的,应考虑血肿压迫或植骨块脱落压迫,需尽早选择手术解除。

3. 呼吸功能的观察 特发性脊柱侧弯患者术前均要进行常规的肺功能检测,因脊柱的畸形造成胸腔容积的改变,手术中的矫形又再次调整胸腔的容积,使患者的肺功能很难在短时间内适应,应在术前指导患者做深呼吸、有效咳嗽和吹气球、爬楼梯等锻炼,以增进肺活量,改善肺功能,尽可能减轻患者的术后不适。

深呼吸的方法:尽可能地吸气后呼气,缩唇将气体经过口呼出体外,每天 3 次,每次 15 分钟。有效咳嗽的方法:尽可能地吸气后,用力暴发咳嗽,咳嗽时双手轻压腹部,术后可减轻伤口疼痛。

4. 疼痛的观察 术后疼痛的原因很多,如神经损伤与手术创伤、血肿形成与感染、创伤瘢痕粘连与压迫、固定物固定不良至松动、钉尾对周围软组织刺激引起的滑囊炎、术后纠正力线不良所致的背肌劳损等。

（王金凤,吕复莉）

第十一章

高危儿的康复护理

出生时伴有各种影响生长发育的高危因素的新生儿属于高危儿,占新生儿群体的 10%~20%。高危儿作为儿童中的特殊群体,其发生近期和远期健康危害的概率较高,如高危儿中的主要群体——早产儿,与足月儿相比,早产儿可能存在更多的神经系统发育障碍问题,如脑性瘫痪、发育迟缓、视觉损害和听觉障碍等,这些健康危害的时间跨度较大,往往从新生儿一直延伸至婴儿、幼儿、儿童,甚至成人。

高危儿的健康问题已逐渐发展为严重的公共卫生问题,给家庭和社会带来了沉重的负担。因此,对高危儿进行规范的生长发育评估、全面的生长发育监测、合理的康复护理和定期的出院随访显得尤为重要。

第一节 概　　述

一、高危儿定义

高危儿是指在胎儿期、分娩时、新生儿期受高危因素的损伤(尤其是中枢神经系统),已发生或可能发生功能损害的新生儿。高危儿可能在婴儿期表现出临床异常,但还不足以诊断为脑性瘫痪;也有高危儿可能临床表现正常。高危儿发生功能障碍后遗症或发育落后的风险较没有高危因素的婴儿高。

随着产科和新生儿重症监护技术的发展与医疗条件的改善,极大地提高了高危新生儿的存活率,极低出生体重儿的存活率约可达 90%,出生胎龄 ≤ 28 周的超早产儿,总体存活率约可达到 78%,这也就导致在我国出生时就伴有各类影响生存与发展危险因素的新生儿每年约高达 150 万。然而,存活不是医疗和保健的最终目的,高危因素给新生儿带来的个体、家庭、临床和公共卫生等问题都不容忽视。

二、高危因素

高危儿的高危因素中,主要包括孕母高危因素、胎儿在围产期存在的高危因素,以及新生儿高危因素等。常见高危因素如下:

1. **孕母存在的高危因素**　母亲年龄＞40岁或＜16岁；母亲具有特殊血型；母亲有吸毒、酗酒和用药史；母亲有慢性疾病如高血压、糖尿病、慢性肾脏疾病、心脏疾病、肺部疾病、贫血、血小板减少症等；羊水过多或过少；妊娠早期或晚期出血；羊膜早破和感染。

2. **出生过程存在的高危因素**　如急产或滞产；早产或过期产；胎儿胎位不正，臀位产；羊水胎粪污染；脐带过长（＞70cm）或过短（＜30cm）或被压迫；剖宫产等。

3. **新生儿存在的高危因素**　如胎儿心率或节律异常；有严重先天畸形；Apgar评分低于7分；呼吸异常；出生时面色苍白或青紫；低血压；出血；多胎等。

针对具有高危因素的新生儿，早期、有效、准确地评估高危新生儿的病情状况是至关重要的。临床对于高危新生儿病情的评定主要依靠医护人员的临床经验，评定的标准缺乏客观性和可靠性，因此，建立一种具有良好的可操作性且精准度高的评价系统，对于高危新生儿的预后及治疗干预具有非常重要的意义。早期预警评分系统在新生儿危重病情评估中得到很好的应用。预警评分系统合理的分值表格，当分值≥4分属于特别高危或情况恶化的新生儿，4~5分需通知医师评估患儿情况，分值≥6分且其中一项评分为3分时需立即报告医师，必要时转入NICU治疗（表11-1）。

表 11-1　预警评分分值

项目	3分	2分	1分	0	1分	2分	3分
中心体温	＜35	35~35.9	36~36.4	36.5~37.5	37.6~38	38.1~38.9	＞39
心率（次/min）	＜80	81~99	100~119	120~140	141~160	161~179	＞180
呼吸（次/min）	＜20	20~29	30~35	36~45	46~60	61~100	＞100
经皮氧饱和度（%）	＜80	80~84	85~89	＞90			
反应	差		稍差	好			
肌张力	无		偏低	正常	偏高		高
哭声	无	呻吟	微弱	响亮			
经皮胆红素（μmol/L）				＜256	256~342		＞342
尿量[ml/(kg·h)]或颜色	＜0.5	0.5~1	1.1~3	＞3或淡黄色尿	黄褐色尿	浓茶样尿	红色尿

三、高危儿生长发育评估

随着新生儿医学的发展，越来越多的早产儿，包括极早产儿被抢救存活。然而，由于感染、呼吸道疾病和出生早期的坏死性小肠结肠炎，早产儿的死亡风险显著提高。此外，神经发育落后、孤独症、成年期心血管疾病的风险也更高。了解早产儿、小于胎龄儿、极低出生体重儿等高危儿的生长发育规律,规范高危儿生长发育评估,有助于医护工作者和高危儿家长开展适宜的护理实践,降低相关并发症的发病风险。

1. 高危儿的生长评价指标

(1)体重:体重是判断早产儿生长发育和营养状况最重要的指标之一,也是早产儿健康结局的重要预测因子。出生体重及其增长速度与早产儿的近期发病率和死亡率密切关联,也与神经系统发育的不良结局和远期成人慢性病的发病风险关联。对体重变化进行定期监测将有助于制定与评估早产儿喂养、护理和治疗方案的选择,具有重要的临床意义。建议住院期间监测体重情况为每天1次,出院至校正胎龄足月的婴儿为每星期1次,校正胎龄足月至2岁的早产儿视情况而定,可为每1~3个月1次。测体重前,被测者排空大小便,脱去外套、鞋、袜和帽子,仅穿短袖、短裤或背心,12月龄内的婴儿卧于婴儿专业秤盘中,12~36月龄幼儿测量时蹲于体重秤台中央,3岁以上儿童脱鞋后站在画好脚印的踏板适中部位。

(2)身高/身长:在我国,早产儿的生长迟缓发生率高达57%,且易延伸至儿童时期,对儿童近期及远期成年后的身高均有不可逆转的损害,因此,监测身高/身长变化对早期发现早产儿身高异常现象尤为关键。身高/身长是一项线性生长发育指标,评价早产儿的营养状况时可与体重指标相结合。从出生至足月的身高/身长的监测时间一般建议每星期1次,从足月到2岁,可以每3个月评估1次。3岁以下婴幼儿,采用测量卧位身长,3岁以上儿童和青少年,测量站位身高。

(3)头围:早产儿头围测量是反映其脑发育情况的一个重要指标,早期监测有助于营养状况的评估,且对早产儿神经发育状况有重要的预测价值。测量头围时,被测者可取仰卧位、坐位或立位,将软尺零点固定于右侧眉弓上缘处,从头部右侧经枕骨粗隆最高处而回至零点。

(4)胸围:代表胸部、肺以及胸背肌、皮下脂肪的发育。因性别、气候、衣着、体格锻炼、营养状况不同,儿童胸围发育会有一定的差别。一般男婴较女婴胸围大,当胸围在正常范围内,即为正常现象。3岁以下婴幼儿测量胸围时可取立位或卧位,3岁以上儿童不要取坐位,应取立位。被测者处于平静状态,软尺零点固定于被测者胸前乳头下缘(对于乳腺已发育的女孩,应以胸骨中线第四肋间高度为固定点),经右侧后背以两肩胛下角下缘为准,绕经左侧而回至零点。

(5)皮下脂肪:是衡量0~6岁儿童营养状况的常用指标。测量皮下脂肪的厚度可以判断人体的肥瘦情况,通过所测的皮脂厚度可推测全身脂肪的数量,评估身体组成的比例。测量皮下脂肪的部位有大腿部、二头肌部、面颊部、背部、腹部等。测量时的量具是0.1cm刻度的精密小卡尺,钳板大小为0.6cm×1.5cm,可以钳住皮肤,也可用带有弹簧的量具,但弹簧的牵力要恒定(一般是$15g/mm^2$)。

(6)身体比例指标:早期监测早产儿体脂的变化对于肥胖及相关疾病的预防具有重要意义。相较单纯的评价体重一个指标而言,采用身体比例指标筛查早产儿脂肪过量更为容易。常用的身体比例指标如下:

1)身高标准体重:也称身长别体重,该指标能够很好地反映儿童的现时营养状况。在相同身高下的不同体重大小进行比较,排除了诸多影响身材发育差异的因素,如遗传、种族差别、性别、发育水平。该指标使用简便,能较为客观、灵敏和准确地评价早产儿的营养水平。

2)体重指数(BMI):是衡量人体胖瘦程度的一个常用指标,也是评估是否健康的一个标准,由体重(kg)除以身高的平方(m²)计算得出。该指标主要用于统计用途,尤其是分析和比较一个人的体重对于不同高度的人所带来的健康影响时是一个可靠的评价指标。

3)Ponderal指数:由体重除以身高的立方根得出,与脂肪量相关,较少受到年龄和种族的影响,是反映身高体重比例的指数。在评估胎儿生长受限时应用甚多,当值较小时表明相对身高的体重值偏重,相反,当该值较高时表明相对身高的体重值偏小。

2. 高危儿的发育筛查和诊断

(1)高危儿的发育筛查:发育筛查是指基于儿童各方面能力的发展进程参照相对公认的标准,采用简便、有效、标准化筛查工具,将个体儿童发育状况与同年龄儿童发育水平进行比对的过程,以便快速识别发育延迟或障碍的预警征象,筛选儿童是否存在发育迟缓、障碍或发育性疾病,筛选需要进行复杂或综合评估的儿童,有利于早期干预和治疗,促进儿童早期发育并减少残疾率。

发育筛查是单次的检查,只反映儿童目前的发育水平,与智商(intelligence quotient,IQ)无密切、直接的关系。不论发育筛查的方法如何,结果通常分为3类:①正常,即被试儿童的发育水平与同龄儿发育相同;②可疑,即发育筛查中有个别项目未通过;③异常,即与同龄儿发育水平比较,相差悬殊。常用的发育筛查工具有:

1)新生儿20项行为神经测查方法(Neonatal Behavioral Neurological Assessment,NBNA):由鲍秀兰教授吸取国外新生儿行为及神经运动测定方法的优点,于1990年建立了我国NBNA,适用于足月新生儿,早产儿需等胎龄满40周后测查。NBNA的内容包括新生儿行为能力6项,被动肌张力4项,主动肌张力4项原始反射3项,一般评价3项。该方法敏感度7天为88.9%、12~14天为82.6%,特异度7天为84.6%、12~14天为97.6%。NBNA的特点是操作简单,无创伤,测查可在产科、新生儿科、儿童保健科进行。

2)儿童心理行为发育预警征象筛查问卷(Warning Sign For Children Mental And Behavioral Development,WSCMBD):2015年由我国王慧珊、杨玉凤、金星明等共同编制,适用于0~6岁儿童,每一年龄段由4个项目组成。检查相应年龄阶段有无预警征象。若在某个年龄阶段存在任何一项阳性,则提示有发育偏异的可能。该问卷灵敏度为86.3%~98.6%,特异度为91.8%~100%。其特点为操作快速、简单、方便,多数项目可以通过询问完成,适用于社区及儿科临床,对筛查阳性者可转上一级医疗机构进一步检查。目前,在我国2017年发布的早产儿出院后管理规范中推荐使用。

3)年龄与发育进程问卷(中文版)(Ages and Stages Questionnaires,ASQ):由卞小燕牵头于2012年完成中国儿童常模,量表敏感度为85.0%,特异度为87.5%。适用于1~66个月(矫正龄)儿童,绝大多数家长能在20分钟以内完成问卷。在高危儿随访管理中,使用ASQ量表开展发育监测和筛查的目的还在于充分发挥家长参与监测的积极性。ASQ问卷就是为儿童的父母或养护人设计制定的针对 1~66 个月(分 20 个年龄组)儿童的发育情况进行筛查的问卷。能有效评估儿童发育水平,预测发育迟滞,美国儿科学会一再将其推荐作为儿童发育筛查和发育监测的工具之一。

4)其他:我国常用的儿童发育筛查量表还有 0~6 岁儿童智能发育筛查测验(DST)、丹佛发育筛查量表(DDST)、0~6 岁儿童发育筛查父母问卷、瑞文智力测验(RIT)、绘人试验和学龄前儿童 50 项智能筛查量表等。

(2)高危儿的发育诊断:发育判断是根据筛查、监测的结果或临床印象,对儿童 1 个或多个能区进行深入评估以确定病理或发育异常的类型和程度,并确定是否需要或有资格接受干预。发育诊断通常在发育筛查的基础上进一步开展,临床应用主要包括:①评价婴幼儿社会 - 心理发育是否正常、是否有智能迟缓及其程度;②判断某些患有神经系统疾病或异常出生史(如早产)的婴幼儿是否伴有社会心理发育异常,并协助临床疾病诊断及病理、病因分析;③在疾病治疗或随访过程中进行前后对比,判断治疗是否有效,以及指导制定干预计划,诊断量表有指导制定干预计划、检验干预效果的功能。常用的儿童诊断性发育量表包括:

1)中国儿童发育量表:是我国唯一自主研发的发育诊断量表,是原"儿心量表"的修订版。原量表是 1980 年由首都儿科研究所薛沁冰教授领导,薛红、张家健、高振敏等医师和中国科学院心理研究所茅于燕教授编制,由大运动、精细运动、适应能力、语言和社交行为 5 个能区组成,简称为儿心量表,在国内被广泛应用。2016 年由该所陈博文、金春华牵头完成了再标准化修订,并更名为中国儿童发育量表,即 2016 儿心量表。新标化量表的信度为 0.850~0.954,效度为 0.78,适用于 0~7 岁儿童,特点是操作简单、方便、无创伤,具有评估发育水平、早期甄别发育偏离、延迟及发育不均衡的功能。

2)Gesell 发育诊断量表(Gesell Developmental Schedule,GDS):由 Knobloch 和 Pasamanick 于 1974 年发行,20 世纪 80 年代由北京智能发育协作组对 ≤3 岁部分进行了翻译修订,1990~1992 年由北京市儿童保健所林传家教授带领完成了国内的标准化修订,适用于评估诊断 0~6 岁儿童发育水平,在临床实践中取得了良好的应用效果。1987 年由中国残疾人联合会确定为全国 0~3 岁儿童智力残疾诊断工具。该量表内容包括 5 个能区,即适应性行为、大运动行为、精细动作行为、语言行为、个人 - 社交行为 5 部分。该量表诊断价值较高,具有客观性和有效性,且操作简单、方便、无创伤。

3)Griffith 精神神经心理发育评估量表(Griffith Mental Development Scales):Griffith 于 1970 年发行,后经过了数次修订。王慧琴等于 2001~2007 年对 1984 年的英文版本进行了翻译、修订、回译及文化适应性修订,于 2011 年建立了 0~3 岁年龄段的中国常模,用于评估 0~8 岁儿童发育状况,特别适用于有听力、语言发育障碍的婴幼儿。

4)其他:0~3 岁婴幼儿发育量表(CDCC)、贝利婴幼儿发展量表(BSID)、中国儿童发展量表(3~6 岁)、麦卡锡儿童智力量表(MSCA)、发育异常评定量表(DAS)、韦氏智力测查量表(WPPSI、WISC)等。

(3)高危儿的运动能力评定

1)自发性全身运动(GMs)质量评估:是近几年发展出的评估方法,作为一种可靠、敏感、无创、简易的评估新生儿和小婴儿神经运动行为的方法,对预测早产儿和窒息足月儿远期大运动发育结局的效果已得到国际研究的验证,近年来在中国逐渐推广并应用于高危儿脑瘫的超早期筛查。

GMs 是未成熟脑时期独特的运动形式,从胎儿至足月后 4 个月均存在。该方法预测严重神经系统损伤的敏感性较高,但在纠正胎龄 6~8 周内的婴儿特异性不高,仅在表现为持久、痉挛—同步性 GMs 时才能准确预测脑性瘫痪。在纠正胎龄 6~20 周的小婴儿期间,GMs 检查的特异度可提高到 82%~100%。此期间出现正常的不安宁运动(fidgety movements)可以准确预测正常的神经系统预后,具有理想的阴性预测值;不安宁运动缺乏可预测脑性瘫痪和严重发育迟缓,具有理想的阳性预测值,且对于脑瘫的预测具有较好的敏感度、特异度,相较于 MRI、头颅 B 超等其他检查方法,具有最佳的预测精度。

2)Alberta 婴儿运动量表(Alberta Infant Motor Scale,AIMS):适用于 0~18 个月从出生到独立行走这段时期的婴儿。AIMS 分为俯卧位、仰卧位、坐位及站立位 4 个亚单元,不仅评估运动技能是否获得,而且对每一项技能从负重、姿势及抗重力运动这三方面特征进行分析和评估,从而可以尽早识别出运动发育不成熟或异常运动模式的婴儿,为康复医师和治疗师提示治疗的目标。

3)Peabody 运动发育量表:用于 0~6 岁儿童,包含粗大和精细运动两个分量表,共 6 个分测验,对运动能力有更细致的分类,对各种残疾儿童评定也有更细致的指导。各项按 0、1、2 分评分,结合了定性与定量评分方法,可以更灵敏地反映训练效果。特别是有配套的家庭化训练方案,适合于临床指导训练。

4)婴儿运动表现测试:是美国近年来研发的一种评估量表,用于对婴儿功能性运动行为的测试,可以早期识别胎龄 32 周到纠正胎龄 4 月龄婴儿的运动发育异常。对于提供给特殊保健机构的高风险婴儿的物理治疗,或给早产儿出院后提供的家庭锻炼项目所造成的影响很敏感,能够反映照顾者在日常生活互动中对于婴儿运动的需求。

(李巧秀)

第二节 高危儿的康复护理

婴幼儿出生后的一段时期是大脑发育最快的时间,也是大脑发育的关键期和可塑期。新生儿的大脑重量约为 370g,6 个月时约为 700g(约占成年人脑重的 50%),至 2 岁时即为成人脑重 3/4。人脑中的神经细胞增殖期是妊娠头 3 个月至出生后 1 岁,如果过了此时期神经细胞将不再增殖或复制。早期康复干预正是利用大脑发育的特点,提供良性的环境刺激,在丰富的视、听、触等环境刺激下,使高危儿的大脑最大程度的康复,减少高危因素带来的不良后果,同时为之后康复打好基础。

一、高危儿

1. 高危儿是指在胎儿期、分娩时、新生儿期受到各种高危因素的危害,已发生或可能发生危重疾病的新生儿。高危儿包括:

(1)母亲高危妊娠的婴儿;包括高龄母亲。

(2)母亲过去有死胎、死产史的新生儿。

(3)母亲在妊娠期间曾发生疾病史的新生儿,包括各种感染性疾病、妊娠期高血压疾病、糖尿病、心脏病等。

(4)分娩异常的新生儿,如各种难产和手术产。

(5)婴儿在出生过程中或出生后发生不正常现象。

(6)兄弟姊妹中在新生儿期有因严重畸形或其他疾病死亡者。

(7)胎龄<37周或>42周。

(8)出生体重低于2 500g。

(9)有疾病的新生儿。

(10)其他:羊水过多或过少、羊膜早破和感染等。

2. **高危儿的具体表现**

(1)姿势异常:身体频繁抖动,上下肢不对称,3个月手指不能张开,双腿下肢特别僵硬、紧张,站立时候双腿向前交叉,头后仰。

(2)发育落后:2个月不会追视,3个月不会抬头,4个月不会翻身,6个月不会坐且手指屈曲状握拳,8个月不会爬,总是喜欢把手放在嘴巴里,手指不会抓握。

(3)喂养困难:喂奶时候吸吮无力,容易呛奶,嘴巴不能闭合,张口流涎,睡眠差,夜里喜欢哭闹。

(4)反射异常:6个月左右一些原始反射仍然没有消失,例如把手指放在患儿手里会有握持反射,手指放在患儿嘴巴会有类似于吸奶的吸吮反射。

(5)情绪异常:整日哭闹,烦躁不安。

二、早期康复(干预)的程序

1. **组建由多学科多领域人才组成的专业团队**　由专业的儿科医生、护士和神经科医生、康复师治疗师(PT、OT、ST)和心理医生组成支专业性强的队伍,明确早期康复(干预)的任务、目标和方法。运用正确的干预手段,以提高干预质量。

2. **多学科跨专业的早期康复(干预)新模式**　早期干预提高早产高危儿的生活质量需要多学科跨专业合作,目前我国已经逐渐形成从新生儿、保健、神经和康复各专业联合的早期干预康复模式。当前全国各地多家医疗机构的治疗已经开始逐步实行这种新的干预模式,还有一些机构已经将早期干预的执行提前到产前教育的阶段,已有不少妇幼保健院设有康复训练室,专业的康复治疗师会对产妇及家属进行专业的产前指导,在新生儿出现肌张力异常,但尚未诊断脑瘫以前,可以指导家长进行早期的干预活动,也可在专业机构进行训练。

3. **通过家庭教育指导家长参与早期康复(干预)** 任何时期的干预服务都是重要的参与者,指导家长积极参与早期干预对提高干预质量十分重要,而这些早期干预的措施如按摩、体操和主动运动训练等操作简单同时安全性高,所以可在家中进行,对于所有高危儿有健身促进发育的作用。

4. **出院后定期随访** 出院后的前 6 个月内要求至少每月进行 1 次随访,半年至一年内可根据实际情况每 1~2 个月随访 1 次。每次访视应根据小儿发育情况,做出下一步干预要求。随访时应定期采用各类婴幼儿智力评定和神经运动评定,如果发现异常及时进行康复训练。

5. **家长课堂** 在婴儿期出生后的 2~3 个月内,应由干预团队开展家长课堂,对高危儿家长进行系统的培训。内容包括进行早期干预重要性、婴幼儿智力发育规律、如何在家中进行婴幼儿被动活动、早期功能锻炼、如何培养和建立婴幼儿良好的睡眠习惯、常见病的防治、家长间进行经验交流。目的为激发家长进行早期干预的积极性,学会科学的早期干预方法,以便于提高干预效果。

三、高危儿的康复护理

(一) 早产高危儿的早期床边康复训练

1. **听觉刺激** 通过给婴儿讲话、唱歌和放音乐,母亲声音及心跳录音等。
2. **视觉刺激** 用可移动的具有鲜亮色彩卡片或玩具,或让婴幼儿注视父母的脸。
3. **触觉刺激** 可以用质地柔软的刷子轻柔地刷婴儿的皮肤。
4. **前庭运动刺激** 在保证安全的前提下给予轻微摇晃。
5. **本体感觉刺激** 被动运动和主动运动。有研究表明进行早期肢体被动活动 2~4 周后检测骨骼强度。结果显示,在每天两次运动介入可显著改善骨骼强度,并且有助于减少低出生体重极早产儿未来发生骨质疏松的可能性。
6. **口腔干预** 进行吮吸训练。

(二) 高危儿的机构康复和家庭康复

发育迟缓高危儿在胎儿期、分娩期、新生儿期都有许多的高危因素,许多重要脏器在发育过程中都受到了损伤,不仅运动方面有许多的异常,而且患儿认知以及言语功能都会受到一定的影响,甚至一些患儿的智力也会有一些落后或低下。因此,密切观察患儿情况,定期随访,早诊断,早治疗,机构康复和家庭康复相结合,在医疗机构康复的基础上辅以家庭康复训练,将康复训练有效合理地贯穿到生活中,可以有效促进高危儿的全面康复。

1. **机构康复** 康复治疗是康复医学的重要内容,是使病、伤、残者功能恢复的重要手段。现有机构的康复治疗技术主要包括:物理治疗(physical therapy,PT)、作业治疗(occupational therapy,OT)、言语治疗(speech therapy,ST)、心理治疗(psychotherapy)、文体治疗(recreational therapy)、康复工程、康复护理(rehabilitation therapy)、社会服务(social service)、职业咨询(vocational counsel)、中国传统医学治疗等。

在康复治疗中实施康复护理的目的是:在康复治疗中,提供良好的身心照顾,及时与患者沟通解释,消除患者恐惧和顾虑,协助患者做好治疗准备,发现并协助治疗师处理治疗中、治疗后出现的问题,以减轻患者痛苦,最好的发挥治疗效果,使残余功能和能力得到维持和强化,最大程度地恢复生活能力,重返家庭,回归社会。

(1) 物理疗法:作为康复治疗的代表性技术,主要通过运动疗法,包括功能训练(functional training)、手法治疗(manual therapy),以及借助于声、光、电、磁、热等物理因子(physical agents)的理疗技术来提高儿童健康,预防和治疗疾病,恢复、改善或重建躯体功能。儿科的物理治疗是康复治疗的重要组成部分。运动疗法对于发育障碍儿的肌张力改善、功能的恢复、神经的发育以及异常姿势的改善等方面效果显著,同时各种物理因子的辅助治疗,对于高危儿的早期机构康复有着显著的疗效。

1)电疗法:通过电来治疗和预防疾病的方法称为电疗(electrotherapy)。根据电流频率,可将电疗法分为以下三类:①低频电疗法:采用频率为 0~1 000Hz 的电疗设备属于此类,包括感应电疗法、电兴奋疗法、间动电疗法、直流电疗法、电睡眠疗法、经皮电神经刺激等;②中频电疗法:采用频率在 1~100kHz 的电疗设备属于此类疗法,包括传统干扰电疗法、动态干扰电疗法、音频电疗法、音频电磁场疗法、正弦调制中频电疗法、音乐电疗法等;③高频电疗法:采用频率在 100kHz 以上的电疗设备属于此类疗法,包括共鸣火花疗法、中波疗法、短波疗法、超短波疗法及分米波疗法、厘米波疗法和毫米波疗法等。

电疗法的康复护理要点:做好疗前宣教,告知患者治疗中应有的感觉;治疗部位如有创伤或遇到有创检查之后 24 小时内应避免治疗;做好治疗部位的准备,如局部创面的处理;女性月经期,下腹部禁忌高频治疗;注意保护特殊部位,如眼、生殖器官。

2)水疗法(hydrotherapy):以水为媒介,通过不同的作用形式将各种不同成分、温度、压力的水作用于人体,进而达到化学刺激、机械作用来治疗和预防疾病的方法。水疗法的应用很广,既可以是一项物理因子治疗,也可以进行运动疗法。临床上,对于大多发育障碍高危儿,早期与水的接触,可以通过水的温度、化学和机械刺激产生相应的治疗作用,诸如缓解全身的紧张状态,改善血液循环,诱导主动活动和分离运动,增强肌力,以及水中运动疗法来改善步态等。水对于患儿也有着极大的趣味性,故水疗法也可以改善患儿情绪,通过娱乐活动提高人际交往能力、社会适应能力等,对于认知、言语、性格、自我控制等的发展都有积极的作用。

水疗法的康复护理要点:①治疗中应随时观察患者的反应,如出现头晕、心悸、面色苍白、呼吸困难等应立即停止治疗,护理患者出浴,并进行必要的处理。②进行全身的浸浴或水下运动时防止溺水。③冷水浴时温度由 30℃逐渐降低,治疗时需进行摩擦和轻微运动,防止着凉,注意观察皮肤反应,出现发抖、口唇发绀时,应停止治疗或调节水温。④患者如有发热、全身不适或处于月经期等应暂停治疗,空腹和饱食后不宜进行治疗。⑤如有膀胱直肠功能紊乱者,应排空大小便,方可入浴。⑥进行温热水浴时,如出汗较多可饮用盐汽水。

3)传导热疗法:传导热疗法即温热疗法(简称热疗)是一种将加热后的介质(水、沙、盐、蜡、泥、中药等)直接作用于机体,治疗疾病的方法,也是一种简便、经济、安全、有效、使用最多的物理疗法。一般认为,40~45℃是取得治疗效果的最佳热度。常见的传导热疗法包括石蜡疗法、湿热袋敷疗法、蒸汽熏蒸疗法,以及地蜡疗法、泥疗法和坎离砂疗法等。

传导热疗法的康复护理要点:局部有感觉障碍者温度不宜过热,以免烫伤;治疗前服适量盐水,治疗后如出汗多可多喝水;全身热疗时,可冷敷头部。

4)超声波疗法:是指利用每秒振动频率 20kHz 以上的机械震动波作用于人体,达到治疗疾病目的的物理治疗方法。频率在 500~2 500kHz 的超声波具有治疗作用,临床常用频率为 800~1 000kHz。主要是应用声波的机械作用、热作用及理化作用,从而对机体产生相应的治疗作用。超声波的生物学作用机制,主要从机械作用、温热作用和理化作用之间的相互联系、相互作用,产生直接的局部组织的血管反应、通过神经 - 体液而产生的生物物理作用,以及对于自由基、蛋白质合成而产生的细胞分子水平的作用,进而对机体组织器官产生不同的影响。

超声波疗法的康复护理要点:治疗部位如有创伤或遇到有创检查之后 24 小时内应停止治疗;使患者了解治疗的正常感觉;观察治疗后反应,若有不良反应,及时联系治疗师,调整治疗剂量;体温高于 38℃者,停止治疗。

5)高压氧治疗:机体处于高气压环境中所呼吸的与环境等压的高浓度氧气称为高压氧,利用吸入高压氧治疗疾病的方法称为高压氧疗法。依据加压质分为空气加压舱和氧气加压舱。对于高压氧医学的探索和应用已有 150 余年的历史,而在近 30 年的发展中,高压氧治疗脑性瘫痪也取得了良好的应用和疗效。

高压氧治疗的康复护理要点:高压氧治疗过程中应注意进舱前不要饱餐、饥饿,最好在饭后 1~2 小时后进行治疗;遵守氧舱医疗安全规则,严禁携带易燃易爆物品(电动玩具、发火玩具、打火机、清凉油等)进舱;治疗前排空大小便,婴幼儿应戴尿不湿;加压过程中注意观察患儿反应,出现患儿哭闹、躁动不安等耳痛情况,应暂停加压,如调压仍有困难,耳痛无明显缓解,可适当排气降压,同时向鼻内点滴麻黄素,等疼痛消失后再继续加压。

6)生物反馈疗法(biofeedback therapy):是在行为疗法的基础上发展起来的一种新型心理治疗技术,也是一种意识自我调节的新方法。它是一种无痛、非损伤和非药物性的治疗方法,也是利用现代生理科学仪器,将人体的生理活动信息选择性地转换为可识别的信号(如光、声、数字、曲线、图像等),让患儿根据这些信号进行相应的强化和治疗,从而达到有意识地控制和自我调节这些生理或病理信息,通过学习达到随意调节自身躯体机能,从而消除病理过程、恢复身心健康的新型物理治疗方法。

生物反馈疗法康复护理要点:生物反馈疗法前需进行宣教,使患者明白,此疗法主要依靠自我训练来控制机体功能,且主要靠平时练习,仪器监测与反馈只是帮助自我训练的手段,而不是治疗的全过程,督促患者每天练习并持之以恒。

7)运动疗法(movement therapy):是指应用器械徒手以及患儿自身的力量进行运动的方式,包括主动运动、被动运动、抗阻运动等,使患儿获得运动及感觉功能的训练方法。近年来,运动疗法的适应范围逐渐扩大,除应用于结构以及功能异常、活动受限的运动疗法外,也逐步增加了适应健康和预防疾病的运动疗法,因此,运动疗法也被称为预防疗法。国内外目前较常用的方法有 Bobath 疗法、Vojta 疗法、Peto 疗法、Rood 疗法、PNF(本体促进技术)疗法、Phelps 疗法、上田正疗法、Brunnstrom 疗法、Ayres 疗法等。其中,Bobath 疗法可以改变错误的运动模式,建立正确的姿势反射和主动控制的运动能力,促进正常的运动发育和恢复,在高危儿以及脑性瘫痪的治疗中得到广泛应用。

运动疗法训练方法:对于存在发育障碍的高危儿,首先根据其功能水平,遵循小儿运动发育顺序制订训练计划,从简单到复杂,从容易到困难,从近端到远端的规律进行功能训练;其次,不要给予两个或两个以上的难题,制定目标需要遵从具体性、可衡量、可以达到以及与其他目标相关联的原则;第三,注重运动与感觉训练同步进行。发育障碍高危儿早期训练包括以下几个方面:头控训练、躯干控制、骨盆控制、上肢的支撑、翻身训练、坐位训练、爬行训练、站立训练、步行训练等。

(2)作业治疗(occupational therapy,OT):是将作业作为一种治疗的方式,对身体、精神、发育有功能障碍或残疾以致不同程度丧失生活自理能力和职业劳动能力的患儿,选择一些有目的的作业活动对其进行评定和治疗,提高其日常生活、学习、工作的能力,帮助其重返社会。

儿童作业治疗在我国相对物理治疗开设的较晚,各方面仍处于不断学习、发展和探索的阶段。治疗内容侧重于上肢的功能康复,以及认知训练、ADL 和感觉统合的训练、情绪的稳定训练,以及向生活或职业转移的功能训练。发育障碍高危儿的作业治疗,从日常生活活动、认知活动、学习活动、职业活动中针对性地、个性化地选择一些活动,进行学习、强化和应用,使他们在精神上、运动功能上达到最大程度的康复,为其重返社会奠定基础。

(3)言语治疗:语言是指人类社会约定俗成的符号系统,人们通常采用这些符号达到交流的目的。语言包括对符号的表达和理解的能力。常见的语言障碍包括失语症和语言发育迟缓。言语是口语形成的机械过程,言语的产生需要相关神经、肌肉的程序式活动,当相关神经或肌肉出现问题时,就会出现说话费力或发音不清。常见的言语障碍有构音障碍。

言语治疗是一门对各类言语障碍进行治疗或矫治的学科,也是对于言语或语言问题进行康复训练的方法。从事言语治疗工作的人称为言语治疗师或语言治疗师。言语障碍的训练方法主要包括:日常交流能力的训练,进食训练,构音障碍训练,语言发育迟缓训练,利用语言交流辅助器具进行交流的能力训练等。

2. 家庭康复 对于发育迟缓和发育障碍的高危儿来说,康复机构的训练虽然是专业化训练,但是训练的时长和频率有限,康复治疗师和老师也无法全天观察患儿的表现,而且,从出生开始,患儿的一系列活动主要是在家中完成,因此,家庭康复不容小觑。

(1)作为高危儿的家长,可以做的是帮助康复治疗师及老师更好地了解患儿整体情况,参与患儿的个体化训练计划的制定,成为家庭康复训练的主要执行人。家长在照护患儿的过程中要做到以下几点:

1)及时就医:有高危因素的患儿,尤其是一些早产或低体重儿,甚至是有一些新生儿病理性黄疸等疾病者,一定要及时去寻求专业医师的检查和诊断,当孩子出现一些异常姿势、情绪行为问题、语言认知发育落后的情况,及时向专业人员咨询,以免错过了最佳的康复时机。

2）配合问诊：一些家长在医师进行问诊的时候，不能够详细而客观地向医师提供可参考的线索，患儿的任何异常表现，甚至不良的生活习惯和兴趣爱好都要说明，不能因为羞耻、包庇而不说，父母怀孕期间的情况都应该详尽地说明。

3）及时沟通：作为高危儿的家长，积极地参与到康复治疗之中是十分关键的，如果从一开始家长就参与到患儿治疗中，及时地做好和医师、治疗师的沟通工作，将自己的想法和困难与老师沟通探讨，那么对患儿后期的康复治疗和预后都是十分有帮助的。另外，只有及时沟通，对患儿的具体病情有一个持续的了解和关注，才能有助于治疗师更快更好地找到问题的关键点，及时对症个体化治疗。

4）家庭康复：发育迟缓的高危儿需要注重家庭康复以及护理，康复最终的目标是回归社会、更好地去生活，所以高危儿的父母必须要掌握患儿的家庭康复，知道如何进行患儿的喂养、抱姿、抬头、翻身、坐、爬、走的训练，和患儿的日常生活密切结合，以及患儿的一些言语认知训练，帮助患儿更好地回归生活。

5）观察记录：对于患儿来说，家长是与其接触最亲密的人，平时要多观察患儿的一举一动，不论患儿有一些异常或是进步，家长都需要及时地进行记录。一方面，对于长期的康复来说，记录的方法可以更加清晰地掌握患儿进步情况，更容易坚持下去；另一方面，观察记录可以作为治疗师训练成效的一个依据，对接下来的康复训练目标的计划也会有一定的参考价值。

（2）高危儿的家庭护理：家庭护理对高危儿的重要性，每个家长在日常的生活中都深有感触，尤其是脑损伤高危儿早期干预，除了日常的生活活动进行护理操作训练方面的一些具体建议，还需要在功能训练方面进行引导，让患儿建立正确的姿势、纠正不良的姿势，让患儿功能得到持续性的锻炼。通过家庭护理，不仅加强了亲子之间的交流互动，还能增加患儿的自主性，主动与人交往的能力，从而让患儿能够实现整体康复的目标。

一般日常生活护理包括患儿精神、营养、睡眠、饮食、消化状况等。家长需要掌握正确的抱姿、卧姿及正确的喂哺、洗浴方法。同时要注意在训练过程中，要尽量给患儿穿一些宽松舒适的衣物，防止局部摩擦、压迫。家长在生活中要加强随时随地对宝宝进行训练的意识，多和宝宝做一些开发智力的游戏，正确引导患儿，促进患儿的语言理解和表达，让患儿的身心发展得到提高。

首先关于新生儿的抱姿，面对宝宝肌张力较高的情况，家长需要通过姿势及体位抑制其痉挛模式，使其呈仰卧位，以通过重力作用抑制其痉挛；对于一侧屈曲痉挛宝宝，可以先牵伸患侧躯干肌，再将患儿侧卧在妈妈的腿上，将躯干痉挛侧的身体朝下，通过重力的作用减轻躯干痉挛，该体位下，也可以促进患儿伸展肢体、翻身、抬头及躯干伸展；除此之外，在吃饭或游戏时，让患儿坐在地板上，用膝将患儿夹在两腿之间，控制中心关键点胸骨，可减轻患儿颈部紧张。而且，在妈妈抱患儿或者让患儿呈坐姿的时候，应该注意让患儿多一些中线位的活动，比如双手合抱奶瓶、中线位玩玩具等，中线位活动有助于患儿的日常生活的进行，吃饭、穿衣、游戏等都离不开此位置的活动。

其次关于新生儿的喂养，近年来最广为关注的是母乳的喂养，目前国际上已将保护、促进和支持母乳喂养作为妇幼工作的一个重要的内容,母乳喂养受到了全球的重视和支持。大力提倡母乳喂养,是因为母乳是婴儿最适合的理想食物,尤其是早产儿及小胎龄儿。母乳不仅含有许多抗感染成分以及许多免疫成分,还能为婴儿的生长提供发育必需的营养物质,比如蛋白质、维生素等。而且,母乳温度适宜,可以随时随地给婴儿输送养分,还能有效增强母子感情,促进亲子关系。当然,母乳不足的情况下,我们可以采用合理的混合喂养或人工喂养,辅食的添加依照月龄而定,一般按照从少到多、逐步增加辅食种类的原则,给予一些避免消化不良,让宝宝更好吸收的食物,比如一些高蛋白质、高营养富含维生素的食物。在喂食过程中,家长需要注意患儿头部的摆放位置不能偏离中线,做稍微低头的动作避免头后仰造成异物吸入,进一步导致呛咳的现象。为防止患儿不能吞咽流体的食物,家长可以预备一些黏稠性的食物。对吞咽困难、易呕吐患儿,喂养要耐心,少量多餐,每餐食物不宜过多。对于易哭闹、易激动、情绪不稳定、任性的患儿,妈妈不仅要稳定自己的情绪,避免过于焦虑、暴躁等负面情绪,增强自我坚持训练的信心,还要全面了解自己宝宝的特点,耐心地喂养宝宝。

最后,在家长可以正确掌握感知觉家庭康复训练方法的前提下,一些适当的视、听和皮肤触觉训练、婴儿操,以及抚触按摩,对婴幼儿的脑功能、神经肌肉功能的恢复都很有帮助。下面是一些具体内容:

1)视觉训练:家长将彩色玩具(彩带、彩球等)在宝宝眼前 20cm 处移动,促使宝宝跟随玩具追视以及转头能力,也可以在日常生活中让宝宝多看妈妈的脸,在喂奶或者抱宝宝的时候都是很好的时机。

2)听觉训练:家长将一些有声音的玩具放在宝宝的身体两侧,轻轻地摇动让宝宝寻找发声的方向,促使宝宝的听觉反应,进一步锻炼宝宝的转头能力。也可以通过给宝宝不停地讲话、给宝宝唱歌、放音乐、听母亲的声音等进行听觉刺激训练。

3)触觉训练:用各种材质的物品,比如毛巾、毛绒玩具、皮球、积木等让婴儿去触摸,进步可进行抓握锻炼,让患儿在游戏的过程中提升主动抓握意识,或者家长可以多变换宝宝的抱姿。

4)手眼协调训练:家长可以拿一些大小和颜色不一的套圈,让患儿进行一些对应的简单操作和匹配训练,也可以给患儿做一些串珠子的活动,从而锻炼患儿的手眼协调能力,在活动的过程中要注意患儿的姿势控制,头部及身体保持端正的位置,双手在体前正中线上,另外家长在平时的生活中要留心患儿此能力的应用。

5)前庭功能训练:家长于家中宽敞的领域进行患儿的前庭能力训练,可以在 Bobath 球上进行俯卧及仰卧位颠动,然后让患儿在放松的状态下仰卧在球上,让球进行各个方向的滚动,上下左右顺时针逆时针转一转,刺激患儿的各个位置的敏感性,当然也可以通过蹦、颠球刺激前庭平衡觉及本体觉,让患儿有保护性伸展反应的动作,而且还能够安抚患儿的情绪。

四、出院随访

高危儿的出院随访旨在通过系统、规范的随访,帮助高危儿实现院内到家庭照护的顺利过渡,指导家庭掌握高危儿出院后特殊问题的识别和处理,监测慢性疾病的发展和转归,并通过开展生长发育监测。实施提供综合性干预指导、开展必要的神经精神评估，为父母提供以家庭为中心的高危儿照护支持。目前，对于出院后应接受随访的高危儿类型尚缺乏明确的规定，因此，为实现高危儿良好的生存与发展，对具有高危因素的新生儿均应纳入出院后随访管理的范围。

关于高危儿随访频率有相关指南及规范做出了建议，即：矫正 1~6 月龄每月随访 1 次，矫正 7~12 月龄每 2 个月随访 1 次，矫正 13~24 月龄内每 3 个月随访一次，矫正 24 月龄后每 6 个月随访 1 次。随访的重点应包括：出院后疾病随访和重点疾病防治，体格发育监测和营养喂养指导，神经精神发育监测，出院后随访的特殊检查（头颅超声、CT、磁共振成像），早期康复，家庭康复指导等。

在高危儿随访管理的过程中，多学科团队协作和信息化建设是至关重要的，也是最佳模式之一。单一专科的随访具有局限性，而多学科合作的模式能助力高危儿的全面发展。例如，新生儿科、儿童保健科可以共同开展营养监测和喂养干预，在发育关键期，需要监测运动、语言、认知、心理行为的发展，出现发育迟缓或发育障碍的情况就离不开儿童保健科和康复科的共同协作。信息化管理是高危儿管理持续发展的保障条件之一，在互联网＋医疗的发展趋势之下，依托互联网开展区域化高危儿网络化管理，对于缓解优质儿科医疗资源不足与服务需求不断增加的矛盾，实现高危儿的网络化系统管理是十分有效、可行的途径。

（李巧秀）

第十二章

儿童重症的康复护理

伴随着我国康复医学的迅速发展,康复医疗的介入窗口逐渐迁移,从疾病的恢复期,提前到疾病早期,甚至是从急性期开始就介入康复护理干预,并一直跟随到社区和家庭照顾中,这种"早期康复"和"全过程康复"的理念逐渐被人们所认识和接受。儿童的疾病谱和诊疗方法不同于成人,儿童往往起病急骤、病情变化快,一旦发展成为尤其是儿童重症性疾病则面临各器官受损和功能障碍的严重后果,因此,儿童重症的康复护理需早期实施干预。

第一节 概 述

一、儿童重症康复的定义、现状及意义

儿童重症康复(children rehabilitation in intensive care unit,CRICU)是指针对危重症患儿在病情允许的范围内尽可能提高儿童身体、心理及社会功能所进行的康复。根据治疗区域的不同,包括在重症监护病房(ICU)内的康复和在康复医学科病房内的康复治疗。儿童重症监护病房(pediatric intennsive care unit,PICU)是医院集中监护和救治危重儿童患者的医疗单元,是对因创伤或疾病而导致危及生命或处于危险状态,并且有一种或多个器官衰竭的患儿,进行多学科、多功能监护及治疗的领域。近年来,随着重症医学的飞速发展,重症儿童的病死率显著下降,存活下来的婴幼儿多伴随有功能障碍,并持续数年甚至终身存在,造成生存质量下降。

国外对重症康复的关注较早,1967 年 Carroll 阐述了在心脏 ICU 中开展早期心脏康复的重要意义,Pohlman 等对 ICU 患儿在机械通气期间进行了康复治疗,包括物理治疗和作业治疗。目前,在国内大型医院的成人重症康复工作开展已较普遍,但儿童重症康复诊疗技术的发展明显落后于成人,儿童重症康复虽逐渐受到临床康复医务工作者的关注,但成熟而规范的儿童重症康复治疗与护理技术仍处于萌芽状态。

随着近年来儿童重症医学地飞速发展,ICU 内重症患儿的病死率显著下降,很大一部分存活患儿在出院后数年仍存在躯体和心理功能障碍,其生存质量也大受影响。儿童重症康复具有很重要的预防性康复意义,经过在 ICU 的早期介入,通过康复干预减轻患儿的功能障

碍和并发症,使其从 ICU 转出后身体功能与生活能力尽可能恢复到较高水平;早期的重症康复治疗可帮助提高肌肉力量、改善身体机能和心肺功能、减少心理障碍的发生率、提高或促进患儿认知和语言功能的发育;此外,早期介入康复还可以减少呼吸机的使用时间和 ICU 的住院天数,进而减少住院费用和 ICU 住院并发症,综上所述,重症康复整体而言是安全、可行的,可对患儿短期和远期预后均产生正面影响。

二、儿童重症康复护理的对象

按照病种来区分,常见的儿童重症疾病主要包括:循环系统疾病,如病毒性心肌炎、感染性心内膜炎等;呼吸系统疾病,如重症肺炎、急性感染性喉炎等;消化系统疾病,如消化道出血、急性肝衰竭、哮喘持续状态等;神经系统疾病,如癫痫持续状态、化脓性脑膜炎等;急性中毒、重症手足口病等。在这些原发病的影响下,大部分患儿均可能出现意识不清、运动受限等情况,因而,成为儿童重症康复护理的服务对象。

按照患儿的功能障碍程度及一般状态来区分,重症患儿一般包括:生命体征相对平稳但仍然需要进行连续性监测和支持的患儿,ICU 向普通护理单元过渡时期的患儿,康复病区患儿在康复期间突发急危重症需要就地抢救的患儿,其他不适宜移动转送到康复治疗场所的患儿,接受脏器移植治疗的患儿。

三、我国儿童重症康复护理面临的挑战

儿童重症康复护理的理念虽然已有报道,但实施过程中受体制、经济、社会认知等多方面因素影响,导致在儿童重症康复领域开展工作的康复护士不足;儿童重症康复需要与新生儿科、儿科、神经内外科、心内科和呼吸科等多学科协作开展工作,病区护士应自觉成为儿童重症康复团队中的一员,要充实相关疾病的临床知识、了解各种治疗新手段与方法,为正确把握早期康复介入时机打好基础;儿童重症康复护理程序及临床护理路径尚待完善,康复护士应在康复过程中,及时进行护理评估、计划、实施、反馈,加强护理过程管理。

(陈　雨)

第二节　儿童重症康复护理技术

一、儿童重症康复护理评估

康复护理评估是护理程序的第一步骤,可以对重症患儿的生命体征、一般情况、功能状况和潜在能力作出判断,尤其是了解患儿功能障碍的性质、程度、欲望及需求,进而对患儿各方面功能状况进行量化与分析,为重症患儿的护理诊断提出、护理计划制定、护理措施的实施做好前期基础,依据康复护理评估的结果,为患儿制定个体化康复护理方案。根据患儿的

病情阶段,护理评估可分为初期、中期和末期康复护理评估。

(1)一般护理评估:ICU 的一般护理记录单或护理评估量表可用来判断患儿身体状况所带来的影响。例如,生命体征评估、基本功能评估、压疮风险评估、大小便控制情况评估、管路及感染评估等,可由 ICU 的责任护士完成护理评估。

(2)躯体功能康复护理评估:躯体功能的康复护理评估包括肌力、肌张力、关节活动范围、肺活量、血氧含量、ADL 等。随着身体状况的好转,需要对患儿的活动度和参与性进行评定,如儿童功能独立性评定(functional independence measure for children,WeeFIM)、ICF-CY 框架下的活动与参与情况评估。

(3)觉醒的护理评估:重症患儿可能伴有不同程度的昏迷,在疾病早期应做好护理评估,以判断患儿觉醒的预后。Wessex 颅脑损伤量表(Wessex head injury matrix,WHIM)适用于早期觉醒的评定,优于格拉斯哥昏迷量表(Glasgow coma scale,GCS),作为一种简捷、有效并可靠的评定方法,其可以在 ICU 使用。此外,重症患儿可能发生谵妄,并可引起患儿认知障碍,对 ICU 的患儿应常规进行谵妄的监测。由于儿童不宜配合护理评估、不能准确表达意愿等特点,给儿童重症康复护理评估造成困难,所以对康复护理人员的专业要求更高,需着眼于儿童发育特点来进行评估。

二、儿童重症康复护理技术

(一) 环境管理

病区环境是护理工作的重要内容之一,重症患儿由于疾病的影响,对于光线、温度、湿度、噪声及床单位等都有着特殊需求。

1. 光线管理　减少不必要的光线刺激和压力,即使是对待昏迷患儿也应建立规律的白天与黑夜的交替环境。早产儿应尽量避免强光刺激,明亮的光线可能会造成早产儿呼吸和心率增加、血氧饱和度降低、睡眠减少等不良反应。小于 28 周的早产儿采取暗光持续的环境护理,28 周后可采取周期性关照环境,即白天与夜晚各 12 小时的交替明暗光照;在进行必要的护理操作时,光源应避免直射患儿眼部,光照要缓慢增加强度。

2. 温度与湿度管理

3. 舒适管理　保持患儿床单位整洁,做好患儿清洁护理,及时更换尿布,防止发生皮炎、臀红或压疮。

(二) 疼痛护理

新生儿疼痛被国际疼痛协会定义为一种主观感觉,即一种不愉快的感受与伴有具体或隐藏组织损伤的情绪体验,重症患儿因缺乏交流能力,不能否定其有疼痛体验或者需要适当缓解疼痛的需求。疼痛的主要原因来源于疾病所致的功能障碍,如肌张力增高引起的肢体疼痛、食管反流引起的消化道疼痛、关节僵硬挛缩引起的肌肉疼痛等。此外,医源性操作也可能引发疼痛,如足跟采血、静脉穿刺、气管插管、吸痰等,其他原因还包括感染、皮肤烧伤、术后伤口愈合困难等。疼痛刺激可引发机体全身反应,如代谢增加、心血管功能紊乱、呼吸改变、情绪焦虑、功能恢复不佳等,因此,采取相应的康复护理措施,可减轻疼痛,增进舒适,促进患儿功能康复和良好的身心发育。

1. **去除导致疼痛的诱因** 做好术后创伤护理,保持管路通畅,减少反复穿刺带来的影响,防止院内感染,适当调节室内光线强度,降低噪声。

2. **音乐护理** 给予患儿轻松优美的音乐,降低交感神经兴奋,减缓对于静脉穿刺、肌内注射等刺激性疼痛的强烈反应,达到镇静、催眠、缓解疼痛的作用。

3. **袋鼠式护理** 对于新生儿或较小月龄患儿,指导患儿家长模仿袋鼠、无尾熊等有袋动物的照顾方式,将患儿以直立的方式贴于家长胸口部位,注意保持口鼻呼吸通畅,为其提供安全和温暖,同时促进亲子交流,缓解疼痛。

4. **安慰** 给予安慰奶嘴,缓解疼痛。

(三) 抚触护理

每天给予患儿沐浴护理,沐浴后采取抚触手法,轻轻抚摸患儿皮肤,给予安全感和温暖,并给予按摩、拥抱、肌肤接触等良性刺激,可刺激患儿的前庭、触觉和运功感觉系统,调节行为状态,减少哭闹、烦躁等应激行为,使患儿处于情绪稳定状态,从而减缓疼痛,促进舒适。

(四) 营养护理

危重患儿营养状况与其预后密切相关,营养不良可导致危重患儿死亡风险增加,同时增加并发症的发生率,延长住院时间。护士应与多学科团队合作,与营养师、言语治疗师、医生等专业人员协同工作,通过建立标准化的喂养流程,规范危重患儿喂养行为,力求改善危重患儿营养状况。

1. **肠内营养支持与护理** 肠内营养是通过口服或鼻饲等方式经胃肠道提供代谢需要的热量及营养成分的营养支持方式,它是一种价廉、简便、有效、合乎生理的营养方式。经口营养不足或不能经口营养时,短期内可以先用鼻肠管进行肠内营养支持;如果长期(大于 30 天)需要营养支持,可以通过内镜做经皮内镜胃造口术(PEG)进行肠内营养,或通过剖腹手术进行空肠细针穿刺造口。如果肠内营养治疗不耐受,可选择肠外营养。

2. **肠外营养支持与护理** 不能耐受肠内营养或肠内营养禁忌证的重症患儿,应选择肠外营养支持,如禁食 3~5 天以上的重症婴儿及儿童,大手术、创伤围手术期的患儿,先天性消化道系统畸形患儿。肠外营养短期者可以通过外周静脉营养(peripheral parenteral nutrition, PPN),长期者通过中心静脉给予。外周静脉营养护理操作大多选择上肢浅表静脉,下肢的外周静脉不适宜做 PPN,容易发生下肢血栓性静脉炎,并且影响患儿身体移动。

(五) 促醒护理

重症患儿由于各种原因所致意识丧失或意识障碍,加之重症监护病房的相对封闭环境造成不同程度的感觉缺失,妨碍患儿意识恢复,造成感官剥夺。因此,早期实施促醒护理十分必要。

1. **给予感觉刺激** 通过听觉刺激、视觉刺激、嗅觉刺激、味觉刺激、触觉刺激等方法给予患儿必要的感觉输入,反复多次耐心实施护理干预,逐渐增强刺激程度,降低防御,提高觉醒水平。例如,根据患儿的临床症状选择与人体节律相适应的强度为 60~70dB 的音乐,对于昏迷、嗜睡的患儿可选择兴奋性音乐,以刺激感官,促进觉醒。

2. 给予运动和体位刺激　应用关节被动活动、身体位置变化等护理干预措施,如在站立床、治疗球、体位垫上进行被动活动,注意保护患儿安全,观察患儿早期出现的身体保护性反应和延迟的平衡反应。

(六) 膀胱护理

脊髓疾病患儿多数会出现膀胱功能障碍,表现为尿失禁、尿潴留等,根据患儿尿流动力学检查,给予患儿适当的膀胱功能训练,如排尿习惯训练、盆底肌训练、挤压法、反射法等,同时根据患者排尿情况,选择留置导尿、清洁间歇性导尿或耻骨上膀胱造瘘。

(陈　雨)

第十三章

家庭康复护理和社区康复护理

残疾儿童由于病程时间长,病情严重,多数伴有生活自理缺陷,给家庭和社会造成沉重负担。我国医院的医疗资源不足,加之大多数残疾儿童生活在农村或城市的普通家庭,没有能力和条件长期接受康复治疗,如何解决儿童在临床医疗后的延续治疗,巩固疗效,恢复功能成为亟待解决的难题。社区康复为患儿延续康复治疗提供了有效途径,其特点是康复治疗技术简单、通俗易懂,资金成本投入低廉,充分发挥患儿自身的积极性以及家庭成员可有效参与等多项优越条件,使患儿得到连续不断、持久的康复治疗,巩固康复疗效,达到理想的康复效果。

第一节　家庭康复护理指导

一、家庭康复护理的基本概念

(一) 家庭康复护理指导的定义

家庭康复护理指导是通过建立以康复对象为中心,以家庭为单位的康复模式,充分利用家庭及社区资源,鼓励家庭成员积极参与、帮助和指导康复对象在康复过程中的功能训练,发挥其潜能,最大程度地恢复其生活自理能力,以期早日重返社会。

(二) 家庭康复护理指导的特点

1. **强调主动活动与自我护理**　传统的医院护理为提高护理工作效率往往采取"替代护理"的方法,患儿被动地接受护理人员喂饭、洗漱、更衣、移动等生活护理,忽视了患儿自理能力的锻炼,而家庭康复护理则侧重于"自我护理"和"协调护理",即在病情允许的条件下,通过耐心地引导、鼓励、帮助和训练,帮助患儿最大程度地发挥其身体残余功能和潜在能力,使患儿最终能部分地照顾自己,为患儿重返社会创造条件。

2. **强调功能训练**　家庭护理人员应了解患儿残存功能的性质、程度、范围,在总体康复治疗计划下,结合护理专业特色,坚持不懈、持之以恒地对患儿进行康复功能训练,特别是要加强日常生活活动能力的训练,从而促进患儿早日康复。

3. **重视心理护理**　分散在家的残疾儿童,常有自卑感、寂寞、孤独、忧郁、无所作为或有被社会遗弃的心理,甚至有的患儿存在轻生的念头,社区康复护理人员经常与患儿接触,在进行康复护理技术指导的同时,要密切注意患儿的心理动态和潜意识活动,开展相应的心理咨询。根据残疾儿童不同的心理障碍,通过良好的语言、态度、表情和行为去影响患儿,组织和引导他们参加残疾人文娱、体育及儿童集体活动等有意义的活动,从中认识到自我存在的价值,增强对生活的信心。

二、家庭康复护理的服务形式

残疾儿童的康复是一个长期过程,需要终生进行康复训练。如何保证患儿能够长期享有康复服务,是儿童康复工作急需解决的问题。社区康复有效弥补了住院康复医疗资源的不足,多种形式的社区康复不断产生。

(一) 家庭式康复模式

按照 WHO 的"帮助残疾人家属去帮助他们自己"的模式,由社区专业技术人员对患儿家长进行专业培训,使父母在家庭康复中担任训练员的工作。家庭康复的优点是:可以弥补康复机构或康复中心床位和治疗师的不足,比正式病床更灵活、更经济、更加自由安排康复治疗活动,省时、省钱、省力,较早帮助患儿改造和适应以本人居所为中心的社会环境,充分发挥家长的积极作用,促进亲子交流。

(二) 远程指导康复模式

采取电话查房等方式,由医院专家指导社区康复工作,极大方便交通较远的患儿。

(三) 社区服务站康复模式

建立不同层次的康复中心(站),进行社区康复训练及家庭训练。结合病例的具体情况,有的患儿来到社区康复站进行训练,有的患儿在家庭实施康复训练,也有患儿在住院期间由医院的康复人员对家属进行有计划、有目的的康复技能培训,再由患儿家长在家庭对患儿进行训练,医院的康复人员定期指导、定期复诊或电话评估咨询。

社区康复以家长为主要康复人员,以家庭环境为主要康复场所,使患儿在康复治疗与成长的过程中不脱离家庭和社会,节约经费,且治疗时间灵活,效果持久,可真正贯穿于患儿的日常生活之中。

三、家庭康复护理的内容

基本内容包括:患儿心理支持;家庭康复环境指导与改造;预防并发症和畸形的发生;日常生活活动能力的训练;自助具等辅助设备的操作及使用;假肢和支具的操作及使用;社会活动能力的训练。

(一) 患儿心理支持

家长每天与患儿接触,应观察患儿的心理变化,并采取积极有效的家庭康复护理方法,如通过了解、分析、劝说、鼓励和指导等方法,使患儿克服焦虑心理,支持配合康复训练,树立信心,战胜疾病。

(二) 家庭康复环境指导与改造

残疾儿童主要在自己家庭逐渐进行各方面的功能恢复,家庭是最佳的、也是最终的活动场所,对儿童来说也是他们成长生活的地方,因此家庭环境的改造至关重要,社区护士应积极深入家庭中,评估家庭环境并给予指导,如建立家庭无障碍设施,在家庭的卫生间内安装扶手,降低开关、把手等位置,以利于患儿进行日常生活活动。

(三) 预防并发症和畸形的发生

长期的功能障碍会导致关节畸形、肌肉萎缩等并发症,患儿应在家庭中采取预防措施,如每天由家长进行被动关节活动训练和手法按摩,注意在关节活动范围内进行操作,以不产生剧烈疼痛为宜。

(四) 日常生活活动能力的训练

患儿应在家庭中努力实施日常生活活动训练,为进入学校参加集体生活做好准备,鼓励患儿练习自己进食、穿衣、如厕、步行等动作,必要时可借助辅助器具。

(五) 自助具等辅助设备的操作及使用

根据患儿的功能障碍情况设计个体化辅助器具,并教会患儿如何正确使用、相关的注意事项和辅助器具的保养方法。

(六) 假肢和支具的操作及使用

对于行走功能障碍的儿童,指导其使用假肢或支具完成行走动作。对于截肢的患儿应做好残肢的护理,保持皮肤清洁,做好皮肤感觉训练,可应用弹力带包扎残肢,正确佩戴假肢,关注儿童的生长情况,及时更换假肢。

(七) 社会活动能力的训练

鼓励患儿积极参加各类社会活动,如主动参与儿童集体游戏,陪伴父母去购物,乘坐地铁、公共汽车等,以提高患儿的认知能力和社会化进程,为回归社会做好准备。

(许洪伟,陈　雨)

第二节　社区康复护理指导

一、社区康复护理的基本概念

(一) 社区康复护理的定义

社区康复护理是指整体护理与社区护理相结合,两者融为一体,根据总的社区康复计划,围绕全面康复(躯体、精神、社会、职业)目标,在社区的层面上实施康复训练及家庭护理,使社区广大残疾儿童和社会群体都能享受到有效、经济、方便、综合、连续的康复护理服务。

(二) 社区康复护理的特点

1. 以社区为基地,由社区组织领导、社区成员全面参与。

2. **以社区内多部门协作为手段**　社区康复需依靠社区的卫生保健、社会保障及社会服务网络,多方协作开展社区康复服务,依托卫生、民政、社会服务等部门共同参与,广泛呼吁残联、学校、社会团体等社会各界密切配合,合力推进儿童社区康复事业。

3. 以促进儿童身心全面康复为目标　为社区内的残疾儿童提供医疗、教育、社会活动等方面的康复服务。社区卫生服务组织应积极为社区内的儿童开展促进身心功能的康复训练,帮助学前教育和入学事宜,以促进其回归社会。

4. 以就近康复为原则　康复训练就地就近进行,器材就地取材,因地制宜采取适合本社区的康复模式。

5. 康复技术指导简便实用、易于掌握　社区康复技术的选择应适合家长参与,由专业技术人员指导患儿家长进行合作性康复训练,训练时间经常持久,保证家庭中可以延续训练,达到社区康复家庭化、实用化的良好效果。

6. 医疗成本低,覆盖面广　社区康复投资少,服务覆盖范围广泛,实现医疗资源的最大程度共享。

二、社区康复护理的基本内容

(一) 社区康复护理的原则

1. 安全第一。

2. 全面整体护理。

3. 患者主动参与。

4. 早期预防、早期介入。

5. 注重实用和功能重建。

6. 持续性医学。

(二) 社区康复护理的流程

社区康复护理应按照康复护理程序开展工作,即采取"护理评估、护理诊断、护理计划、护理措施与护理评价"的工作流程。

1. 社区护理评估　包括一般收集资料和进行初次评估,可采取访谈的方法,社区护士深入到患儿家庭中进行评估工作。

2. 提出护理问题　根据资料采集的结果,综合分析患儿的身体情况、家庭情况、环境因素等,找出主要护理问题。

3. 制定康复护理计划　制定康复护理计划,计划分为近期计划和远期计划,应围绕患儿的日常生活活动制定。

4. 实施康复计划　采取积极的康复护理措施,实施康复护理计划。

5. 康复护理评价　即康复护理效果评估,针对一段时间内的康复护理干预进行效果评估,包括观察患儿的功能恢复情况、心理状态、家庭的满意程度等。

(三) 社区康复护理的基本内容

1. 基础护理　基础护理包括皮肤护理、口腔护理、呼吸道护理、饮食护理及排泄护理等。

2. 功能训练　针对病伤残者其病情的轻重,可采用适当的物理疗法、运动疗法、作业疗法、言语疗法等疗法进行康复功能训练。

3. 预防并发症　病伤残者在伤病过程中常伴随一些并发症的发生,从而加重病痛,造成功能障碍,生活质量下降。因此,在加强康复护理的同时,还应采取相应的措施预防和治疗并发症。

4. 心理护理　残疾儿童易产生心理障碍,从而影响其健康状况及康复训练的进行。因此,在进行各项康复护理的同时,社区护士必须进行耐心细致的心理护理,使残疾儿童得到心理康复。

5. 健康教育　社区护士应对病伤残者进行有关自我护理及康复训练的指导和教育,从而充分调动病伤残者的积极性,发挥其主动性。

(四) 常见残疾儿童社区康复护理策略

1. 肢体残疾儿童的社区康复　肢体残疾指人体运动系统的结构、功能损伤造成四肢残疾或四肢、躯干麻痹、畸形等而致人体运动功能不同程度的丧失,以及活动受限或参与的局限。肢体残疾儿童表现为肢体的缺失或功能丧失,并伴随语言障碍、智力障碍或心理障碍,包括偏瘫、脑性瘫痪、截瘫和骨关节疾病。根据其损伤部位的不同,临床表现和功能障碍亦不同,例如,患有严重脑性瘫痪的孩子无法在没有帮助的情况下移动,无法清晰地说话,并且还可能伴有智力障碍;脊髓损伤的患儿表现为神经源性膀胱和神经源性直肠,需要进行膀胱功能再训练;肢体残疾儿童在其成长过程中需要特殊的治疗和护理,同时,让他们尽量与正常的孩子一样,拥有快乐的童年体验,这就需要社区、家庭、学校、医院等多方合作。

(1)心理护理:对于出生就已经残疾的儿童,在漫长的生活中从无知到有知地看到了自己的真实情况,逐渐适应了这种残酷的现实。可是,对于后天造成残疾的儿童,生活困难和心理突变是可想而知的,因此,对于所有后天致残的残疾儿童,最主要的问题是如何教育孩子尽快度过致残后的困难适应期。家庭应首先帮孩子渡过心理难关。如告诉孩子生命是顽强的,用身边残疾人的故事激励孩子,带孩子和残疾人交流,使孩子亲自从他们那里获得生活的乐趣和信心等。在致残的开始阶段可给予患儿极大的照顾,逐渐过渡到辅助活动和独立活动。

(2)家庭环境改造:由社区护士深入家庭,根据儿童病情及功能障碍程度设计无障碍设施。

1)偏瘫儿童家庭环境改造:将生活物品尽量放置于患侧,鼓励患儿使用患侧肢体够取物品,即使不能触及物品,也要让患儿的视线注视到患侧,以防患侧忽略。

2)截瘫儿童家庭环境改造:截瘫儿童需训练使用轮椅,因此,家庭应设计轮椅坡道,可建议家长选择一楼居所,并将进门的台阶改为坡道,将家庭的洗手池、餐桌、写字台等改造为下方空阔的设计,方便轮椅出入,房间的门改为推拉门,各个房间之间地面保持同一高度水平,避免障碍;家庭卫生间和浴室应安装适合高度的扶手,方便轮椅转移;家庭的墙壁开关位置不宜过高,以患儿坐在轮椅上刚好够到为宜。

3)脑瘫儿童家庭环境改造:脑瘫儿童存在运动功能障碍,容易发生坠床、跌倒等意外,因此,家庭的环境改造应以安全为首要原则,地面要铺设防滑地板,儿童床要安装扶手和护栏,室内布局宽敞明亮,桌角应包裹软布或泡沫,儿童卧室应远离热源、火源(图 13-1)。

(3)功能训练:功能训练和生活能力训练是相辅相成的,及早开始功能训练有利于生活能力的提高。训练要按照儿童生长发育顺序以及儿童功能障碍程度,与日常生活的实际需求相结合,从易到难、从简单到复杂、从粗大到精细动作、从单项到多项进行训练。

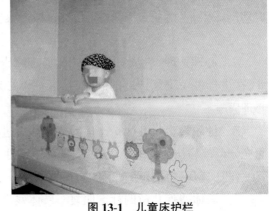

图 13-1　儿童床护栏

1)粗大运动功能训练:翻身、坐、站、走、跳、投掷等。

2)精细活动训练:拿、捏、握训练,如扣纽扣、系鞋带、摆小棒、捡豆粒等。

3)协调性训练:平衡能力训练,让患儿取站立位,抓取来自各个方向的物品,或完成抛接球游戏动作,单足站立训练也是所有致残者都要进行的训练,对于刚刚致残的儿童尤其是脑瘫儿童,这种训练更加重要。

(4)治疗性体位保持:为了配合治疗而保持的体位称之为治疗性体位,治疗性体位保持的原则是保持肢体的功能位置。对于肢体残疾儿童而言,正确的姿势是运动的前提,因此要采取措施维持正确的治疗性体体位。偏瘫患儿体位保持应以防止患侧挛缩为原则,以抗痉挛体位为主;脑瘫患儿体位保持则以促进姿势对称、防止肌张力增高为原则,采取对称体位;骨关节疾病患儿体位保持应以促进患肢血液循环、防止患肢受压为原则,采取垫高肢体的体位。在体位保持中可利用各类体位枕和体位垫维持卧位和坐位,如没有特殊辅助器具也可以使用家庭的被卷、枕头、靠垫等。

(5)辅助器具使用指导:肢体残疾儿童首选的辅助器具包括轮椅、拐杖、助行架等移乘辅助器具,家长应学会正确的选择和应用辅助器具。

(6)训练患儿的代偿技能:指导孩子获得代偿技能,这是致残者必须在一开始就应该掌握的技能之一。例如,下肢部分缺失的患儿应练习用拐杖走路,更严重者练习用轮椅走路;上肢部分缺失的患儿应练习用一只手代替另一只手的功能,右手缺失练习用左手代替功能,双手缺失练习用脚代替手的功能,练习用脚写字、用嘴写字等。

(7)生活自理能力训练:开展生活自理能力训练是所有肢体残疾者必须面临的一个课题。除去那些瘫在床上的极重度的肢残者外,绝大多数肢残者是能够掌握最基本的相应的生活自理能力的。

1)个人卫生动作:训练患儿自己完成洗漱、刷牙、洗脚等动作,根据患儿功能情况采取坐位或站立位,应用手套式毛巾、压盖式洗手液、粗柄牙刷以降低动作难度,偏瘫患儿可将毛巾缠绕在水龙头上完成单手拧毛巾动作。

2)进食动作:将餐具改良后固定于患儿手臂上,练习伸肘—舀取食物—屈肘—将食物送入口中动作,对于脑瘫患儿,可让其坐在坐姿矫正椅上给躯体以稳定的支持,完成进食动作训练(图 13-2)。

3）更衣动作：偏瘫患儿更衣时应注意先穿患侧、后穿健侧，先脱健侧、后脱患侧。

4）如厕：如厕动作练习包括穿脱裤子、便后清洁、马桶冲水，患儿应熟练使用卫生间的扶手和坐便椅，练习如厕动作，脊髓损伤的患儿可按照床椅转移的方法，先将身体转移到坐便上，然后进行如厕训练。

5）移动和步行：使用移乘辅助器具完成平地步行和上下楼梯动作。

（8）接受学龄教育：部分肢体残疾儿童经过社区康复后能够在学校接受教育，因此，在接受上述几个方面的训练，并且孩子具备了初步的能力如"行走能力"（或用轮椅行走的能力）、用餐能力之后，可把孩子送往学校接受学校教育。在学校教育中，创设自由空间，让孩子有主动探索的机会。如在体育活动中，教师要以发展幼儿的主动性为重要任务，使幼儿成为主动和成功的探索者与学习者。

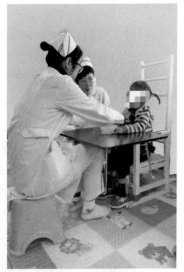

图 13-2　进食训练

对于瘫在床上或因病暂时不能上学的孩子，家长也要制定一个学龄教育的计划，然后有计划地请家教，自己或允许义务工作者前来家中给孩子上课，使孩子在家中接受相应的教育。坚持家庭正面教育，培养孩子树立自信心。不要讽刺他们，使他们受到不同程度的打击；也不要过分地赞扬他们，以免产生骄傲情绪。教师应与家长配合，在教育的同时促进儿童心理的健康发育。

2. 智力残疾儿童的社区康复　智力残疾（mental handicapped）又被称为智力落后、智力障碍、智力低下或弱智。智力残疾儿童是指在生长发育时期（18 岁以前），智力发育低于同龄儿童的平均水平，同时伴有明显的社会生活适应能力困难的儿童。可见判断一个儿童是不是智力残疾，必须从三个方面考虑：一是智力，二是社会适应能力，三是年龄，三者缺一不可。

智力残疾儿童的社区康复可以在家庭、社区、学前教育机构、普通学校和特殊教育学校进行，这里主要介绍社区和家庭中进行的康复护理措施。

（1）情境训练：在家庭生活的自然场景中进行训练是最重要的家庭训练方式，效果显著，方法简单。将训练计划的目标分解到自然生活中，如将日常生活活动能力训练分配到起床、用餐、如厕等各个生活场景中，训练儿童学会生活。

（2）躯体运动功能康复训练：智力残疾儿童的躯体运动康复与正常儿童相似，需在训练过程中注意交流技巧，取得患儿的配合。

1）翻身：侧卧位翻身至仰卧位，仰卧位翻身至侧卧位，侧卧位翻身至俯卧位。

2）坐：长坐位与端坐位交替进行，每个动作保持 3~5 分钟。

3）爬：双手、双膝支撑爬行，每次爬行 3m。

4）站：双脚开立，与肩同宽，全脚掌着地站立，每次保持 3~5 分钟。

5）步行：在平地上连续行走，每次走 20 单步。

6)上下台阶:连续上下 6 级台阶。

7)跑:向前跑 5m。

8)伸手取物:伸手够到玩具。

9)捏取:用拇指和示指捏取物品。

10)拧盖子:将瓶盖拧开,再将瓶盖拧紧,反复练习。

(3)感知能力训练

1)注视物体:以玩具置于患儿前方,以吸引其注意,尽量使注视保持 5 秒钟以上。

2)追视移动的物体:将物体在患儿眼前移动,诱导其用目光追随移动的物体。

3)分辨味道:分辨酸甜苦辣咸等常见味道。

4)分辨常见声音:分辨 3 种以上经常听到的声音,如汽车的笛声、公鸡的叫声、流水声。

5)分辨气味:分辨香、臭等常见气味。

6)分辨触觉:触摸不同质地的物体,辨别冷热、干湿、软硬等。

(4)认知能力训练

1)认识物体的存在:说出从眼前消失的物体。

2)物品分类:将一些物品摆在患儿面前,让其将相同物品放在一个盒子内,归于一类。

3)认识物体之间的关系:分辨大小、高矮、长短。

4)认识颜色:分辨 3 种以上的颜色(图 13-3)。

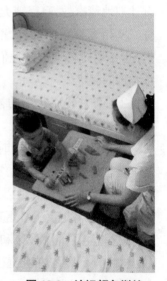

5)认识位置:分辨里外、上下、左右、前后。

6)认识形状:认识方形、圆形等简单形状。

7)分辨有无:分辨容器中有无物品。

8)认识蔬菜、水果:认识 3 种以上的蔬菜和水果。

9)理解天气:知道阴天、晴天、雨雪、风雷等。

10)学会数数:对着实物点数 1 到 10。

11)认识时间:知道上午、下午、早晨、白天、夜晚。

12)认识钱币:认识钱币的面值,知道钱币的用途。

(5)语言交往能力训练

1)知道自己的名字:听到自己的名字时有反应。

2)听从简单指令:对于简单语言指令或手势能做出正确的

图 13-3　认识颜色训练

反应。

3)表达需求:练习用语言表达需求,也可训练用手势、体态或图画表达。

4)语言交流:训练患儿进行简单的对话,有问有答。

5)书写能力练习:练习握笔、画线、书写数字等简单的书写能力。

(6)生活自理能力训练

1)进食训练:训练用手抓着食物放入口中或用餐具吃饭喝水等动作。

2)大小便自理训练:训练患儿表达便意、到指定卫生间排泄、便后清洁。

3)穿脱衣服训练:先训练摘帽子、解围巾、脱衣服、脱鞋袜,再训练穿衣服、系围巾、系鞋带等动作。

4) 洗漱训练:洗脸、洗手、洗脚动作训练。

5) 叠被及整理床铺:训练患儿自己叠被子并放到指定位置。

6) 认识家庭环境:认识卧室、厨房、厕所的位置。

(7) 社会适应能力训练

1) 认识自己:知道自己的姓名、性别。

2) 认识熟人:认识家庭成员和熟悉的人。

3) 认识家庭的外部环境:从离家较近的地方可以找到家,知道家庭住址和周边环境,知道过马路的交通规则。

4) 训练居家安全意识:知道随手关门,不给陌生人开门,不跟随陌生人离开,知道水、电、煤气、火源的危险。

5) 认识公共设施:认识邮局、医院、商店等。

6) 参加集体活动:与小朋友一起游戏。

(8) 特殊教育康复:智力残疾儿童的学习速度约是一般儿童的 40%~70%,而且其弱智程度越重,其认知水平就越低。因而,智力残疾儿童需要特殊的教育形式,目前我国智力残疾儿童学前教育主要有智力残疾儿童康复机构、普通幼儿园、社区及家庭康复训练 3 种形式。智力残疾儿的特殊教育是使用一般的或经过特别设计的课程、教材和教学组成形式及教学设备,对智力残疾儿童进行旨在达到一般和特殊培养目标的教育。教育康复的目标是让智力残疾者最终能回归社会,并融入社会。患儿在特殊教育机构或社区康复教育中得到感知、认知、语言等功能的康复训练。

(9) 社区卫生服务:社区应为智力残疾儿童提供有偿托管、生活护理等服务,以减轻家庭负担。

3. 视力残疾儿童的社区康复　视力残疾是指由于各种原因导致双眼视力低下并且不能矫正,或者视野缩小,以致影响其日常生活和社会参与。视力残疾可分为低视力和盲。确诊为低视力和盲的儿童除了药物、手术治疗之外,应及早转介到康复干预机构或在康复干预机构的指导下开展社区家庭早期干预。干预内容包括光学助视器的验配和应用、人工电子视觉仪及科学系统的视觉康复训练,使他们获得与同龄儿童相应的能力。可以通过各种游戏活动来发展听觉、触觉、嗅觉和味觉能力,以代偿视觉残疾。

(1) 低视力儿童康复护理

1) 认识和注视训练:通过光线训练帮助患儿识别颜色、辨认物体形态,逐步建立视觉印象。

2) 视觉追踪训练:用眼睛与头的运动跟踪一个活动的目标,或用移动视线来追随物体。

3) 视觉辨认训练:通过辨认图形之间的区别,区分细节。

4) 视觉搜寻训练:练习追视、辨认为一体的视觉扫描技巧。

5) 视觉记忆训练:视觉记忆是视功能发展的高级阶段,其形成对低视力的患儿更准确地了解所看到的一切至关重要。视觉记忆的核心是从局部了解整体,让低视力儿童多"看"是训练的根本所在。

(2)盲童定向训练

1)听觉训练与康复护理指导:教会盲童辨别各种声音,如说话、广播、汽车、流水声、风雨声等,通过游戏让他们认识各种声音,并进行模仿,从而了解周围世界获得知识和能力。

2)触觉训练与康复护理指导:视觉残疾儿童因不能看清物体,需要通过触摸辨别物体,训练人员应引导患儿触摸不同材质的物体,并告知物体的大小、形状、名称等,反复练习,最终使患儿通过触觉辨别物体。

3)移动训练与康复护理指导:儿童通过到处移动来完成对周围世界的探索,对于视力残疾儿童来说,移动承受了巨大的心理恐惧,随意的移动会带来受伤的危险,因此,训练者首先要让盲童认识自己身体的部位和身体所处的位置,产生前、后、左、右的空间概念,牵着患儿的手告诉他地面情况,如草坪、砂石路、泥泞道路等,让他们感受地面的变化,分辨不同的地面情况。

4)日常生活活动训练与康复护理指导:①进食护理:就餐座位安全稳定,餐桌上的碗碟摆放位置固定,便于取食,及时告知患儿食物的名称,并让他闻实物气味,通过嗅觉和味觉了解食物;②个人卫生动作护理:教会患儿每天刷牙、洗脸、梳头及洗澡的方法,教会其正确使用厕所及便后清洁;③更衣护理:根据衣服标记分辨出上下装服饰,穿衣裤前辨别前后上下,正确穿着。

5)社会活动:积极创造社会交往活动,鼓励患儿积极参加社会活动,并在活动中提高认知水平、培养开朗活泼的性格。在社会交往过程中,需要家长陪伴,并及时讲解周围环境的变化及社交方法和礼仪,对于学龄前的儿童,应积极创造机会让盲童参加学前教育,发展语言、智力、社交能力。对于学龄儿童应进入盲校学习,掌握文化知识和职业技能,为身心发展和融入社会打下良好基础。

4. 听力残疾儿童的社区康复　听力残疾是指人由于各种原因导致双耳不同程度的永久性听力障碍,在无助听设备帮助下,听不到或听不清周围环境声及言语声,在理解和交流等活动上受限,以致影响其日常生活和社会参与。儿童时期,特别是3岁以前是人类学习言语的最佳时期,聋哑儿因无法正常的方式学习和掌握语言,听不到外界的声音也不能通过言语进行交流,给家庭和社会带来沉重的负担。

聋哑儿的社区教育应做到积极预防,早期康复,从而提高儿童的生活质量。确诊为永久性听障儿童,应及早转介到康复干预机构或在康复干预机构的指导下开展社区家庭早期干预。干预内容包括助听器验配、人工耳蜗植入及系统的听觉言语康复训练,并定期进行康复效果评估。

(1)早发现、早配助听器、早训练:当家长发现孩子有耳聋或语言发育迟缓现象时,应尽早治疗,不可轻率地决定"说话晚"的结论,应在全面检查的基础上,早期佩戴助听器,有效利用残余听力,结合有效的早期语言训练方法,部分患儿可以实现讲话交流。

(2)听觉功能康复训练:多提听各种不同的声音,让儿童在有声世界中成长,在听觉训练的同时配合视觉、触觉等信号输入，使患儿逐渐理解词汇意义，不断积累词语。

(3)语言功能康复训练：通过佩戴助听器辨别声音、观察口型模仿发声，逐渐进行语言训练。

(4)重返社会：社会文明与进步是残疾儿童重返社会的必要条件，营造博爱、互助、自立、生存的社会氛围，让人们摒弃异样的眼光，接受残疾儿童参与社会活动。

5. 精神残疾儿童的社区康复　精神残疾系指患者患精神疾病2年以上，仍残留有不同程度和性质的精神症状，以致影响其工作、学习、家庭生活和社会职能，不能适应社会生活，如孤独症患儿。精神残疾患儿的康复护理是指运用一切可能采取的方法，协助患儿尽量纠正其病态的精神活动，最大程度地恢复其适应社会生活的能力。

(1)社会交往技能训练：每周1次通过角色扮演、知识培训、情景再现等训练使精神残疾患儿对社会中种种应激具有应对能力，使之具有与人交往的社会技能，从而提高患者的生活质量，防止复发。可根据患儿实际情况，设立合适的目标，明确生活目的，鼓励患儿参加适当的社会活动，如集体游戏、唱歌、舞蹈等，帮助患儿恢复兴趣和爱好，使其逐渐树立自我价值观念，并在活动中获得快乐和价值感，提高人际交往和社会适应能力。

(2)行为矫治训练：通过集体或个体活动形式，帮助患儿改变不良的行为习惯，对自伤、破坏、攻击、自我刺激与重复刻板行为进行矫正。

(3)家庭生活技能训练：督促和引导患儿完成日常生活活动，提高生活自理能力。

(4)体能训练：遵循安全的原则，采取器械训练或躯体活动，使患儿获得基本体能的恢复。

(5)感觉统合训练：通过滑板、吊篮、旋转浴盆、蹦床、走线等训练方式，对儿童的前庭、肌肉、关节、皮肤多种感官给予刺激，针对大脑对外界信息的不良处理进行行为矫正。

随着我国医疗体制改革和康复事业的迅猛发展，儿童社区康复护理正在逐渐发展起来，相当数量的残疾儿童需要在社区进行医疗延续和功能锻炼，积极培养康复护理人才是发展和提高社区康复护理的重要保障。

(许洪伟,陈　雨)

参 考 文 献

1. 孙锟, 母得志. 儿童疾病与生长发育. 北京: 人民卫生出版社, 2019.

2. 肖农, 徐开寿. 儿童重症康复学. 北京: 人民卫生出版社, 2019.

3. 崔焱. 儿科护理学. 6 版. 北京: 人民卫生出版社, 2017.

4. 李晓捷. 实用小儿脑性瘫痪康复治疗技术. 2 版. 北京: 人民卫生出版社, 2016.

5. 窦祖林. 吞咽障碍的评估与矫治. 2 版. 北京: 人民卫生出版社, 2017.

6. 陈秀杰. 小儿脑性瘫痪的运动治疗实践. 2 版. 北京: 人民卫生出版社, 2015.

7. 燕铁斌. 物理治疗学. 3 版. 北京: 人民卫生出版社, 2018.

8. 张琦. 临床运动疗法学. 2 版. 北京: 华夏出版社, 2014.

9. 孙秋华. 中医护理学. 4 版. 北京: 人民卫生出版社, 2017.

10. 毕胜, 燕铁斌, 王宁华. 运动控制原理与实践. 3 版. 北京: 人民卫生出版社, 2009.

11. 范丽娟, 徐冬生, 张计旺, 等. 宽体探测器 CT 低剂量扫描在婴幼儿先天性心脏病中的图像质量及辐射剂量研究. 中华放射医学与防护杂志, 2018, 38 (8): 626-630.

12. 夏舒雅. 儿童先天性心脏病术后营养不良危险因素分析及护理措施. 护理实践与研究, 2020, 17 (15): 97-99.

13. 张慧文, 顾莺. 先天性心脏病患儿营养及喂养现状的调查研究. 中华护理杂志, 2016, 51 (5): 578-582.

14. 隗维娜, 韦丽娜, 张杰. 规范化教育管理对支气管哮喘患者肺功能及生活质量的影响. 医学临床研究, 2016, 33 (9): 1804-1806.

15. 吴嘉婴, 洪建国. 儿童支气管哮喘诊断和防治指南 (2016 年版) 更新要点. 世界临床药物, 2018, 08: 512-517.

16. 刘常青, 刘静. 吮吸训练对脑瘫高危儿摄食能力及体质量的影响. 临床护理杂志, 2016, 15 (02): 5-8.

17. 李巧秀, 徐悦洋, 常艳玲. 吞咽治疗结合家庭康复训练改善脑瘫儿童吞咽障碍的效果. 中国护理管理, 2019, 19 (11): 1734-1737.

18. 宋菲, 和玉萌. 分析健康饮食护理对脑瘫高危患儿身体发育的影响. 现代诊断与治疗, 2020, 31 (03): 475-476.

19. 彭小燕, 曾惠英, 李文英, 等. 综合康复训练促进脑性瘫痪患儿吞咽障碍恢复的效果观察. 现代临床护理, 2015, 14 (02): 53-56.

20. 覃洪金, 黄任秀, 李玉梅, 等. 健康教育联合口腔运动指导对脑高危儿家长喂养行为的影响. 护理学杂志, 2015, 30 (01): 65-68.

21. 黄滢滢. 口咽功能训练配合肌电生物反馈在脑瘫吞咽障碍患儿中的应用效果. 全科护理, 2019, 17 (31):

3933-3935.

22. 罗雯懿, 何萍萍, 韩萍, 等. 先天性心脏病患儿术后早期肠内营养支持流程的建立. 护理管理杂志, 2015, 15 (3): 186-188.

23. Jackson JL, Brian M, Bridge JA, et al. Emotional functioning of adolescents and adults with congenital heart disease: A meta-analysis. Conge Heart Dis, 2015, 10 (1): 2-12.

24. 张艳, 张爱华. 观察优质护理模式应用于先天性心脏病术后患儿康复护理中的价值. 中国实用医药, 2019, 14 (32): 169-171.

25. 赵举芳. 疼痛护理在小儿先天性心脏病术后的应用研究. 实用临床护理学电子杂志, 2020, 5 (25): 120-175.

26. 宋越, 马良宵, 王俊翔, 等. 针刺角度、方向、深度与针效关系探讨. 针灸临床杂志, 2020, 36 (02): 5-8.

27. 赵冬, 卢春霞, 黄冠, 等. 刮痧介质的临床应用及效应分析. 中医杂志, 2018, 59 (07): 573-576.

28. 李晓捷, 唐久来, 马丙祥, 等. 脑性瘫痪的定义、诊断标准及临床分型. 中华实用儿科临床杂志, 2014, 29 (19): 1520.

29. 中国康复医学会儿童康复专业委员会, 中国残疾人康复协会小儿脑性瘫痪康复专业委员会,《中国脑性瘫痪康复指南》编委会. 中国脑性瘫痪康复指南 (2015): 第一部分. 中国康复医学杂志, 2015, 30 (7): 747-754.

30. 李晓捷, 唐久来. 以循证医学为依据的脑性瘫痪早期诊断与早期干预. 华西医学, 2018, 33 (10): 1213-1218.

31. 李晓捷, 邱洪斌, 姜志梅, 等. 中国十二省市小儿脑性瘫痪流行病学特征. 中华实用儿科临床杂志, 2018, 33 (5): 378-383.

32. Novak I, Morgan C, Adde L, et al. Early, accurate diagnosis and early intervention in cerebral palsy: advances in diagnosis and treatment. JAMA Pediatr, 2017, 171 (9): 897-907.

33. 邱卓英, 李沁燚, 陈迪, 等. ICF-CY 理论架构、方法、分类体系及其应用. 中国康复理论与实践, 2014, 20 (1): 1-5.

34. Ballester-Planã J, Schmidt R, Laporta-Hoyos O, et al. Whole-brain structural connectivity in dyskinetic cerebral palsy and its association with motor and cognitive function. Human Brain Mapp, 2017, 38 (9): 4594-4612.

35. 陈秀洁, 姜志梅, 史惟, 等. 中国脑性瘫痪康复指南 (2015): 第四部分第三章 ICF-CY 框架下的儿童脑性瘫痪评定. 中国康复医学杂志, 2015, 30 (10): 1082-1090.

36. 周晓. 引导式教育在小儿脑瘫康复护理干预中的效果评估. 中国继续医学教育, 2016, 8 (29): 189-190.

37. 历虹, 孔祥颖, 陈雨, 等. 康复护理对脑瘫患儿日常生活活动能力影响的初步研究. 中国伤残医学, 2013, 21 (02): 130-131.

38. 张琰, 万芳. 家庭康复与医护人员相互协助对小儿脑瘫康复治疗的重要性. 中国保健营养, 2017, 27 (16): 176-177.

39. 吕勤, 李卉梅, 张建丽, 等. 自制康复护理延伸单的使用对护士工作和患者的影响. 中外医疗, 2017, 36 (1): 157-159, 175.

40. 陈玲, 牛迪, 陈妮娜. 小儿癫痫患者采用康复护理治疗的效果及安全性探究. 中国继续医学教育, 2018, 10 (19): 160-161.

41. 张玉君. 肌电生物反馈治疗联合多维康复护理对脑胶质瘤术后肢体功能及癫痫控制的效果. 护理实践与研究, 2020, 17 (05): 68-70.

42. 林建萍, 王敏涵, 李琦. 心理康复护理对癫痫儿童睡眠及家长心理状况的改善效果. 世界睡眠医学杂志,

2021, 8 (01): 78-80.

43. 郭巧静, 李月贤, 戴刺花. 探讨小儿癫痫的康复护理措施. 中国卫生标准管理, 2017, 8 (01): 189-190.

44. 田毅. 癫痫认知功能障碍患者的康复护理. 中国民康医学, 2015, 27 (11):99.

45. 李淑凤. 癫痫患者的心理和康复护理. 中国民康医学, 2014, 26 (02): 104-105.

46. 陈玲, 牛迪, 陈妮娜. 小儿癫痫患者采用康复护理治疗的效果及安全性探究. 中国继续医学教育, 2018, 10 (19): 160-161.

47. 吴娜, 张莉, 金雪梅. 小儿脑积水分流术后精细化护理. 齐鲁护理杂志, 2021, 27 (02): 59-61.

48. 孙鑫. 早期康复护理对急性脊髓炎患者日常生活活动能力的影响. 中国医药指南, 2020, 18 (13): 289-290+293.

49. 卢婧. 探讨综合护理干预对急性脊髓炎患者生活质量的影响分析. 中国医药指南, 2018, 16 (35): 210-211.

50. 韩丽娟, 李晓辉, 李小康, 等. 个性化护理在急性脊髓炎患者护理中的应用分析. 中国妇幼健康研究, 2017, 28 (3): 270.